Epidemiologie

Leon Gordis

Epidemiologie

Deutsche Erstausgabe

Übersetzt von Rüdiger Rau und Nikolaus Bocter

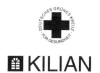

KILIAN

Die Übersetzung aus dem Amerikanischen wurde mit freundlicher Unterstützung des Instituts für Medizinische Soziologie der Heinrich-Heine-Universität Düsseldorf gefördert

Die amerikanische Originalausgabe erschien 2000 unter dem Titel „Epidemiology"
im Verlag W. B. Saunders Company, Philadelphia, USA

Die Deutsche Bibliothek – CIP-Einheitsaufnahme

Ein Titeldatensatz für diese Publikation ist
bei der Deutschen Bibliothek erhältlich

Copyright © by W. B. Saunders Co., Philadelphia, USA
Copyright © der deutschsprachigen Ausgabe 2001 bei VERLAG im KILIAN, Marburg
Herstellung: Susanne Clemens, Thomas Schäfer, Giessen; Joachim Groos, Wetzlar
Druck: Druckerei Kempkes, Gladenbach
ISBN 3-932091-63-9

Vorwort

In den letzten Jahren nahm die Bedeutung der Epidemiologie für die Öffentliche Gesundheit (Public Health) wie für die klinische Praxis stetig zu. Epidemiologie ist die Grundlagenwissenschaft der Krankheitsprävention und spielt nicht nur eine Rolle bei der Planung und Bewertung gesundheitspolitischer Maßnahmen, sondern auch in sozialen und juristischen Themenfeldern. Epidemiologie wird heute zusammen mit der Laborforschung eingesetzt, um Risikofaktoren für Erkrankungen zu erkennen und Mechanismen der Krankheitsentstehung zu klären. Epidemiologische Studien finden in den öffentlichen Medien große Beachtung und diese gestiegene Wahrnehmung führt zu beachtlichen Konsequenzen für die Erbringer medizinischer Dienstleistungen und für Gesundheitspolitiker, ebenso wie für die Epidemiologen selbst. Infolgedessen sind Ansätze, Methodik und Anwendungsmöglichkeiten der Epidemiologie von zunehmendem Interesse für eine stetig wachsende Gruppe von Fachleuten, wie auch für die Bevölkerung insgesamt.

Dieses Buch liefert eine Einführung in die Epidemiologie und in das epidemiologische Herangehen an Probleme von Krankheit und Gesundheit. Die Grundsätze und Methoden der Epidemiologie werden zusammen mit zahlreichen Anwendungsbeispielen der Epidemiologie im Bereich öffentlicher Gesundheit und klinischer Praxis vorgestellt.

Bei der zweiten Ausgabe dieses Buches wurde die ursprüngliche Gliederung beibehalten. Das Buch besteht aus drei Abschnitten: Der I. Abschnitt behandelt den epidemiologischen Ansatz zum Verstehen von Erkrankungen und zur Planung von Interventionen, die den natürlichen Krankheitsverlauf verändern und verbessern sollen. Nach einer Einführung im 1. Kapitel, in der die großen Zusammenhänge und Perspektiven der Disziplin angerissen werden, wird im 2. Kapitel diskutiert, wie Erkrankungen entstehen und übertragen werden. Das 3. Kapitel stellt Maßnahmen vor, mit denen wir die Häufigkeit und Bedeutung von Krankheiten bewerten können; es zeigt, wie diese Maßnahmen zur Krankheitsüberwachung (Surveillance) eingesetzt werden, eine der Hauptaufgaben der Epidemiologie im Bereich der Öffentlichen Gesundheit. Im 4. Kapitel wird die wichtige Frage angesprochen, wie wir kranke von gesunden Menschen unterscheiden können und wie die Qualität der angewendeten diagnostischen und Screening-Tests bewertet werden kann. Bei Krankheiten, die diagnostiziert werden, stellt sich uns die Frage: Wie können wir den natürlichen Krankheitsverlauf in quantitativen Begriffen charakterisieren? Diese Quantifizierung ist zwingend erforderlich, wenn wir im Laufe der Zeit irgendwelche Veränderungen im Hinblick auf das Überleben oder den Schweregrad einer Erkrankung oder auch Veränderungen durch präventive oder therapeutische Eingriffe (5. Kapitel) erkennen wollen. Da es unser oberstes Ziel ist, die Gesundheit zu verbessern, indem wir natürliche Krankheitsverläufe beeinflussen, besteht unser nächster Schritt darin, eine angemessene und effektive Interventionsform zu wählen – diese Wahl sollte idealerweise auf der Grundlage der Ergebnisse aus randomisierten Studien zur Prävention und Therapie erfolgen (6. und 7. Kapitel).

Der II. Abschnitt befasst sich mit der Anwendung der Epidemiologie bei der Erkennung von Krankheitsursachen. Es wird das Design von Kohortenstudien, von Fall-Kontroll-, eingebetteten Fall-Kontroll- und Querschnittsstudien diskutiert (8. und 9. Kapitel). Im 10. und 11. Kapitel wird besprochen, wie die Ergebnisse aus diesen Studien zur Risiko-Abschätzung verwendet werden, um festzulegen, ob ein Zusammenhang zwischen einer Exposition und einer Erkrankung besteht, der durch eine Risiko-Erhöhung bei exponierten Personen widergespiegelt wird. Nach einer kurzen Wiederholung (12. Kapitel) diskutieren wir, wie wir mit der Evidenz für einen solchen Zusammenhang die wichtige Frage klären: Steht der Zusammenhang für eine kausale Beziehung (13. Kapitel)? Dabei ist es von entscheidender Bedeutung, Themen wie Bias, Confounding und Interaktion zu berücksichtigen, die im 14. Kapitel besprochen werden. Das 15. Kapitel beschreibt Anwendung und Nutzen der Epidemiologie, oft in Verbindung mit der Molekularbiologie, bei der Beurteilung spezifischer Beiträge von Erb- und Umweltfaktoren zu der Krankheitsverursachung.

Im III. Abschnitt werden mehrere Anwendungen der Epidemiologie auf wichtige Gesundheitsthemen diskutiert. Im 16. Kapitel wird einer der Hauptbeiträge der Epidemiologie angesprochen: die Anwendung zur Beurteilung (Evaluation) der Effektivität von Gesundheitsdiensten. Das 17. Kapitel gibt einen Überblick der Evaluation von Screening-Programmen und das 18. Kapitel zeigt die Rolle der Epidemiologie bei der Planung und Evaluation von gesundheitspolitischen Strategien. Diese vielseitigen Anwendungen haben die Bedeutung der Epidemiologie erhöht und gleichzeitig eine Reihe von neuen Problemen – ethische wie berufliche – bei der Durchführung von epidemiologischen Studien und der Verwendung von Ergebnissen aus diesen Studien hervorgerufen. Einige dieser Probleme werden im letzten Kapitel des Buches diskutiert (19. Kapitel).

In der zweiten Auflage wurden zitierte Daten, wo immer möglich, auf den neuesten Stand gebracht und aktuelle Beispiele aufgenommen, die die epidemiologischen Prinzipien und Methoden noch besser erklären. Einige Abschnitte wurden erweitert, andere hinzugefügt und das Buch wurde insgesamt überarbeitet. Die Textpassagen zu Überlebensanalysen beinhalten nun eine detailliertere Diskussion von Sterbetafeln, eine kurze Darstellung der Kaplan-Meier-Methode und das Konzept der Stadienwanderung (engl.: stage migration).

In anderen Abschnitten sind Themen wie das faktorielle Design, Biasformen in epidemiologischen Studien und Ergebnis- bzw. Outcome-Forschung hinzugekommen. Neu sind auch Passagen über die Krankheitsüberwachung (Surveillance) und die Anwendung der Begriffe „Rassen" und „Ethnizität" in epidemiologischen Studien.

Zahlreiche Illustrationen sollen den Leser* durch das Buch begleiten und das Verstehen der epidemiologischen Grundlagen und Methoden erleichtern sowie die im Text angeführten Beispiele veranschaulichen. Die zweite Auflage wurde um neue Graphiken und Abbildungen bereichert, die epidemiologische Konzepte weiter erläutern. Am Ende der meisten Kapitel oder Themen finden sich Fragen zur Wiederholung.

Die Reihenfolge der drei Abschnitte dieses Buches soll dem Leser ein Grundverständnis von epidemiologischen Methoden, Studiendesigns und dem Stellenwert der Epidemiologie in der präventiven wie klinischen Medizin und in der Untersuchung von Erkrankungen vermitteln. Nach der Lektüre dieses Buches sollte der Leser beurteilen können, ob das Design und die Durchführung publizierter Studien angemessen und die Schlussfolgerungen aus diesen Studien stichhaltig und valide sind. Ich hoffe, dass die zweite Auflage dem Leser die Begeisterung für das Fach Epidemiologie und dessen konzeptuelles und methodisches Fundament vermitteln kann. Das Buch soll dazu beitragen, dass die wachsende Bedeutung der Epidemiologie, ebenso wie ihre zentrale Rolle für die Verbesserung der Gesundheit sowohl des Einzelnen als auch von Bevölkerungsgruppen durch effektive Prävention und Therapie, Würdigung findet.

Leon Gordis

Aus Gründen der leichteren Lesbarkeit wurde in der deutschen Übersetzung vorwiegend die männliche grammatikalische Form verwendet. Frauen sind natürlich in gleicher Weise gemeint und angesprochen (Anm. d. Übers.).

Danksagung

Dieses Buch beruht auf meinen Erfahrungen aus mehr als 25 Jahren Lehrtätigkeit in zwei Einführungskursen zur Epidemiologie an der Johns-Hopkins-Universität; Vorlesungen über die Prinzipien der Epidemiologie an der „School of Hygiene and Public Health" sowie über Klinische Epidemiologie an der „School of Medicine". Der talmudische Weise, Rabbi Hanina, sagte: „Ich habe viel von meinen Lehrern gelernt, noch mehr von meinen Kollegen, am meisten aber von meinen Schülern." Ich danke meinen annähernd 10.000 Studenten, die ich in dieser Zeit unterrichten durfte. Durch ihre Fragen und kritischen Kommentare haben sie entscheidend zu Inhalt, Stil und Aufbau dieses Buches beigetragen. Ihre wertvollen Kommentare zu der ersten Auflage waren mir eine große Hilfe bei der Vorbereitung der zweiten Auflage dieses Buches.

Die erste Anregung, das Fach Epidemiologie zu studieren, erhielt ich von meinem Freund und Mentor Dr. Milton Markowitz. Bis zum heutigen Tage ist er für mich Leitbild und Inspiration. Vor Jahren, als wir eine Evaluations-Studie zur Effektivität einer ganzheitlichen Kinderklinik in Baltimore initiierten, drängte er mich, die nötige Ausbildung zu erwerben, um das Programm rigoros bewerten zu können; schon damals erkannte er, dass die Epidemiologie ein wesentlicher Ansatz zur Evaluation von Gesundheitsdiensten war. Er schlug daher vor, dass ich mit Dr. Abraham Lilienfeld sprechen sollte, der damals Leiter des Fachbereichs „Chronische Krankheiten" an der „Johns Hopkins School of Hygiene and Public Health" war. Als Student kam ich dann in Abes Fachbereich, wo er mein Doktorvater und Freund wurde. Über viele Jahre bis zu seinem Tod im Jahr 1984 hatte Abe die wundervolle Gabe, seine Begeisterung für die Epidemiologie an Studenten und Kollegen weiterzugeben, und er teilte mit ihnen die Freude, die bei der Entdeckung neuer Zusammenhänge und Kenntnisse durch bevölkerungsbezogene Methoden entsteht. Beiden Männern, Milt Markowitz und Abe Lilienfeld, bin ich zu tiefstem Dank verpflichtet.

Bei der Überarbeitung dieses Buches hatte ich das Glück, von vielen wundervollen Kollegen und Freunden unterstützt zu werden. Ich hatte das Vergnügen, mit dem Leiter unseres Fachbereichs für Epidemiologie, Dr. Jonathan Samet, zusammen zu arbeiten. Jon hat dieses Buch immer mit Enthusiasmus unterstützt, ebenso wie meine Vorbereitungen zu der zweiten Auflage. Auch ihm bin ich dafür sehr dankbar. Ihm und Dr. Lechaim Naggan möchte ich danken für die kritische Prüfung des Manuskriptes zur zweiten Auflage. Ihre vielen klugen Vorschläge, Kommentare und scharfsinnigen Fragen waren von unschätzbarem Wert. In den letzten Jahren habe ich mit großer Freude Grundsätze der Epidemiologie zusammen mit Jon Samet unterrichtet und Klinische Epidemiologie mit Dr. Josef Coresh, und ich danke beiden für ihre anregenden Ideen.

Im Laufe der Jahre haben viele weitere Kollegen und Freunde wertvolle Beiträge zur Entwicklung und später zur Revision dieses Buches geliefert. Obwohl immer die Gefahr besteht, einzelne Personen bei einer Aufzählung auszulassen, möchte ich danken: Frau Dr. Haroutune Armenian, Alfred Buck, George W. Comstock, Kathy Helzlsouer, Javier Nieto, Neil Powe, Moyses Szklo und Paul Whelton. Sie wendeten viel Zeit auf, um mit mir über konzeptuelle Fragen zu diskutieren und haben mir damit geholfen, diese Konzepte in einer Einführung in die Epidemiologie besser darzustellen. Viele andere Kollegen aus unserem Fachbereich und von andernorts haben ebenfalls sehr großzügig ihre Zeit und ihr Wissen zur Verfügung gestellt, um viele der Fragen zu diskutieren, die zunächst im Unterricht, später beim Vorbereiten und Überarbeiten des Manuskriptes auftraten. Oft schlugen sie spezielle Beispiele vor, die dabei halfen, viele der behandelten Konzepte zu verdeutlichen. Ihre Bemühungen haben maßgeblich zur Verbesserung dieses Bandes beigetragen. Ich entschuldige mich dafür, sie nicht namentlich zu nennen und bedanke mich bei ihnen.

Mein tiefster Dank gebührt meiner Kollegin Allyn Arnold, wissenschaftliche Assistentin im Fachbereich Epidemiologie der Johns-Hopkins-Universität. Wie in der Vergangenheit lieferte sie zu vielen Aspekten dieser Auflage wichtige Beiträge, einschließlich der Graphiken. Sie arbeitete dabei mit einem hohen Maß an Können und Sorgfalt, und ich bin sehr dankbar dafür.

Die Mitarbeit von drei Doktoranden unseres Fachbereichs war von großem Nutzen für mich. Ich möchte Byron Hiebert-Crape für seine Hilfe danken, viele Beispiele in diesem Buch zu aktualisieren. Darüber hinaus danke ich Christine Arcari und Ajay Sethi, ebenfalls Doktoranden in unserem Fachbereich, die in unzähligen Stunden das Manuskript sorgfältig überarbeiteten und Korrektur lasen. Sie machten kluge und wertvolle Vorschläge, die zur Qualität der vorliegenden Ausgabe beitrugen. Auch weiß ich die gute Arbeit meiner Assistentin, Kerry O´Sullivan, zu schätzen, die das Manuskript Korrektur las.

Seit ich vor fast 30 Jahren an die Fakultät der Johns-Hopkins-Universität kam, hatte ich die Ehre, unter hervorragenden Führungspersönlichkeiten zu arbeiten, sowohl an der „Johns Hopkins School of Public Health", als auch an der „Johns Hopkins School of Medicine". Die Dekane John C. Hume, D.A. Henderson und Alfred Sommer an der „School of Public Health" und die Dekane Richard S. Ross, Michael M. E. Johns und Edward D. Miller an der „School of Medicine" haben den Unterricht in Epidemiologie immer mit Begeisterung unterstützt.

Ich danke meinem Herausgeber beim W.B. Saunders-Verlag, William Schmitt, für seine Expertise und Unterstützung, und ich danke Donna Morrissey, der Produktionsleiterin dieser Ausgabe. Ich weiß die herausragenden Leistungen von Mary Espenschied und Judy Schmitt von der „Book Production Inc." in St. Louis bei der Herstellung dieses Buches zu schätzen. Unter anderem waren sie für das Redigieren des Manuskriptes und die Formatierung der Seiten verantwortlich. Mit Sorgfalt und großem Können haben sie ihre Arbeit geleistet und gingen liebenswürdig und geduldig auf meine Bitten und Vorschläge ein.

Schließlich bin ich mit einer Familie gesegnet, die eine stetige Quelle der Liebe, Inspiration und Ermutigung ist. Meine Kinder drängten mich, dieses Buch zu schreiben und begleiteten mich dabei mit Begeisterung. Vor Jahren unterstützte mich meine Frau Hadassah bei meinen Studien in Medizin und später in Epidemiologie. Seither war sie eine kluge und wundervolle Freundin und Beraterin und hat mich bei allen beruflichen Vorhaben und Aktivitäten ermutigt, auch wenn dies persönliche Opfer für sie bedeutete. Von Anfang an begleitete sie voller Enthusiasmus meine Vorbereitungen für dieses Buch und war mir – durch ihre scheinbar grenzenlose Geduld und Zuversicht – eine große Hilfe beim Schreiben und schließlich bei der Überarbeitung für diese zweite Auflage. Schließlich überließ sie mir sogar über Monate unseren Esstisch, auf dem sich Berge von Papier im Laufe der Arbeiten anhäuften. Mit ihrem klaren und kritischen Verstand hat sich mich immer wieder zum Überdenken von Fragen angeregt, die ich zunächst für einfach hielt, aber dann als wesentlich komplexere und schwierigere Themen erkannte. Ihre Liebe und Unterstützung haben den Abschluss und die folgende Überarbeitung dieses Buches möglich gemacht. Ich kann mich wirklich glücklich schätzen und danke ihr mehr, als diese Worte sagen können.

Leon Gordis

Inhalt

Abschnitt I
Der epidemiologische Zugang zu Krankheiten und Interventionen *1*

   Kapitel 1
      Einleitung 3

   Kapitel 2
      Die Dynamik der Krankheitsübertragung 15

   Kapitel 3
      Maße der Erkrankungshäufigkeit 35

   Kapitel 4
      Einschätzung der Validität und Reliabilität von diagnostischen Screening-Tests 72

   Kapitel 5
      Der natürliche Krankheitsverlauf: Wie lassen sich Prognosen ausdrücken? 95

   Kapitel 6
      Bewertung der Wirksamkeit präventiver und therapeutischer Maßnahmen:
      Randomisierte Studien 118

   Kapitel 7
      Randomisierte Studien: Weiterführende Begriffe und Techniken 130

Abschnitt II
*Anwendungsmöglichkeiten der Epidemiologie zur Erforschung
von Krankheitsursachen* *153*

   Kapitel 8
      Kohortenstudien 155

   Kapitel 9
      Fall-Kontroll-Studien und Querschnittsstudien 165

   Kapitel 10
      Risikoschätzung: Besteht ein Zusammenhang? 186

   Kapitel 11
      Mehr zum Thema Risiko: Einschätzen des Präventionspotenzials 204

   Kapitel 12
      Eine Pause zur Wiederholung: Vergleich von Kohorten- und Fall-Kontroll-Studien .. 214

   Kapitel 13
      Von Zusammenhängen zu Ursachen: Aus epidemiologischen Studien Schlüsse ziehen . 219

   Kapitel 14
      Mehr über kausale Schlussfolgerungen: Bias, Confounding und Interaktionen 242

Kapitel 15
Identifizierung der Rolle von genetischen und umweltbedingten Faktoren
bei der Entstehung von Krankheiten 261

Abschnitt III
Epidemiologie bei der Evaluation und Anwendung in der Politik 287

Kapitel 16
Anwendung der Epidemiologie zur Evaluation von Gesundheitsdiensten 288

Kapitel 17
Der epidemiologische Ansatz bei der Evaluierung von Screening-Programmen 307

Kapitel 18
Epidemiologie und Politik 330

Kapitel 19
Ethische und berufliche Fragen in der Epidemiologie 344

Antworten zu den Fragen zur Wiederholung 356

Index 358

Abschnitt I

Der epidemiologische Zugang zu Krankheiten und Interventionen

Dieser Abschnitt beginnt mit einem Überblick über die Ziele und Zugangswege der Epidemiologie und zeigt einige Beispiele für die Anwendbarkeit der Epidemiologie auf Gesundheitsprobleme der Menschen (1. Kapitel). Danach wird die Übertragung von Krankheiten besprochen (2. Kapitel). Krankheiten entstehen nicht in einem Vakuum; vielmehr resultieren sie aus einer Wechselbeziehung des Menschen mit seiner Umwelt. Will man die Epidemiologie menschlicher Krankheiten erforschen, ist es von entscheidender Bedeutung, die Muster und Mechanismen zu verstehen, die der Entstehung und Übertragung von Krankheiten zugrunde liegen.

Für die Besprechung der in diesem Buch vorgestellten Konzepte der Epidemiologie müssen wir eine gemeinsame Sprache entwickeln, insbesondere für die Beschreibung und den Vergleich von Morbidität und Mortalität, die im Anschluss folgen. Im 3. Kapitel werden daher Quotienten (Raten) und damit verwandte Begriffe behandelt, und auch die Frage, wie Maße der Mortalität und Morbidität in der klinischen Medizin und in Fragen der öffentlichen Gesundheit (Public Health) einschließlich der Krankheitsüberwachung (Surveillance) angewendet werden.

Gerüstet mit den Kenntnissen darüber, wie Morbidität und Mortalität quantitativ beschrieben werden können, wenden wir uns der Frage zu, wie die Qualität von Diagnostik und Screening-Tests eingeschätzt wird; Tests, mit denen wir entscheiden können, welche Personen in einer Bevölkerung an einer bestimmten Erkrankung leiden (Kapitel 4). Nachdem wir dies festgestellt haben, benötigen wir eine Methode, um den natürlichen Verlauf einer Krankheit in quantitativen Begriffen zu beschreiben. Dies ist eine wesentliche Voraussetzung, um den Schweregrad einer Erkrankung und damit auch die möglichen Auswirkungen neuer Medikamente und präventiver Maßnahmen auf das Überleben (5. Kapitel) einschätzen zu können.

Haben wir eine bestimmte Krankheit bei einem Patienten erkannt, wie entscheiden wir dann, welche Therapie oder Prävention verwandt werden soll, um den Krankheitsverlauf zu beeinflussen? Kapitel 6 und 7 stellen die randomisierte Studie vor, ein grundlegendes Studiendesign von unschätzbarem Wert, das gemeinhin als „Goldstandard" bezeichnet wird, um die Wirksamkeit sowie mögliche Nebenwirkungen neuer therapeutischer und präventiver Interventionsmaßnahmen zu bewerten.

KAPITEL 1

Einleitung

Ich hasse Definitionen.
– Benjamin Disraeli
(1804–1881)

WAS IST EPIDEMIOLOGIE?

Epidemiologie befasst sich mit der Frage, wie Erkrankungen in Bevölkerungen verteilt sind und untersucht Faktoren, die diese Verteilungsmuster beeinflussen oder bestimmen. Warum tritt eine bestimmte Erkrankung bei manchen Menschen auf, nicht aber bei anderen? Der Epidemiologie liegt die Annahme zugrunde, dass Krankheiten nicht zufällig in einer Bevölkerung verteilt sind. Vielmehr trägt jeder von uns bestimmte Merkmale, die ihn für eine Vielzahl von Krankheiten anfällig machen – oder auch vor diesen schützen. Diese Merkmale können in erster Linie vererbt sein oder auf Umwelteinflüsse zurück gehen, also erworben sein.

Eine umfassendere Definition, als die oben genannte, ist heute weitgehend akzeptiert. Sie definiert Epidemiologie als:

> Die Untersuchung der Verteilung und der Determinanten von gesundheitsbezogenen Zuständen oder Ereignissen in umschriebenen Bevölkerungsgruppen und die Anwendung der Ergebnisse zur Steuerung von Gesundheitsproblemen.[1]

Bemerkenswert an dieser Definition ist, dass sie sowohl die inhaltliche Beschreibung als auch die Ziele und Fragestellungen von epidemiologischen Untersuchungen umfasst.

DIE ZIELE DER EPIDEMIOLOGIE

Welches sind nun die spezifischen Ziele der Epidemiologie?

Erstens: Das Erkennen der Ätiologie oder der Ursache(n) einer Erkrankung sowie möglicher Risikofaktoren, also Einflussgrößen, die das Erkrankungsrisiko einer Person erhöhen. Man möchte also erfahren, wie eine Krankheit von einem Menschen auf den nächsten übertragen wird oder wie diese aus der Umwelt in menschliche Populationen gelangt. Letztendlich ist es das Ziel, in diesen Prozess einzugreifen, um die Ausbreitung der Krankheit einzudämmen und die Sterblichkeit zu verringern. Doch zunächst müssen wir eine rationale Grundlage für Präventionsprogramme schaffen. Dies gelingt nur, wenn wir die ursächlichen Krankheitsfaktoren feststellen und die Exposition der Bevölkerung verringern oder vermeiden.

Zweitens: Das Ausmaß von Krankheit in der Bevölkerung bestimmen. Welche Krankheitslast findet sich in der Bevölkerung? An diese Frage ist die Planung der gesundheitlichen Versorgung und ihrer Einrichtungen ebenso eng geknüpft, wie die Planung der Ausbildung von zukünftigen Mitarbeitern im Gesundheitsbereich.

Drittens: Den natürlichen Verlauf und die Prognose von Krankheiten untersuchen.

Natürlich sind bestimmte Erkrankungen schwerwiegender als andere; einige können rasch zum Tode führen, andere weisen eine mehr oder weniger lange Überlebenszeit auf.

Wir wollen die Basishöhe des natürlichen Krankheitsgeschehens quantitativ bestimmen. Wenn wir nun neue Möglichkeiten der Intervention zur Behandlung oder Vermeidung von Komplikationen entwickeln, können wir die Ergebnisse aus den neuen Interventionsmöglichkeiten mit den Basisdaten vergleichen, um zu beurteilen, ob die neuen Ansätze tatsächlich wirksam waren.

Viertens: Neue präventive und therapeutische Maßnahmen sowie Änderungen in der medizinischen Versorgung bewerten (Evaluation).

Beispiel: Hatte die Einführung von „Managed Care" und anderen neuen Versorgungsleistungen eine Auswirkung auf die Behandlungsergebnisse und die Lebensqualität der Patienten? Verbessert das Prostatakrebs-Screening mit dem prostataspezifischen Antigen (PSA) das Überleben von Männern, bei denen Prostatakrebs festgestellt wurde?

Fünftens: Epidemiologie soll die Grundlagen schaffen für die Entwicklung der Gesundheitspolitik und von behördlichen Entscheidungen in Umwelt-Fragen.

Stellt elektromagnetische Strahlung, wie sie von Heizdecken und -kissen oder anderen Haushaltsgeräten ausgeht, ein Gesundheitsrisiko für den Menschen dar? Haben erhöhte Ozonwerte oder hohe Konzentrationen von Staubpartikeln in der Atmosphäre eine schädigende Wirkung auf die menschliche Gesundheit im Sinne akuter oder chronischer Erkrankungen? Stellt Radon in Wohnräumen ein bedeutsames Gesundheitsrisiko dar?

Welche Arbeiten bringen ein erhöhtes Erkrankungsrisiko mit sich und welche Art von Regulierungsmaßnahmen sind erforderlich, um diese Risiken zu senken?

WANDEL VON GESUNDHEITSPROBLEMEN IN DER BEVÖLKERUNG

Eine Hauptaufgabe der Epidemiologie besteht darin, Hinweise auf Entwicklungen von Erkrankungen zu finden, die im Laufe der Zeit in der Bevölkerung auftreten. Abbildung 1–1 zeigt ein Schild von einem Friedhof in Dudley, England, aus dem Jahr 1839. Damals war die Cholera die Todesursache „Nummer Eins" in England; die Friedhöfe füllten sich so rasch, dass bald keine Choleraopfer mehr zur Bestattung angenommen wurden. Das Schild vermittelt einen Eindruck davon, welche Bedeutung die Cholera im öffentlichen Bewusstsein und im Krankheitsspektrum des frühen neunzehnten Jahrhunderts hatte. Heute stellt die Cholera in unseren Breiten kein bedeutendes Gesundheitsproblem mehr dar; doch in vielen anderen Ländern der Welt bleibt sie eine ernste Gefahr und immer wieder ist vom Ausbruch einer Choleraepidemie mit zahlreichen Todesopfern zu lesen.

Wenn wir die Haupttodesursachen der USA im Jahr 1900 mit denen des Jahres 1997 (Abb. 1–2) vergleichen, zeigt sich, dass zu Beginn des Jahrhunderts die Lungenentzündung, gefolgt von Tuberkulose und Enteritiden, die Statistik anführte. 1997 standen Herz- und Krebserkrankungen, zerebrovaskuläre Leiden sowie chronisch obstrukti-

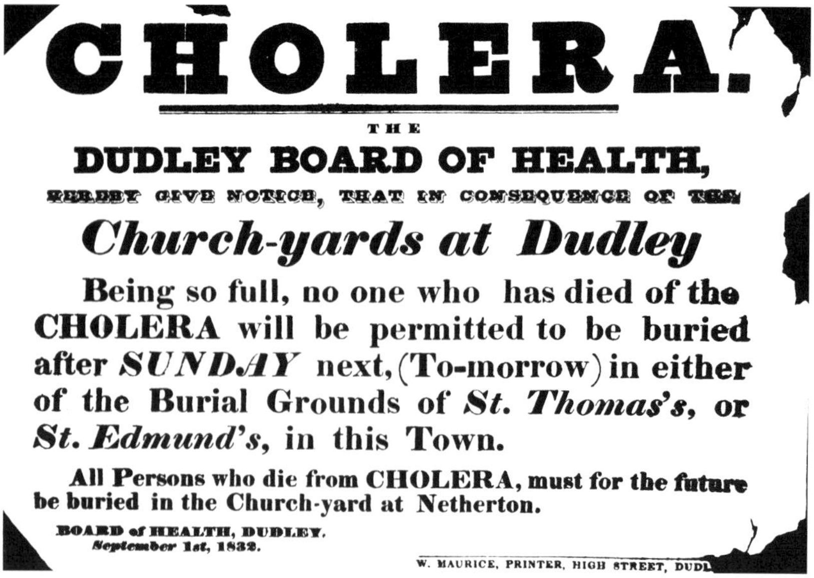

Abbildung 1–1. Friedhofsschild in Dudley, England, aus dem Jahr 1839. (From the Dudley Public Library, Dudley, England.)

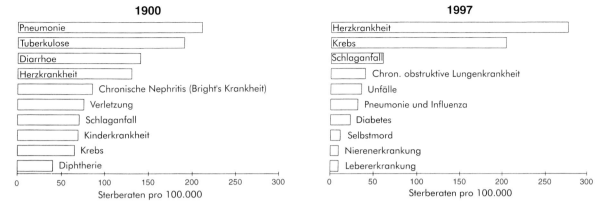

Abbildung 1–2. Die zehn häufigsten Todesursachen in den Vereinigten Staaten, 1900 und 1997. (Adapted from Grove RD, Hetzel AM: Vital Statistics Rates of the United States, 1940–1960. Washington DC, US Government Printing Office, 1968; and Hoyert DL, Kochanek KD, Murphy SL: Deaths: Final Data for 1997. National Vital Stat Rep 47, no. 19, June 30, 1999.)

ve Lungenerkrankungen an oberster Stelle. Welche Veränderungen haben sich hier ereignet? Innerhalb eines Zeitraumes von nur 96 Jahren ist ein dramatischer Wandel der Todesursachen in den USA eingetreten. Während um 1900 Infektionskrankheiten die drei führenden Todesursachen darstellten, haben wir es heute mit chronischen Erkrankungen zu tun, die – nach heutigem Stand der Wissenschaft – in den meisten Fällen weder infektiöser Natur sind noch übertragbar zu sein scheinen.

Folglich bedarf es heute anderer Konzepte in Forschung, Behandlung und medizinischer Betreuung. Das Krankheitsmuster der USA des anbrechenden 19. Jahrhunderts findet sich heute in den so genannten Entwicklungsländern häufig in ähnlicher Form wieder: Infektionserkrankungen stellen das größte Problem dar. Sobald Länder industrialisiert werden, bilden sich dort ähnliche Krankheitsmuster heraus wie in den „entwickelten" Nationen. Doch auch in den Industrieländern treten Infektionen wieder in den Vordergrund: Das Erworbene Immunmangel-Syndrom (AIDS), das durch den HI-Virus verursacht wird, ist neu aufgetreten, und zunehmend häufiger werden Tuberkulosefälle verzeichnet. Ein weiterer Aspekt im allgemeinen Wandel der Zeit wird in Abb. 1–3 deutlich. Wir sehen die Lebenserwartung in den USA bei der Geburt und im Alter von 65 Jahren für die Jahre 1900, 1950 und 1996 nach Rasse und Geschlecht. Die Lebenserwartung ist in allen Gruppen dramatisch gestiegen, vor allem zwischen 1900 und 1950, wobei nach 1950 ein wesentlich geringerer Zuwachs zu verzeichnen ist. Betrachten wir die Lebenserwartung jenseits des 65. Lebensjahres, finden wir zwischen 1900 und 1996 eine nur geringfügige Verbesserung. Dass die Lebenserwartung insgesamt deutlich gehoben werden konnte, ist in erster Linie auf die Senkung der Kindersterblichkeit und die Bekämpfung von Kinderkrankheiten zurückzuführen.

Bei den Erkrankungen im Erwachsenenalter sind die Bemühungen im Hinblick auf eine Verlängerung der Lebensspanne weniger erfolgreich ausgefallen: Diese Herausforderung bleibt also weiterhin bestehen.

EPIDEMIOLOGIE UND PRÄVENTION

Ein Hauptziel der Epidemiologie besteht darin, Gruppen einer Bevölkerung zu identifizieren, die einem erhöhten Erkrankungsrisiko ausgesetzt sind. Warum aber sollten wir solche Hochrisikogruppen identifizieren? Erstens: Wenn es gelingt, diese Gruppen zu identifizieren, können wir die besonderen Risikofaktoren oder Risikomerkmale erkennen und versuchen, diese positiv zu beeinflussen.

Zweitens: Wenn es uns gelingt, Hochrisikogruppen zu erkennen, können wir Präventivmaßnah-

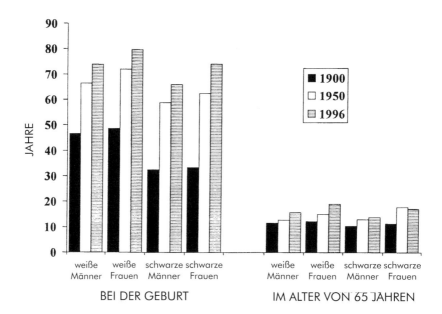

Abbildung 1–3. Lebenserwartung zum Zeitpunkt der Geburt und im Alter von 65 Jahren, nach Geschlecht und Rasse in den USA für die Jahre 1900, 1950 und 1996. (Redrawn from National Center for Health Statistics: Health, United States, 1987 DHHS publication no. 88–1232. Washington, DC, Public Health Service, March 1988. National Center for Health Statistics: Monthly Vital Stat Rep 46, no. 1 [suppl 2], 1997.)

men, wie beispielsweise Früherkennungsprogramme in den Bevölkerungsgruppen durchführen, die mit hoher Wahrscheinlichkeit von jeder Intervention profitieren, die gegen eine bestimmte Erkrankung entwickelt wird.

Bei der Diskussion über Prävention ist es hilfreich, zwischen primärer und sekundärer Prävention zu unterscheiden. *Primäre Prävention* bezeichnet den Schutz vor Erkrankungen von bisher gesunden Menschen: Impfungen beispielsweise verhindern infektiöse Erkrankungen; bei umweltbedingten Krankheiten besteht Prävention darin, Menschen vor einer bestimmten krankmachenden Exposition zu schützen.

Primärprävention ist unser oberstes Ziel. Wir wissen, dass die meisten Fälle von Lungenkrebs vermeidbar wären. Gelänge es uns, Raucher zum Verzicht auf Zigaretten zu bewegen, könnten 70–80 Prozent der Lungenkrebserkrankungen beim Menschen vermieden werden.

Für unser Ziel, Erkrankungen in der Bevölkerung zu verhindern, fehlen jedoch die notwendigen Informationen, die für eine wirkungsvolle primäre Prävention von zahlreichen Krankheiten erforderlich wären. Häufig fehlen uns biologische, klinische und epidemiologische Daten, auf deren Grundlage ein Programm zur Primärprävention entwickelt werden könnte.

Sekundärprävention befasst sich mit bereits erkrankten Menschen, bei denen eine Krankheit im Frühstadium erkannt wurde, sei es im Rahmen einer Reihenuntersuchung oder eines rechtzeitigen Arztbesuches. So können beispielsweise die meisten Fälle von Brustkrebs bei Frauen durch Palpation (Selbstuntersuchung) und anschließende Mammographie entdeckt werden.

Jüngste Studien weisen darauf hin, dass Routinetests auf okkultes Blut im Stuhl Dickdarmkrebs im therapierbaren Frühstadium erkennen können.

Die Begründung für Sekundärprävention lautet: Je früher wir eine Erkrankung erkennen, desto wirksamer werden therapeutische Eingriffe sein. Vielleicht gelingt es uns, Mortalität und Komplikationen durch die Erkrankung zu vermeiden und dafür weniger invasive und kostenträchtige Behandlungen zu verwenden.

Zwei mögliche Ansätze der Prävention sind der *populationsbezogene Ansatz* und der auf *Hochrisiko-Gruppen* gerichtete Ansatz.[2] Bei dem populationsbezogenen Ansatz wird eine präventive

Maßnahme auf eine gesamte Population angewendet. Zum Beispiel kann mit Diät-Empfehlungen zur Vorbeugung der koronaren Herzkrankheit oder Anti-Raucherkampagnen die gesamte Bevölkerung erreicht werden.

Ein anderer Ansatz besteht darin, präventive Maßnahmen gezielt auf Hochrisikogruppen zu richten. Cholesterinuntersuchungen bei Kindern könnten also auf Kinder aus Hochrisiko-Familien beschränkt werden. Natürlich muss eine Maßnahme, die auf weite Teile der Bevölkerung angewendet werden soll, sowohl relativ preiswert als auch nicht-invasiv und wenig belastend sein. Eine Maßnahme für Risikogruppen ist demgegenüber aufwendiger und eher invasiv. Bevölkerungsbezogene Ansätze können als Public-Health-Ansätze betrachtet werden, während der auf Hochrisiko-Gruppen zielende Ansatz meist einer klinischen Untersuchung bedarf, um die gesuchte Risikogruppe zu finden. In den meisten Fällen ist eine Verbindung beider Ansätze ideal.

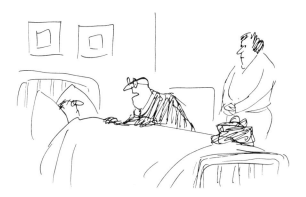

Abbildung 1–4. „Sie haben sich das eingefangen, was gerade umgeht." (© The New Yorker Collection 1975. Al Ross von cartoonbank.com. All rights reserved.)

EPIDEMIOLOGIE UND KLINISCHE PRAXIS

Epidemiologie spielt nicht nur in der öffentlichen Gesundheit eine entscheidende Rolle, sondern auch in der klinischen Praxis. Die praktische Medizin ist auf Populationsdaten angewiesen. Wenn zum Beispiel eine Ärztin ein apikales systolisches Rauschen auskultiert, woher weiß sie, dass hier eine Regurgitation an der Mitralklappe vorliegt? Woher stammt dieses Wissen? Die Diagnose basiert auf der Verknüpfung von auskultatorischen Befunden und den chirurgischen oder autoptischen Befunden innerhalb eines großen Patientenkollektivs. Der Prozess der Diagnostik beruht also auf Populationsdaten. Das Gleiche gilt für Prognosen. Wenn ein Patient fragt, wie lange er noch zu leben habe und seine Ärztin antwortet, „Sechs Monate bis zu einem Jahr": Auf welcher Grundlage stellt die Ärztin ihre Prognose auf? Sie tut dies auf der Grundlage von Erfahrungen mit großen Patientengruppen, die an der gleichen Krankheit litten, und die im selben Krankheitsstadium beobachtet wurden und die gleiche Therapie erhielten. Noch einmal: Prognosen beruhen auf Populationsdaten. Nicht zuletzt erfolgt auch die *Auswahl geeigneter Therapien* auf der Grundlage von Populationsdaten. Randomisierte klinische Studien, die Therapie-Effekte in ausreichend großen Patientengruppen untersuchen, sind ideal, um die am besten geeignete Therapie zu erkennen.

Populationsbezogene Konzepte und Daten aus Populationen liegen also dem kritischen Prozess klinischer Praxis zugrunde, einschließlich der Diagnostik, Prognostik und Therapieauswahl.

Tatsächlich wendet der Arzt ein populationsbezogenes Wahrscheinlichkeitsmodell auf den Patienten an, der auf dem Untersuchungstisch liegt. Der Hausarzt in der Karikatur (Abbildung 1–4) zeigt, dass die ärztliche Praxis stark auf populationsbasierte Konzepte angewiesen ist. Was hier humoristisch skizziert ist, spiegelt jedoch einen Aspekt pädiatrischer Arbeit wider: Häufig stellt der Kinderarzt seine Diagnose aufgrund von telefonischen Schilderungen der Eltern und der Kenntnis darüber, welche virale oder bakterielle Infektion gerade in der Bevölkerung „umgeht". Somit können die verfügbaren Daten über Krankheiten in der Bevölkerung hilfreich sein, um eine Diagnose zu formulieren, auch wenn sie nicht eindeutig sind. Daten zur Ätiologie von Halsentzündungen bei Kindern in bezug auf deren Alter sind besonders aufschlussreich (Abb. 1–5). Bei Kleinkindern wird es sich in erster Linie um eine virale Infektion handeln, während im Alter von 4–7 Jahren vermehrt Streptokokken die Verursacher sind. Bei einem älteren Kind sind eher *Mycoplasmen* von Bedeutung. Auch wenn diese Daten keine Diagnose liefern, geben sie dem Arzt oder Personen, die in anderen Gesundheitsberufen tätig sind,

8 Der epidemiologische Zugang zu Krankheiten und Interventionen

wichtige Hinweise auf mögliche Krankheitsverursacher.

DER EPIDEMIOLOGISCHE ANSATZ

Wie geht nun der Epidemiologe vor, um Ursachen einer Erkrankung zu erkennen? Epidemiologisches Denken verläuft in mehreren Schritten. Zunächst ist die Frage zu klären, ob ein Zusammenhang besteht zwischen einem Faktor (z. B. Umweltfaktor) oder einem Merkmal (z. B. Hypercholesterinämie) und dem Auftreten einer bestimmten Erkrankung. Hierzu untersuchen wir die Merkmale von Individuen und von Gruppen. Finden wir nun heraus, dass ein Zusammenhang zwischen einer Exposition und einer speziellen Krankheit besteht, handelt es sich dann notwendigerweise um eine ursächliche Beziehung? Nein, nicht alle Beziehungen sind kausal. Der zweite Schritt besteht also darin zu versuchen, aus dem Muster der entdeckten Zusammenhänge angemessene Schlussfolgerungen auf einen möglichen Kausalzusammenhang abzuleiten. Diese Schritte werden im Einzelnen in späteren Kapiteln besprochen.

Epidemiologie beginnt häufig mit beschreibenden Daten. Abbildung 1–6 zeigt Hepatitis-B-Erkrankungsraten in einzelnen Staaten der USA im Jahre 1996. Natürlich existieren große regionale Unterschiede zwischen den Zahlen gemeldeter Hepatitisfälle. Die erste Frage, die bei solchen Unterschieden zwischen Gegenden, Gruppen oder zeitlichen Abläufen gestellt werden muss, lautet: Handelt es sich um wirkliche Unterschiede? Haben die Daten aus den unterschiedlichen Regionen die gleiche Qualität? Bevor wir beginnen, Daten zu interpretieren, sollten wir sicher

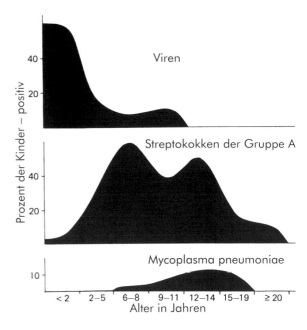

Abbildung 1–5. Verteilung von Erregern nach dem Alter von Kindern mit Pharyngitis, 1964–1965. (From Denny FW: The replete pediatrician and the etiology of lower respiratory tract infections. Pediatr Res 3: 464–470, 1969.)

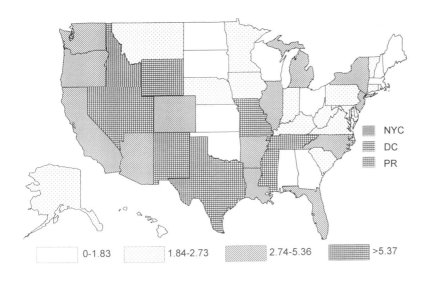

Abbildung 1–6. Hepatitis B: gemeldete Fälle auf 100.000 Einwohner in den Vereinigten Staaten nach Gebieten, 1996. (Adapted from Centers for Disease Control and Prevention: Summary of notifiable diseases, United States: 1996. MMWR 45:53, 1996.)

Kapitel 1 · Einleitung 9

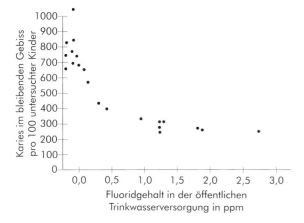

Abbildung 1–7. Beziehung zwischen Karieshäufigkeit an bleibenden Zähnen und Fluoridgehalt im öffentlichen Trinkwasser. (Adapted from Dean HT, Arnold FA, Jr, Elvove E: Domestic Water and dental caries: V. Additional studies of the relation of fluoride in domestic waters to dental caries experience in 4,425 white children aged 12 to 14 years of 13 cities in 4 states. Pub Health Rep 57: 1155–1179, 1942.)

sein, dass diese valide (gültig) sind. Wenn die Unterschiede reell sind, müssen wir fragen, warum sie entstanden sind. Liegen möglicherweise verschieden hohe Umweltrisiken vor, oder existieren ethnische und biologische Unterschiede bei den Menschen, die in den Regionen leben? An dieser Stelle beginnt die epidemiologische Untersuchung.

Vor vielen Jahren wurde beobachtet, dass in Gemeinden mit unterschiedlich hohen Fluoridspiegeln im Trinkwasser die Bevölkerung jeweils auch unterschiedlich häufig von Karies betroffen war: In Gemeinden mit niedrigem natürlichem Fluoridgehalt im Trinkwasser fand sich eine hohe Rate von Kariesfällen, bei hohen Fluoridkonzentrationen war Karies seltener (Abb. 1–7). Das ließ vermuten, dass die künstliche Zugabe von Fluorid ins Trinkwasser eine effektive Prävention gegen Karies wäre. Hierzu führte man eine Studie durch, um die Hypothese zu überprüfen. Idealerweise hätten zwei Gruppen randomisiert werden sollen. Eine hätte Fluorid im Trinkwasser erhalten, die andere nicht. In der Praxis war dies nicht durchführbar, da mehrere Gemeinden ihr Trinkwasser aus gleichen Quellen bezogen. Man wählte also zwei ähnliche Kommunen im Norden des Staates

New York aus – Kingston und Newburgh – und erhob den DMF-Index bei Schulkindern. Dieser Index zählt kariöse (**d**ecayed), fehlende (**m**issing) und gefüllte (**f**illed) Zähne. Zunächst wurden Ausgangsdaten in den Städten gesammelt, so dass zu Beginn der Studie die DMF-Indizes beider Gruppen vergleichbar waren. Das Wasser in Newburgh wurde anschließend fluoridiert und die Kinder wurden nachuntersucht. In Abbildung 1-8 sehen wir, dass der DMF-Index dort im Laufe von etwa 10 Jahren gesunken war, während sich in Kingston keine Änderung abzeichnete. Ein sehr deutlicher Hinweis darauf, dass Fluorid vor Karies schützt.

Es gelang nun, einen Schritt weiter zu gehen und einen kausalen Zusammenhang zwischen der Fluoridaufnahme und geringer Karieshäufigkeit zu zeigen. Dies verdanken wir dem Umstand, dass das Thema Fluoridierung in den Staaten heftig umstritten war und in manchen Gemeinden über Bürgerentscheid die bereits laufende Zugabe von Fluor in das Trinkwasser gestoppt wurde. Dadurch war es möglich, zu beobachten, was mit dem DMF-Index in der Stadt Antigo, Wisconsin, geschieht, wo ein Referendum dazu führte, dass die

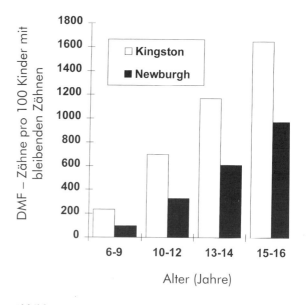

Abbildung 1–8. DMF-Indizes nach 10 Jahren Fluoridierung, 1954–1955. (Adapted from Ast DB, Schlesinger ER: The conclusion of a 10-year study of water fluoridation. Am J Pub Health 46:265–271, 1956. Copyright 1956 by the „American Public Health Association". Adapted with permission.)

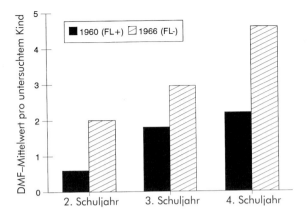

Abbildung 1–9. Auswirkung der Unterbrechung der Trinkwasser-Fluoridierung in Antigo, Wisconsin (USA) im November 1969. FL+, während der Fluoridierung; FL–, nachdem die Fluoridierung abgesetzt wurde. (Adapted from Lemke CW, Doherty JM, Arra MC: Controlled fluoridation: The dental effects of discontinuation in Antigo, Wisconsin. J Am Dental Assoc 80:782–786, 1970. Reprinted by permission of ADA Publishing Co., Inc.)

begonnene Fluoridierung abgesetzt wurde. Wie in Abb. 1–9 ersichtlich, stieg der DMF-Index daraufhin an. Damit war ein weiterer Hinweis auf die präventive Wirkung von Fluorid gegeben.

VON BEOBACHTUNGSDATEN ZU PRÄVENTIVEN MASSNAHMEN

Edward Jenner (Abb. 1.–10), 1749 geboren, interessierte sich sehr für das Problem der Pockenerkrankung, die damals weltweit eine Geißel der Menschheit war. So starben beispielsweise im späten 18. Jahrhundert jährlich 400.000 Menschen an den Pocken und ein Drittel der Überlebenden erblindete infolge von Hornhautinfektionen.[3] Es war bekannt, dass Überlebende anschließend gegen die Pocken immun waren und folglich war es übliche Präventionspraxis, gesunde Menschen mit Pocken zu infizieren, indem man ihnen Material von Pockenpatienten verabreichte; dieses Verfahren nannte sich *Variolation*. Die Methode war jedoch nicht optimal: Einige der Impflinge starben an der auftretenden Pockenerkrankung, steckten andere Personen mit den Pocken an oder zogen sich andere Infektionen zu. Jenners Anliegen war es, eine bessere, sicherere Methode zur Prävention von Pocken zu finden. Er beobachtete, wie bereits andere vor ihm, dass Milchmägde im Laufe ihrer Arbeit als Kuhmelkerinnen an einer milden Form von Pocken erkrankten – den so genannten Kuhpocken. Später, als die Pocken in der Bevölkerung grassierten, blieben diese jungen Frauen gesund. 1768 hörte Jenner eine Milchmagd behaupten: „Ich kann keine Pocken bekommen, weil ich schon die Kuhpocken hatte." Dies waren bloße Beobachtungsdaten, die nicht auf randomisierten Untersuchungen basierten. Jenner gelangte zu der Überzeugung, dass Kuhpocken vor der Pockenerkrankung schützen können und entschied sich, diese Hypothese zu prüfen.

Abb. 1–11 zeigt ein Gemälde von der ersten Pockenimpfung. Eine Magd, Sarah Nelmes, der gerade Kuhpockenmaterial aus Pusteln an der Hand entnommen wurde, verbindet ihre Wunde. Das Material wird nun dem achtjährigen „Freiwilligen", James Phipps, appliziert. Jenner war so fest davon überzeugt, dass diese Impfung mit Kuhpocken vor den echten Pocken schützen würde, dass er seinen Schützling sechs Wochen später einer Pockeninfektion aussetzte, um seine These zu prüfen – der Junge blieb gesund. Hierbei wollen wir uns nicht mit ethischen Fragen oder einer Wertung dieses Experiments befassen (Jenner musste sich damals vor keiner Ethik-Kommission

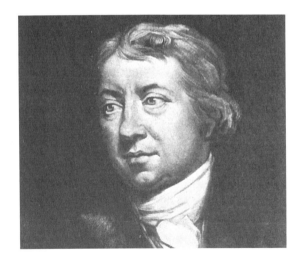

Abbildung 1–10. Portrait von Edward Jenner. (From the Wellcome Historical Medical Museum and Library, Mansell Collection, London.)

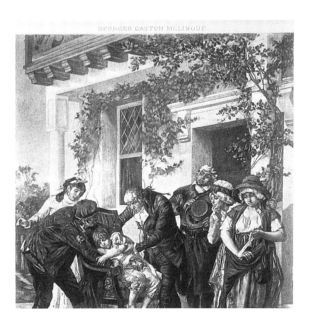

Abbildung 1–11. Gemälde von der ersten Schutzimpfung. (Roses Df: From Hunter and the great pox to Jenner and the smallpox. Surg Gynecol Obstet 175:365–372, 1992. By permission of Surgery, Gynecology & Obstretics, now known as the Journal of the American College of Surgeons.)

hatten eine große Meinungsverschiedenheit über die Ursache der Cholera. Farr war Anhänger der so genannten *miasmatischen Erkrankungstheorie*. Nach dieser Theorie, die damals allgemein anerkannt war, wurden Krankheiten durch ein Miasma oder eine Wolke übertragen, die dicht über der Erdoberfläche schwebte. Träfe diese Theorie zu, müsste ein Mensch, der in geringer Höhe lebt, ein größeres Risiko haben, sich eine Erkrankung zuzuziehen, die durch diese Miasmenwolke übertragen wird. Farr sammelte Daten, um seine Hypothese zu stützen und – wie in Tabelle 1–1 zu sehen – schienen sie dieses zu tun: Je niedriger die Höhe über dem Meeresspiegel war desto höher war die Cholerasterblichkeit.

John Snow ließ sich davon nicht überzeugen, vielmehr glaubte er, dass die Cholera durch verseuchtes Wasser übertragen wird. Um Trinkwasser zu beziehen, schloss man im damaligen London einen Vertrag mit einer der verschiedenen

verantworten!). Auf jeden Fall führte das Experiment der ersten Impfung dazu, dass in der Folge buchstäblich Millionen von Menschen weltweit vor der Geißel der Pocken bewahrt wurden und damit vor Verstümmelungen und einem elenden Tod. Bei alledem wusste Jenner nichts über Viren und auch nichts über die Biologie dieser Erkrankung. Er arbeitete lediglich mit Beobachtungsdaten, die ihm die Grundlage für eine präventive Intervention lieferten.

Abb. 1–12 zeigt das Porträt von John Snow. Snow lebte im 19. Jahrhundert, er war als der Anästhesist bekannt, der Königin Viktoria bei der Geburt eines Kindes Chloroform verabreichte. Snows Herz schlug aber eigentlich für die epidemiologische Erforschung der Cholera, die England in der Mitte des 19. Jahrhunderts heimsuchte. Allein in der ersten Woche des Septembers 1854 starben 600 Menschen an der Cholera – sie alle hatten in Häuserblocks rund um die „Broad-Street"-Wasserpumpe in London gelebt. In dieser Zeit war William Farr oberster Standesbeamter (engl: *Registrar General*). Diese beiden Männer

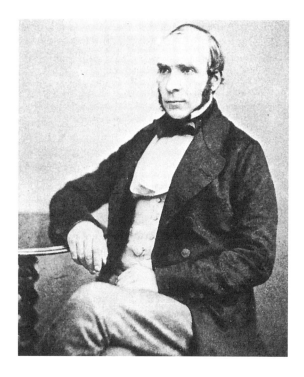

Abbildung 1–12. Fotografie von John Snow. (From the Wellcome Historical Medical Museum and Library, London.)

Tabelle 1-1. Cholera-Tote pro 10.000 Einwohner nach Höhe des Wohnortes über dem Meeresspiegel, London, 1848–1849

Höhe über dem Meeresspiegel (engl. Fuss)	Todesfälle auf 10.000 Einwohner
<20	120
20–40	65
40–60	34
60–80	27
80–100	22
100–120	17
340–360	8

Data adapted from Farr W: Vital. Statistics: A Memorial Volume of Selections from the Reports and Writings of William Farr (edited for the Sanitary Institute of Great Britain by Noel A. Humphreys). London, The Sanitary Institute, 1885.

Trinkwassergesellschaften ab. Die Entnahmestellen dieser Unternehmen lagen an den dreckigsten Abschnitten der Themse. Eines Tages verlegte ein Unternehmen, die Lambeth Company, seine Entnahmestelle flussaufwärts, wo das Wasser weniger verschmutzt war; die übrigen Unternehmen blieben an ihren angestammten Plätzen. Snow vermutete, dass weniger Menschen an Cholera sterben würden, wenn sie ihr Wasser von der Lambeth Company bezogen.

Er betrieb eine Art „Hausierer"-Epidemiologie, indem er von Haus zu Haus wanderte, alle Choleratoten in einem Haus zählte und nach dem liefernden Wasserunternehmen fragte. Seine Ergebnisse finden sich in Tabelle 1–2. Die Tabelle zeigt die Anzahl der Häuser, die Zahl der Choleratoten und die Todesopfer pro 10.000 Häuser. Da in Häusern gewöhnlich unterschiedlich viele Menschen wohnen, ist diese Methode sicher nicht ideal, liefert aber eine gute Annäherung. Wir sehen in Häusern, die ihr Wasser von der „Southwark and Vauxhall Company" bezogen, eine Sterberate von 315 Toten pro 10.000 Häuser. Dieses Unternehmen pumpte Schmutzwasser aus der Themse. Bei Haushalten, die von der „Lambeth Company" beliefert wurden, lag die Sterberate bei 38 Toten pro 10.000 Häuser. Seine Daten waren so überzeugend, dass sie Farr, den obersten Standesbeamten, dazu veranlassten, die Standesbeamten aller Stadtteile von Süd-London prüfen zu lassen, welches Wasserunternehmen die Häuser, in denen ein Mensch an der Cholera starb, belieferte. Erinnern wir uns daran, dass zu Snows Lebzeiten das enterotoxische *Vibrio cholerae* unbekannt war. Man wusste nichts über die Biologie der Erkrankung. Snows Schlussfolgerungen beruhten ausschließlich auf Beobachtungsdaten.

Für uns bleibt festzuhalten, dass – obgleich es äußerst wichtig für uns ist, unser Wissen über die Biologie und Pathogenese von Krankheit zu erweitern – es nicht immer notwendig ist, alle Details der pathogenetischen Mechanismen zu kennen, um einer Krankheit vorbeugen zu können.

Beispielsweise ist uns bekannt, dass quasi jeder Fall von rheumatischem Fieber oder rheumatischer Herzkrankheit einer Streptokokkeninfektion folgt. *Streptokokken* sind möglicherweise die am besten untersuchten und analysierten Bakterien. Dennoch wissen wir nicht, wie und warum sie rheumatisches Fieber verursachen. Wir wissen, dass es bei schweren Streptokokkeninfektionen, wie sie bei Rekruten beobachtet wurden, in 97 von 100 Fällen zu keiner rheumatischen Erkrankung kommt. In der Zivilbevölkerung, wie z. B. bei Schulkindern, wo der Infekt weniger schwer verläuft, entwickeln nur 3 von 1.000 Kindern ein rheumatisches Fieber, die übrigen 997 nicht.[4] Warum kommt es bei jenen 97 und 997 Personen zu keiner Erkrankung, wenn sie dem gleichen Organismus ausgesetzt sind?

Tabelle 1-2. Cholera-Tote pro 10.000 Haushalte nach Trinkwasserquelle, London, 1854

Wasserversorger	Zahl der Haushalte	Cholera-Tote	Todesfälle auf 10.000 Haushalte
Southwark and Vauxhall Co.	40.046	1.263	315
Lambeth Co.	26.107	98	38
Andere Bezirke der Stadt London	256.423	1.422	56

Data adapted from Snow J: On the mode of communication of cholera. In Snow on Cholera: A Reprint of Two Papers by John Snow, M.D. New York, The Commonwealth Fund, 1936.

Wir wissen es nicht. Möglicherweise handelt es sich um einen bisher unentdeckten Unterschied im Organismus oder um Kofaktoren, die das Andocken der Bakterien an Epithelwände erleichtern. Was wir jedoch wissen, obwohl wir die pathogenetische Kette von der Infektion zum Bild des rheumatischen Fiebers nicht vollständig kennen, ist: Wir können annähernd jeden Fall von rheumatischem Fieber vermeiden, indem wir entweder einem Streptokokkeninfekt vorbeugen oder diesen rechtzeitig und adäquat behandeln. Fehlende pathogenetische Kenntnisse dürfen uns nicht davon abhalten, effektiv Prävention zu betreiben.

Oder betrachten wir Zigarettenrauchen und Lungenkrebs: Wir wissen nicht, welche Bestandteile im Zigarettenrauch Krebs auslösen. Es ist jedoch bekannt, dass 75–80 Prozent der Erkrankungen durch das Rauchen verursacht werden. Damit soll nicht angedeutet werden, man könne die Forschung über die genauen pathogenetischen Hintergründe beenden, doch auch hier sollten wir, parallel zur Grundlagenforschung, wirksame Gesundheitsprogramme durchführen, die auf den heute verfügbaren Daten basieren. Abbildung 1–13 zeigt den Verlauf der Mortalität an Brust- und Lungenkrebs bei amerikanischen Frauen. Die Brustkrebsmortalität blieb in den letzten Jahrzehnten recht konstant. Seit 1987 starben jährlich mehr Frauen an Lungenkrebs als an Brustkrebs. Hier sehen wir die tragische Entwicklung einer vermeidbaren Form von Krebs, die durch die Angewohnheit des Rauchens hervorgerufen wird und inzwischen zur führenden Ursache des Krebstodes bei amerikanischen Frauen geworden ist.

Darüber hinaus stufte die „Environmental Protection Agency" (Umweltschutzbehörde) 1993 das Passivrauchen als ein bekanntes Karzinogen für den Menschen ein und schrieb 3.000 Lungenkrebstote bei Nichtrauchern jährlich dem Passivrauchen zu. Obwohl in den letzten Jahren der Anteil der Raucher bei den über 18-Jährigen in den USA abzunehmen scheint, stieg zwischen 1991 und 1997 die Rate der Raucher bei High-School-Schülern um 32 Prozent. Die Geißel des Rauchens stellt also eine der größten, bisher unbewältigten Herausforderungen an die Prävention dar – sowohl für die Praktiker in der Klinik als auch für im öffentlichen Gesundheitswesen (Public Health) Tätige.

SCHLUSSFOLGERUNG

Prävention und Therapie werden allzu häufig als zwei sich gegenseitig ausschließende Aufgaben betrachtet, wie dies in Abb. 1–14 deutlich wird. Es ist klar, dass Prävention fester Bestandteil der Tätigkeiten im öffentlichen Gesundheitswesen – Public Health – ist und ebenso in der klinischen Praxis verankert ist. Der Arzt hat die Aufgabe, Gesundheit zu erhalten ebenso wie Krankheiten zu behandeln. Doch auch die Behandlung von Krankheiten beinhaltet zu einem großen Teil Prävention. Jedes Mal, wenn wir Krankheiten behandeln, beugen wir dem Tod vor, verhindern Komplikationen beim Patienten oder bewahren die Angehörigen des Patienten vor belastenden Auswirkungen. Zu einem großen Teil entpuppt sich daher die Trennung von Kurativmedizin und Prävention als eine Illusion. Behandlung umfasst immer auch Sekundär- und Tertiärprävention; Letzteres bezeichnet die Vermeidung von Komplikationen wie etwa bleibende Behinderungen.

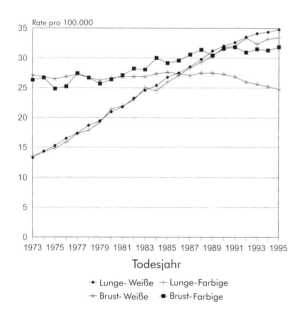

Abbildung 1–13. Brustkrebs- versus Lungenkrebsmortalität: weiße Frauen vs. farbige Frauen, USA, 1973–1995, altersstandardisiert nach dem Stand von 1970. (From Ries LAG, Kosary CL, Hankey BF, Miller BA, Edwards BK [ed]: SEER Cancer Statistics Review, 1973–1995. Bethesda, MD, National Cancer Institute, 1998.)

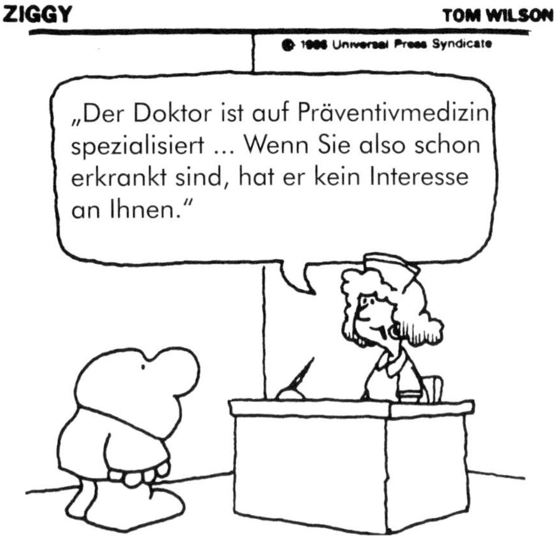

14 Der epidemiologische Zugang zu Krankheiten und Interventionen

ZIGGY **TOM WILSON**

„Der Doktor ist auf Präventivmedizin spezialisiert ... Wenn Sie also schon erkrankt sind, hat er kein Interesse an Ihnen."

Abbildung 1–14. Prävention und Therapie als sich gegenseitig ausschließende Tätigkeiten betrachtet.
From Wilson T: Ziggy cartoon. University Press Syndicate, 1986.)

Mitunter beinhaltet sie auch Primärprävention. Epidemiologie ist ein wertvolles Instrument, das uns eine rationale Grundlage liefert, auf der Präventionsprogramme geplant und durchgeführt werden können, aber auch klinische Studien, die dazu beitragen, Krankheiten zu beherrschen und damit menschliches Leiden zu verringern.

LITERATUR

1. Last JM: A Dictionary of Epidemiology, ed 2. New York, Oxford University Press, 1988.
2. Rose G: Sick individuals and sick populations. Int J Epidemiol 14:32-38, 1985.
3. Fenner F, Henderson DA, Arita I, Jezek Z, Ladnyi ID: Smallpox and Its Eradication. Geneva, World Health Organization, 1988.
4. Markowitz M, Gordis L: Rheumatic Fever, ed 2. Philadelphia, WB Saunders, 1972.

Kapitel 2

Die Dynamik der Krankheitsübertragung

I keep six honest serving men,
(they taught me all I knew).
Their names are what, why, and when
and how and where and who.
– Rudyard Kipling [1]
   (1865–1936)

Menschliche Erkrankungen treten nicht in einem Vakuum auf. Sie entstehen vielmehr aus einer Wechselbeziehung zwischen Wirt (Mensch), Agens (z. B. Bakterien) und Umwelt (z. B. verunreinigtes Wasser). Obgleich viele Krankheiten genetischen Ursprungs sind, resultieren alle Erkrankungen aus einem Zusammenwirken genetischer und umweltbedingter Faktoren; das Zusammenspiel dieser Faktoren ist von Krankheit zu Krankheit verschieden. Viele der Prinzipien, die der Übertragung von Krankheiten zugrunde liegen, können am besten am Modell von übertragbaren Krankheiten veranschaulicht werden. Daher werden wir in diesem Kapitel hauptsächlich diese Krankheiten als Beispiele zur Betrachtung der Prinzipien verwenden. Die hier diskutierten Konzepte sind aber auch auf andere Krankheiten anwendbar, die nicht infektiöse Ursachen zu haben scheinen.

Krankheit wurde klassischerweise als Ergebnis einer epidemiologischen Triade beschrieben, wie sie in Abb. 2–1 zu sehen ist. Nach diesem Diagramm ist Krankheit das Ergebnis einer Interaktion zwischen dem menschlichen Wirt, einem infektiösen oder anderen Agens und der Umwelt, die die Exposition fördert. Häufig ist dabei ein Vektor beteiligt, wie etwa das Moskito (Malaria) oder die Zecke (z. B. Lyme-Borreliose).

Damit eine Wechselwirkung/Interaktion zustande kommt, muss der Wirt empfänglich (suszeptibel) sein. Die Suszeptibilität beim Menschen wird von einer Vielzahl von Faktoren und Einflussgrößen bestimmt, wie dem genetischen Hin-

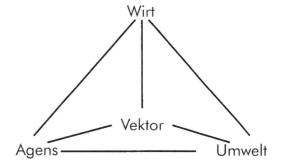

Abbildung 2–1. Die epidemiologische Triade von Erkrankungen.

tergrund oder ernährungsbedingten und immunologischen Merkmalen. Der Immunstatus eines Individuums wird von zahlreichen Faktoren bestimmt, einschließlich dem vorausgegangenen Kontakt mit Erregern, sei es durch natürliche Infektion oder durch Impfung.

Zu den Faktoren, die Erkrankungen beim Menschen verursachen können, gehören biologische, physikalische und chemische Faktoren genauso wie etwa Stress, der jedoch schwerer zu klassifizieren ist (Tabelle 2–1).

Tabelle 2–1. Faktoren, die mit einem erhöhten Erkrankungsrisiko beim Menschen zusammenhängen können

Merkmale des Wirtes	Art des Agens und Beispiele	Umweltfaktoren
Alter	Biologisch	Temperatur
Geschlecht	Bakterien, Viren	Feuchtigkeit Höhe
Ethnie/Rasse	Chemisch	Bevölkerungs-
Religion	Giftstoffe, Alkohol,	dichte
Gewohnheiten	Rauch	Wohnverhält- nisse
Beschäftigung	Physikalisch	Nachbarschaft
Genetisches Profil	Unfall, Strah- lung, Feuer	Wasser
Familienstand	Ernährung	Milch
Familiärer	Mangel-,	Nahrung
Hintergrund	Überer-	Strahlung
Durchgemachte	nährung	Luftverschmut-
Krankheiten		zung
Immunitätslage		Lärm

ÜBERTRAGUNGSWEGE VON KRANKHEITEN

Krankheiten können *direkt* oder *indirekt* übertragen werden. Zum Beispiel kann eine Krankheit von Mensch zu Mensch durch direkten Kontakt übertragen werden (direkte Übertragung). Eine indirekte Übertragung kann über einen gemeinsamen Träger erfolgen, wie verschmutzte Luft oder verseuchtes Wasser, oder durch einen Vektor, wie etwa einen Moskito. Einige Übertragungswege zeigt Tabelle 2–2.

Tabelle 2–2. Arten der Krankheitsübertragung

A. Direkt
  1. Mensch-zu-Mensch-Kontakt
B. Indirekt
  1. Gemeinsame Quelle
    a. Einmalige Exposition
    b. Wiederholte Exposition
    c. Andauernde Exposition
  2. Vektor

Abbildung 2–2 zeigt eine klassische Photographie der Tröpfchenausbreitung beim Niesen. Das Photo verdeutlicht lebhaft die Fähigkeit einer einzelnen Person, eine große Gruppe von Menschen in kurzer Zeit anzustecken. Mims bemerkte hierzu:

In einem überfüllten Raum kann ein infiziertes Individuum die Grippe oder eine banale Erkältung auf eine Menge anderer Menschen im Laufe einer harmlosen Stunde übertragen. Eine Geschlechtskrankheit muss sich ebenfalls von einer Person zur nächsten ausbreiten, wenn sie sich in der Natur behaupten soll; es wäre jedoch eine ungeheure Aufgabe, eine Geschlechtskrankheit in diesem Maßstab zu übertragen.[2]

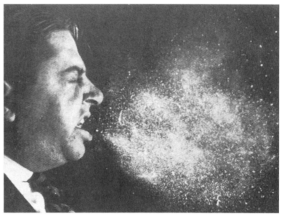

Abbildung 2–2. Tröpfchenverteilung nach heftigem Niesen. (Reprinted with permission from Jennison MW: Aerobiology. Washington, DC, American Association for the Advancement of Science No. 17, 1947, p. 102. Copyright 1947 American Association for the Advancement of Science.)

Verschiedene Mikro-Organismen verbreiten sich auf unterschiedliche Weise. Die Fähigkeit eines bestimmten Erregers, sich auszubreiten und zu einem Krankheitsausbruch zu führen, hängt von seinen Eigenschaften ab, wie der Vermehrungsgeschwindigkeit und dem Übertragungsweg von einer Person zur nächsten.

Das Diagramm in Abb. 2–3 zeigt schematisch die menschlichen Körperoberflächen als mögliche Eintrittspforten und Verbreitungswege von Mikroben.

Der Verdauungstrakt kann als ein offener Schlauch betrachtet werden, der den Körper durchzieht, das respiratorische und urogenitale System als blind endende Einstülpungen. Sie alle bieten Möglichkeiten für Infektionen. Des Wei-

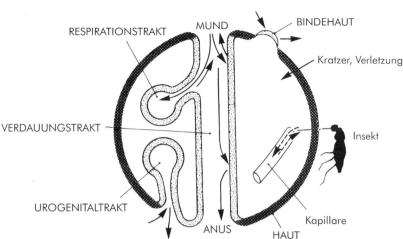

Abbildung 2–3. Körperoberflächen als Eintrittspforten und Verbreitungswege mikrobieller Infektionen. (From Mims CA, Dimmock NJ, Nash A, et al.: Mims´ Pathogenesis of Infectious Disease, ed 4. London, Academic Press, 1995, S. 10.)

teren ist die Haut eine wichtige Eintrittspforte für infektiöse Agenzien, vor allem bei Kratzern oder Hautverletzungen. Zu den Agenzien, die häufig über die Haut eintreten, gehören Streptokokken oder Staphylokokken und Pilze, wie etwa bei der Tinea (oberflächliche Hautpilzerkrankung). In diesem Zusammenhang ist auf zwei Punkte hinzuweisen: Erstens ist die Haut nicht die einzige Eintrittspforte vieler Krankheitserreger. Infektionen können ebenso gut auch über andere Wege erfolgen.

Zweitens dienen die oben genannten Wege auch als Eintrittspforten von nicht-infektiösen, pathogenen Agenzien. Umweltgifte können über den Darm, durch Einatmen oder direkt über die Haut aufgenommen werden. Bei infektiösen wie nicht-infektiösen Krankheiten findet sich im Hinblick auf epidemiologische und klinische Merkmale häufig ein Zusammenhang zwischen der Erkrankung und der Eintrittspforte sowie dem Expositionsort.

KLINISCHER UND SUBKLINISCHER „KRANKHEITSZUSTAND"

Es ist wichtig, dass wir uns das breite Spektrum der Schweregrade von Erkrankungen vor Augen führen. Abb. 2–4 zeigt das Eisbergkonzept von Erkrankungen.

So wie von einem Eisberg lediglich die Spitze zu sehen ist, während die Masse des Eises unter Wasser verborgen ist, verhält es sich mit Krankheiten:

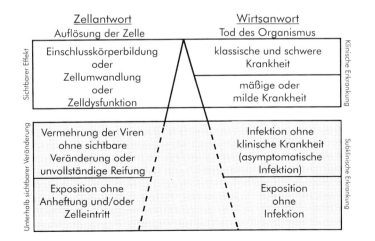

Abbildung 2–4. Das „Eisberg"-Konzept zu Infektionserkrankungen auf der Ebene der Zelle und des Wirtsorganismus. (Adapted from Evans AS (eds.): Viral Infections of Humans: Epidemiology and Control, ed 3. New York, Plenum, 1991.)

Nur die klinisch gewordene Erkrankung ist offensichtlich (siehe Abb. 2–4, *rechts*).

Doch auch Infektionen ohne klinische Erkrankung sind wichtig, vor allem im Netz der Krankheitsausbreitung, obwohl sie klinisch nicht sichtbar sind. In der *linken* Hälfte von Abb. 2–4 sind die entsprechenden biologischen Stufen der Pathogenese und Erkrankung auf Zellebene angeführt. Das Eisbergkonzept ist deshalb wichtig, weil es nicht genügt, lediglich die klinisch apparenten Fälle zu zählen, die wir sehen können. Vor Einführung der Polioimpfung beispielsweise waren die meisten Poliomyelitis-Fälle subklinisch, jedoch in der Lage, das Virus weiterzuverbreiten. Daher war es kaum möglich, die Epidemiologie der Poliomyelitis zu erklären ohne Kenntnis und Einschätzung des Pools an inapparenten Fällen.

Abb. 2–5 zeigt eine Skala der Schweregrade einiger Erkrankungen. Die meisten Tuberkulose-Fälle beispielsweise verlaufen inapparent. Da jedoch auch symptomlose Fälle die Erkrankung übertragen können, müssen diese Fälle erkannt werden, um die Ausbreitung der Erkrankung unter Kontrolle zu bringen. Die Masern zeigen häufig eine milde Verlaufsform, in wenigen Fällen bleiben sie symptomlos. Am anderen Ende der Skala steht die Tollwuterkrankung: Ohne Intervention treten keine inapparenten Fälle auf und die meisten unbehandelten Fälle verlaufen tödlich. Wir haben es also mit einem Spektrum unterschiedlicher Muster von Schweregraden zu tun, das mit der Erkrankung variiert. Es scheint mit der Virulenz (der Fähigkeit eines Mikroorganismus, krank zu machen) eines Erregers verknüpft zu sein und mit dem Ort seiner Vermehrung im menschlichen Körper. All diese Faktoren, ebenso die Merkmale des Wirtes, wie beispielsweise dessen Immunantwort, müssen berücksichtigt werden, um verstehen zu können, wie sich eine Krankheit von einem Individuum zum anderen ausbreitet. In dem Maße wie klinische und biologische Erkenntnisse in den letzten Jahren gewachsen sind, haben sich unsere Möglichkeiten verbessert, verschiedene Krankheitsstadien zu unterscheiden – sowohl bei klinischen als auch subklinischen Verläufen:

Klinische Erkrankungen. Diese sind gekennzeichnet durch Krankheitszeichen und Symptome.

Subklinische (inapparente) Erkrankungen. Diese können die folgenden Stadien beinhalten:

- *Das präklinische Stadium*: Die Krankheit ist noch nicht manifest, befindet sich aber in einem Stadium, das in ein klinisches Stadium fortschreiten wird.
- *Subklinisches Stadium*: Die Erkrankung ist weder klinisch manifest, noch wird sie klinisch apparent werden; diese Art von Erkrankung wird häufig laborchemisch durch serologische (Antikörpertests) oder kulturelle Verfahren diagnostiziert.
- *Persistierende (chronische) Erkrankung*: Der Patient „wird die Infektion nicht los", die Krankheit bleibt über Jahre oder mitunter auch lebenslang bestehen. Ein in den letzten Jahren beobachtetes interessantes Phäno-

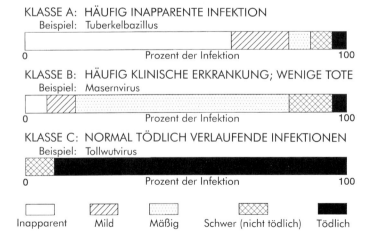

Abbildung 2–5. Verteilung klinischer Schweregrade bei drei Klassen von Infektionen (ohne Skalierung). (Adapted from Mausner JS, Kramer S: Epidemiology: An Introductory Text. Philadelphia, WB Saunders, 1985, p. 265.)

men ist die Spätmanifestation von Symptomen, lange Zeit nachdem die Infektion für ausgeheilt gehalten wurde. Einige erwachsene Patienten, die sich von einer Polioinfektion im Kindesalter erholt hatten, berichten nun von schweren Symptomen wie Müdigkeit und allgemeiner Schwäche; diese Erscheinung wurde als Post-Polio-Syndrom im Erwachsenenalter benannt. Hier wurde eine Infektion klinisch manifest, obgleich in etwas anderer Form als im Intitialstadium.

Latenzstadium: Hierbei handelt es sich um eine Infektion ohne aktive Vermehrung des Agens, wie etwa bei der Einschleusung von Virus-Nukleinsäure (Provirus) in einen Zellkern, wobei also eine genetische Information, nicht aber ein übertragbarer Erreger, im Wirtsorganismus vorhanden ist.

TRÄGERSTATUS

Hier beherbergt zwar ein Individuum einen Erreger, ist aber nicht infiziert in dem Sinne, dass weder serologisch (Hinweis auf Antikörperbildung) noch klinisch eine Erkrankung vorliegt. Dennoch kann diese Person andere infizieren, obgleich ihre Infektiosität meist niedriger ist als dies bei anderen Infektionen der Fall wäre. Ein Trägerstatus kann von begrenzter Dauer sein oder auch chronisch über Monate oder Jahre andauern. Eines der bekanntesten Beispiele eines Langzeit-Keimträgers war „Typhus-Mary", die *Salmonella typhi* mit sich trug und 1938 verstarb. Über viele Jahre arbeitete sie als Köchin in New York, wechselte von einem Haushalt zum nächsten unter verschiedenen Namen. Man vermutet, dass sie mindestens 10 Typhusfieberausbrüche verursachte, wobei 51 Menschen erkrankten und 3 starben.

ENDEMIE, EPIDEMIE UND PANDEMIE

Drei weitere Begriffe müssen definiert werden: *Endemie*, *Epidemie* und *Pandemie*. Der Begriff der *Endemie* ist definiert als das ständige Vorhandensein einer Krankheit in einem bestimmten Landstrich, bezeichnet aber auch das regelmäßige Wiederauftreten einer Krankheit innerhalb einer Region.

Unter *Epidemie* verstehen wir das massenhafte Auftreten von Erkrankungen ähnlicher Art (meist von Infektionskrankheiten) innerhalb einer Bevölkerung oder einer Region in einem begrenzten Zeitraum, wobei die Zahl der Krankheitsfälle weit über das zu erwartende Maß hinausgeht und die Erkrankung ihren Ausgang von einer einzelnen oder verbreiteten Quelle nimmt (Abb. 2–6). *Pandemie* bezeichnet eine weltweite Epidemie.

Woher wissen wir nun, wann die zu erwartende Zahl der Krankheitsfälle überschritten ist? Woher wissen wir überhaupt, wie viele Fälle zu erwarten sind? Weder für die eine, noch für die andere Frage gibt es eine präzise Antwort. Durch fortlaufende Überwachung – Surveillance – können wir festlegen, wie hoch das gewöhnliche oder zu erwartende Niveau sein kann. Was das Überschreiten dieses Niveaus betrifft, reicht mitunter die Betrachtung mit bloßem Auge aus: Der Unterschied springt förmlich ins Auge.

In Abbildung 2–7 ist beispielsweise die Zahl der Todesfälle in Bezug auf eine Phase dichten Nebels in London im Dezember 1952 aufgeführt; der Überschuss oberhalb des normalen Erwartungswertes ist an mehreren Tagen deutlich zu erkennen.

KRANKHEITSAUSBRÜCHE

Nehmen wir an, ein Nahrungsmittel wird von einem Mikroorganismus kontaminiert. Kommt es nun zu einem Krankheitsausbruch bei den Menschen, die dieses Nahrungsmittel gegessen hatten, sprechen wir von einer Exposition durch eine gemeinsame Quelle (engl. „common vehicle exposure"), da in allen Krankheitsfällen Menschen be-

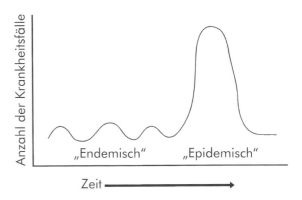

Abbildung 2–6. „Endemisch" versus „epidemisch".

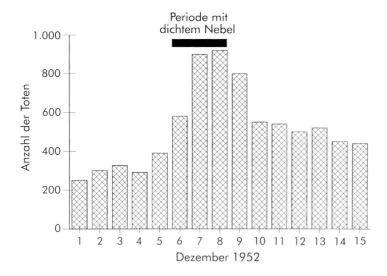

Abbildung 2–7. Tägliche Zahl von Todesfällen in Groß-London vom 1.–15. Dezember 1952. (Data from Logan WPD: Mortality in the London fog incident, 1952. Lancet 1: 336, 1953.)

troffen waren, die diesem Nahrungsmittel ausgesetzt waren. Dabei kann das betreffende Nahrungsmittel nur einmal serviert werden – z. B. ein Mittagessen von einem Partyservice –, so dass es zu einer einmaligen Exposition kommt. Oder es wird mehrmals serviert und es resultiert eine mehrfache Exposition. Bei einer Trinkwasserquelle hingegen, die aufgrund undichter Leitungen durch Abwässer verseucht wurde, kann diese Belastung periodisch oder kontinuierlich sein.

Ersteres wäre durch Schwankungen des Wasserdruckes zu erklären und würde zu multiplen Expositionen führen; Letzteres träte bei einem dauerhaften Leck auf mit dem Ergebnis einer andauernden Verseuchung. Das epidemiologische Bild hängt von der Art der Exposition ab: Wir unterscheiden eine einmalige, mehrfache oder dauerhafte Exposition.

Für unsere Erörterungen beschränken wir uns zunächst auf die Krankheitsausbrüche nach *einmaliger Exposition* durch *eine gemeinsame Quelle*. Denn die hier behandelten Fragen werden am besten bei dieser Form des Krankheitsausbruches deutlich.

Welches sind die Charakteristika von Krankheitsausbrüchen?

Erstens: Sie verlaufen explosionsartig; es kommt zu einem plötzlichen und raschen Anstieg der Krankheitsfälle in einer Bevölkerungsgruppe.

Zweitens: Die Erkrankungen treten nur bei Menschen mit gemeinsamer Exposition auf. Das ist selbstverständlich, da wir in der ersten Krankheitswelle keine Erkrankungen bei Nicht-Exponierten erwarten, es sei denn es gäbe eine zweite Ansteckungsquelle in der Bevölkerung.

Drittens: Bei nahrungsbedingten Ausbrüchen treten Sekundärfälle kaum bei Personen auf, die durch primäre Fälle erkrankten. Der Grund für das relativ seltene Auftreten von sekundären Fällen bei dieser Ausbruchsform ist bisher nur ungenügend geklärt.

DETERMINANTEN VON ERKRANKUNGSAUSBRÜCHEN

Die Anzahl von Krankheitsfällen in einer Population ist abhängig von dem Verhältnis zwischen der Anzahl der anfälligen (suszeptiblen) Menschen, also der Bevölkerung mit hohem Risiko, und der Menschen, die nicht anfällig, also immun sind, und daher kein Risiko laufen.

Immunität kann hierbei durch Impfung oder eine überstandene Erkrankung erworben worden sein – oder genetisch bedingt, also vererbt sein. Wenn die gesamte Bevölkerung immun ist, kann es natürlich nicht zu einer Epidemie kommen. Doch das Mischungsverhältnis liegt meist irgendwo in der Mitte und wenn es sich in Richtung der suszeptiblen Personen bewegt, steigt die Wahrscheinlichkeit eines Ausbruches.

Dies war insbesondere bei ehemals isoliert lebenden Populationen zu beobachten.

Im 19. Jahrhundert beispielsweise beobachtete Panum, dass auf den Färöern Masern in epidemischer Form auftraten, wenn infizierte Personen in isoliert lebende und suszeptible Populationen eindrangen.³

Ein weiteres Beispiel: Schwere Ausbrüche von Halsentzündungen durch Streptokokken waren zu beobachten, als neue, suszeptible Rekruten an dem Great-Lakes-Marine Stützpunkt ankamen.⁴

BEVÖLKERUNGSIMMUNITÄT

Bevölkerungsimmunität (engl. herd immunity) kann definiert werden als die Resistenz einer Gruppe, deren Mitglieder zu einem großen Teil immun sind gegen den Angriff durch eine Krankheit. Wenn sich also in einer Gruppe ein hoher Prozentsatz immuner Personen befindet, ist es wahrscheinlich, dass die gesamte Population vor einer Krankheit geschützt ist und nicht nur die immunen Personen.

Wie kommt es zur Bevölkerungsimmunität? Sie entsteht, weil sich in jeder Bevölkerung Erkrankungen von Mensch zu Mensch ausbreiten. Sobald ein bestimmter Anteil immuner Personen in einer Bevölkerung erreicht wird, ist die Wahrscheinlichkeit gering, dass ein infizierter Mensch auf eine ansteckungsfähige, suszeptible Person trifft, auf die er die Krankheit übertragen könnte. Häufiger wird er immunen Personen begegnen. Ein hoher Anteil immuner Personen in einer Population senkt die Wahrscheinlichkeit, dass ein Kranker mit einem suszeptiblen Menschen in Berührung kommt.

Warum ist dieses Konzept der Bevölkerungsimmunität so wichtig? Bei Impfprogrammen kann es mitunter nicht unbedingt notwendig sein, eine Impfrate von 100 Prozent zu erreichen, um eine erfolgreiche Immunisierung der Bevölkerung zu gewährleisten.

Wir können einen hochwirksamen Schutz erzielen, indem wir einen Großteil der Bevölkerung impfen; der Rest der Bevölkerung ist aufgrund der Bevölkerungsimmunität geschützt. Bevor es zu einer Bevölkerungsimmunität kommt, müssen einige wichtige Kriterien erfüllt sein. Das Krankheits-Agens muss auf eine Wirts-Spezies begrenzt sein, innerhalb derer sich die Übertragung abspielt. Dabei muss die Übertragung relativ direkt von einem Mitglied der Wirts-Gattung auf ein anderes erfolgen. Wenn ein Reservoir vorliegt, in dem der Erreger außerhalb des Wirtes Mensch existieren kann, wird eine Bevölkerungsimmunität nicht funktionieren, da andere Übertragungswege verfügbar sind. Infektionen müssen eine vollständige Immunität hervorrufen. Bei nur partieller Immunität kann sich keine genügend große Untergruppe immuner Personen innerhalb einer Bevölkerung herausbilden.

Was bedeutet das genau? Bevölkerungsimmunität wirkt erst dann, wenn die Wahrscheinlichkeit, mit einer infizierten Person in Berührung zu kommen, für alle Mitglieder der Population gleich groß ist (randomisierte, d. h. zufällige Verteilung). Doch trifft ein infizierter Mensch nur auf suszeptible, also anfällige Personen (d. h. es liegt keine zufällige Mischung vor), wird er die Krankheit höchstwahrscheinlich auf andere übertragen.

Bevölkerungsimmunität funktioniert dann am besten, wenn sich Populationen ständig vermischen; eine rein theoretische Vorstellung, denn – wo verteilen sich Mitglieder einer Bevölkerung schon zufällig? Wir alle verkehren eher mit unserer Familie und unseren Freunden, als mit Fremden. Dennoch bleibt festzuhalten: Der Grad der Bevölkerungsimmunität hängt davon ab, in welchem Maße eine Bevölkerung zufällig verteilt ist. Somit ist es möglich, eine Übertragungskette zu unterbrechen, auch wenn nicht jedes Mitglied einer Gruppe immun ist, vorausgesetzt, dass ein kritischer Prozentsatz der Bevölkerung immun ist.

Wie hoch muss dieser Prozentsatz sein? Dies ist von Krankheit zu Krankheit verschieden. Für die hochinfektiösen Masern, beispielsweise, wurde geschätzt, dass 94 Prozent der Bevölkerung immunisiert sein müssen, bis die Übertragung unterbrochen wird.

Betrachten wir einmal Poliomyelitis-Impfung und Bevölkerungsimmunität. Von 1951 bis 1954 traten in den USA im Durchschnitt jährlich 24.220 Fälle einer paralytischen Poliomyelitis auf. Zwei Arten von Impfstoffen sind verfügbar. Die orale Polio-Vakzine (OPV) schützt nicht nur geimpfte Personen, sondern auch andere Mitglieder der Bevölkerung durch sekundäre Immunität, die entsteht, wenn die geimpfte Person das aktive Impf-Virus auf Kontaktpersonen überträgt. Die Kontaktpersonen werden also durch Übertragung des Virus von der geimpften Person immunisiert. Erwerben genügend Menschen in der Bevölkerung auf diesem Weg einen Impfschutz, wird die Übertragungskette unterbrochen. Doch auch inaktivierter Poliovirus-Impfstoff (IPV), der keine sekundäre Immunität hervorruft (das Virus also nicht verbreitet), kann zur Bevölkerungsimmunität führen, wenn ein ausreichend großer Teil der Bevölkerung immunisiert ist; selbst diejenigen, die nicht geimpft wurden, werden Schutz genießen, da die Übertragungskette in der Bevölkerung unterbrochen wurde.

Zwischen 1958 und 1961 war in den USA lediglich IPV verfügbar. Abbildung 2–8 zeigt sowohl die erwartete Zahl der Fälle pro Jahr – wenn nur die geimpften Personen geschützt gewesen wären – als auch die tatsächlich beobachtete Zahl von Polio-Fällen. Die Zahl der aufgetretenen Fälle lag eindeutig unter der Anzahl, die allein aufgrund der direkten Impfwirkung zu erwarten gewesen wäre. Die Differenz zwischen den beiden Kurven zeigt die Wirkung der Bevölkerungsimmunität infolge der Impfung. Somit können nicht-geimpfte Personen entweder durch OPV- oder IPV-Impfung einen gewissen Schutz erlangen.

INKUBATIONSZEIT

Die Inkubationszeit ist definiert als der *Zeitraum von der Infektion bis zum Beginn der klinischen Erkrankung*. Wenn Sie sich heute infizierten, kann die entsprechende Erkrankung erst nach mehreren Tagen oder Wochen auftreten. In diesem Zeitraum, der *Inkubationszeit*, können Sie sich vollkommen beschwerdefrei fühlen und keinerlei Symptome zeigen.

Warum tritt eine Erkrankung nicht unmittelbar nach der Ansteckung auf? Welche Faktoren sind für die Inkubationszeit verantwortlich? Zum einen spiegelt sie die Zeit wider, die der Erreger benötigt, um sich ausreichend zu vermehren, bis er die kritische Masse erreicht hat, die für einen Krankheitsausbruch erforderlich ist. Möglicherweise besteht auch ein Zusammenhang zu dem Replikationsort, an dem sich der Erreger eingenistet hat – es spielt eine Rolle, ob sich dieser oberflächlich unter der Haut vermehrt oder in tieferen Körperregionen. Auch die Menge an infektiösem Material, die bei der Infektion übertragen wurde, beeinflusst die Länge der Inkubationszeit. Bei einer hohen Dosis kann die Inkubationszeit kürzer sein.

Auch aus historischer Sicht ist die Inkubationszeit von Bedeutung, da sie mit dem vielleicht einzigen medizinischen Fortschritt verknüpft ist, der in Zusammenhang mit dem Schwarzen Tod in Europa steht. 1374, in Zeiten größter Angst vor der Pest, ernannte die Republik Venedig drei Amtleute; diese hatten alle Schiffe zu inspizieren, die in den Hafen einliefen und mussten diejenigen fernhalten, die Kranke an Bord hatten. Man hoffte, damit die Bevölkerung Venedigs schützen zu können. Im Jahr 1377 war es in Ragusa üblich, Reisende nach ihrer Ankunft in der Stadt für 30 Tage (*trentini giorni*) zu isolieren, um zu sehen, ob sie erkranken würden. Diese Dauer erwies sich als zu kurz bemessen – man verlängerte sie auf 40 Tage (*quarante giorni*). Daher stammt der Begriff der *Quarantäne*.

Wie lange sollten wir einen Menschen isolieren? Solange bis er nicht mehr ansteckend ist. Bei klinisch erkrankten Personen lässt sich leicht auf eine mögliche Infektiosität schließen. Das gro-

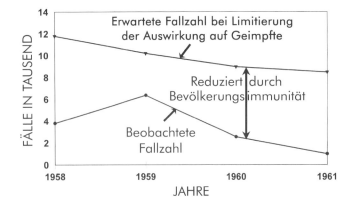

Abbildung 2–8. Wirkung der Bevölkerungsimmunität: erwartete und beobachtete Fallzahlen von paralytischer Poliomyelitis, USA 1958–1961. (Adapted by permission of American Academy of Pediatrics News. Copyright 1998. From Stickle G, Am J Pub Health 54: 1222–1229, 1964.)

ße Problem besteht jedoch in der Zeit vor der Manifestation, also in der Inkubationszeit.

Wäre der Zeitpunkt der Infektion bekannt, ebenso wie die durchschnittliche Inkubationsdauer, könnte man einen Patienten für diesen Zeitraum isolieren, um einer Ansteckung anderer Personen vorzubeugen. Meist wissen wir nicht, dass eine Person infiziert ist, und wir erkennen dies erst, wenn Krankheitszeichen auftreten.

Dies führt uns zu einer wichtigen Frage: Ist es sinnvoll, ein Kind mit Windpocken zu isolieren, also unter Quarantäne zu setzen? Dabei müssen wir bedenken, dass der Patient bereits in der symptomfreien Phase, der Inkubation, ansteckend ist. Bei vielen der üblichen Kinderkrankheiten hat das infizierte Kind zu Beginn der Krankheit bereits andere Kinder angesteckt. Einen Patienten mit einer manifesten Erkrankung zu isolieren, ist daher wenig hilfreich oder wirksam.

Jede Krankheit hat ihre eigene Inkubationszeit; ein genauer Zeitraum für eine Krankheit existiert jedoch nicht, vielmehr handelt es sich um Inkubationszeiten verschiedener Dauer. Abbildung 2–9 zeigt die Spannbreite der Inkubationszeiten für verschiedene Krankheiten. Im Großen und Ganzen ist die Dauer einer Inkubationsphase für einen Erreger charakteristisch.

Auch bei nicht-infektiösen Erkrankungen kann man von Inkubationszeiten sprechen: Nach Kontakt mit einem Karzinogen oder einer anderen Noxe können Monate bis Jahre vergehen, bevor die Erkrankung manifest wird (Mesotheliome können 20–30 Jahre nach Asbestexposition auftreten).

In Abbildung 2–10 sehen wir eine graphische Darstellung des Verlaufes *einer Salmonella-typhimurium*-Infektion während einer Ärztekonferenz in Wales 1986.

Die Länge jeder Säule steht für die Zahl der Krankheitsfälle zu einem bestimmten Zeitpunkt nach der Exposition; die Anzahl der Stunden nach Exposition sind an der x-Achse aufgetragen. Die Verbindungslinie zwischen den Spitzen der Säulen wird als *Epidemiekurve* bezeichnet; sie ist definiert als Verteilung der Zeitpunkte des Beginns der Erkrankungen. Bei einer Epidemie mit einmaliger Exposition und einer gemeinsamen Quelle beschreibt die Epidemiekurve die Verteilung der Inkubationszeiten. Das leuchtet unmittelbar ein: Erfolgte die Infektion zu einem bestimmten Zeitpunkt, steht das Intervall zwischen diesem Punkt und dem Erkrankungsbeginn eines jeden Falles für die Inkubationszeit bei der jeweiligen Person.

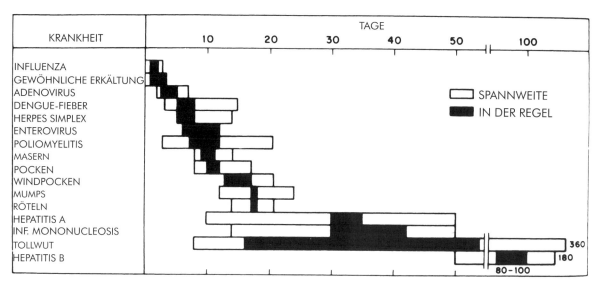

Abbildung 2–9. Inkubationszeiten von viralen Erkrankungen. (From Evans AS (ed): Viral Infections of Humans: Epidemiology and Control, ed 3. New York, Plenum, 1991.)

24 Der epidemiologische Zugang zu Krankheiten und Interventionen

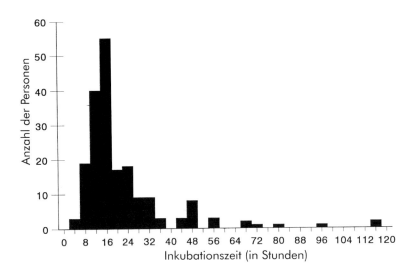

Abbildung 2–10. Inkubationszeiten von 191 Delegierten, die während einer Ärztekonferenz in Wales 1986 von einem *Salmonella-Typhimurium*-Ausbruch betroffen waren. (Adapted from Glynn JR, Palmer SR: Incubation period, severity of disease, and infecting dose: Evidence from a *Salmonella* outbreak. Am J Epidemiol 136: 1369–1377, 1992)

Wie in Abbildung 2–10 zu sehen ist, kam es zu einem explosiven Anstieg der Fallzahlen innerhalb der ersten 16 Stunden nach der Exposition, was auf eine Epidemie mit einmaliger Exposition und einer gemeinsamen Quelle hinweist. In der Tat entspricht dieses Muster dem klassischen Verlauf einer Epidemie nach einmaliger Exposition und mit einem gemeinsamen Erreger (Abb. 2–11, links). Die Gründe für diese Art des Ausbruches sind nicht bekannt. Dennoch weist sie eine interessante Eigenschaft auf: Trägt man die Kurve statt gegen die Zeit gegen den Logarithmus der Zeit auf, ergibt sich die Kurve einer Normalverteilung (Abb. 2–11, rechts). Eine Gerade erhält man, wenn man diese Kurve auf Log-normal Zeichenpapier zeichnet, die Schätzung der mittleren Inkubationsdauer wird dadurch erleichtert.

Die drei entscheidenden Variablen bei der Untersuchung eines Ausbruchs sind: (1.) Wann kam es zu der Exposition? (2.) Wann begann die Krankheit? (3.) Wie lange dauerte die Inkubationszeit? Kennen wir zwei dieser Variablen, lässt sich die dritte bestimmen.

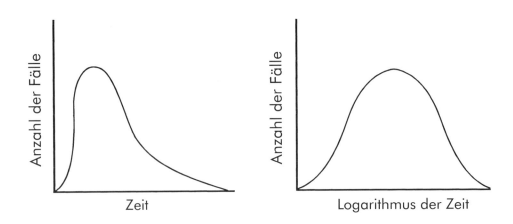

Abbildung 2–11. Anzahl von Fällen in Abhängigkeit von der Zeit und vom Logarithmus der Zeit.

ERKRANKUNGSRATE

Eine Erkrankungsrate ist definiert als:

$$\frac{\text{Zahl der Erkrankten unter Risiko}}{\text{Gesamtzahl der Bevölkerung unter Risiko}}$$

Sie ähnelt einer Inzidenzrate, die aber auch auf weniger akute Krankheiten angewendet wird. Die Erkrankungsrate (oder Inzidenzrate) dient dem Vergleich des Erkrankungsrisikos von Bevölkerungsgruppen mit verschiedenen Expositionen. Daher werden expositionsspezifische Raten errechnet, wie zum Beispiel bei Nahrungsmittelvergiftungen. Hier ergibt sich die *nahrungsmittelspezifische Erkrankungsrate* aus:

$$\frac{\text{Zahl der Erkrankten, die ein bestimmtes Nahrungsmittel aßen}}{\text{Gesamtzahl der Personen, die dieses Nahrungsmittel aßen}}$$

Im Allgemeinen wird bei der Erkrankungsrate der Faktor *Zeit* nicht ausdrücklich spezifiziert; vor dem Hintergrund der allgemein bekannten Inkubationszeiten ist die Zeitdauer in der Erkrankungsrate implizit enthalten.

Tabelle 2–4 zeigt Berechnungsbeispiele von Erkrankungsraten.

Eine Person, die nach einer Exposition erkrankt (z. B. nach dem Verzehr von verdorbener Nahrung), wird als *Primärfall* bezeichnet. Unter einem *Sekundärfall* versteht man einen Patienten, dessen Exposition durch Kontakt mit einem Primärfall zustande kam. Die *sekundäre Erkrankungsrate* wird daher definiert als die Rate von anfälligen Personen, die einem Primärfall exponiert waren. Sie ist ein gutes Maß der Ausbreitung einer Krankheit von Mensch zu Mensch, nachdem die Erkrankung in eine Bevölkerung eingeschleppt wurde. Bildlich lässt sich diese Ausbreitung als eine Welle, ausgehend von dem Primärfall, vorstellen. Häufig berechnen wir die sekundäre Erkrankungsrate bei Familienmitgliedern eines Indexfalles.

Die sekundäre Erkrankungsrate kann auch bei nicht-infektiösen Erkrankungen angewendet werden, wenn Familienmitglieder untersucht werden, um festzustellen, in welchem Ausmaß eine Erkrankung bei Verwandten ersten Grades eines Indexfalles gehäuft auftritt. Man erhält somit einen Hinweis auf die Verteilung umweltbedingter und genetischer Faktoren einer Krankheitsursache.

UNTERSUCHUNG DES AUFTRETENS VON ERKRANKUNGEN

Die in diesem Kapitel umrissenen Konzepte bilden die Grundlage, auf der das Auftreten von Erkrankungen untersucht werden kann. Wenn das Auftreten einer Erkrankung ein endemisches Niveau zu übersteigen scheint, und wir diese Entwicklung untersuchen wollen, fragen wir:

Wer wurde von der Erkrankung befallen?
Wann trat die Erkrankung auf?
Wo traten die Erkrankungsfälle auf?

Wir wissen, dass das Erkrankungsrisiko von all diesen Faktoren beeinflusst wird.

Wer: Die Eigenschaften des menschlichen Wirtes sind deutlich mit dem Erkrankungsrisiko verknüpft. Merkmale wie Geschlecht, Alter und Rasse haben einen maßgeblichen Einfluss: Wie in Abb. 2–12 zu sehen ist, finden sich höhere Erkrankungsraten der Gonorrhoe bei Männern, obgleich der zeitliche Verlauf bei beiden Geschlechtern gleich zu sein scheint. Hier stellt sich die Frage, ob Gonorrhoe tatsächlich häufiger bei Männern auftritt oder ob die Erkrankung bei Männern leichter erkannt oder häufiger gemeldet wird.

Das Auftreten von Pertussis zeigt einen klaren Zusammenhang zum Alter der Patienten, meist sind Kinder unter einem Jahr betroffen (Abb. 2–13). Alter und Rasse können zusammen eine Rolle bei der Inzidenz spielen. Wie aus dem Beispiel in Abbildung 2–14 hervorgeht, zeigen die Altersverteilungen von Tuberkulosefällen, dass das Risiko bei ethnischen Minderheiten höher liegt als bei Weißen und die Erkrankung im Vergleich in wesentlich jüngerem Lebensalter auftritt.

Wann: Manche Krankheiten treten mit einer bestimmten Periodizität auf. Hier sei die aseptische Meningitis mit jährlich gehäuftem Auftreten genannt (Abb. 2–15). Eine regelmäßige Schwankung findet sich auch bei den gemeldeten Tuberkulosefällen (Abb. 2–16). Oft beobachten wir jahreszeitliche Muster: Durchfallerkrankungen beispielsweise sind häufig in den Sommermonaten,

26 Der epidemiologische Zugang zu Krankheiten und Interventionen

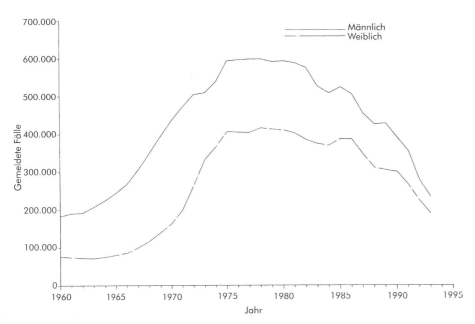

Abbildung 2-12. Gonorrhoe nach Geschlecht, Vereinigte Staaten 1960–1993. (From Centers for Disease Control and Prevention: Summary of notifiable disease, United States: 1993. MMWR 42:28, 1994.)

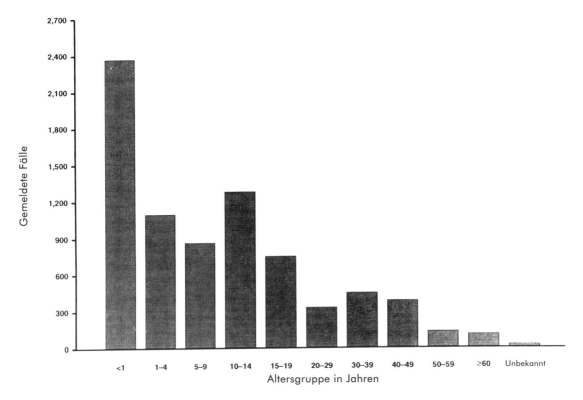

Abbildung 2-13. Pertussis (Keuchhusten) nach Alter, Vereinigte Staaten 1996. (From Centers for Disease Control and Prevention: Summary of notifiable diseass, United States: 1996. MMWR 45: 47, 1997.)

Kapitel 2 · Die Dynamik der Krankheitsübertragung

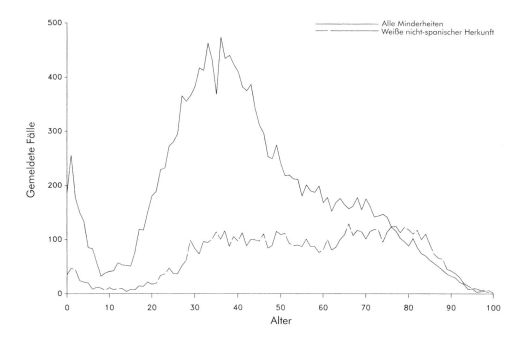

Abbildung 2–14. Tuberkulose: Häufigkeitsverteilung der Fälle nach Alter und ethnischer Gruppe, Vereinigte Staaten 1993. (From The Centers for Disease Control and Prevention: Summary of notifiable disease, United States: 1993. MMWR 42:60, 1994.)

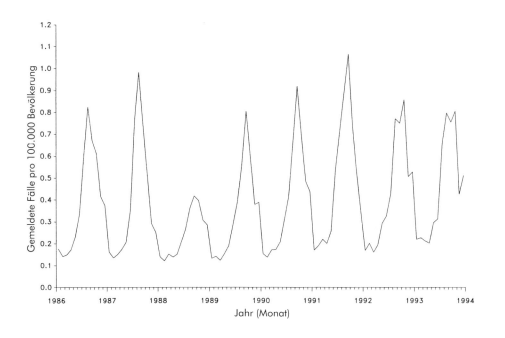

Abbildung 2–15. Aseptische Meningitis nach Monaten, Vereinigte Staaten 1986–1993. (From the Centers for Disease Control and Prevention: Summary of notifiable disease, United States: 1993. MMWR 42:22, 1994.)

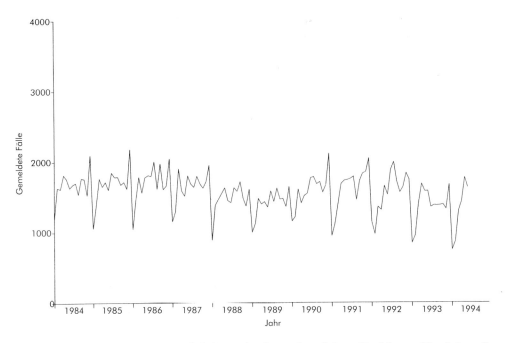

Abbildung 2–16. Tuberkulosehäufigkeit nach vierwöchentlichen Berichten, Vereinigte Staaten 1984–1994. (From the Centers for Disease Control and Prevention: Table III. MMWR 43:542, 1994.)

Erkrankungen der Atemwege in den Wintermonaten.

Die Frage, „*Wann* tritt eine Erkrankung auf?", wird auch gestellt, wenn wir zeitliche Trends bei Krankheitsinzidenzen untersuchen. In den USA stiegen beispielsweise sowohl die Zahl der Neuerkrankungen als auch die Zahl der Todesfälle bei dem Erworbenen Immundefekt-Syndrom (AIDS) über mehrere Jahre an, bis im Jahr 1996 ein Rückgang einsetzte, in erster Linie dank neuer Therapien und Aufklärungskampagnen.

Wo: Krankheiten sind nicht zufällig in Raum und Zeit verteilt. In Abb. 2–17 sehen wir beispielsweise die geographische Verteilung des „Rocky Mountain spotted fever" (amerikanisches Fleckfieber) in den USA 1993. Es findet sich eine deutliche Häufung der Erkrankungsfälle entlang der Ostküste und im mittleren Süden des Landes. Ein weiteres Beispiel der geographischen Häufung von Krankheiten zeigt Abb. 2–18: Im Mai 1993 kam es zum Ausbruch einer Atemwegserkrankung im Südwesten der Vereinigten Staaten. Die Erkrankung begann mit Fieber, Myalgien und verschiedenen respiratorischen Symptomen, bevor abrupt schwerste akute Atembeschwerden einsetzten. Sie verlief in 62 Prozent der Fälle tödlich. Später erkannte man, dass Hanta-Viren die Krankheit verursachten, deren Wirtsreservoir eine Mäusegattung war. Weitere Fälle wurden seither aus anderen Gegenden der USA gemeldet. Der erste retrospektiv belegte Fall trat im Juli 1991 auf (Abb. 2–19).

Auffälligerweise waren vorausgegangene Infektionen mit dem Hanta-Virus durch Hämorrhagien mit Nierenbeteiligung gekennzeichnet gewesen, die bei diesem Ausbruch nicht beobachtet wurden.

Eine weitere interessante geographische Verteilung ist bei der Lyme-Erkrankung (Borreliose) zu beobachten. Seit 1982 wird diese Erkrankung überwacht; dabei ist eine annähernd stetig wachsende Zahl gemeldeter Fälle zu erkennen, wie in Abbildung 2–20 zu sehen ist. Die Verteilung im Jahr 1994 sehen wir in Abbildung 2–21. Die Mehrzahl der Fälle wurde im Nordosten gemeldet sowie in mittel-atlantischen, zentralnördlichen Regionen und entlang der pazifischen Küste. In den 19 Staaten, aus denen etablierte enzootische Zyklen (endemische Infektionen bei Tieren) von *Borrelia burgdorferi* berichtet wurden, musste in

Kapitel 2 · Die Dynamik der Krankheitsübertragung   29

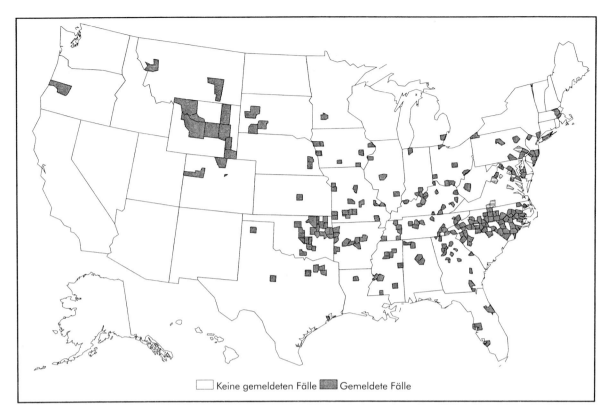

Abbildung 2–17. Amerikanisches Zeckenfieber (Rocky Mountains Spotted Fever): Meldende Verwaltungsbezirke in den Vereinigten Staaten 1993 (From Centers for Disease Control and Prevention: Summary of notifiable disease, United States: 1993. MMWR 42:48, 1994.)

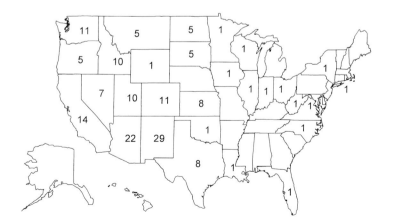

Abbildung 2–18. Anzahl der Fälle des Hanta-Virus-Lungensyndroms, nach Staaten der USA vom 01. 01. 1993–11. 07. 1997. (Adapted from Centers for Disease Control and Prevention: [Internet: www.cdc.gov/ncidod/diseases/hanta/slideset/hpstat1f.htm])

30 Der epidemiologische Zugang zu Krankheiten und Interventionen

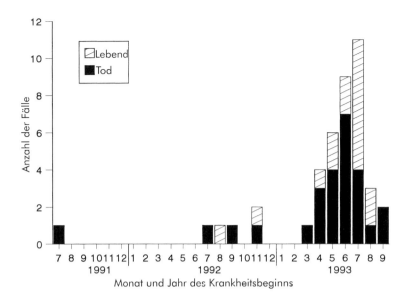

Abbildung 2-19. Anzahl von Fällen des Hanta-Virus-Lungensyndroms, nach Monat und Jahr des Erkrankungsbeginns in den USA vom 07. 07. 1991–21. 10. 1993. (Adapted from Centers for Disease Control and Prevention: Update: Hantavirus pulmonary syndrome, United States: 1993. MMWR 42: 816–817, 1993.)

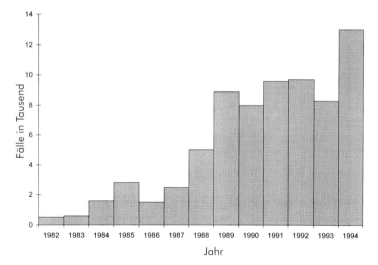

Abbildung 2-20. Gemeldete Fälle von Lyme-Borreliose pro Jahr in den USA, 1982–1994. (Adapted from Centers for Disease Control and Prevention: Lyme disease, United States: 1994. MMWR 45:483, 1996.)

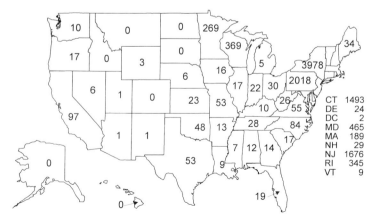

Abbildung 2-21. Gemeldete Fälle von Lyme-Borreliose in den USA 1994. (Adapted from Centers for Disease Control and Prevention: Lyme disease, United States: 1996. MMWR 45:483, 1996.)

94 Prozent der Fälle dieser Erreger als Verursacher verantwortlich gemacht werden. Dabei stimmt die geographische Verteilung der Zecke als Vektor mit der durch sie übertragenen Krankheit weitgehend überein.

Tabelle 2–3. Untersuchungsschritte bei einem akuten Krankheitsausbruch

---

Die Untersuchung eines akuten Krankheitsausbruchs kann in erster Linie deduktiv erfolgen (d. h. Argumentation auf der Grundlage bereits bewiesener Voraussetzungen) oder induktiv (d. h. Argumentation von besonderen Tatsachen hin zu einer allgemeinen Schlussfolgerung) oder sie beinhaltet beide Ansätze.
Wichtige Punkte bei der Untersuchung eines akuten Ausbruchs einer Infektionserkrankung sind: Feststellen, ob tatsächlich ein Ausbruch vorliegt; Festlegen, welcher Anteil der Bevölkerung unter Risiko steht; Bestimmen des Maßes der Krankheitsausbreitung und des Reservoirs und die Beschreibung des Agens.
Die gebräuchlichen Schritte sind:

1. Definiere die Epidemie.
   a. Definiere den „Zähler" (Fälle).
      (1) Klinische Merkmale: Ist die Erkrankung bekannt?
      (2) Welche serologischen oder mikrobiellen Merkmale liegen vor?
      (3) Sind die Ursachen teilweise erklärbar?
   b. Definiere den „Nenner": Welche Population steht unter dem Erkrankungsrisiko?
   c. Berechne die Erkrankungsraten.

2. Untersuche die Verteilung der Fälle nach folgenden Gesichtspunkten:
   a. Zeit ⎫
   b. Ort   ⎭ Suche nach Zeit-Ort-Beziehungen

3. Suche nach Kombinationen (Wechselwirkungen) von relevanten Variablen.

4. Entwirf Hypothesen auf der Grundlage von:
   a. Wissen über die Erkrankung (soweit überhaupt vorhanden).
   b. Analogie zu Erkrankungen mit bekannter Ätiologie.

5. Teste die Hypothesen
   a. Analysiere vorliegende Daten (Fall-Kontroll-Studien).
   b. Sammle zusätzliche Daten.

6. Empfiehl Kontroll-Maßnahmen
   a. Überwachung des gegenwärtigen Ausbruchs.
   b. Beuge ähnlichen Ausbrüche in der Zukunft vor.

UNTERSUCHUNG VON KRANKHEITSAUSBRÜCHEN

Die erörterten Gesichtspunkte stellen die zentralen Fragen bei jeder Untersuchung von Krankheitsausbrüchen dar. Die einzelnen Untersuchungsschritte folgen diesem allgemeinen Muster (Tabelle 2–3).

KREUZTABELLEN

Wenn man vielen möglichen Ursachen einer Epidemie gegenübersteht – wie dies häufig bei nahrungsbedingten Krankheitsausbrüchen der Fall ist –, bietet sich eine hilfreiche Methode an, um den wahrscheinlichsten Auslöser zu bestimmen: die Kreuztabellierung. Um dies zu illustrieren, betrachten wir den Fall einer Nahrungsmittelinfektion durch Streptokokken, die den „Centers for Disease Control and Prevention (CDC)" vor einigen Jahren aus einem Gefängnis im Staate Florida gemeldet wurde.[5]

Im August 1974 kam es bei 325 der 690 Inhaftierten zu einer Pharyngitis durch β-hämolysierende Streptokokken der Gruppe A. 185 zufällig ausgewählte Insassen füllten einen Fragebogen aus, von denen 47 Prozent angaben, zwischen dem 16. und 22. August Halsschmerzen gehabt zu haben. Auf der Grundlage eines zweiten Fragebogens wurden nahrungsmittelspezifische Erkrankungsraten ermittelt; von 314 zufällig ausgewählten Insassen wurde ermittelt, welche Lebensmittel diese verzehrt hatten. Dabei fand sich ein deutlicher Zusammenhang zwischen dem Konsum zweier Nahrungsmittel und dem Risiko, Halsschmerzen zu bekommen: Eiersalate und bestimmte Getränke, die zum Mittagessen des 16. Augusts serviert wurden (Tabelle 2–4).

Wie in Tabelle 2–4 zu sehen, wurde für jedes der verdächtigten Nahrungsmittel (Getränke und Eiersalat) eine Erkrankungsrate für diejenigen berechnet, die sie verzehrten (also exponiert waren) und für die nicht exponierten Häftlinge. Bei beiden Nahrungsmitteln finden sich eindeutig höhere Raten bei den Konsumenten als bei den „Nichtkonsumenten". Dennoch können wir aus dieser Tabelle nicht folgern, ob das Getränk oder der Eiersalat die Erkrankung verursachte. Um diese Frage zu klären, wenden wir die Technik der Kreuztabellierung an. In Tabelle 2–5 untersuchen

Tabelle 2–4. Nahrungsmittelspezifische Erkrankungsraten für Lebensmittel, die am 16. August 1974 im Gefängnis von Dade County (Miami) verzehrt wurden

Verzehrte Lebensmittel	Aßen			Aßen nicht			p
	Erkrankt	Gesamt	% erkrankt (Erkrankungsrate)	Erkrankt	Gesamt	% erkrankt (Erkrankungsrate)	
Getränk	179	264	67,8	22	50	44,0	<0,010
Eiersalat-Sandwiches	176	226	77,9	27	73	37,0	<0,001

From Centers for Disease Control and Prevention: Outbreak of foodborne streptococcal disease. MMWR 23:365, 1974.

Tabelle 2–5. Kreuztabellen-Analyse zu Eiersalat und Getränk, die am 16. August 1974 im Gefängnis von Dade County (Miami) verzehrt wurden

	Aßen Eiersalat				Aßen keinen Eiersalat			
	Erkrankt	Gesund	Gesamt	% Erkrankt (Erkrankungsrate)	Erkrankt	Gesund	Gesamt	% Erkrankt (Erkrankungsrate)
Tranken Getränk	152	49	201	75,6	19	53	72	26,4
Tranken nicht das Getrank	12	3	15	80,0	7	21	28	25,0

From Centers for Disease Control and Prevention: Outbreak of foodborne streptococcal disease. MMWR 23:365, 1974.

wir erneut die Erkrankungsraten bei denen, die Eiersalat aßen oder nicht und – davon unabhängig – die Raten derjenigen, die das Getränk zu sich nahmen oder nicht. Wenn man die Daten spaltenweise betrachtet, erkennt man, dass sowohl bei jenen, die Eiersalat aßen, als auch bei denen, die keinen Salat zu sich nahmen, das Getränk keine Erhöhung der Inzidenzrate der Streptokokkeninfektion hatte (75,6 Prozent zu 80 Prozent und 26,4 Prozent zu 25 Prozent). Demgegenüber fällt bei der Betrachtung der Zeilen auf, dass beim Verzehr von Eiersalat die Inzidenzrate signifikant höher liegt – sowohl bei denen, die das Getränk zu sich nahmen (75,6 Prozent zu 26,4 Prozent), als auch bei denen, die dies nicht taten (80 Prozent zu 25 Prozent).

Also ist der Eiersalat eindeutig beteiligt. Das Beispiel demonstriert den Nutzen der Kreuztabellierung bei Nahrungsmittelvergiftungen. Diese Methode findet breite Anwendung bei jeder Krankheit mit mehreren ätiologischen Faktoren (weiteres hierzu in Kapitel 14).

ZUSAMMENFASSUNG

In diesem Kapitel wurden einige der grundlegenden Konzepte epidemiologischer Untersuchung bei akuten übertragbaren Krankheiten besprochen. Viele dieser Konzepte lassen sich auch auf nicht-akute Krankheiten anwenden, die nach heutigem Wissensstand nicht durch Infektionen verbreitet werden. Dennoch zeigt sich bei einer wachsenden Zahl chronischer Erkrankungen, die man zunächst für nicht-infektiös gehalten hatte, dass hier bei der Pathogenese Infektionen eine Rolle spielen könnten. So ist die Hepatitis-B-Infektion eine Hauptursache des primären Leberkarzinoms, während dem Papillomavirus eine Bedeutung bei der Entstehung von Zervixkarzinomen zugeschrieben wird und das Epstein-Barr-Virus eine Rolle beim M. Hodgkin spielt.

Auf vielen Gebieten haben sich die Grenzen zwischen der Epidemiologie infektiöser und nicht-infektiöser Krankheiten verwischt.

Darüber hinaus weisen nicht-infektiöse Erkrankungen in der Dynamik ihrer Ausbreitungsmuster zahlreiche Übereinstimmungen mit Infektionskrankheiten auf. Die methodischen Ansätze beim Studium dieser Krankheiten stimmen weitgehend überein. Sie werden in Abschnitt II detailliert besprochen.

LITERATUR

1. Kipling R: Just-So Stories: The Elephant's Child, 1902, Reprinted by Everyman's Library Children's Classics, New York, Alfred A Knopf, 1992, p 79.
2. Mims CA: The Pathogenesis of Infectious Disease, ed 3. London, Academic Press, 1987.
3. Panum PL: Observations Made During the Epidemic of Measles on the Faroe Islands in the Year 1846. Delta Omega Society, 1940.
4. Frank PF, Stollerman GH, Miller LF: Protection of a military population from rheumatic fever. JAMA 193:775, 1965.
5. Outbreak of foodborne streptococcal disease. Mortality and Morbidity Weekly Reports, 23:365,1974.

Fragen zur Wiederholung des 2. Kapitels

1. *Endemisch* bedeutet, dass eine Erkrankung
   a. Deutlich häufiger auftritt, als normalerweise zu erwarten wäre
   b. Gewöhnlich in menschlichen Populationen vorhanden ist
   c. Gleichzeitig mehrere Länder betrifft
   d. Ein saisonales Muster aufweist
   e. Bei Tieren vorherrscht

Die 2. und 3. Frage beziehen sich auf die unten stehenden Angaben

Die erste Tabelle zeigt die Gesamtzahl von Personen, die ein bestimmtes Nahrungsmittel gegessen hatten, das möglicherweise mit Streptokokken der Gruppe A infiziert war. Die zweite Tabelle zeigt die Zahl der erkrankten Personen (mit einer akuten Pharyngitis bzw. Halsentzündung), die jede der angegebenen Kombinationen von Nahrungsmitteln gegessen hatten.

Gesamtzahl von Personen, die eine bestimmte Kombination von Lebensmitteln verzehrten

	Aßen Thunfisch	Aßen keinen Thunfisch
Aßen Eiersalat	75	100
Aßen keinen Eiersalat	200	50

Gesamtzahl von Personen, die eine bestimmte Kombination von Lebensmitteln verzehrten und anschließend erkrankten (akute Halsentzündung)

	Aßen Thunfisch	Aßen keinen Thunfisch
Aßen Eiersalat	60	75
Aßen keinen Eiersalat	70	15

2. Wie hoch ist die Rate der Pharyngitiserkrankungen bei den Personen, die sowohl Eiersalat, als auch Thunfisch gegessen hatten?
   a. 60/75
   b. 70/200
   c. 60/135
   d. 60/275
   e. Keine der oben stehenden Angaben trifft zu

3. Nach den Ergebnissen, die in den oben stehenden Tabellen gezeigt sind, wird welches Nahrungsmittel (oder welche Kombination von Nahrungsmitteln) am ehesten infektiös bzw. verseucht gewesen sein:
   a. Nur der Thunfisch
   b. Nur der Eiersalat
   c. Weder Thunfisch, noch Eiersalat
   d. Sowohl Thunfisch, als auch Eiersalat
   e. Dies kann aus den vorliegenden Daten nicht berechnet werden

4. Bei einer Studie zum Ausbruch einer Infektionskrankheit ist es hilfreich, eine epidemische Kurve graphisch darzustellen, weil:
   a. Sie hilft festzustellen, welche Art von Ausbruch (z. B. durch eine einzelne Infektionsquelle; von Mensch zu Mensch) aufgetreten war
   b. Sie zeigt, ob eine Bevölkerungsimmunität aufgetreten ist
   c. Sie hilft, den Median der Inkubationszeit zu ermitteln
   d. Antworten *a* und *c* sind richtig
   e. *a*, *b* und *c* sind richtig

5. Welches der folgenden Merkmale ist für einen Ausbruch nach einmaliger Exposition durch eine Quelle kennzeichnend?
   a. Häufig sekundäre Fälle
   b. Zunehmende Erkrankungsschwere mit steigendem Lebensalter
   c. Explosionsartiger Ausbruch
   d. Zu den Erkrankungsfällen gehören sowohl exponierte Personen, als auch nicht-exponierte Personen
   e. Alle oben stehenden Aussagen treffen zu

Kapitel 3

Maße der Erkrankungshäufigkeit

Vor vielen Jahren sagte der Arzt James Maxwell (1831–1879): „Wir verdanken alle großen Fortschritte des Wissens denen, die erforschen wollen, wie viel es von den Dingen gibt." Lord Kelvin, Ingenieur, Mathematiker und Arzt (1824–1907) schrieb: „Wissenschaftliche Kenntnis beginnt dann, wenn man das messen kann, worüber man spricht und es in Zahlen ausdrücken kann." Um die Übertragung von Krankheiten in menschlichen Populationen zu untersuchen, müssen wir natürlich in der Lage sein, sowohl die Häufigkeit der Erkrankung als auch die Zahl der an dieser Krankheit Verstorbenen zu messen. In diesem Kapitel werden wir uns daher mit der Frage beschäftigen: Wie können wir Raten anwenden, um das Ausmaß von Morbidität und Mortalität infolge einer Erkrankung auszudrücken. Im darauf folgenden Kapitel wenden wir uns dem Thema zu, wie diagnostische Tests und Reihenuntersuchungen (Screenings) verwendet werden, um erkrankte von gesunden Menschen zu unterscheiden.

Wir werden das Kapitel damit beginnen, die Entstehung und den Verlauf einer Krankheit bei einem Patienten über einen gewissen Zeitraum zu betrachten.

Abbildung 3–1 zeigt die Zeitachse einer individuellen Krankheitsentwicklung. Wie wir sehen, ist der Betroffene zunächst gesund, bis an einem bestimmten Punkt die Krankheit auf somatischer Ebene auftritt. Häufig sind sich Patienten über den Zeitpunkt des Beginns ihrer Erkrankung nicht bewusst, im Verlauf treten Symptome auf, die den Patienten veranlassen, einen Arzt aufzusuchen.

Dabei kann eine Krankenhauseinweisung notwendig werden, sei es aus diagnostischen oder therapeutischen Gründen. Wie dem auch sei, nach einer bestimmten Untersuchungszeit wird eine Diagnose gestellt und eine Behandlung erfolgen; sie führt zur Heilung oder zumindest zur Kontrolle des Krankheitsprozesses oder zieht eine Behinderung oder den Tod des Patienten nach sich.

Welche Quellen können wir nutzen, um Angaben über die Krankheit dieser Person zu erhalten? Für die Zeit des Krankenhausaufenthaltes sind dies die Krankenakte, Krankenhausstatistik und Arztbriefe. War keine Krankenhausbehandlung nötig, stellen die Berichte des Hausarztes die beste Quelle dar. Für Informationen aus der Zeit vor einer medizinischen Konsultation muss der Patient mitunter selbst aufgesucht werden, um ihn zu befragen oder mit einem Fragebogen zu interviewen. Berichte der Versicherungen bzw. Krankenkassen können auch hilfreich sein.

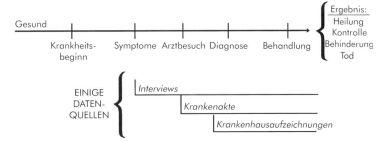

Abbildung 3–1. Der natürliche Krankheitsverlauf und einige Datenquellen bzgl. des jeweiligen Intervalls.

Die Datenquellen, aus denen Krankheitsfälle identifiziert werden, beeinflussen offensichtlich die zu berechnenden Inzidenzraten einer Krankheit. Krankenhausdaten geben natürlich keinen Aufschluss über Patienten, die lediglich im Bereich niedergelassener Ärzte behandelt wurden. Also müssen wir bei der Betrachtung der Häufigkeit bestimmter Krankheiten zuerst feststellen, woher die Daten stammen und wie diese gewonnen wurden; erst dann können wir die Raten interpretieren und mit jenen aus anderen Populationen und Zeiträumen vergleichen.

Das Auftreten von Erkrankungen kann mit Raten oder Anteilen (Proportionen) gemessen werden. *Raten* geben uns Aufschluss darüber, wie schnell eine Erkrankung in einer Bevölkerung auftritt und *Proportionen* zeigen an, welcher Anteil der Bevölkerung betroffen ist.

Kommen wir nun zu der Frage, wie wir Raten und Proportionen verwenden, um das Ausmaß einer Erkrankung in der Bevölkerung oder in Populationen auszudrücken.

Zunächst wollen wir *Maßzahlen* für *Krankheit* oder *Morbidität* behandeln, um dann auf die *Messung* der *Mortalität* einzugehen.

MAßZAHLEN DER MORBIDITÄT

Inzidenz

Die *Inzidenz* einer Erkrankung ist definiert als die Anzahl neuer Krankheitsfälle, die in einem bestimmten Zeitraum auftreten, bezogen auf die Bevölkerung mit gleichem Erkrankungsrisiko.

$$\text{Inzidenz pro 1.000} = \frac{\text{Anzahl \textit{neu} aufgetretener Krankheitsfälle in einer Bevölkerungsgruppe innerhalb eines Zeitraumes}}{\text{Anzahl der Personen mit dem Risiko, innerhalb dieses Zeitraumes zu erkranken}} \times 1.000$$

Der Bruch wird hierbei mit 1.000 multipliziert, so dass die Inzidenz pro 1.000 Personen resultiert. Diese Bezugszahl ist willkürlich festgelegt, genauso gut hätten wir 10.000, 1 Million oder eine andere Größe wählen können.

Worauf es bei der Definition der Inzidenz jedoch ankommt, ist die Formulierung „neue Krankheitsfälle".

Die Inzidenz ist eine Maßzahl für das Auftreten einer Krankheit bei einem vormals gesunden Menschen. Damit stellt die Inzidenz zugleich ein Maß für das Erkrankungsrisiko dar.

Dieses Risiko kann in jeder Bevölkerungsgruppe untersucht werden: in verschiedenen Altersschichten, bei Männern oder Frauen, in unterschiedlichen Berufsgruppen oder auch bei einem besonders exponierten Kollektiv (z. B. durch Umwelteinflüsse wie Strahlung oder chemische Noxen).

Im Nenner der Inzidenzrate steht die Zahl der Menschen, unter dem Risiko zu erkranken. Um eine aussagekräftige Inzidenzrate zu erhalten, *muss jede Person, die Teil der im Nenner aufgeführten Gruppe ist, unter dem Risiko stehen, die zu untersuchende Krankheit zu bekommen und somit „in den Zähler wandern zu können"*. Wenn wir die Inzidenz von Gebärmutterkrebs berechnen wollen, dürfen also im Nenner keine Männer in die Risikogruppe einbezogen werden. Obwohl dieser Punkt trivial erscheint, gibt es Fälle, in denen die Lage nicht so klar ist, worauf später nochmals eingegangen wird.

Für den Nenner ist aber auch eine weitere Größe von Bedeutung: der Faktor Zeit. Soll eine Inzidenzrate gleichzeitig ein Maß des Risikos sein, muss hierfür ein bestimmter Zeitraum eingegrenzt werden und wir müssen sicher sein können, dass alle im „Nenner befindlichen" Personen über den gesamten Untersuchungszeitraum nachbeobachtet werden. Die Wahl des Zeitraumes ist dabei willkürlich: Wir können die Inzidenz bezogen auf eine Woche berechnen, auf einen Monat oder bezogen auf ein Jahr, auf 5 Jahre und so weiter. Wichtig ist hierbei, dass der gewählte Zeitraum klar definiert und abgesteckt wird und dass alle in die Berechnung einbezogenen Personen (mit dem jeweiligen Risiko) über den ganzen Zeitraum beobachtet werden. Diese Inzidenzrate, die über einen definierten Zeitraum für eine Bevölkerung unter Risiko berechnet wird, nennt sich *kumulative Inzidenz* – sie ist gleichzeitig ein Risikomaß.

Doch oft gelingt es nicht, tatsächlich alle Personen über die gesamte Zeit zu beobachten. Aus vielen Gründen – wie beispielsweise Ausscheiden des Patienten aus dem Nachuntersuchungsprogramm – kommt es vor, dass die einzelnen Personen über unterschiedlich lange Zeiträume beobachtet werden. In diesem Fall berechnen wir eine *Inzidenzrate* (auch *Inzidenzdichte* genannt), deren Nenner die Summe der Zeiträume enthält, in denen jede einzelne Person unter dem Erkrankungsrisiko stand. Diese Summe wird häufig mit dem Begriff der „Personenjahre" bezeichnet, worauf in Kapitel 5 genauer eingegangen wird.

Mitunter werden Zeiträume indirekt (implizit), statt direkt (explizit) eingegrenzt. Zum Beispiel wissen wir bei nahrungsmittelbedingten Ausbrüchen, dass die Mehrzahl der Fälle innerhalb weniger Stunden oder Tage nach der Exposition auftritt. Krankheitsfälle, die sich erst nach einigen Monaten entwickeln, werden also stillschweigend nicht zum gleichen Krankheitsgeschehen gerechnet. Meistens aber erlauben es unsere Kenntnisse über Pathologie und Vorgeschichte einer Erkrankung nicht, einen Zeitrahmen festzulegen; hier muss ein Zeitraum explizit bestimmt werden.

Auch wenn es meistens bei der Berechnung der Inzidenz notwendig ist, den Nenner genau anzugeben, kann auch schon die Betrachtung der Fallzahl alleine aufschlussreich sein. Als Beispiel sehen wir in Abbildung 3–2 die Anzahl erwarteter und tatsächlich beobachteter Tuberkulosefälle, die in den USA zwischen 1980 und 1992 gemeldet wurden. (Hier müssen wir beachten, dass die vertikale y-Achse logarithmisch skaliert ist.)

Die niedrigste Zahl gemeldeter Fälle über ein Jahr (seitdem ein Meldewesen eingeführt wurde) fand sich 1985. Die Zahlen sanken von 1980 bis 1985 und die Graphik zeigt die Zahl der erwarteten Fälle bei theoretischer Fortsetzung dieser Entwicklung. Doch 1985 stagnierte die Abnahme plötzlich.

Von 1985 bis 1992 nahm die Zahl gemeldeter Tuberkulosefälle um 20 Prozent zu; hätte die Abnahme der Krankheitsfälle jedoch fortgedauert, wären etwa 51.700 weniger Fälle zu erwarten gewesen. Dieser Anstieg der Tuberkulose hängt zu einem guten Teil mit HIV-Infektionen zusammen. Doch auch bevor AIDS (Aquired Immune Deficiency Syndrome) und HIV als schwerwiegendes Problem der Öffentlichen Gesundheit erkannt wurden, war die Tuberkulose ein ernstes Thema, welches allzu oft vernachlässigt wurde, insbesondere in bestimmten urbanen Gebieten innerhalb der USA.

Wie gesehen, können bereits bloße Fallzahlen – wie sie in der Graphik aufgeführt sind – äußerst hilfreich sein, besonders dann, wenn eigentlich kein Grund zu der Annahme besteht, dass sich in einem gegebenen Zeitraum die Zahlen im Nenner erheblich ändern.

PRÄVALENZ

Die Prävalenz ist definiert als die Zahl der erkrankten Personen innerhalb einer Bevölkerung zu einer bestimmten Zeit, geteilt durch die Anzahl der Gesamtbevölkerung zu diesem Zeitpunkt.

$$\text{Prävalenz pro 1.000} = \frac{\text{Zahl der Krankheitsfälle in einer Bevölkerung zu einem definierten Zeitpunkt}}{\text{Gesamtzahl der Bevölkerung zu diesem Zeitpunkt}} \times 1.000$$

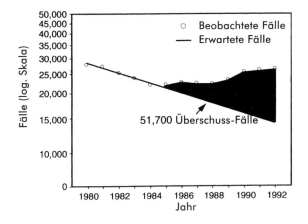

Abbildung 3–2. Erwartete und beobachtete Zahl von Tuberkulosefällen in den Vereinigten Staaten, 1980–1992. (From Centers for Disease Control and Prevention: MMWR 42:696, 1993.)

Wollen wir beispielsweise die Prävalenz der Arthritis zu einem bestimmten Zeitpunkt in einer bestimmten Bevölkerungsgruppe ermitteln, müssten wir dort jeden Haushalt aufsuchen und mit einem Fragebogen oder durch eine körperliche Untersuchung feststellen, wie viele Menschen an diesem Tag an Arthritis leiden. Diese Zahl stellt den

Zähler der Prävalenzrate dar. Im Nenner wird die Zahl dieser Bevölkerungsgruppe zum Zeitpunkt der Erhebung aufgeführt.

Worin besteht nun der Unterschied zwischen Inzidenz und Prävalenz?

Prävalenz können wir uns als „Schnitt" durch eine Bevölkerung zu einem bestimmten Zeitpunkt vorstellen, an dem festgestellt wird, wer erkrankt ist und wer nicht. Dabei wird jedoch nicht festgestellt, wann die Krankheit auftrat. Einige Personen können gestern an einer Arthritis erkrankt sein, andere vor einer Woche und einige vor 10 oder 20 Jahren.

Wenn wir also eine Bevölkerung untersuchen, um die Prävalenz einer Krankheit zu schätzen, geht dabei im Allgemeinen nicht die Krankheitsdauer mit ein.

Folglich schließt der Zähler der Prävalenzrate eine Mischung von Personen mit unterschiedlich langen Krankheitsdauern ein, so dass wir kein Risikomaß erhalten. Wenn wir ein Risiko einschätzen wollen, müssen wir auf die Inzidenz zurückgreifen, die – im Gegensatz zur Prävalenz – nur neue Erkrankungsfälle oder -geschehnisse in einem bestimmten Zeitraum einbezieht.

In der medizinischen und „Public-Health"-Fachliteratur wird der Begriff Prävalenz häufig in zweifachem Sinn gebraucht:

Punktprävalenz:
Prävalenz einer Erkrankung zu einem bestimmten Zeitpunkt – wie oben erörtert.

Periodenprävalenz:
Sie bestimmt die Zahl erkrankter Personen innerhalb eines bestimmten Zeitraumes, z. B. im Laufe eines Kalenderjahres. Einige Patienten können dabei während des Beobachtungszeitraumes erkrankt sein; andere, die bereits vorher erkrankt waren, können im Verlauf des Zeitraumes versterben. Wichtig ist es, festzuhalten, dass jede im Zähler beinhaltete Person zu irgendeinem Zeitpunkt innerhalb des Untersuchungszeitraumes erkrankt war. Beide Formen der Prävalenz sowie die kumulative Inzidenz werden in Tabelle 3–1 am Beispiel von Fragen zu einer Asthmaerkrankung illustriert.

Zurück zur Punktprävalenz – es ist praktisch unmöglich, eine gesamte Stadt an einem einzigen Tag zu untersuchen. Obwohl wir theoretisch an einen definierten Zeitpunkt denken, dauert eine flächendeckende Untersuchung in Wirklichkeit wesentlich länger. Wenn wir den Begriff Prävalenz – ohne nähere Erläuterungen – in einem Text lesen, wird im Allgemeinen von Punktprävalenz ausgegangen; in diesem Kapitel werden wir ebenfalls den Begriff der *Prävalenz* im Sinne von Punktprävalenz gebrauchen.

Tabelle 3–1. Beispiele für die Punkt- und Periodenprävalenz sowie der kumulativen Inzidenz bei Interview-Studien zu Asthma

Interview-Fragen	Art des Maßes
„Leiden Sie zurzeit unter Asthma?"	Punktprävalenz
„Litten Sie unter Asthma während der letzten (n) Jahre?"	Periodenprävalenz
„Haben Sie jemals unter Asthma gelitten?"	Kumulative oder Lebenszeit-Inzidenz

Betrachten wir nochmals Inzidenz und Prävalenz. Abbildung 3–3 zeigt 5 Fälle einer Krankheit in einer Bevölkerung im Jahr 2000. Der erste Fall trat 1999 auf und der Patient starb 2000. Der zweite Fall erschien 2000 und dauerte bis in das Jahr 2001. Der dritte Patient erkrankte 2000 und wurde im selben Jahr wieder geheilt. Der vierte Fall trat 1999 auf und wurde im Jahr 2000 geheilt. Im fünften Fall begann die Krankheit 1999 und dauerte ohne Unterbrechung bis in das Jahr 2001 an. Bei diesem Beispiel werden wir nur die Fallzahlen (Zähler) betrachten und den Nenner außer Acht lassen. Wie lautet der Zähler für die Inzidenz im Jahr 2000 in diesem Beispiel? Wir wissen, dass die Inzidenz nur *neue* Fälle zählt, und da zwei der fünf

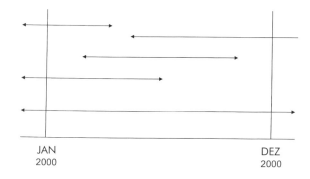

Abbildung 3–3. Inzidenz und Prävalenz: Beispiel I.

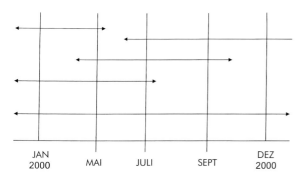

Abbildung 3–4. Inzidenz und Prävalenz: Beispiel II.

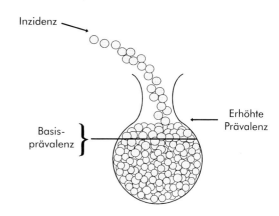

Abbildung 3–6. Beziehung zwischen Inzidenz und Prävalenz: Beispiel II.

Fälle im Jahr 2000 auftraten, beträgt der Zähler der Inzidenz 2.

Wie sieht der Zähler bei der Punktprävalenz aus? Dieser richtet sich nach dem Zeitpunkt unserer Erhebung (Abb. 3–4): Im Mai beträgt er 4, ebenso im Juli; untersuchen wir im September, erhalten wir die Zahl 3, im Dezember einen Zähler von 2.

Die Beziehung zwischen Inzidenz und Prävalenz finden wir in Abb. 3–5 veranschaulicht. Der Glaskolben steht für eine bestimmte Bevölkerung, die Kugeln in dem Kolben repräsentieren die Prävalenz einer Krankheit innerhalb der Bevölkerung. Wie erhöht sich die Prävalenz? Wie in Abb. 3–6 zu sehen ist, geschieht dies durch Inzidenz, das Auftreten neuer Fälle. Was wäre, wenn wir Kugeln aus dem Kolben herausziehen und damit die Prävalenz senken könnten? Wie könnte

das erreicht werden? Aus Abb. 3–7 erfahren wir, dass dies durch Tod oder Heilung geschieht. Obwohl beide Ergebnisse für den Patienten einen großen Unterschied darstellen, wirken sich diese auf die Prävalenz gleich aus: Sie senken die Zahl der Kranken in einer Bevölkerung und vermindern damit die Prävalenz. Es entsteht somit eine Dynamik (Fließgleichgewicht) wie sie in Abb. 3–8 verdeutlicht wird. Ein stetiger Zufluss neuer Fälle (Inzidenz) steigert die Prävalenz, während Tod und/oder Heilung diese senken.

Diesem Vorgang der Prävalenzabnahme liegt eine wichtige Frage Öffentlicher Gesundheit und klinischer Medizin zugrunde. Als beispielsweise Insulin erstmals verfügbar wurde, wie änderte sich dadurch die Prävalenz des Diabetes? Die Prävalenz stieg, da Diabetes nicht geheilt, sondern „nur" unter Kontrolle gebracht worden war. Viele

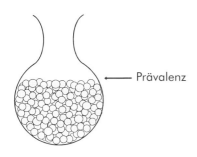

Abbildung 3–5. Beziehung zwischen Inzidenz und Prävalenz: Beispiel I.

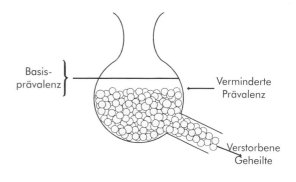

Abbildung 3–7. Beziehung zwischen Inzidenz und Prävalenz: Beispiel III.

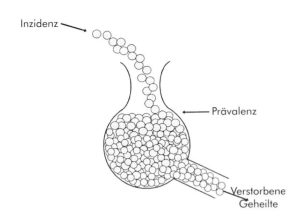

Abbildung 3–8. Beziehung zwischen Inzidenz und Prävalenz: Beispiel IV.

Patienten, die ohne Insulin gestorben wären, konnten nun überleben – die Prävalenz stieg daher an. Dieses scheinbare Paradox findet sich häufig bei „Public-Health"-Programmen: Eine Maßnahme wird eingeführt, durch die das Überleben erhöht oder eine Krankheit häufiger entdeckt wird, und der Netto-Effekt äußert sich in einer deutlichen Zunahme der Prävalenz. Nun kann es schwierig sein, Menschen davon zu überzeugen, dass ein Programm erfolgreich ist, wenn die Prävalenz einer Krankheit – die zu senken eigentliches Ziel des Programms sein sollte – tatsächlich aber ansteigt. Zu diesem Effekt kommt es natürlich immer dann, wenn Todesfällen vorgebeugt, die Krankheit aber nicht geheilt wird.

Wir hatten besprochen, dass die Prävalenz keine Maßzahl für ein Risiko ist. Wenn dem so ist, warum sollten wir uns die Mühe machen, sie zu schätzen? Prävalenz ist ein wichtiges und hilfreiches Maß der Krankheitsbürde in einer Bevölkerung. Zum Beispiel sagt sie uns, wie viele Menschen mit Arthritis in der Bevölkerung leben. Dies kann uns bei der Entscheidung helfen, wie viele Kliniken und wie viele Mediziner einer Fachrichtung gebraucht werden und welche rehabilitativen Maßnahmen in welchem Umfang erforderlich sind.

Prävalenz ist daher wertvoll für jegliche Bedarfsplanung im Gesundheitssektor, und, obwohl wir mit Prävalenzen arbeiten, wollen wir Aussagen für die Zukunft treffen und mögliche Veränderungen der Krankheitslast in den nächsten Jahren einschätzen.

Wollen wir aber die Ursache einer Erkrankung untersuchen, müssen wir die Beziehung zwischen Exposition und Erkrankungsrisiko erforschen, und dafür müssen wir mit Inzidenzraten arbeiten.

In Tabelle 3–2 sind mögliche Datenquellen für eine Krankheitsstatistik aufgeführt. Jede hat ihre Schwächen und Grenzen. In erster Linie, weil die meisten dieser Quellen nicht für Forschungszwecke angelegt wurden. Daher werden sie häufig unvollständige oder mehrdeutige Daten aufweisen sowie Verzerrungen der Daten durch die Auswahl der zu erfassenden Personen (Selektionsbias oder -fehler).

Tabelle 3–2. Allgemeine Quellen der Morbiditätsstatistik

1. Krankheitsmeldesystem – Übertragbare Krankheiten, Krebsregister
2. Daten als Nebenprodukt von Versicherungen
   a. Unfallversicherung
   b. Vorausbezahlte Versorgungsprogramme (USA)
   c. Staatliche Invalidenversicherung
   d. Lebensversicherungsgesellschaften
   e. Krankenhausversicherungen – Blaues Kreuz (USA)
   f. Rentenkasse der Eisenbahner
3. Steuerfinanzierte Versorgung und medizinische Hilfsprogramme
   a. Blindenhilfe, Behindertenhilfe
   b. Staatliche oder bundesstaatliche medizinische Versorgungsprogramme
   c. Militär
   d. Veteranen-Verwaltung (USA)
4. Krankenhäuser und Kliniken
5. Abwesenheitslisten (Industrie und Schulen)
6. Schulärztliche und betriebsmedizinische Untersuchungen
7. Programme zur Fall-Identifizierung
8. Berichte einzelner Dienste
9. Krankheitsumfragen in Bevölkerungsstichproben (z. B. National Health Surveys, National Cancer Surveys)

Schwierigkeiten bei der Messung von Inzidenz und Prävalenz

Zählerprobleme: Die erste Schwierigkeit besteht darin, zu definieren, wer an einer bestimm-

Tabelle 3–3. Kriterien für die rheumatoide Arthritis*

Kriterien der American Rheumatism Association	New York-Kriterien
1. Morgen-Steifigkeit 2. Gelenkerweichung oder Bewegungsschmerz 3. Weichteilschwellung eines Gelenkes 4. Weichteilschwellung eines zweiten Gelenkes (innerhalb von 3 Monaten) 5. Weichteilschwellung symmetrischer Gelenke (ausgeschlossen sind die distalen Interphalangealgelenke) 6. Subkutanknötchen 7. Veränderungen im Röntgenbild 8. Rheumafaktoren im Serum	1. Schmerzepisoden an drei Gliedmaßengelenken** 2. Schwellung, Bewegungseinschränkung, Subluxationen oder Ankylose an drei Gliedmaßengelenken (eine Hand, ein Hangelenk oder ein Fuß müssen betroffen sein *und* es muss die Symmetrie bei einem Gelenkpaar vorliegen *und* ausgeschlossen sind distale Interphalangealgelenke, fünfte proximale Interphalangealgelenke, erste metatarsophalangeale Gelenke und die Hüfte 3. Veränderungen im Röntgenbild (Erosionen) 4. Rheumafaktoren im Serum

* Eine Punktzahl von drei oder vier zeigt eine „wahrscheinliche" rheumatoide Arthritis an; fünf oder mehr Punkte weisen auf eine gesicherte rheumatoide Arthritis hin.
** Jede Gelenkgruppe (z. B. proximale Interphalangealgelenke) wird als ein Gelenk gezählt, wobei jede Seite separat gewertet wird.
From O'Sullivan JB, Cathcart ES: The prevalence of rheumatoid arthritis. Ann Intern Med 76: 573, 1972.

ten Krankheit leidet. Ein Beispiel macht dies deutlich: Die rheumatoide Arthritis (RA) ist häufig schwer zu diagnostizieren, und wenn solche diagnostischen Probleme auftreten, werden oft Expertengruppen einberufen, die Kataloge diagnostischer Kriterien erarbeiten sollen. Zwei Kataloge der RA-Diagnostik sind jener der „New York Rheumatism Association" und der der „American Rheumatism Association" (Tabelle 3–3).

Abbildung 3–9 zeigt die Ergebnisse einer Untersuchung in Sudbury (Massachusetts, USA), die nach den Kriterien beider Kataloge durchgeführt wurde. Wie wir sehen, wird die Prävalenz-Schätzung deutlich von den zugrunde liegenden Kriterien beeinflusst.

Vor kurzem wurde eine Kohorte von 1.879 Männern und Frauen im Alter von 65 Jahren und älter im Rahmen der „Canadian Study of Health and Aging (CSHA)" untersucht.[1] Dabei berechnete man die Anteile von Demenzpatienten, die nach 6 gebräuchlichen Klassifizierungssystemen diagnostiziert wurden. Je nach dem, welches Diagnose-Schema verwandt wurde, variierte der Anteil der Personen mit einer Demenz von 3,1 Prozent bis 29,1 Prozent (Abb. 3–10). Diese ausgeprägte Schwankungsbreite der Prävalenz-Schätzwerte kann bedeutsame Konsequenzen sowohl für die Forschung als auch für die Bereitstellung angemessener Gesundheitsleistungen nach sich ziehen. Wenn Ergebnisse von irgendeinem Gesundheitssurvey veröffentlicht werden, ist es von grundlegender Bedeutung, die verwendete Definition deutlich und präzise darzulegen. Die Entscheidung, welches Maß verwendet werden soll, ist nicht immer einfach. Häufig hängt sie davon ab, zu welchem genauen Zweck eine bestimmte Studie durchgeführt wird.

Das nächste Problem bezüglich des Zählers besteht in der Frage, welche Personen in den Zähler aufgenommen werden sollen. Wie finden wir

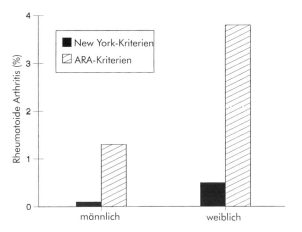

Abbildung 3–9. Prozent der Bevölkerung mit der Diagnose einer rheumatoiden Arthritis, New-York-Kriterien versus Kriterien der American Rheumatism Association (ARA), Sudbury, Massachusetts 1964. (Adapted from: O'Sullivan JB, Cathcart ES: The prevalence of rheumatoid arthritis: Follow-up evaluation of the effect of criteria on rates in Sudbury, Massachusetts. Ann Intern Med 76:573–577, 1972.)

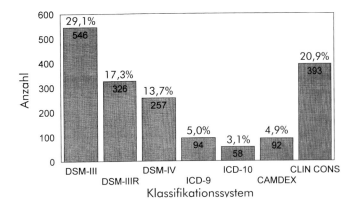

Abbildung 3-10. Anzahl der Erkrankten und Prävalenz (%) der Demenz in der CSHA-Kohorte (N = 1.879), diagnostiziert nach verschiedenen Klassifikationssystemen. (Data from Erkinjuntti T, Østbye T, Steenhuis R, Hachinski V: The effect of different diagnostic criteria on the prevalence of dementia. N Engl J Med 337:1667–1774, 1997.)

überhaupt die Fälle? Wir können die üblichen Datenquellen benutzen oder eine Studie durchführen, um spezielle Daten für die Berechnung von Inzidenz- und Prävalenzdaten zu erheben.

Meist werden hierbei Daten durch Interviews erhoben; die dabei auftretenden Schwierigkeiten sind in Tabelle 3– aufgelistet.

Probleme mit Krankenhausdaten: Daten aus Krankenhausakten und -registern gehören zu den wichtigsten Informationsquellen für epidemiologische Studien. Dennoch gibt es auch hier Schwierigkeiten bei der Auswertung dieser Daten für wissenschaftliche Zwecke, wie in Tabelle 3–5 aufgeführt ist. Schon die Aufnahme eines Patienten in ein Krankenhaus ist ein selektiver Prozess: Dabei können persönliche Merkmale eine Rolle spielen sowie die Schwere der Erkrankung, deren Begleitumstände und die jeweilige Krankenhauspolitik, die von Fall zu Fall stark variieren kann.

Tabelle 3–5. Einige Einschränkungen von Krankenhausdaten

---

1. Die Krankenhausaufnahmen sind selektiv in Bezug auf
   a. Persönliche Merkmale
   b. Schwere der Erkrankung
   c. Begleiterkrankungen
   d. Aufnahmepraktiken
2. Krankenhausaufzeichnungen sind nicht für die Forschung konzipiert. Sie können:
   a. Unvollständig, unlesbar oder fehlend sein
   b. in der Qualität der Diagnostik variieren
3. Die Population(en) unter dem Risiko (Nenner) ist (sind) im Allgemeinen nicht definiert

---

Des Weiteren sind Krankenhausdaten nicht für Forschungszwecke konzipiert, sondern für die Patientenversorgung. Registrierungen können unvollständig oder unleserlich sein beziehungsweise einfach fehlen.

Tabelle 3–4. Mögliche Fehlerquellen bei Interview-Erhebungen

---

1. Der Befragte hat die Krankheit, hat aber keine Beschwerden und ist sich der Krankheit nicht bewusst.
2. Der Befragte hat die Krankheit, hatte auch Beschwerden, suchte aber keine medizinische Hilfe und kennt den Namen seiner Krankheit nicht.
3. Der Befragte hat die Krankheit, konsultierte einen Arzt, doch es wurde keine Diagnose gestellt oder wurde dem Betroffenen nicht mitgeteilt oder dieser hat die Diagnose missverstanden.
4. Der Befragte kann sich nicht genau an eine Krankheitsepisode erinnern oder an Ereignisse oder Expositionen, die mit der Krankheit zusammenhängen.
5. Der Befragte steht in einem Rechtsstreit über die Krankheit und verweigert eine Antwort oder ändert seine Antwort.
6. Der Befragte liefert die Information, der Interviewer nimmt diese nicht auf oder nur unrichtig.
7. Der Interviewer stellt seine Frage nicht oder stellt sie falsch.
8. Der Interviewer ist voreingenommen, da er die zu testende Hypothese kennt, und kann versuchen, bei einer Gruppe von Personen genauer nachzufragen als bei anderen.
9. Probleme von Auswahl-Bias können auftreten, möglicherweise einschließlich signifikanter Verweigerungsraten.

Die diagnostische Qualität der Aufzeichnungen aus Krankenhäusern, Ambulanzen und Arztpraxen kann ebenfalls große Unterschiede aufweisen. Wollen wir also Patientendaten aus verschiedenen Einrichtungen zusammentragen, müssen wir mit Schwierigkeiten bei der Vergleichbarkeit dieser Daten rechnen.

Wollen wir Raten berechnen, stehen wir vor der Frage, wie der Nenner unseres Bruches definiert werden soll; denn die meisten Krankenhäuser verfügen nicht über umschriebene Einzugsgebiete, oder anders ausgedrückt: Die Bewohner einer Gegend können nicht gezwungen werden, nur ein bestimmtes Krankenhaus in Anspruch zu nehmen. Ebenso wenig können wir Menschen davon abhalten, in ein Krankenhaus außerhalb „ihres" Einzugsgebietes zu gehen.

Nennerprobleme: Der Nenner wird von vielen Faktoren beeinflusst: Bestimmte Gruppen der Bevölkerung können selektiv unterrepräsentiert sein. Junge Männer ethnischer Minderheiten beispielsweise wurden bei vielen statistischen Erhebungen oder Volkszählungen nicht erfasst. Häufig will man herausfinden, ob eine bestimmte Bevölkerungsgruppe einem höheren Krankheitsrisiko ausgesetzt ist als die übrige Bevölkerung. Auf diese Weise lassen sich dann gezielte Präventivmaßnahmen für diese Gruppe erarbeiten. Daher sind wir eher an den Krankheitsraten einzelner ethnischer Gruppen oder Bevölkerungsschichten interessiert als an denen der Gesamtbevölkerung. Nun gibt es aber mehrere Arten, Menschen nach ethnischen Gruppen zu klassifizieren, etwa nach ihrer Sprache, dem Herkunftsland, nach Erbe und Tradition oder nach der Herkunft der Eltern. Bedenkt man in Studien verschiedene Definitionen dieser Variablen, ist ein Vergleich der Ergebnisse schwierig. Das Wichtigste bei jeder Studie ist daher, die Arbeitsdefinitionen klar zu formulieren; nur so kann sich der Leser ein Urteil darüber bilden, ob Studienergebnisse tatsächlich vergleichbar sind.

In einem vorangegangenen Abschnitt hatten wir festgestellt, dass ein Quotient als Rate nur dann sinnvoll ist, wenn im Nenner ausschließlich Personen eingeschlossen werden, die potenziell in die Gruppe des Zählers überwechseln können. Dies ist keine einfache Angelegenheit. Dazu ein Beispiel: Hysterektomien gehören zu den häufigsten chirurgischen Eingriffen in den USA. Diese Tatsache wirft die Frage nach den korrekten Raten von Gebärmutterkrebs auf. Denn für Frauen, die eine Hysterektomie hatten, besteht eben nicht mehr das Risiko, ein Uteruskarzinom zu entwickeln und sie dürfen deshalb nicht mehr in den Nenner eingeschlossen werden. In Abb. 3–11 sehen wir Gebärmutterkrebsraten aus dem „Alameda County" in Kalifornien – sowohl nach dem Gesichtspunkt einer erfolgten Hysterektomie korrigierte als auch unkorrigierte Raten. Die korrigierten Raten liegen dabei höher. Warum? Bei den korrigierten Raten sind die bereits operierten Frauen aus dem Nenner ausgeschlossen worden: Der Nenner wird kleiner, daher steigt der Quotient. Der zeitliche Entwicklungstrend wird in diesem Beispiel allerdings nicht wesentlich davon beeinflusst, ob korrigierte oder nicht korrigierte Zahlen benutzt wurden.

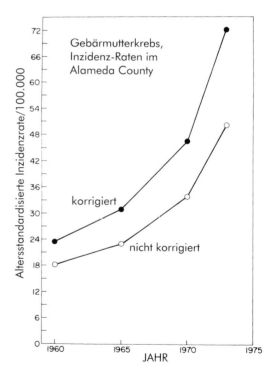

Abbildung 3–11. Altersstandardisierte Inzidenzraten für Gebärmutterkrebs, korrigiert und unkorrigiert nach Hysterektomie-Status, Alameda County, Kalifornien. (From: Lyon JL, Gardner JW: The rising frequency of hysterectomy: Its effect on uterine cancer rates. Am J Epidemiol 105: 439–443, 1977.)

Beziehung zwischen Inzidenz und Prävalenz

Wir sagten, dass die Inzidenz ein Maß für Risiken ist – nicht aber die Prävalenz, da bei ihr die Dauer von Krankheiten nicht berücksichtigt wird. Dennoch besteht eine wichtige Beziehung zwischen Inzidenz und Prävalenz: Im Zustand eines Fließgleichgewichtes, bei dem sich die Raten nicht ändern und sich Zu- und Abwanderungen die Waage halten, gilt folgende Gleichung:

$$\text{Prävalenz} = \text{Inzidenz} \times \text{Krankheitsdauer}$$

Hierzu ein hypothetisches Beispiel: 2.000 Personen werden einer Reihenuntersuchung auf Tuberkulose unterzogen, wobei Röntgenaufnahmen der Lunge angefertigt werden. Davon stammen 1.000 Personen aus einer oberen Einkommensgruppe, wohnhaft in Oberstadt und die anderen 1.000 wohnen in Unterstadt und gehören einer eher niedrigen Einkommensgruppe an (Tabelle 3–6).

Es fanden sich 100 positive Befunde bei den Einwohnern aus Oberstadt gegenüber 60 positiven Röntgenbefunden bei den Unterstädtern; können wir also schließen, dass das Tuberkuloserisiko bei den Oberstädtern höher liegt als bei den Unterstädtern? Natürlich können und dürfen wir das nicht, denn was wir mit der Röntgenreihenuntersuchung messen, ist die Punktprävalenz einer Krankheit – von den Menschen mit positiven Befunden wissen wir nicht, wie lange sie schon erkrankt sind (Tabelle 3–7). Wir sollten vielmehr ein hypothetisches Szenario erwägen, das die höhere Prävalenzrate in Oberstadt erklären könnte, die nicht mit irgend einem erhöhten Risiko in dieser Gruppe einhergeht (Tabelle 3–8).

Tabelle 3–6. Hypothetisches Beispiel eines Röntgen-Screenings der Lunge: I. Untersuchte Bevölkerung und Anzahl mit positiven Röntgenbefunden

Untersuchte Bevölkerung	Anzahl mit positiven Röntgenbefunden
1.000 Oberstädter	100
1.000 Unterstädter	60

Tabelle 3–7. Hypothetisches Beispiel eines Röntgen-Screenings der Lunge: II. Punktprävalenz

Untersuchte Bevölkerung	Anzahl mit positiven Röntgenbefunden	Punktprävalenz pro 1.000 Einwohner
1.000 Oberstädter	100	100
1.000 Unterstädter	60	60

Wir hatten gesagt:
Prävalenz = Inzidenz × Krankheitsdauer.
Nehmen wir an, dass die Bewohner von Unterstadt einem wesentlich höheren Tuberkuloserisiko (Inzidenz) ausgesetzt sind als die Oberstädter (20 Fälle pro Jahr in Unterstadt gegenüber 4 Fällen in Oberstadt). Aus verschiedenen Gründen – wie einem schlechten Ernährungsstatus und mangelhafter medizinischer Versorgung – überleben in Unterstadt erkrankte Menschen im Durchschnitt nur 3 Jahre, während die an Tuberkulose erkrankten Oberstädter durchschnittlich 25 Jahre überleben.

In diesem Beispiel findet sich also eine höhere Prävalenz bei den Oberstädtern, nicht weil diese ein höheres Risiko hätten, sondern weil die Erkrankten länger überleben. Die Prävalenz (als Inzidenz mal Krankheitsdauer) liegt demnach bei den Oberstädtern höher als bei den Unterstädtern.

Tabelle 3–8. Hypothetisches Beispiel eines Röntgen-Screenings der Lunge: III. Prävalenz, Inzidenz und Dauer der Krankheit

Untersuchte Bevölkerung	Punktprävalenz pro 1.000	Inzidenz (Auftreten pro Jahr)	Dauer (Jahre)
Oberstadt	100	4	25
Unterstadt	60	20	3

Prävalenz = Inzidenz × Dauer der Krankheit

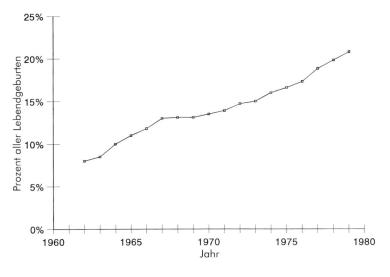

Abbildung 3-12. Anteil der Geburten bei unverheirateten Frauen in Neuseeland von 1962 bis 1979, basierend auf Daten aus dem Amt für Statistik. (Adapted from Benfield J, Kjellstrom T: New Zealand ex-nuptial births and domestic purposes benefits in a different perspective. N Z Nurs J 74:28–31, 1981.)

In Abbildung 3–12 finden wir den Anteil aller außerehelichen Geburten in Neuseeland von 1962 bis 1979. Diese Statistik löste große Besorgnis aus, da eine stetige Zunahme der außerehelichen Geburten zu verzeichnen war. Doch wie Abb. 3–13 zu entnehmen ist, kam es nicht zu einem Anstieg der *Rate* außerehelicher Geburten, vielmehr nahm die Zahl der Geburten insgesamt ab, was in erster Linie auf einen Geburtenrückgang bei verheirateten Frauen zurückgeführt wurde. Daher schlug sich die Zahl der außerehelichen Geburten in einer höheren Prozentzahl bezogen auf alle Geburten nieder; gleichwohl hatte die Rate der unehelichen Geburten nicht zugenommen.

Das Beispiel veranschaulicht zwei Dinge: Erstens, ein Anteil ist keine Rate, worauf wir im Zusammenhang mit der Mortalität noch einmal zu sprechen kommen. Zweitens, Geburten können als Ereignisse betrachtet werden, ebenso wie Krankheitsgeschehnisse, für die angemessene Raten berechnet werden können.

Bei der Diskussion um Missbildungen bei Neugeborenen ziehen es manche vor, von der *Prävalenz einer Missbildung* bei der Geburt zu sprechen, anstatt von der *Inzidenz einer Geburtsmiss-*

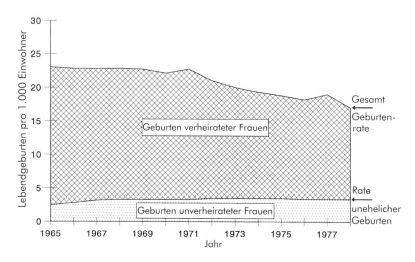

Abbildung 3-13. Geburten bei verheirateten und unverheirateten Frauen in Neuseeland von 1965 bis 1978, basierend auf Daten aus dem Amt für Statistik. (Adapted from Benfield J, Kjellstrom T: New Zealand ex-nuptial births and domestic purposes benefits in a different perspective. N Z Nurs J 74:28–31, 1981.)

bildung, weil die Missbildung bereits vor der Geburt – häufig unerkannt – vorhanden war.

Darüber hinaus lässt sich vermuten, dass die Schätzungen der Häufigkeit von Missbildungen bei der Geburt signifikant unter der tatsächlichen Inzidenz liegen, da bei einem gewissen Anteil der Missbildungsfälle Fehlgeburten auftreten. Daher wird der Begriff *Prävalenz bei der Geburt* häufig verwendet.

Abbildung 3–14 zeigt Inzidenzraten von Brustkrebs bei Frauen in Abhängigkeit vom Alter sowie Verteilungen von Brustkrebs bezogen auf das Alter der Frauen. Ignorieren wir zunächst die Säulen und betrachten nur die Kurve: Sie steigt kontinuierlich mit zunehmendem Alter an, wobei sich der Anstieg der Kurve zwischen 45 und 50 Jahren ändert, wie dies in vielen Ländern beobachtet wird. Es wurde vermutet, dass in der Zeit der Menopause irgendetwas passiert, so dass der Brustkrebs vor der Menopause und der Brustkrebs nach der Menopause tatsächlich zwei unterschiedliche Krankheiten sein können. Es ist zu beachten, dass auch im hohen Alter die Inzidenz oder das Risiko für Brustkrebs weiterhin ansteigt.

Betrachten wir nun das Histogramm – die Altersverteilung von Brustkrebsfällen. Wenn die Inzidenz mit dem Alter so dramatisch steigt, warum finden sich dann nur weniger als 5 Prozent der Fälle in der höchsten Altersgruppe der Frauen? Die Antwort ist, dass nur wenige Frauen in dieser Altersgruppe leben; obwohl hier das höchste Brustkrebsrisiko besteht, ist die Gruppe so klein, dass sie nur einen geringen Anteil der Gesamtzahl der Brustkrebsfälle in allen Altersstufen ausmacht.

Die Tatsache, dass nur wenige Fälle von Brustkrebs im hohen Alter beobachtet werden, führte in der Öffentlichkeit zu dem falschen Eindruck, dass damit auch das Erkrankungsrisiko niedrig sei und somit Mammographie bei älteren Patientinnen nur eine geringe Bedeutung hätte.

Dies ist eine ernst zu nehmende Form falscher Wahrnehmung. Das öffentliche Bewusstsein in dieser Frage zu ändern, stellt eine wichtige Herausforderung im Bereich Öffentlicher Gesundheit (Public Health) dar.

Wir haben gesehen, wie wichtig es ist, zwischen der Verteilung einer Krankheit, dem Anteil von Fallzahlen und der Inzidenzrate bzw. dem Krankheitsrisiko zu unterscheiden.

Punktekarten: Ein Ansatz bei der Untersuchung geographischer Unterschiede von Inzidenzen besteht darin, die Fälle in eine Karte zu zeichnen, wobei jeder Punkt einen Krankheitsfall darstellt. Abb. 3–15 zeigt eine solche Karte für rheumatisches Fieber in Baltimore zwischen 1960 und 1964. In dieser Zeit war die Erkrankung häufig und, wie in der Karte zu sehen ist, häuften sich die Fälle in der Innenstadt. Dies deckt sich mit der landläufigen Beobachtung, dass das Auftreten von rheumatischem Fieber eng verknüpft ist mit einem niedrigen sozio-ökonomischen Status. Es muss darauf hingewiesen werden, dass solch eine Clusterbildung auf einer Punktekarte keinesfalls eine höhere Inzidenzrate in dem Clustergebiet darstellt. Denn wenn die dortige Bevölkerungs-

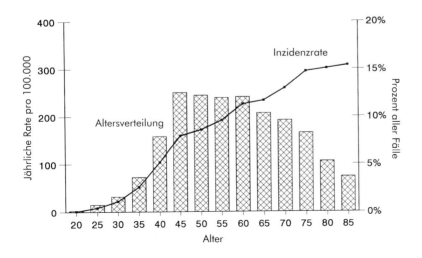

Abbildung 3–14. Altersspezifische Inzidenzraten von Brustkrebs bei weißen Frauen und Altersverteilung der Fälle. (Data from: Cutler SJ, Young Jr JL: Third National Cancer Survey: Incidence Data. Natl Cancer Inst Monograph 41, 1975.)

Kapitel 3 · Maße der Erkrankungshäufigkeit 47

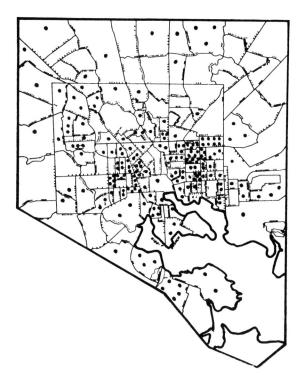

Über eine Anhäufung von Krankheitsfällen (Clustering), wie sie in den Karten dargestellt ist, wird oft berichtet. Einwohner einer Gemeinde können beispielsweise berichten, dass es in ihrer Umgebung sichtlich gehäuft bei Kindern zu Todesfällen durch Krebs gekommen ist. In der Stadt Woburn (Massachusetts, USA) etwa wurde eine Häufung von Leukämiefällen bei Kindern beobachtet und auf industrielle Verschmutzung zurückgeführt.[2]

Daraufhin wurde ein Gerichtsverfahren angestrebt.[3] Dennoch entstehen Cluster oft rein zufällig und eine der wichtigen Anforderungen an die Epidemiologie besteht darin, zu untersuchen, ob bei zeitlich und räumlich gehäuft auftretenden

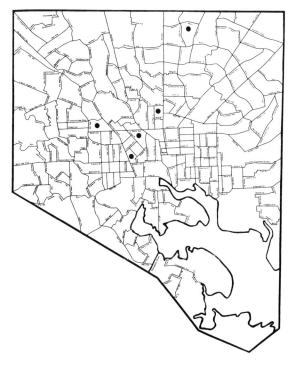

Abbildung 3–15. Verteilung des Wohnortes von Patienten mit rheumatischem Fieber im Alter von 5 bis 19 Jahren, die wegen eines ersten Erkrankungsschubes stationär behandelt wurden, Baltimore, 1960–1964. (Reprinted from Gordis L, Lilienfeld A, Rodriguez R: Studies in the epidemiology and preventability of rheumatic fever: I. Demographic factors and the incidence of acute attacks. J Chron Dis 21:645–654, 1969. Copyright 1969, with kind permission from Elsevier Science Ltd.)

dichte hoch ist, kann die Inzidenzrate genauso groß sein wie in anderen (dünner besiedelten) Stadtbezirken.

Wie dem auch sei – eine solche Punkte-Landkarte kann wichtige Hinweise auf die Ätiologie von Krankheiten liefern, die dann durch andere, genauere Studien weiterverfolgt werden können. Abbildung 3–16 zeigt eine weitere Punktekarte von Baltimore aus den Jahren 1977–1981. Zu dieser Zeit war die Krankheit in Baltimore annähernd verschwunden, obwohl kein gezieltes Programm zur Bekämpfung der Krankheit durchgeführt worden war.

Abbildung 3–16. Punktekarte von Patienten mit rheumatischem Fieber im Alter von 5 bis 19 Jahren, die wegen eines ersten Erkrankungsschubes stationär behandelt wurden, Baltimore, 1977–1981. (Reproduced with permission. From Gordis L: The virtual disappearance of rheumatic fever in the United States: Lessons in the rise and fall of disease. Circulation 72:1155–1126, 1985. Copyright 1985, American Heart Association.)

Krankheitsfällen Umwelteinflüsse die Ursache sind oder nicht.

ZUSAMMENFASSUNG

In diesem Abschnitt haben wir gesehen, dass zur Berechnung einer Rate der Nenner ebenso wie der Zähler des Bruches spezifiziert werden muss hinsichtlich der Personen mit einem bestimmten Risiko zu einer bestimmten Zeit – dies kann explizit oder auch implizit geschehen. Nun wenden wir uns den Maßzahlen der Mortalität zu.

MAßZAHLEN DER MORTALITÄT

Abbildung 3–17 zeigt die Zahl der Krebstoten bis zum Jahr 2000 in den Vereinigten Staaten. Offensichtlich wird die Zahl der an Krebs sterbenden Menschen bis zum Jahr 2000 zunehmen, doch können wir aus dieser Graphik nicht schließen, dass auch das Risiko, an einer Krebserkrankung zu sterben, zunehmen wird. Denn wir verfügen lediglich über Daten zur Anzahl von Todesfällen (Zähler); dabei haben wir keine Daten zum Nenner (der gefährdeten Bevölkerung).

Wenn zum Beispiel die Bevölkerung der Vereinigten Staaten im gleichen Maße wächst, erhöht sich das Risiko an einem Karzinom zu sterben nicht.

Aus diesem Grund müssen wir mit Raten arbeiten, wenn wir über ein bestimmtes Sterberisiko sprechen wollen. In Abb. 3–18 sehen wir Mortalitätsraten verschiedener Krebsarten bei Männern, die im Zeitraum von 1930 bis 1995 beobachtet wurden.

Der signifikanteste Anstieg findet sich bei den Todesfällen durch Lungenkrebs – eine Entwicklung epidemischen Ausmaßes, die – tragischerweise – auf einer vermeidbaren Todesursache beruht.

Andere Krebsformen interessieren uns natürlich auch. Magenkrebs ging drastisch zurück, die Gründe hierfür sind jedoch unbekannt. Es wurde diskutiert, dass dies der allgemeinen Verbreitung von Kühlschränken zu verdanken sei, die eine Konservierung von Lebensmitteln durch Räuchern verdrängte und damit die Exposition der Menschen gegenüber Karzinogenen senkte, die beim Räuchern entstehen. Möglicherweise spielten Fortschritte in der Hygiene eine Rolle, welche die Inzidenz von *Helicobacter-pylori*-Infektionen senken konnten.

Abb. 3–19 zeigt eine ähnliche Darstellung der Krebsmortalität bei Frauen. Von 1930 bis 1995 blieb die Brustkrebssterblichkeit im Wesentlichen auf dem gleichen Niveau. Müssen wir daher folgern, dass die Therapie von Mammakarzinomen unwirksam gewesen ist? Nein, denn möglicherweise sank bei den erkrankten Frauen das Risiko, an Brustkrebs zu sterben, während gleichzeitig die Inzidenz der Krankheit zugenommen hatte; diese beiden Effekte hätten sich also gegenseitig aufheben können und die Mortalitätsrate hätte keine Änderungen gezeigt.

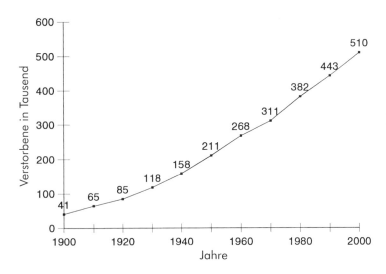

Abbildung 3–17. Prognose der Krebstodesfälle, wenn der aktuelle Trend fortdauert. (Data from American Cancer Society)

Kapitel 3 · Maße der Erkrankungshäufigkeit   49

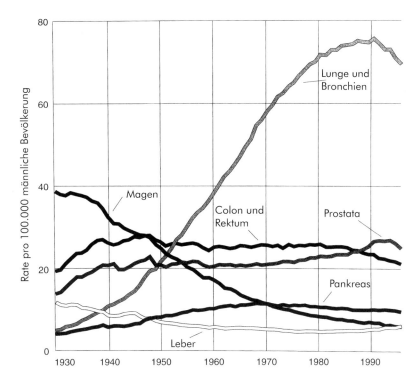

Abbildung 3–18. Sterberaten für Krebserkrankungen bei Männern, Vereinigte Staaten, 1930–1995 (altersstandadisiert nach der US-amerikanischen Standardbevölkerung 1970). (From American Cancer Society, Surveillance Research, 1999, Cancer Facts and Figures, 1999.)

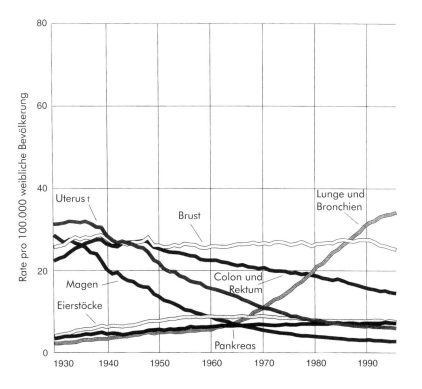

Abbildung 3–19. Sterberaten für Krebserkrankungen bei Frauen, Vereinigte Staaten, 1930–1995 (altersstandardisiert nach der US-amerikanischen Standardbevölkerung 1970). (From American Cancer Society, Surveillance Research, 1999, Cancer Facts and Figures, 1999.)

Bedenklich ist jedoch, dass es trotz einer Vielzahl neuer Therapieansätze in den letzten Jahrzehnten nicht gelungen ist, die Brustkrebs-Mortalität zu senken.

Es wäre wünschenswert, Änderungen der Brustkrebsinzidenz zu untersuchen. Das ist jedoch nicht leicht, da aufgrund offensiv geführter Aufklärungskampagnen Frauen ermutigt wurden, Mammographien und Selbstuntersuchungen der Brust durchzuführen. Somit werden heute viele Krebsfälle erkannt, die früher nicht diagnostiziert worden wären.

Dennoch deuten die verfügbaren Daten darauf hin, dass die Inzidenz von Brustkrebs bei Frauen in den letzten Jahren zugenommen hat.

Die Mortalität an Gebärmutterkrebs ist gesunken, möglicherweise dank der Früherkennung.

Lungenkrebs hingegen ist angestiegen, übertrifft Brustkrebs als Todesursache bei Frauen und führt damit die Krebstodesstatistik an. Es ist eine Tragödie, dass eine vermeidbare Krebsursache, die durch eine freiwillig angenommene Lebensgewohnheit gefördert wird, zur Hauptursache des Krebstodes bei Frauen geworden ist.

Mortalitätsraten

Wie wird die Mortalität quantitativ ausgedrückt? Hierzu gibt es mehrere Arten von Mortalitätsraten. Die erste wird als *Sterblichkeitsziffer* oder *Gesamtmortalität* bezeichnet:

Mortalitätsrate (alle Todesursachen umfassend) pro 1.000 Einwohner =

$$\frac{\text{Gesamtzahl der Todesfälle eines Jahres}}{\text{Bevölkerungszahl zur Jahresmitte}} \times 1.000$$

Da sich die Bevölkerungszahlen im Laufe der Zeit verändern, wird als Näherungswert die Bevölkerungszahl zur Jahresmitte zugrunde gelegt.

Die im Abschnitt über Morbiditätszahlen diskutierten Grundsätze treffen auch auf Mortalitätsziffern zu: Um einen brauchbaren Quotienten zu erhalten, muss gewährleistet sein, dass die im Nenner aufgezählten Personen auch potenziell in den Zähler überwechseln können.

Nicht immer werden ganze Bevölkerungsgruppen untersucht; vielleicht ist nur eine Altersgruppe von Interesse oder nur Männer oder Frauen oder aber eine ethnische Gruppe. Eine spezifische Rate, etwa für Kinder unter 10 Jahren, berechnet sich dann wie folgt:

Mortalitätsrate (alle Todesursachen) für Kinder im Alter unter 10 Jahren (pro 1.000 Einwohner) =

$$\frac{\text{Gesamtzahl der Todesfälle eines Jahres bei Kindern unter 10}}{\text{Gesamtzahl der Kinder unter 10 Jahren in der Bevölkerung bei Jahresmitte}} \times 1.000$$

Jede Einschränkung (hier: das Alter) muss natürlich sowohl auf den Nenner als auch auf den Zähler angewandt werden, so dass jede Person in der „Nenner-Gruppe" unter dem Risiko steht, in den Zähler zu wandern. Sobald einer Rate eine Einschränkung auferlegt wird, handelt es sich um eine *spezifische Rate*, hier im Beispiel also um eine *altersspezifische Mortalitätsrate*.

Ebenso gut können wir eine Rate für eine Diagnose ermitteln und damit die Todes- oder Mortalitätsrate für eine bestimmte Krankheit eingrenzen: Wir erhalten eine *krankheits-* oder *ursachenspezifische Rate*. Für das Beispiel Lungenkrebs sähe die Berechnung wie folgt aus:

Jahresmortalitätsrate bei Lungenkrebs (pro 1.000 Einwohner) =

$$\frac{\text{Zahl der an Lungenkrebs Gestorbenen pro Jahr}}{\text{Gesamtzahl der Bevölkerung zur Jahresmitte}} \times 1.000$$

Auch ist es möglich, nach mehreren Kriterien gleichzeitig einzuschränken – z. B. nach Alter und Todesursache:

Jahresmortalitätsrate für Leukämie bei Kindern unter 10 Jahren (pro 1.000) =

$$\frac{\text{Zahl der Leukämietodesfälle eines Jahres bei Kindern im Alter unter 10 Jahren}}{\text{Zahl der Kinder unter 10 Jahren in der Bevölkerung zur Jahresmitte}} \times 1.000$$

Der Zeitrahmen muss ebenfalls bei jeder Mortalitätsrate eingegrenzt werden; sie kann für einen Zeitraum von einem Jahr, fünf Jahren oder länger berechnet werden. Diese Auswahl ist willkürlich, muss aber genau angegeben werden.

Letalitätsrate

Von der Mortalitätsrate muss die Letalitätsrate unterschieden werden; diese berechnet sich wie folgt:

Letalitätsrate (Prozent) =

$$\frac{\text{Zahl der an Krankheit X Verstorbenen in einem definierten Zeitraum (nach Beginn oder Diagnose von X)}}{\text{Zahl der an X Erkrankten}} \times 100$$

Mit anderen Worten: Wie viel Prozent der *Patienten mit einer bestimmten Diagnose* sterben in einem festgelegten Zeitraum nach der Diagnosestellung? Worin besteht nun der Unterschied zwischen der Letalitätsrate und der ursachenspezifischen Mortalitätsrate? Bei der Mortalität steht der Nenner für die gesamte Bevölkerung unter dem Risiko, an einer Krankheit zu sterben, einschließlich Kranker wie gesunder Menschen (die aber unter dem Risiko stehen, zu erkranken). Bei der Letalitätsrate ist der Nenner auf die Zahl der tatsächlich Erkrankten limitiert. Diese Rate ist demnach ein Gradmesser der Schwere einer Krankheit. Sie kann aber auch dazu verwandt werden, mögliche Vorteile oder Erfolge einer Therapie zu messen: Je besser die Therapie ist, desto stärker ist der erwartete Rückgang der Letalitätsrate.

Idealerweise sollten im Zähler der Letalitätsrate nur die Todesfälle in Bezug auf die zu untersuchende Krankheit stehen. Doch wird es nicht immer leicht sein, zu unterscheiden, ob jemand an den Folgen seiner Krankheit oder aufgrund einer anderen Ursache verstorben ist. Ein Alkoholiker beispielsweise kann bei einem Verkehrsunfall ums Leben kommen; der Tod kann nun mit dem Alkoholkonsum in Zusammenhang stehen oder auch nicht. Ein weiteres hypothetisches Beispiel mag den Unterschied zwischen Mortalität und Letalitätsrate klarer machen (Tabelle 3–9).

Nehmen wir an, in einer Bevölkerung von 100.000 Menschen seien 20 Personen an der Krankheit X erkrankt. Innerhalb eines Jahres versterben 18 Patienten an dieser Krankheit. Die Mortalität ist mit 0,018 Prozent sehr niedrig, da die Krankheit X selten vorkommt. Ist eine Person jedoch einmal erkrankt, wird sie mit hoher Wahrscheinlichkeit (90 Prozent) an den Folgen der Krankheit versterben.

Tabelle 3–9. Vergleich zwischen Mortalitäts- und Letalitätsrate

Angenommen, in einer Bevölkerung von 100.000 Menschen sind 20 Personen an der Krankheit „X" erkrankt und im Laufe eines Jahres versterben 18 Patienten an der Krankheit „X"
Die Mortalitätsrate in diesem Jahr für die Krankheit „X" beträgt = $$\frac{18}{100.000} = 0{,}00018 = 0{,}018\,\%$$
Die Letalitätsrate für die Krankheit „X" ist $$\frac{18}{20} = 0{,}9 = 90\,\%$$

Proportionale Mortalitätsrate

Ein weiteres Maß für die Sterblichkeit ist die proportionale Mortalität, welche keine Rate darstellt. Die proportionale Mortalität kardiovaskulärer Erkrankungen in den USA im Jahr 1997 ist wie folgt definiert:

Proportionale Mortalität der kardiovaskulären Krankheiten in den USA 1997 (Prozent) =

$$\frac{\text{Zahl der 1997 an einer kardiovaskulären Erkrankung Verstorbenen in den USA}}{\text{Gesamtzahl der Todesfälle in den USA 1997}} \times 100$$

Anders ausgedrückt: Welcher Anteil aller Todesfälle in den USA im Jahr 1997 ist auf eine kardiovaskuläre Erkrankung zurückzuführen?

Abbildung 3–20 zeigt die proportionale Mortalität von Herzerkrankungen bezogen auf Altersgruppen. In jeder einzelnen Altersgruppe steht ein Balken für die Gesamtzahl der Todesfälle (100 Prozent), die auf eine Herzerkrankung zurückzuführenden Todesfälle sind durch die schraffierten Flächenanteile gekennzeichnet. Man sieht, dass der Anteil kardial bedingter Todesfälle mit dem Alter zunimmt. Wir erhalten aber keinen Aufschluss darüber, ob auch das Sterbe*risiko* bei Herzerkrankungen steigt. Das folgende Beispiel soll dies verdeutlichen. Tabelle 3–10 zeigt die Anzahl aller Todesfälle und die der kardial bedingten Todesfälle innerhalb zweier Bevölkerungen, A und B. Die Gesamtmortalität in Bevölkerung A ist doppelt so hoch wie in B. Wenn wir die proportionale Mortalität betrachten, sehen wir, dass 10 Prozent der Todesfälle in A und 20 Prozent der Todesfälle in Bevölkerung B auf Herzerkrankungen zurückgehen. Bedeutet dies etwa, dass das Risiko an einer Herzerkrankung zu sterben in Bevölkerung B doppelt so groß ist wie in Bevölkerung A? Die Antwort lautet Nein! Denn sobald die Mortalitätsraten der Herzerkrankungen berechnet werden (10 Prozent von 30/1.000 und 20 Prozent von 15/1.000), stellt sich heraus, dass diese identisch sind.

Tabelle 3–10. Vergleich zwischen Mortalitätsrate und Proportionaler Mortalitätsrate: I. Todesfälle durch Herzerkrankungen in zwei Gemeinden: „A" und „B"

	Gemeinde A	Gemeinde B
Mortalitätsrate für alle Todesursachen	30/1.000	15/1.000
Proportionale Mortalitätsrate an Herzerkrankung	10%	20%
Mortalitätsrate an Herzerkrankung	3/1.000	3/1.000

Das Beispiel aus Tabelle 3–11 zeigt: Wenn sich Gesamtmortalitätsraten unterscheiden, können sich ursachenspezifische Mortalitätsraten deutlich unterscheiden, auch wenn die proportionale Mortalität gleich hoch ist. Daher kann uns die proportionale Mortalität einen schnellen Überblick über die Haupttodesursachen ermöglichen, sie lässt aber keinen Rückschluss auf das Sterberisiko bei einer bestimmten Krankheit zu; hierfür brauchen wir eine Mortalitätsrate.

Tabelle 3–11. Vergleich zwischen Mortalitätsrate und Proportionaler Mortalitätsrate: II. Todesfälle durch Herzerkrankungen in zwei Gemeinden: „A" und „B"

	Gemeinde A	Gemeinde B
Mortalitätsrate für alle Todesursachen	20/1.000	10/1.000
Proportionale Mortalitätsrate an Herzerkrankung	30%	30%
Mortalitätsrate an Herzerkrankung	6/1.000	3/1.000

Verlorene Lebensjahre (Years of Potential Life Lost)

In den letzten Jahren fand ein weiterer Mortalitätsindex zunehmend Anwendung: die verlorenen Lebensjahre (engl. Years of Potential Life Lost = YPLL). Dieser Index berücksichtigt, dass der Tod einer Person in jüngerem Alter zu einem größeren Verlust an produktiven Lebensjahren führt, verglichen mit dem Tod in einem höheren Alter.

In Abb. 3–21 sehen wir „YPLL"-Indices vor dem Alter von 65 Jahren für Jugendliche unter 20 Jahren. Wir erkennen, dass YPLL-Indizes aufgrund von Verletzungen stärker ins Gewicht fallen als die kombinierten Effekte von angeborenen Missbildungen und Frühgeburten. Wollen wir also den YPLL-Index bei Kindern und Jugendlichen beeinflussen, sollten wir uns den Ursachen der Verletzungen zuwenden, von denen die Hälfte

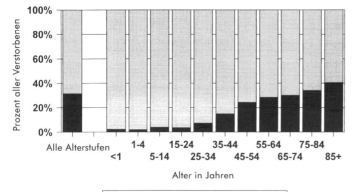

Abbildung 3–20. Prozentualer Anteil der Sterbefälle durch Herzerkrankungen an den Gesamt-Sterbefällen nach Altersgruppen, Vereinigte Staaten 1997 (Hoyert DL, Kochanek KD, Murphy SL: Deaths: Final Data for 1996. National Vital Stat Rep 47 [19], June 30, 1999.).

in Zusammenhang mit motorisierten Fahrzeugen steht. Tabelle 3–12 führt eine Rangliste der Todesursachen in den USA zwischen 1989 und 1990 an, bezogen auf YPLL zusammen mit ursachenspezifischen Mortalitätsraten.

Unter dem Gesichtspunkt der ursachenspezifischen Mortalität rangiert die HIV-Infektion auf dem elften Platz, während sie auf Platz sieben der YPLL-bezogenen Daten rückt. Darin spiegelt sich die Tatsache wider, dass ein großer Anteil der mit HIV in Verbindung stehenden Todesfälle bei jungen Menschen auftritt.

Wozu betrachten wir die Mortalität?

Die Mortalität ist offensichtlich ein Indikator für den Schweregrad eines Problems – sowohl aus klinischer Sicht als auch vom Standpunkt der Öffentlichen Gesundheit (Public Health) her. Mortalität kann aber auch als ein Hinweis für das Erkrankungsrisiko gedeutet werden, wie in Abb. 3–18 und 3–19 gezeigt wurde. Im Falle einer mild verlaufenden, nicht tödlichen Erkrankung ist die Mortalität jedoch ein schlechter Indikator für die Inzidenz. Nur unter zwei Bedingungen kann eine Mortalitätsrate eine Inzidenzrate gut widerspiegeln: Erstens, wenn die Letalitätsrate hoch ist (wie bei unbehandelter Tollwut), und zweitens, wenn die Krankheitsdauer (und damit die Überlebenszeit) kurz ist. Unter diesen Voraussetzungen also ist die Mortalität ein gutes Maß der Inzidenz und somit des Erkrankungsrisikos. So ist das Pankreaskarzinom eine äußerst letale Krankheit: Der Tod tritt gemeinhin wenige Monate nach der Diagnosestellung ein, längere Überlebenszeiten sind selten. Die Mortalität des Pankreaskarzinoms ist in diesem Fall gut geeignet, um die Inzidenzrate zu vertreten.

In Abb. 3–21 und 3–22 sehen wir Trends der Mortalitätsraten der Haupttodesursachen in den USA zwischen 1982 und 1997 bei Männern und Frauen im Alter zwischen 25 und 44 Jahren.

Die Mortalität durch HIV-Infektionen stieg bei beiden Geschlechtern von 1982 bis 1995 sprunghaft an, sank aber von 1995 bis 1997 dramatisch ab, in erster Linie aufgrund neuer, hochwirksamer antiretroviraler Medikamente und veränderter Lebensgewohnheiten infolge gesundheitlicher Aufklärung. Bei den 25- bis 44-Jährigen rangierte HIV als führende Todesursache in den Jahren 1994–1995 und erreichte Platz fünf im Jahr 1997. Durch das Absinken der Mortalität und die verlängerte Lebenserwartung vieler AIDS-Patienten stieg die Prävalenz der Erkrankung deutlich an. Einen Vergleich zwischen Mortalität und Inzidenz finden wir in Abb. 3–24 und 3–25. Abb. 3–24 zeigt Jahresraten von Bauchhöhlenschwangerschaften in den USA zwischen 1970 und 1987.

Tabelle 3–12. Geschätzte verlorene Lebensjahre (YPLL) vor dem Alter von 65 Jahren und Mortalitätsraten pro 100.000 Personen nach Todesursache, USA 1989 und 1990

Todesursache (ICD-9-Schlüssel)	YPPL für im Jahr 1989 Verstorbene	YPPL für im Jahr 1990 Verstorbene	Ursachen-spezifische rohe Todesraten, 1990
Alle Ursachen (Gesamt)	12.339.045	12.083.228	861,9
Unfallverletzungen (E800-E949)	2.235.335	2.147.094	37,3
Maligne Neoplasmen (140–208)	1.832.039	1.839.900	201,7
Suizid/Mord (E950-E978)	1.402.524	1.520.780	22,5
Herzkrankheiten (390–398, 402, 404–429)	1.411.399	1.349.027	289,0
Kongenitale Anomalien (740–759)	660.346	644.651	5,3
HIV-Infektionen (042–044)	585.992	644.245	9,6
Frühgeburt (765,769)	487.749	415.638	2,5
Plötzlicher Kindstod (SID) (798)	363.393	347.713	2,2
Zerebrovaskuläre Krankheiten (430–438)	237.898	244.366	57,9
Chronische Lebererkrankungen und -zirrhose (571)	233.472	212.707	10,2
Pneumonie/Influenza (480–487)	184.832	165.534	31,3
Diabetes mellitus (250)	145.501	143.250	19,5
Chronisch obstruktiv Lungenerkrankungen (490–496)	135.507	127.464	35,5

From the Centers for Disease Control and Prevention: MMWR 41:314, 1992.

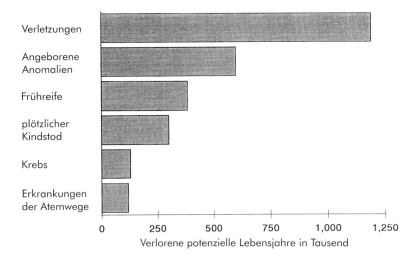

Abbildung 3–21. Verlorene potenzielle Lebensjahre vor dem 65. Lebensjahr bei Kindern unter 20 Jahren durch Verletzungen und andere Erkrankungen, Vereinigte Staaten 1986. (Adapted from Centers for Disease Control and Prevention: Fatal injuries to children: United States, 1986. MMWR 39: 442–451, 1990.)

Während dieser Zeit vervierfachte sich die Rate, bezogen auf 1.000 gemeldete Schwangerschaften. Diese Entwicklung wurde darauf zurückgeführt, dass sich zum einen die Diagnostik verbessert hatte, und zum anderen entzündliche Erkrankungen des Beckens aufgrund sexuell übertragbarer Krankheiten häufiger geworden waren.

Abb. 3–24 zeigt aber auch, dass die Sterblichkeit bei Bauchhöhlenschwangerschaften im selben Zeitraum deutlich gesunken war – vielleicht aufgrund früherer Erkennung und einer rascheren konservativen und operativen Intervention.

Abbildung 3–26 präsentiert interessante Daten über Trends der Inzidenz und Mortalität von Brustkrebs für weiße und farbige Frauen in den USA. Vergleichen Sie die Entwicklungen von Inzidenz und Mortalität. Welche Informationen liefern uns diese Kurven über neue Fälle von Brustkrebs im zeitlichen Verlauf und über das Überleben bei Brustkrebs? Vergleichen Sie die Trends von Weißen und Farbigen in Bezug auf Inzidenz und Mortalität? Wie können wir die Unterschiede beschreiben und was könnte die Erklärung dafür sein?

Abbildung 3–22. Jährliche Sterberaten (pro 100.000) für die häufigsten Todesursachen bei 25–44jährigen Männern, Vereinigte Staaten 1982–1992. (Adapted from Centers for Disease Control and Prevention: MMWR 42:871, 1993.)

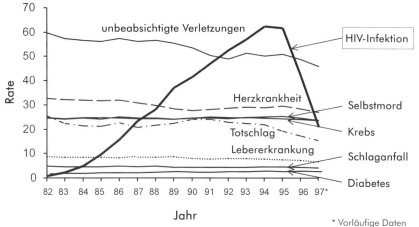

* Vorläufige Daten

Kapitel 3 · Maße der Erkrankungshäufigkeit   55

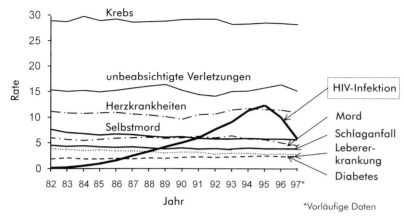

Abbildung 3–23. Jährliche Sterberaten (pro 100.000) für die häufigsten Todesursachen bei 25–44jährigen Frauen, Vereinigte Staaten 1982–1992. (Adapted from Centers for Disease Control and Prevention: MMWR 42:872, 1993.)

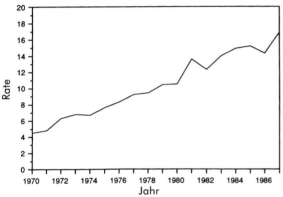

Abbildung 3–24. Rate von Bauchhöhlenschwangerschaften (pro 1.000 gemeldete Schwangerschaften) pro Jahr, Vereinigte Staaten 1970–1987. (Adapted from Centers for Disease Control and Prevention: MMWR 39:401, 1990.)

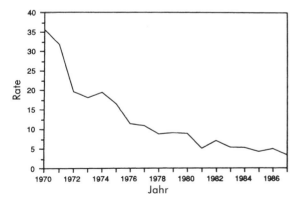

Abbildung 3–25. Sterberate bei Bauchhöhlenschwangerschaften (auf 10.000 Bauchhöhlenschwangerschaften) pro Jahr, Vereinigte Staaten 1970–1987. (Adapted from Centers for Disease Control and Prevention: MMWR 39:403, 1990.)

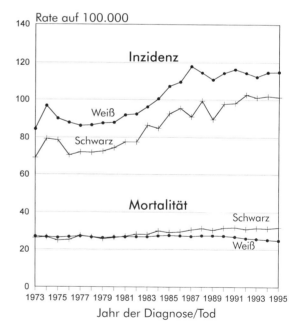

Abbildung 3–26. Brustkrebs-Inzidenz und Mortalität: weiße versus farbige Frauen. (From Ries LAG, Kosary CL, Hankey BF, Miller BA, Edwards BK [ed]. Breast cancer incidence and mortality in the United States, 1973–1995: White females vs. black females. SEER Cancer Statistics Review, 1973–1995, National Cancer Institute, Bethesda, MD, 1998.)

SCHWIERIGKEITEN BEIM UMGANG MIT MORTALITÄTSDATEN

Die meisten Informationen zu Todesfällen stammen von Todesbescheinigungen. Ein Beispiel sehen wir in Abb. 3–25. Nach internationaler Übereinkunft werden die Todesfälle nach dem Grundleiden kodiert. Das Grundleiden wird definiert als: „Die Krankheit oder Verletzung, welche die Reihe von Krankheitsereignissen auslöste, die direkt oder indirekt zum Tode geführt hat oder zu den Umständen des Unfalls oder zu der Gewalteinwirkung, welche die tödliche Verletzung herbeiführte." [4]

Die Todesbescheinigung in Abb. 3–26 würde als Tod infolge einer chronischen ischämischen Herzerkrankung verschlüsselt, also nach dem Grundleiden, das immer in der untersten ausgefüllten Zeile von Punkt 23, Abschnitt I zu finden ist.

Das zum Tode führende Grundleiden „schließt Informationen über die unmittelbare Todesursache aus, ebenso wie Begleitumstände und die Ursachen, die zwischen Grundleiden und unmittelbaren Ursachen liegen." [4] Wie von Savage et al. betont wurde[5], können alle Einflussfaktoren einer Todesursache durch Mortalitätsdaten kaum wiedergegeben werden – dies wird jedoch immer wieder berichtet. Dabei mag dies auf die eine Krankheit mehr, auf die andere weniger zutreffen.

Die Güte der Daten von Todesbescheinigungen variiert von Land zu Land und von Gegend zu Gegend.

Vergleichende Studien zwischen Todesbescheinigungen und Krankenhaus- und Autopsieberichten finden allgemein bei bestimmten Krankheiten, wie etwa Krebs, eine höhere Validität der Daten als bei anderen. Todesfälle werden nach der „International Classification of Diseases (ICD)" kodiert, die bereits in der 10. Überarbeitung vorliegt.

Da sich Kodierungen und Regelungen von einer Revision zur nächsten ändern, müssen Studien zu zeitlichen Trends von Mortalitätsziffern, die über die Spanne eines Revisionsturnus reichen, dahingehend überprüft werden, ob die gefundenen Unterschiede ganz oder teilweise durch ICD-Änderungen zu erklären sind.

1949 zeigten die Mortalitätsraten für Diabetes bei Frauen wie bei Männern einen dramatischen Rückgang (Abb. 3–27). Jegliche Euphorie über diese Daten wäre jedoch nur von kurzer Dauer gewesen; denn bei einer Analyse wurde herausgefunden, dass dieser „Rückgang" in die Zeit zwischen der 7. und 8. Überarbeitung des ICD-Schlüssels fiel. Vor 1949 war es Usus, jede Todesbescheinigung, auf der das Wort Diabetes erwähnt wurde, nach Diabetes als Todesursache zu kodieren. Nach 1949 wurden jedoch nur noch die Scheine nach der Diagnose Diabetes verschlüsselt, auf denen Diabetes als zugrunde liegende Todesursache aufgeführt war. Damit war der Rückgang in Abb. 3–27 als ein Artefakt entlarvt.

Immer wenn wir eine Zunahme oder eine Abnahme von Mortalitätsraten zu sehen bekommen, müssen wir uns fragen: Sind diese Trends echt? Besonders wenn wir zeitliche Verläufe von Mortalitätsdaten betrachten, müssen wir uns fragen, ob eine Veränderung möglicherweise im Zusammenhang mit der zu diesem Zeitpunkt üblichen Verschlüsselungspraxis steht.

Änderungen von Krankheitsdefinitionen können ebenfalls einen großen Einfluss auf Fallzahlen gemeldeter Krankheiten haben und damit auch auf nachträglich klassifizierte Syndrome (entsprechend der diagnostischen Kriterien). Anfang 1993 wurde eine neue Definition von AIDS eingeführt; wie in Abb. 3–28 zu sehen ist, führte dies zu einem raschen Anstieg der gemeldeten Fallzahlen. Mit der neuen Definition kam es also zu einem dauerhaften Anstieg der gemeldeten Fälle, verglichen mit den vorherigen Zahlen, so dass hier ebenfalls ein Artefakt aufgrund der revidierten Falldefinition wahrscheinlich ist.

Einige Stilblüten von Todesursachen, die zu Beginn des Jahrhunderts formuliert wurden, zeigt Tabelle 3–13.

Tabelle 3–13. Einige Todesursachen, die in Todesbescheinigungen um 1900 eingetragen wurden

„Starb plötzlich, ohne die Hilfe eines Arztes"
„Eine Mutter starb in der Kindheit"
„Der Verstorbene war niemals sterbenskrank gewesen"
„Starb plötzlich, nichts Ernstes"
„Ging gesund zu Bett und wachte tot auf"

Im Kapitel über Morbiditätszahlen hatten wir gesehen, dass jede Person, die im Nenner des Bruches enthalten ist, gefährdet ist, auch in den Zähler zu gelangen; dazu betrachteten wir das Bei-

1 - FOR STATE REGISTRAR

STATE OF MARYLAND / DEPARTMENT OF HEALTH AND MENTAL HYGIENE
CERTIFICATE OF DEATH
REG. NO.

TO BE COMPLETED BY FUNERAL DIRECTOR

1. DECEDENT'S NAME *(First, Middle, Last)*
2. DATE OF DEATH MONTH DAY YEAR
3. TIME OF DEATH M

4. SOCIAL SECURITY NUMBER
5. SEX 1 ☐ M 2 ☐ F
6. AGE *(In yrs. last birthday)* YRS.
IF UNDER 1 YEAR MONTHS DAYS
IF UNDER 24 HRS. HOURS MIN.
7. DATE OF BIRTH *(Month, Day, Year)*
8. BIRTHPLACE *(State or Foreign Country)*

9a. FACILITY NAME *(If not institution, give street and number)*
9b. CITY, TOWN OR LOCATION OF DEATH
9c. COUNTY OF DEATH

RESIDENCE OF DECEDENT
10a. STATE
10b. COUNTY
10c. CITY, TOWN OR LOCATION
10d. INSIDE CITY LIMITS? 1 ☐ YES 2 ☐ NO
10e. STREET AND NUMBER
10f. ZIP CODE
10g. CITIZEN OF WHAT COUNTRY?

11. MARITAL STATUS 1 ☐ Never Married 2 ☐ Married 3 ☐ Widowed 4 ☐ Divorced
12. WAS DECEDENT EVER IN U.S. ARMED FORCES? 1 ☐ YES 2 ☐ NO IF YES, GIVE WAR OR DATES
13. WAS DECENDENT OF HISPANIC ORIGIN? (Specify Yes or No— If yes, specify Cuban, Mexican, Puerto Rican, etc.) 1 ☐ YES 2 ☐ NO *Specify:*
14. RACE — American Indian, Black, White, etc. *Specify:*

15. DECEDENT'S EDUCATION *(Specify only highest grade completed)* Elementary/Secondary (0-12) College (1-4 or 5 +)
16a. DECEDENT'S USUAL OCCUPATION *(Give kind of work done during most of working life. Do NOT use retired.)*
16b. KIND OF BUSINESS/INDUSTRY

17. FATHER'S NAME *(First, Middle, Last)*
18. MOTHER'S NAME *(First, Middle, Maiden Surname)*

19a. INFORMANT'S NAME *(Type/Print)*
19b. MAILING ADDRESS *(Street and Number or Rural Route Number, City or Town, State, Zip Code)*

20a. METHOD OF DISPOSITION 1 ☐ Burial 2 ☐ Cremation 3 ☐ Removal from State 4 ☐ Donation 5 ☐ Other *(Specify)*
20b. PLACE AND DATE OF DISPOSITION *(Name of cemetery, crematory or other place)* DATE
20c. LOCATION — City or Town, State

21. SIGNATURE OF FUNERAL SERVICE LICENSEE ▶
22. NAME AND ADDRESS OF FACILITY

TO BE COMPLETED BY PHYSICIAN: MEDICAL CERTIFICATION

23. PART I. Enter the diseases, or complications that caused the death. Do not enter the mode of dying, such as cardiac or respiratory arrest, shock, or heart failure. List only one cause on each line.

Approximate Interval Between Onset and Death

IMMEDIATE CAUSE (Final disease or condition resulting in death) → a. ___
DUE TO (OR AS A CONSEQUENCE OF):
Sequentially list conditions, if any, leading to immediate cause. Enter UNDERLYING CAUSE (Disease or Injury that initiated events resulting in death) LAST
b. ___
DUE TO (OR AS A CONSEQUENCE OF):
c. ___
DUE TO (OR AS A CONSEQUENCE OF):
d. ___

PART II. Other significant conditions contributing to death but not resulting in the underlying cause given in Part I.
24a. WAS AN AUTOPSY PERFORMED? 1 ☐ YES 2 ☐ NO
24b. WERE AUTOPSY FINDINGS AVAILABLE PRIOR TO COMPLETION OF CAUSE OF DEATH? 1 ☐ YES 2 ☐ NO

DID TOBACCO USE CONTRIBUTE TO CAUSE OF DEATH YES ☐ NO ☐ UNCERTAIN ☐

25. WAS CASE REFERRED TO MEDICAL EXAMINER? 1 ☐ YES 2 ☐ NO
26. PLACE OF DEATH *(Check only one)* HOSPITAL: 1 ☐ Inpatient 2 ☐ ER/Outpatient 3 ☐ DOA OTHER: 4 ☐ Nursing Home 5 ☐ Residence 6 ☐ Other *(Specify)*

27. MANNER OF DEATH 1 ☐ Natural 2 ☐ Accident 3 ☐ Suicide 4 ☐ Homicide 5 ☐ Pending Investigation 6 ☐ Could not be determined
28a. DATE OF INJURY *(Month, Day, Year)*
28b. TIME OF INJURY M
28c. INJURY AT WORK? 1 ☐ YES 2 ☐ NO
28d. DESCRIBE HOW INJURY OCCURED
28e. PLACE OF INJURY — At home, farm, street, factory, office building, etc. *(Specify)*
28f. LOCATION *(Street and Number or Rural Route Number, City or Town, State)*

29a. CERTIFIER *(Check only one)*
1 ☐ CERTIFYING PHYSICIAN: To the best of my knowledge, death occurred at the time, date and place, and due to the cause(s) and manner as stated.
2 ☐ MEDICAL EXAMINER: On the basis of examination and/or investigation, in my opinion, death occured at the time, date and place, and due to the cause(s) and manner as stated.

29b. SIGNATURE AND TITLE OF CERTIFIER
29c. LICENSE NUMBER
29d. DATE SIGNED *(Month, Day, Year)* ▶

30. NAME AND ADDRESS OF PERSON WHO COMPLETED CAUSE OF DEATH (ITEM 27) *(Type, Print)*

31. DATE FILED *(Month, Day, Year)*
32. REGISTRAR'S SIGNATURE

DHMH-16 Rev 1/89

Abbildung 3–27. Todesbescheinigung aus dem US-Staat Maryland. (Courtesy State of Maryland Department of Health and Mental Hygiene.)

58 Der epidemiologische Zugang zu Krankheiten und Interventionen

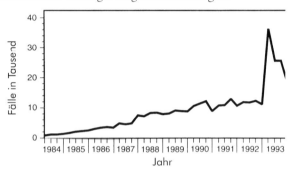

Abbildung 3–28. Beispiel eines ausgefüllten Abschnittes zur Todesursache auf einer Todesbescheinigung, einschließlich der unmittelbaren Ursache, des Grundleidens und anderer wichtiger Begleiterkrankungen.

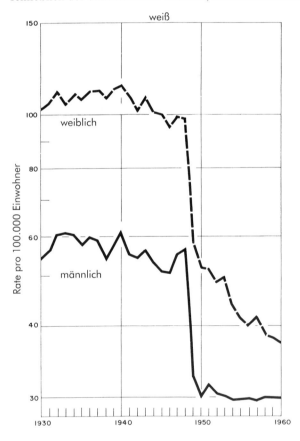

Abbildung 3–29. Abnahme der Sterberaten durch Diabetes bei Männern und Frauen im Alter zwischen 55 und 64 Jahren, aufgrund einer neuen ICD-Kodierung, Vereinigte Staaten, 1930–1960. (From: US Public Health Service publication No. 1000, series 3, No. 1. Washington, DC, US Government Printing Office, 1964.)

Abbildung 3–30. AIDS-Fälle, quartalsweise gemeldet, Vereinigte Staaten, 1984–1993. (From Centers for Disease Control and Prevention: Update: Trends in AIDS diagnosis and reporting under the expanded surveillance definition for adolescents and adults – United States, 1993. MMWR 43:827, 1994.)

spiel der Inzidenzraten von Gebärmutterkrebs. Abb. 3–29 zeigt eine ähnliche Zusammenstellung von Beobachtungen über Mortalitätsraten bei Gebärmutterkrebs. Hier gelten die gleichen Prinzipien im Hinblick auf Zähler und Nenner.

VERGLEICH DER MORTALITÄT IN VERSCHIEDENEN POPULATIONEN

Eine wichtige Anwendung von Mortalitätsdaten besteht darin, die Sterblichkeit in verschiedenen Bevölkerungsgruppen zu vergleichen oder die Mortalität innerhalb einer Population in verschiedenen Zeitabschnitten.

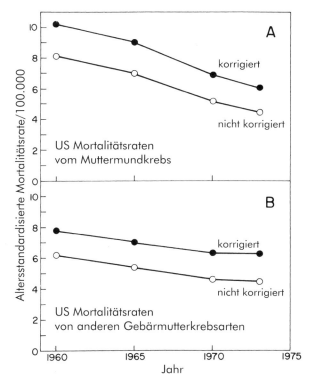

Abbildung 3–31. Altersstandardisierte Mortalitätsraten für Gebärmutterkrebs, korrigiert und unkorrigiert nach Hysterektomie-Status, Alameda County, Kalifornien. (From Lyon JL, Gardner JW: The rising frequency of hysterectomy: Its effect on uterine cancer rates. Am J Epidemiol 105: 439–443, 1977.)

Populationen unterscheiden sich in vielen Merkmalen, die einen Einfluss auf die Sterblichkeit haben. Die Altersverteilung ist dabei der wichtigste Faktor. Daher wurden Methoden entwickelt, um die Mortalität in unterschiedlichen Bevölkerungen zu untersuchen, wobei Eigenschaften wie das Alter konstant gehalten werden. Tabelle 3–14 zeigt Daten zur Veranschaulichung des Problems. Zu sehen sind die Mortalitätsziffern von Farbigen und Weißen in Baltimore im Jahr 1965. Die Zahlen mögen uns zunächst überraschen, denn wir hätten eine höhere Mortalität bei der farbigen Bevölkerung erwartet, vor dem Hintergrund verschiedener Probleme bei den Wohn- und Lebensverhältnissen und der Erreichbarkeit medizinischer Versorgung, besonders zu der damaligen Zeit.

Tabelle 3–14. Rohe Mortalitätsraten nach Rasse, Stadt Baltimore, 1965

Rasse	Mortalität pro 1.000 Einwohner
Weiße	14,3
Schwarze	10,2

In Tabelle 3–15 finden wir neben den Daten aus der obigen Tabelle rechts davon altersspezifische Zahlen für jede Altersschicht.

Obwohl hier die Mortalität in jeder Altersschicht bei den Farbigen höher liegt als bei den Weißen, ist die Gesamtmortalität (auch als rohe Mortalitätsrate bezeichnet) der weißen Bevölkerung höher als die der farbigen. Wie ist das zu erklären? Hier spiegelt sich zunächst die Tatsache wider, dass – unabhängig von der Hautfarbe – die Mortalität in der obersten Altersgruppe deutlich ansteigt; höheres Lebensalter trägt am stärksten zur Mortalität bei. Die weiße Bevölkerung in unserem Beispiel ist nun älter als die farbige und 1965 gab es nur wenige Farbige, die älter als 65 Jahre waren. Die Gesamtmortalität der Weißen wird stark von hohen Sterberaten in der obersten Altersgruppe beeinflusst; in der farbigen Bevölkerung bleibt dieser Effekt aus, da der Anteil der oberen Altersschichten gering ist.

Die hohe Sterberate spiegelt zwei Dinge wider: Unterschiede in der Ausprägung der Sterblichkeit und Unterschiede in der Zusammensetzung der Bevölkerung.

Man kann sich, wie wir im folgenden Abschnitt sehen werden, diesem Problem auf zwei Wegen nähern.

DIREKTE ALTERSSTANDARDISIERUNG

Tabelle 3–16 zeigt die Mortalität einer Bevölkerung in zwei verschiedenen Zeiträumen. Die Mortalitätsrate der späteren Phase liegt deutlich höher als die der früheren. Diese Daten werden durch altersspezifische Daten aus Tabelle 3–17 ergänzt. Wir sehen dort drei Altersgruppen, wobei die Mortalität in der späteren Phase für jede Altersgruppe niedriger ist als in der früheren Phase. Wie ist nun die höhere Gesamtmortalität während der späteren Phase zu erklären? Die Antwort ergibt sich aus dem Wandel der Altersstruktur im Laufe der Zeit. Die Sterblichkeit ist in den ältes-

Tabelle 3-15. Sterberaten nach Alter und Rasse, Baltimore, 1965

Rasse	alle Altersgruppen	Sterberaten nach Alter pro 1.000 Einwohner					
		<1 J.	1–4 J.	5–17 J.	18–44 J.	45–64 J.	>65 J
Weiße	14,3	23,9	0,7	0,4	2,5	15,2	69,3
Schwarze	10,2	31,3	1,6	0,6	4,8	22,6	75,9

Department of Biostatistics: Annual Vital Statistics Report for Maryland, 1965. Baltimore, Maryland State Department of Health, 1965.

Tabelle 3-16. Ein Beispiel direkter Altersstandardisierung: I. Vergleich der Gesamt-Sterberaten in einer Population in zwei verschiedenen Perioden

Frühe Periode			Spätere Periode		
Population	Anzahl der Todesfälle	Sterberate pro 100 000	Population	Anzahl der Todesfälle	Sterberate pro 100.000
900.000	862	96	900.000	1.130	126

Tabelle 3-17. Ein Beispiel direkter Altersstandardisierung: II. Vergleich der altersspezifischen Sterberaten in zwei verschiedenen Perioden

Altersgruppe (Jahre)	Frühe Periode			Spätere Periode		
	Population	Anzahl der Todesfälle	Sterberate pro 100 000	Population	Anzahl der Todesfälle	Sterberate pro 100.000
Alle	900.000	862	96	900.000	1.130	126
30–49	500.000	60	12	300.000	30	10
50–69	300.000	396	132	400.000	400	100
70+	100.000	406	406	200.000	700	350

Tabelle 3-18. Ein Beispiel direkter Altersstandardisierung: III. Durchführen einer Altersstandardisierung unter Verwendung der beiden Gesamtpopulationen als Standard

Altersgruppe (Jahre)	Standard-Population	„Frühe" Rate pro 100.000	Erwartete Anzahl der Todesfälle mit „früher" Rate	„Spätere" Rate pro 100.000	Erwartete Anzahl der Todesfälle mit „späterer" Rate
Alle	1.800.000				
30–49	800.000	12	96	10	80
50–69	700.000	132	924	100	700
70+	300.000	406	1.218	350	1.050
Gesamtzahl der erwarteten Todesfälle			2.238		1.830

In der Standardpopulation altersstandardisierte Raten

$$\text{„Frühe"} = \frac{2.238}{1.800.000} = 124{,}3 \qquad \text{„Spätere"} = \frac{1.830}{1.800.000} = 101{,}7$$

ten Gruppen am höchsten und im Laufe der späteren Periode hat sich die Zahl der Menschen in der ältesten Gruppe verdoppelt, während die Zahl junger Leute deutlich abgenommen hat. Wir würden gerne diesen Altersunterschied ausblenden und fragen uns dabei: Wenn die Altersstruktur beider Populationen gleich wäre, gäbe es dann irgendwelche Unterschiede zwischen der Mortalität der frühen und der späten Phase?

Einen Ansatz zu dieser Frage zeigt Tabelle 3-18: Eine hypothetische „Standardbevölkerung" wird zusammengestellt, auf die wir die altersspezifischen Mortalitätsraten sowohl der frühen als auch der späten Phase anwenden. Wenn wir mit einer einzigen Standardbevölkerung arbeiten, schließen wir die Möglichkeit aus, dass beobachtete Unterschiede lediglich aufgrund von Altersunterschieden entstanden sind. (In diesem Beispiel haben wir standardisiert, indem wir die Bevölkerungen der frühen und der späten Phase addierten; jede andere Population hätte dabei verwendet werden können). Dadurch dass jede altersspezifische Mortalitätsrate auf die einzelnen Altersgruppen der Standardbevölkerung bezogen wird, erhalten wir die erwartete Zahl an Todesfällen, die bei Anwendung dieser Raten eingetreten wäre. Daraufhin können wir die Gesamtzahl der in der Standardbevölkerung erwarteten Todesfälle berechnen, zunächst unter der Bedingung der altersspezifischen Raten der frühen Phase; dann unter der Annahme, dass die altersspezifischen Raten der späten Phase zuträfen. Teilen wir nun jede der beiden erwarteten Gesamtzahlen an Todesfällen durch die Standardbevölkerung, erhalten wir je einen Erwartungswert der Mortalitätsrate in der Standardbevölkerung sowohl für die frühe Phase als auch für die späte Phase. Diese Raten werden als *altersstandardisierte* Raten bezeichnet, welche den beobachteten Rückgang der altersspezifischen Raten angemessen widerspiegeln. Unterschiede der Alterszusammensetzung spielen nun keine Rolle mehr. Obgleich altersstandardisierte Raten sehr hilfreich bei vergleichenden Untersuchungen sein können, sollte der erste Schritt immer darin bestehen, altersspezifische Raten im Hinblick auf Unterschiede oder Veränderungen sorgfältig zu prüfen. Diese Unterschiede können durch standardisierte Raten verschleiert werden und damit verloren gehen, wenn wir unverzüglich die Altersstandardisierung durchführen.

In diesem Beispiel wurden die Raten nach Altersgruppen standardisiert. Man hätte sie aber auch nach jedem anderen Gesichtspunkt standardisieren können, wie Geschlecht, sozio-ökonomischem Status oder Rasse; darüber hinaus gibt es Verfahren, nach verschiedenen Variablen gleichzeitig zu standardisieren.

Indirekte Altersstandardisierung (Standardisierte Mortalitäts-Ratios)

Eine weitere Möglichkeit einer Standardisierung besteht darin, die standardisierte Mortalitäts-Ratio (SMR) zu berechnen, die folgendermaßen definiert ist:

$$\text{SMR} = \frac{\text{Beobachtete Zahl der Todesfälle pro Jahr}}{\text{Erwartete Zahl der Todesfälle pro Jahr}}$$

Dazu betrachten wir das Beispiel in Tabelle 3-19. In einem Kollektiv von 534.533 weißen Minenarbeitern starben im Jahr 1950 insgesamt 436 an Tuberkulose (Tbc).

Liegt die hier beobachtete Tbc-Sterblichkeit höher, niedriger oder gleich hoch im Vergleich zu der erwarteten Mortalität bei weißen Männern der selben Altersverteilung innerhalb der Normalbevölkerung? Auf jede Altersgruppe der Minenarbeiter wenden wir die altersspezifischen Mortalitätsraten aus der Normalbevölkerung an und berechnen: Wie viele Todesfälle würden wir in der Gruppe der weißen Minenarbeiter erwarten, wenn sie die gleiche Sterblichkeit hätten wie die Männer der entsprechenden Altersgruppe in der Vergleichsgruppe?

Die Daten hierzu sind in der dritten Spalte enthalten, die Zahl der tatsächlich verstorbenen Minenarbeiter ist in der vierten Spalte aufgeführt.

Die SMR wird berechnet, indem die Summe der Verstorbenen (436) durch die Gesamtzahl der erwarteten Todesfälle (181,09) geteilt wird, daraus resultiert 2,41. Die Multiplikation mit 100 wird häufig vorgenommen, um nicht mit Dezimalstellen arbeiten zu müssen. In unserem Beispiel käme also 241 heraus. Eine SMR von 100 bedeutet, dass die beobachtete und erwartete Zahl der Todesfälle gleich ist. Liegt die SMR über 100, weist dies darauf hin, dass die beobachtete Zahl größer als erwartet ist. Eine SMR unter 100 zeigt dagegen an, dass die Zahl der beobachteten Todesfälle geringer als erwartet ist.

Tabelle 3–19. Berechnung einer SMR für alle Formen der Tuberkulose (Tbc) bei weißen Minenarbeitern im Alter von 20 bis 59 Jahren, USA, 1950

Alter (Jahre)	Geschätzte Population weißer Minenarbeiter	Sterberate (pro 100.000) an Tbc bei Männern in der Allgemeinbevölkerung	Erwartete Todesfälle an Tbc bei weißen Minenarbeitern, wenn sie das gleiche Risiko hätten wie die Allgemeinbevölkerung	Beobachtete Tbc-Todesfälle bei weißen Minenarbeitern
	(1)	(2)	(3) = (1) × (2)	(4)
20–24	74.598	12,26	9,14	10
25–29	85.077	16,12	13,71	20
30–34	80.845	21,54	17,41	22
35–44	148.870	33,96	50,55	98
45–54	102.649	56,82	58,32	174
55–59	42.494	75,23	31,96	112
Gesamt	534.533		181,09	436

$$\text{SMR} = \frac{\text{Beobachtete Todesfälle bzgl. einer Beschäftigung – Ursache – Ethnischen Gruppe}}{\text{Erwartete Todesfälle bzgl. einer Beschäftigung – Ursache – Ethnischen Gruppe}} \times 100$$

$$\text{SMR (für 20–59-Jährige)} = \frac{436}{181,09} \times 100 = 241$$

Adapted from Vital statistics: Special reports. Washington, DC, Department of Health, Education, and Welfare, vol 53(5), 1963.

Die SMR wird üblicherweise bei arbeitsmedizinischen Studien verwandt: Weisen Beschäftigte in bestimmten Industriezweigen eine höhere Mortalität auf als Menschen der selben Altersgruppen in der Normalbevölkerung? Bringt diese Beschäftigung also ein zusätzliches Risiko mit sich?

Kohorteneffekte

Tabelle 3–20 zeigt altersspezifische Sterberaten bei Tuberkulose bezogen auf 100.000 Patienten in Massachusetts zwischen 1880 und 1930. (Um die Besprechung des Themas zu vereinfachen, werden wir Kinder zwischen 0 und 4 Jahren nicht berücksichtigen, da Tuberkuloseerkrankungen in

Tabelle 3–20. Altersspezifische Todesraten pro 100.000 an Tuberkulose (alle Formen), Männer, Massachusetts, 1880–1930

Altersgruppe	Jahr					
	1880	1890	1900	1910	1920	1930
0–4	760	578	309	309	108	41
5–9	43	49	31	21	24	11
10–19	126	115	90	63	49	21
20–29	444	361	288	207	149	81
30–39	378	368	296	253	164	115
40–49	364	336	253	253	175	118
50–59	366	325	267	252	171	127
60–69	475	346	304	246	172	95
70+	672	396	343	163	127	95

Adapted from Frost WH: The age selection of mortality from tuberculosis in successive decades. J Hyg 30:91-96, 1939.

diesem Alter ein besonderes Phänomen darstellen.) Wenn wir beispielsweise die Spalte des Jahres 1910 (jede Spalte enthält die Daten eines Kalenderjahres) von oben nach unten lesen, scheint die Tuberkulosesterblichkeit ihren Höhepunkt bei Erkrankten zwischen 30 und 40 Jahren erreicht zu haben, um danach mit höherem Alter wieder abzunehmen. Eine solche Betrachtung von Daten nach Jahren nennen wir eine *Querschnittsbetrachtung*.

Das tatsächliche Risikoprofil der Tuberkulose ist etwas anders gelagert (Tabelle 3–21). Eine Person, die 1880 in die Altersgruppe zwischen 10 und 19 Jahren gehörte, war 1890 zwischen 20 und 29 Jahre alt und gehörte 1900 zu den 30- bis 39-Jährigen. Mit anderen Worten: Personen, die in einem bestimmten Jahr geboren wurden, bewegen sich gemeinsam in der Zeit. Wir können nun die zeitliche Entwicklung der Mortalität innerhalb der selben Kohorte (das heißt eine Gruppe von Menschen, die die gleiche Erfahrung teilen) untersuchen, in der sich all jene befinden, die in der gleichen 10-Jahres-Spanne geboren wurden. Betrachten wir die Menschen, die sich 1880 in der Altersgruppe 5 bis 9 Jahre befanden und verfolgen wir diese über die Zeit, wie dies durch die Kästchen in der Tabelle angezeigt ist, wird deutlich: Die höchste Mortalität fand sich tatsächlich in einer niedrigeren Altersklasse, als dies bei der Querschnitts-Betrachtung der Daten zu erwarten gewesen wäre. Wenn wir Veränderungen der Mortalität über die Zeit untersuchen, sollten wir uns immer fragen, ob augenfällige Veränderungen nicht auf solch einem Kohorteneffekt beruhen.

Interpretation beobachteter Veränderungen der Mortalität

Wenn wir Unterschiede der Mortalität zu verschiedenen Zeitpunkten oder zwischen Bevölkerungen finden – sei es eine Abnahme oder ein Anstieg – können diese artefaktbedingt oder real sein. Artefakte können dabei aus Problemen im Umgang mit dem Nenner oder Zähler eines Quotienten resultieren (Tabelle 3–22). Entscheiden wir uns nun dafür, dass diese Unterschiede tatsächlich vorhanden sind, müssen wir nach Erklärungen suchen. Einige Möglichkeiten dafür sind in Tabelle 3–23 zu finden.

Tabelle 3–21. Altersspezifische Todesraten pro 100.000 an Tuberkulose (alle Formen), Männer, Massachusetts, 1880–1930

Altersgruppe	Jahr					
	1880	1890	1900	1910	1920	1930
0–4	760	578	309	309	108	41
5–9	43	49	31	21	24	11
10–19	126	115	90	63	49	21
20–29	444	361	288	207	149	81
30–39	378	368	296	253	164	115
40–49	364	336	253	253	175	118
50–59	366	325	267	252	171	127
60–69	475	346	304	246	172	95
70+	672	396	343	163	127	95

Data from Frost WH. The age selection of mortality from tuberculosis in successive decades. J. Hyg 30:91-96, 1939.

Tabelle 3-22. Mögliche Erklärungen für Trends oder Unterschiede der Mortalität: I. durch Artefakte

1. Zähler	Fehler in der Diagnose
	Fehler des Alters
	Änderungen der Kodierungsregeln
	Änderungen der Klassifizierung
2. Nenner	Fehler beim Zählen der Population
	Fehler beim Klassifizieren nach demografischen Merkmalen (z. B. Alter, Rasse, Geschlecht)
	Unterschiede der Anteile der Populationen unter Risiko

Tabelle 3-23. Mögliche Erklärungen für Trends oder Unterschiede der Mortalität: II. Realität

Änderungen des Überlebens ohne Änderungen der Inzidenz
Änderungen der Inzidenz
Änderungen der Alterszusammensetzung der Population(en)
Kombination obiger Faktoren

LEBENSQUALITÄT

Die meisten Krankheiten haben schwerwiegende Auswirkungen auf den Betroffenen, bevor die Mortalität als Maß zum Tragen kommt. Krankheiten, die nicht tödlich verlaufen, können jedoch mit Behinderungen und einem hohen Leidensdruck einhergehen. Daher ist es ebenfalls wichtig, die Auswirkungen einer Erkrankung auf die Lebensqualität des Patienten zu betrachten und diese zu messen, auch wenn entsprechende Maßzahlen nicht mit epidemiologischen Maßzahlen gleichzusetzen sind. Beispielsweise kann untersucht werden, inwieweit ein Arthritispatient durch seine Erkrankung im alltäglichen Leben eingeschränkt wird.

Obgleich es sehr umstritten ist, welche Maßzahlen zur Einschätzung der Lebensqualität am ehesten valide sind, ist doch allgemein anerkannt, dass diese Erhebungen eine vernünftige Planungsgrundlage zeitlich begrenzter Therapieprogramme für bestimmte Patienten bilden können. Die über mehrere Monate gesammelten Angaben der Patienten zu ihrer Lebensqualität geben Aufschluss über die Wirksamkeit der Therapie. Erhebungen zur Lebensqualität wurden auch herangezogen, um Schwerpunkte bei der Verteilung knapper Ressourcen im Gesundheitsbereich zu setzen.

Obwohl hierfür in erster Linie Mortalitätsdaten zugrunde gelegt werden, müssen auch Angaben zur Lebensqualität berücksichtigt werden, weil viele Krankheiten chronisch und nicht unmittelbar lebensbedrohlich verlaufen. Patienten können Aspekte der Lebensqualität unterschiedlich gewichten, je nach dem jeweiligen kulturellen Hintergrund, der Bildung und religiösen Wertvorstellungen. Hieraus folgt: Lebensqualität einzuschätzen und daraus brauchbare Indikatoren zu entwickeln, um vergleichbare Daten bei verschiedenen Patienten und in unterschiedlichen Bevölkerungen gewinnen zu können, wird weiterhin eine große Herausforderung bleiben.

SURVEILLANCE (KRANKHEITSÜBERWACHUNG)

Surveillance spielt eine fundamentale Rolle im Bereich des Öffentlichen Gesundheitswesens (Public Health). Surveillance kann zur Überwachung von Veränderungen der Krankheitshäufigkeit durchgeführt werden oder zur Überwachung der Prävalenz von Risikofaktoren. Zu einem großen Teil stammt unser Wissen über Morbidität und Mortalität aus Programmen zur systematischen Surveillance von Erkrankungen. Surveillance wird meist bei Infektionserkrankungen durchgeführt, doch in den letzten Jahren wurde es zunehmend wichtiger, Veränderungen auch in anderen Bereichen zu beobachten, wie bei angeborenen Missbildungen, Krebs, Asthma und chemischen Vergiftungen sowie bei Verletzungen und Krankheiten nach Naturkatastrophen, wie Hurrikane oder Erdbeben. Surveillance wird auch eingesetzt, um die Vollständigkeit des Impfschutzes in der Bevölkerung zu überwachen, ebenso wie die Prävalenz medikamenten-resistenter Organismen, wie etwa Tbc- und Malaria-Erreger.

Die „Centers for Disease Control and Prevention" definierten *epidemiologische Surveillance* als:

> Das kontinuierliche systematische Sammeln, Analysieren und Interpretieren von Gesundheitsdaten, die grundlegend für die Planung,

Durchführung und Bewertung der Praxis im Bereich des Öffentlichen Gesundheitswesens sind, sowie die rechtzeitige Weitergabe dieser Daten an all diejenigen, die informiert sein müssen.[7]

Ein wichtiger Bestandteil dieser, wie auch anderer Definitionen von Surveillance ist es, Entscheidungsträgern Richtgrößen an die Hand zu geben, mit denen die besten Strategien zur Krankheitsprävention und -bekämpfung entwickelt und umgesetzt werden können.

Um Länder oder Staaten in die Lage zu versetzen, koordinierte Maßnahmen im Bereich des Öffentlichen Gesundheitswesens planen zu können, sind feste Verfahren zum Austausch von Informationen unabdingbar. Folglich bedarf es standardisierter Definitionen von Erkrankungen und diagnostischen Kriterien, die in verschiedenen Ländern angewendet werden können; auch die Formen der Berichterstattung müssen standardisiert sein.

Surveillance kann auf zwei Arten erfolgen: passiv oder aktiv. Als *passive Surveillance* wird die Krankheitsüberwachung bezeichnet, bei der entweder die vorhandenen Daten zu meldepflichtigen Krankheiten verwendet werden oder Berichte in Auftrag gegeben oder angefordert werden, wobei meist der Dienstleister oder der zuständige Amtsarzt in der Verantwortung stehen. Vollständigkeit und Qualität der berichteten Daten hängen also weitgehend von dieser Person und ihrem Mitarbeiterstab ab, die diese Aufgabe häufig ohne zusätzliche Finanzierung oder Ressourcen erfüllen müssen. Folglich kann es leicht zu einer Unterschätzung (engl. underreporting) und einer unvollständigen Berichterstattung kommen; um dieses Problem zu verringern, müssen die Instrumente des Meldesystems einfach und kurz sein. Bei der Verwendung der passiven Form können lokale Ausbrüche übersehen werden, da die meist relativ kleine Zahl der gemeldeten Fälle (Zähler der Inzidenz) im Nenner „untergeht", der eine gesamte Population einer Region oder eines Landes beinhaltet. Dennoch ist ein passives Berichtswesen relativ kostengünstig und einfach zu initiieren. Darüber hinaus verfügen zahlreiche Länder über passive Berichtssysteme für eine Reihe von meldepflichtigen Erkrankungen, die meist infektiös sind; hier ermöglichen passive Berichte internationale Vergleiche, durch die Gebiete identifiziert werden können, die dringend Unterstützung bei der Erkennung neuer Fälle und der medizinischen Versorgung benötigen.

Als *aktive Surveillance* wird ein System bezeichnet, bei dem Projektteams regelmäßig medizinische Einrichtungen, wie Kliniken und Krankenhäuser, besuchen, um neue Fälle einer Erkrankung, vorbestehende Erkrankungen oder Todesfälle durch die Erkrankung aufzuspüren. Aktive Surveillance kann darin bestehen, Ärzte und Patienten zu interviewen, medizinische Berichte zu prüfen und – in Entwicklungsländern – Dörfer zu untersuchen, sei es routinemäßig oder nachdem ein Indexfall aufgetreten ist. Aktive Meldesysteme sind meist genauer als die passiven, da die aktive Surveillance von Personen durchgeführt wird, die eigens für diese Aufgabe eingestellt wurden. Bei der passiven Surveillance hingegen sind die Personen, von denen die Meldung neuer Fälle erwartet wird, oft schon durch ihre eigentliche Arbeit überlastet: die medizinische Versorgung und Dienstleistung. Meldebögen auszufüllen, stellt für sie eine zusätzliche Last dar, die meist als zweitrangig neben den Hauptaufgaben gesehen wird. Durch aktive Berichterstattung können lokale Ausbrüche im Allgemeinen entdeckt werden. Ein aktives Meldesystem zu betreiben, ist jedoch teurer als eine passive Berichterstattung und oft anfangs schwerer zu etablieren.

Surveillance in Entwicklungsländern kann noch schwieriger sein. So können beispielsweise Regionen, die einen Bedarf an Surveillance haben, nur schwer zugänglich sein und es kann von solchen Regionen aus schwierig sein, die Kommunikation mit den zentralen Behörden aufrecht zu erhalten, die strategische Entscheidungen treffen müssen und die nötigen Ressourcen für Nachsorge, Krankheitsbekämpfung und Prävention zuweisen. Des Weiteren können Krankheitsdefinitionen, die in entwickelten Industriestaaten verwendet werden, in Entwicklungsländern mitunter unbrauchbar sein, da es an Labors oder anderen ausgeklügelten Techniken zur vollständigen diagnostischen Bewertung von Verdachtsfällen fehlt. Als Ergebnis kann die Zahl der beobachteten klinischen Fälle unterschätzt werden (underreporting).

In vielen Fällen ist Surveillance von großem Wert. Abbildung 3–32 zeigt Trends der Inzidenz von Schilddrüsenkrebs bei Kindern in Weißruss-

Abbildung 3–32. Inzidenz von Schilddrüsenkrebs bei Kindern in Weißrussland, in der Ukraine und in Russland, 1986–1994. (Bard D, Verger P, Hubert P: Chernobyl, 10 years after: Health consequences. Epidemiol Rev 19:187–204, 1997. By permission of Oxford University Press.)

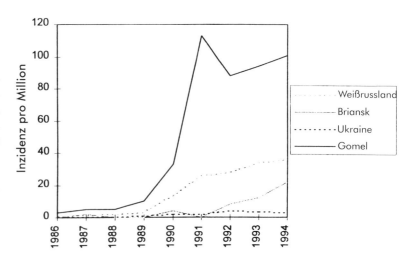

land, in der Ukraine und in Russland zwischen 1986 und 1994 nach der Reaktorexplosion in Tschernobyl.[8] Die höchsten Inzidenzraten wurden in den am stärksten verseuchten Gebieten gefunden – Gomel im Süden Weißrusslands und in Teilen der nördlichen Ukraine. Dennoch besteht bei der Auslegung solcher Daten die Möglichkeit, dass der verzeichnete Anstieg auf das intensive Screening nach dem Unfall zurückzuführen sein könnte, wodurch Tumoren entdeckt wurden, die sonst unerkannt geblieben wären. Heute herrscht jedoch allgemeine Übereinstimmung darüber, dass die beobachtete Zunahme an Schilddrüsenkrebserkrankungen bei Kindern und Jugendlichen in den Gebieten des radioaktiven Fall-out real ist.

Surveillance kann auch durchgeführt werden, um Veränderungen des Ausmaßes von Risikofaktoren in der Umwelt einzustufen. Beispielsweise können Grade der Luftverschmutzung und Strahlung überwacht werden, insbesondere nachdem ein Unfall gemeldet wurde, wie etwa nach der Explosion des „Three-Mile-Island"-Kernreaktors. Solch ein „Monitoring" kann frühzeitig vor einem möglichen Anstieg von Erkrankungsraten warnen, die im Zusammenhang mit diesem Umweltfaktor stehen. Die Surveillance von Veränderungen von Erkrankungsraten oder der Ausprägung von Risikofaktoren in der Umwelt kann somit als ein Verfahren dienen, mit dem der Schweregrad eines Unfalls gemessen wird und, das Möglichkeiten zur Gefahrensenkung in der Zukunft aufzeigen kann.

DIE ZUKÜNFTIGE KRANKHEITSBÜRDE VORHERSAGEN

Eine interessante und wertvolle Anwendung aktueller Daten zur Vorhersage zukünftiger Auswirkungen von Erkrankungen stellt folgendes Projekt dar: Es wurde eine umfassende Erhebung über die aktuelle Mortalität und Behinderungen (engl. disability) durch Erkrankungen, Verletzungen und Risikofaktoren aus allen Regionen der Welt für das Jahr 1990 vorgenommen und bis in das Jahr 2020 projiziert. Die Studie „The Global Burden of Disease" versuchte nicht nur Todesfälle, sondern auch die Auswirkungen von vorzeitigen Todesfällen und Behinderungen auf eine Population zu quantifizieren und diese zu einem einzigen Indikator zusammenzufassen, um die gesamte „Krankheitsbürde" auszudrücken.[9] Der für diese Studie entwickelte Indikator heißt „Disability-Adjusted Life Year (DALY)" und steht für die verlorenen Lebensjahre durch vorzeitigen Tod und die mit einer Behinderung bestimmter Schwere und Dauer gelebten Jahre. Ein DALY ist also ein verlorenes Jahr gesunden Lebens.

Die Ergebnisse zeigten, dass im Jahr 1990 fünf der 10 führenden Behinderungsursachen psychiatrische Störungen waren; psychiatrische und neurologische Erkrankungen machten 28 Prozent al-

Kapitel 3 · Maße der Erkrankungshäufigkeit   67

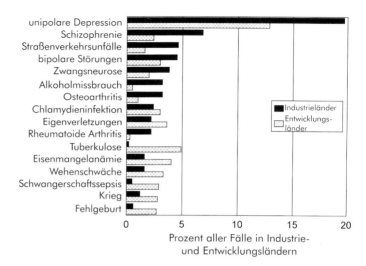

Abbildung 3–33. Die zehn Haupterkrankungen bei Frauen zwischen 15 und 44 Jahren in Industrie- und Entwicklungsländern, 1990. (Murray CJL, Lopez AD: The Global Burden of Disease. Cambridge, Mass, Harvard University Press, 1996.)

ler mit einer Behinderung gelebten Jahre aus, deren Schwere und Dauer bekannt ist, verglichen mit 1,4 Prozent aller Todesursachen und 1,1 Prozent aller verlorenen Lebensjahre. Abbildung 3–33 zeigt die zehn Hauptursachen der Krankheitsbürde bei Frauen im Alter von 15 bis 44 Jahren in Industrie- und Entwicklungsländern im Jahr 1990. Erneut wird die Bedeutung nicht-übertragbarer Erkrankungen, wie psychische Störungen und Verletzungen, auf dramatische Weise sichtbar.

Mit der Alterung der Bevölkerung weltweit findet ein „epidemiologischer Übergang" statt, so dass wahrscheinlich im Jahr 2020 nichtübertragbare Erkrankungen 70 Prozent aller Todesfälle in den Industriestaaten bedingen werden, die heute weniger als die Hälfte ausmachen. Wie in Abbildung 3–34 dargestellt, wird erwartet, dass in den Entwicklungsländern bis zum Jahr 2020 der Anteil übertragbarer, erblicher und perinataler Erkrankungen sowie Mangelernährung (Gruppe I) dramatisch sinken werden, während die Krank-

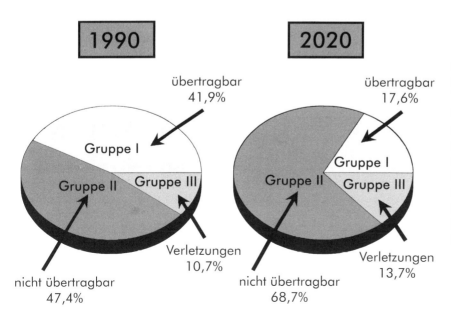

Abbildung 3–34. Der „epidemiologische Übergang": Verteilung der Todesfälle durch übertragbare und nichtübertragbare Ursachen in Entwicklungsländern, 1990 und Prognose für das Jahr 2020. (Murray CJL, Lopez AD: The Global Burden of Disease. Cambridge, Mass, Harvard University Press, 1996.)

heitslast durch Gruppe II (nicht-übertragbare Erkrankungen) steil ansteigen wird, wie auch der Anteil der Verletzungen (Gruppe III). Auch ist zu erwarten, dass die Krankheitsbürde, die dem Tabak zuzuschreiben ist, bis zum Jahr 2020 größer sein wird, als diejenige, die durch andere Krankheiten verursacht wird – ein deutlicher Aufruf zu Public-Health-Maßnahmen. Zwar gibt es keine allgemeingültige Übereinstimmung über die Methodik oder Anwendbarkeit eines einzelnen Maßes der Krankheitsbürde, wie dem Indikator DALY; dennoch ist diese Studie ein exzellentes Beispiel für den Versuch einer weltweiten Surveillance mit dem Ziel, ein solches Maß zu entwickeln, um schließlich valide regionale Vergleiche und Prognosen für die Zukunft anstellen zu können, die wiederum angemessene Interventionen planbar machen.

SCHLUSSFOLGERUNG

In diesem Kapitel wurden einige der Möglichkeiten betrachtet, um Krankheit und Sterblichkeit von Menschen quantitativ zu erfassen und wiederzugeben.

Die nächste Frage betrifft die Zähler von Krankheitsraten: Wie können wir Menschen identifizieren, die an einer bestimmten Krankheit leiden und wie unterscheiden wir diese von den Gesunden? Und wie lässt sich die Qualität von Reihenuntersuchungen (Screenings) und diagnostischen Tests bewerten, die dazu dienen, Kranke und Gesunde voneinander zu unterscheiden. Mit diesen Fragen beschäftigen wir uns im folgenden Kapitel.

LITERATUR

1. Erkinjuntti T; Østbye T, Steenhuis R, Hachinski V: The effect of different diagnostic criteria on the prevalence of dementia. N Engl J Med 337:1667, 1997.
2. Lagakos SW, Wessen BJ, Zelen M: An analysis of contaminated well water and health effects in Woburn, Massachusetts. J Am Stat Assoc 81:583, 1986.
3. Harr J: A Civil Action. New York, Random House, 1995.
4. National Center for Health Statistics: Instructions for Classifying the Underlying Cause of Death, 1983, Hyattsville, Md.
5. Chamblee RF, Evans MC: TRANSAX: The NCHS System for Producing Multiple Cause-of-Death Statistics, 1968-1978. Vital and Health Statistics, series 1, No. 20, DHHS publication No. (PHS) 86-1322. Washington, DC, Bureau of Vital and Health Statistics, June 1986.
6. Savage G, Rohde FC, Grant B, Dufour MC: Liver Cirrhosis Mortality in the United States, 1970-90: Surveillance Report No. 29. Bethesda, Md, Department of Health and Human Services, December 1993.
7. Thacker S, Berkelman RL: Public health surveillance in the United States. Epidemiol Rev 10:164, 1988.
8. Bard D, Verger P, Hubert P: Chernobyl, 10 years after: health consequences. Epidemiol Rev 19:187, 1997.
9. Murray CJL, Lopez AD: The Global Burden of Disease. Cambridge, Mass, Harvard University Press, 1996.

Fragen zur Wiederholung des 3. Kapitels

Die Fragen 1 und 2 beziehen sich auf die unten stehenden Angaben:

In einem asiatischen Land mit einer Bevölkerung von 6 Millionen Menschen traten 60.000 Todesfälle während des Jahres 1995 auf, das mit dem 31. Dezember endete. Darin waren 30.000 Choleratote bei 100.000 Cholerakranken enthalten.

1. Wie berechnet sich die ursachenspezifische Mortalitätsrate für Cholera im Jahr 1995? _____

2. Wie hoch war die Letalitätsrate von Cholera im Jahr 1995? _____

Die Fragen 3 und 4 beziehen sich auf die unten stehenden Angaben:

Jährliche Inzidenzraten zerebrovaskulärer Erkrankungen pro 10.000 in 4 Ländern

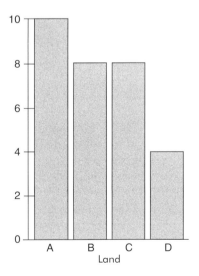

Land	Bevölkerungszahl	Jahres-Fatalitätsrate für zerebrovaskuläre Erkrankungen (%)
A	50.000	50
B	100.000	25
C	250.000	20
D	250.000	10

3. In welchem Land ist die höchste Anzahl neu aufgetretener Fälle zerebrovaskulärer Erkrankungen pro Jahr zu verzeichnen?

   A
   B
   C
   D

4. In welchem Land liegt die höchste Anzahl von Todesfällen bei neu aufgetretenen zerebrovaskulären Erkrankungen pro Jahr vor?

   A
   B
   C
   D

5. Bei einer Reihenuntersuchung in Oxford, Massachusetts, fand sich Migränekopfschmerz bei 5 von 1.000 Männern im Alter zwischen 30 und 35 Jahren und bei 10 von 1.000 Frauen im Alter zwischen 30 und 35 Jahren. Die Schlussfolgerung, dass Frauen gegenüber Männern ein zweifach erhöhtes Risiko haben, in dieser Altersgruppe an einer Migräne zu erkranken, ist:
   a. Korrekt
   b. Falsch, da eine Verhältniszahl (Ratio) benutzt wurde, um die Raten bei Männern und Frauen zu vergleichen
   c. Falsch, da der Koborteneffekt aufgrund des Alters in den beiden Gruppen nicht erkannt wird
   d. Falsch, da keine Daten einer Vergleichs- oder Kontrollgruppe vorliegen.
   e. Falsch, da nicht zwischen Inzidenz und Prävalenz unterschieden wird

6. Altersstandardisierte Sterberaten werden verwendet, um:
   a. Sterberaten im Hinblick auf Fehler der Altersangaben zu korrigieren
   b. Die tatsächliche Anzahl von Todesfällen in bestimmten Altersgruppen einer Bevölkerung festzustellen
   c. Sterberaten im Hinblick auf fehlende Altersangaben zu korrigieren
   d. Todesfälle bei Menschen gleicher Altersgruppen zu vergleichen
   e. Bei dem Vergleich von Sterberaten die Effekte aufgrund von Unterschieden in der Altersverteilung innerhalb von Bevölkerungsgruppen zu eliminieren

7. Die Inzidenzrate einer Erkrankung ist bei Frauen fünfmal höher als bei Männern; die Prävalenzrate zeigt hingegen keinen Geschlechtsunterschied. Die beste Erklärung hierfür lautet:
   a. Die rohe Mortalitätsrate für alle Ursachen ist bei Frauen höher
   b. Die Letalitätsrate für diese Erkrankung ist bei Frauen größer
   c. Die Letalitätsrate für diese Erkrankung ist bei Frauen kleiner
   d. Die Erkrankungsdauer ist bei Männern kürzer
   e. Die Risikofaktoren für diese Erkrankung sind bei Frauen stärker vertreten

8. Die Mortalitätsrate für Erkrankung X in der Stadt A beträgt 75/100.000 bei Personen zwischen 65 und 69 Jahren. Die Mortalitätsrate für die gleiche Erkrankung beträgt in der Stadt B 150/100.000 bei Personen zwischen 65 und 69 Jahren. Die Schlussfolgerung, dass die Prävalenz der Erkrankung X bei Personen im Alter von 65 bis 69 Jahren in der Stadt B zweimal höher ist als bei den 65- bis 69-Jährigen der Stadt A, ist:
   a. Korrekt
   b. Falsch, da nicht zwischen Prävalenz und Mortalität unterschieden wird
   c. Falsch, da nicht nach Unterschieden der Altersverteilung standardisiert wurde
   d. Falsch, da keine Unterscheidung nach Perioden- und Punktprävalenz erfolgte
   e. Falsch, weil hier eine Proportion verwendet wurde, obwohl eine Rate zur Stützung der Schlussfolgerung erforderlich ist

Die 9. Frage bezieht sich auf die unten stehenden Angaben:

Krebstote pro Jahr bei weißen männlichen Arbeitern in zwei Industriezweigen

	Industrie A		Industrie B	
	Zahl der Todesfälle	% aller Krebstodesfälle	Zahl der Todesfälle	% aller Krebstodesfälle
Atemwege	180	33	248	45
Verdauungstrakt	160	29	160	29
Urogenitaltrakt	80	15	82	15
Alle anderen Organsysteme	130	23	60	11
Gesamt	550	100	550	100

Auf der Grundlage der oben stehenden Informationen wurde gefolgert, dass die Arbeiter der Industriebranche B ein höheres Sterberisiko durch Krebserkrankungen der Atemwege haben, als Arbeiter der Industriebranche A. (Wir nehmen an, dass die Altersverteilungen bei den Arbeitern beider Industriebranchen nahezu identisch sind.)

9. Welche der folgenden Aussagen trifft zu?
   a. Die getroffene Schlussfolgerung ist korrekt
   b. Die Schlussfolgerung könnte falsch sein, da hierbei proportionale Mortalitätsraten verwendet wurden, obwohl altersspezifische Mortalitätsraten erforderlich wären
   c. Die Schlussfolgerung könnte falsch sein, da keine Vergleichsgruppe verwendet wurde
   d. Die Schlussfolgerung könnte falsch sein, da die proportionale Mortalität verwendet wurde, obwohl ursachenspezifische Mortalitätsraten erforderlich sind
   e. Keine Aussage trifft zu

10. Im Folgenden sind standardisierte Mortalitätsratios (SMR) für Lungenkrebs in England aufgeführt:

Beruf	Standardisierte Mortalitätsratio	
	1949–1960	1968–1979
Zimmermann	209	135
Maurer	124	118

Wenn wir nur die SMR betrachten, wäre zu folgern, dass:
  a. Die Zahl der Todesfälle durch Lungenkrebs bei Zimmerleuten zwischen 1949 und 1960 größer war als die Zahl der Lungenkrebstoten bei Maurern im selben Zeitraum
  b. Die proportionale Mortalitätsrate für Lungenkrebs bei Maurern im Zeitraum von 1949 bis 1960 höher war als die Mortalitätsrate für Lungenkrebs in der gleichen Berufsgruppe im Zeitraum von 1968 bis 1979
  c. Die altersstandardisierte Rate der Lungenkrebstoten bei Maurern zwischen 1949 und 1960 höher war als zwischen 1968 und 1979
  d. Die Rate der Lungenkrebstoten bei Zimmerleuten zwischen 1968 und 1979 höher war als bei gleichaltrigen Männern aller anderen Berufsgruppen zu erwarten gewesen wäre
  e. Die proportionale Mortalitätsrate für Lungenkrebs bei Zimmerleuten zwischen 1968 und 1979 1,35-mal höher war als bei Männern gleichen Alters aller anderen Berufsgruppen zu erwarten gewesen wäre.

Die Fragen 11 und 12 beziehen sich auf die folgenden Angaben:

	Gemeinde X		Gemeinde Y	
Alter	Anzahl Personen	Anzahl Todesfälle durch Erkrankung Z	Anzahl Personen	Anzahl Todesfälle durch Erkrankung ZR
Jung	8.000	69	5.000	48
Alt	11.000	115	3.000	60

Berechnen Sie die altersstandardisierte Sterberate für die Erkrankung Z in den Gemeinden X und Y mit der direkten Methode, bei der die Gesamtzahl beider Gruppen als Standardpopulationen verwendet wird.

11. Die altersstandardisierte Sterberate für die Erkrankung Z beläuft sich in der Bevölkerung X auf_____

12. Die proportionale Mortalität durch die Erkrankung Z in der Bevölkerung Y beträgt:
  a. 9,6/1.000
  b. 13,5/1.000
  c. 20,0/1.000
  d. 10,8/1.000
  e. Keine Angabe trifft zu

Kapitel 4

Einschätzung der Validität und Reliabilität von diagnostischen Screening-Tests

Um die Übertragung und Entstehung von Krankheiten verstehen zu können und eine angemessene und wirksame Gesundheitsversorgung zu gewährleisten, ist es notwendig, zwischen Menschen einer Bevölkerung zu unterscheiden, die an einer bestimmten Krankheit erkrankt sind und denen, die gesund sind. Dies ist nicht nur für den Kliniker, der mit der Versorgung der Patienten betraut ist, eine wichtige Herausforderung, sondern auch für das Öffentliche Gesundheitswesen, das Programme der Sekundärprävention – welche Früherkennung und Interventionsstrategien zum Ziel haben – plant, und Studien zu Krankheitsursachen durchführt, um eine Grundlage für die Primärprävention zu schaffen.

Somit dreht sich alles um die Frage der Qualität von Screening-Programmen und diagnostischen Tests. Dabei spielt es keine Rolle, ob es sich um eine körperliche Untersuchung, eine Röntgenaufnahme der Lunge, ein Elektrokardiogramm oder um eine Blut- oder Urinuntersuchung handelt – immer stellt sich die Frage: Wie gut kann ein Test zwischen Kranken und Gesunden unterscheiden? Dieses Kapitel behandelt die Frage, wie wir die Qualität neuer Screening-Methoden und Diagnoseverfahren einschätzen können, um verlässliche Entscheidungen über deren Anwendbarkeit und Aussagekraft treffen zu können.

BIOLOGISCHE VARIANZ IN MENSCHLICHEN BEVÖLKERUNGEN

Möchte man einen Test zur Unterscheidung normaler und krankhafter Befunde anwenden, ist es wichtig, zu verstehen, wie Merkmale in menschlichen Bevölkerungen verteilt sind. Abbildung 4–1 zeigt die Verteilung von Tuberkulintest-Ergebnissen in einer Bevölkerung – die Größe der Hautinduration (Verhärtungsareal um die Injektionsstelle) in Millimetern ist auf die horizontale Achse aufgetragen, die Zahl der Probanden entlang der vertikalen. Eine große Gruppe findet sich bei dem 0-Millimeter-Wert, also keine Induration, während eine zweite große Gruppe um

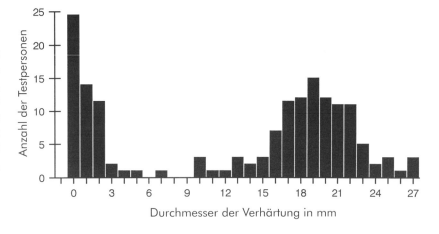

Abbildung 4–1. Verteilung von Tuberkulin-Reaktionen. (Adapted from Edwards LB, Palmer CE, Magnus K: BCG Vaccination: Studies by the WHO Tuberculosis Research Office, Copenhagen, WHO Monograph No. 12. WHO, Geneva, 1953.)

20 mm konzentriert liegt. Diese Art der Verteilung, in der sich zwei Spitzen befinden, wird *bimodal* bezeichnet.

Eine bimodale Kurve erlaubt uns, die Menschen ohne vorherigen Kontakt mit Tuberkulose (Probanden ohne Hautinduration, auf der linken Seite der Graphik) von denen zu unterscheiden, die bereits mit Tbc in Berührung gekommen sind (Probanden mit 20 mm messenden Indurationen im rechten Graphikteil). Auch wenn einige Individuen in einer „Grauzone" zwischen den beiden Spitzen liegen, und damit zur einen wie zur anderen Gruppe gehören können: Der Großteil der Bevölkerung lässt sich mit Hilfe der Kurven dennoch leicht zuordnen. Wenn also eine Eigenschaft oder ein Merkmal bimodal verteilt ist, gelingt es, das Gros der Bevölkerung in zwei Gruppen einzuteilen: Gesunde und Kranke, Personen mit einer bestimmten (krankhaften) Merkmalsausprägung und Personen ohne diese.

Die meisten menschlichen Charakteristika sind jedoch nicht bimodal verteilt, wie beispielhaft in Abbildung 4–2 bei der Verteilung systolischer Blutdruckwerte innerhalb eines bestimmten Kollektives zu sehen ist. Hier finden wir eine *unimodale Kurve* mit nur einer Spitze. Um jene mit erhöhtem Blutdruck von denen mit normalen Werten zu trennen, müssen wir eine Grenze ziehen; Werte darüber werden als hyperton, jene darunter als normoton bezeichnet. Nun, da es keinen objektiven Grenzwert gibt, könnten wir diesen aufgrund statistischer Überlegung definieren; ideal wäre jedoch eine Auswahl nach biologischen bzw. pathophysiologischen Kenntnissen, denn wir wollen aussagen können, dass Blutdruckwerte oberhalb der festgelegten Grenze ein höheres Risiko für Folgekrankheiten wie etwa Schlaganfall und Herzinfarkt nach sich ziehen und folglich eine erhöhte Mortalität bedingen. Leider stehen uns bei den meisten menschlichen Charakteristiken keine derartigen Informationen zur Verfügung, die uns ermöglichen würden, Trennlinien festzulegen.

Beide Verteilungen – unimodale wie bimodale – ermöglichen es, relativ leicht extreme Werte außerhalb der Norm von den normalen Werten zu unterscheiden. Eine Unsicherheit bleibt bei den Werten in den „Grauzonen" beider Verteilungskurven.

VALIDITÄT VON SCREENING-TESTS

Die *Validität* (Güte) eines Testverfahrens ist definiert als Fähigkeit eines Tests, zwischen Kranken und Gesunden zu unterscheiden. Validität weist zwei Komponenten auf: die *Sensitivität* und die *Spezifität*. Dabei steht die Sensitivität für das Vermögen des Tests, tatsächlich *Erkrankte* als krank zu erkennen. Die Spezifität hingegen ist definiert als die Fähigkeit eines Tests, *Gesunde* richtig als gesund zu identifizieren.

Tests mit dichotomen Ergebnissen (positiv oder negativ)

Stellen wir uns eine hypothetische Bevölkerung von 1.000 Menschen vor, von denen 100 an einer

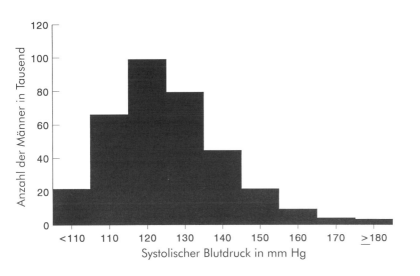

Abbildung 4–2. Verteilung von systolischen Blutdruckwerten von Männern, die im Rahmen des Multiple Risk Factor Intervention Trial untersucht wurden. (Data from Stamler J, Stamler R, Neaton JD: Blood pressure, systolic and diastolic, and cardiovascular risks: U.S. population data. Arch Intern Med 153:598–615, 1993.)

bestimmten Krankheit leiden, die übrigen 900 Menschen jedoch nicht.

Wir wollen nun untersuchen, wer in der Bevölkerung krank und wer gesund ist; dazu steht uns ein Test zur Verfügung, der entweder positiv oder negativ ausfallen kann. Die Ergebnisse unserer Untersuchung zeigt Tabelle 4–1. Wie gut war der Test? Erstens: Wie genau konnte er die Erkrankten korrekt als krank identifizieren? Laut Tabelle 4–1 wurden von den 100 Erkrankten 80 Personen mit einem „positiven" Ergebnis richtigerweise als krank erkannt, bei 20 Personen gelang dies nicht. Die Sensitivität des Tests – definiert als Anteil der Kranken, die als solche von dem Test erkannt wurden – beträgt also 80/100 oder 80 Prozent.

Zweitens: Wie genau konnte der Test die Gesunden als nicht erkrankt identifizieren?

Wie in Tabelle 4–1 zu sehen ist, hatten von den 900 Gesunden 800 Personen korrekterweise ein negatives Testergebnis.

Tabelle 4–1. Konzept der Sensitivität und Spezifität von Screening-Untersuchungen

Beispiel: Nehmen wir eine Bevölkerung von 1.000 Menschen an, von denen 100 an einer Krankheit leiden und 900 Menschen nicht

Screening-Test zur Identifizierung der 100 erkrankten Personen

Screening-Ergebnisse	Tatsächliche Merkmale in der Bevölkerung		gesamt
	krank	gesund	
Positiv	80	100	180
Negativ	20	800	820
Gesamt	100	900	1.000

$$\text{Sensitivität} = \frac{80}{100} = 80\%$$

$$\text{Spezifität} = \frac{800}{900} = 89\%$$

Die Spezifität des Tests – definiert als Anteil der nicht-erkrankten Personen, die von dem Test richtig als „negativ" eingestuft wurden – beträgt demnach 800/900 oder 89 Prozent. Man beachte, dass wir, um die Sensitivität und Spezifität eines Tests zu berechnen, aus einer anderen Quelle erfahren müssen, wer tatsächlich krank und wer gesund ist. Wir vergleichen also die Testergebnisse mit einer Art „Goldstandard", einer externen Informationsquelle über den „wahren" Gesundheitszustand jedes einzelnen Individuums einer Bevölkerung. Mitunter stammen diese wahren Angaben aus einem anderen Verfahren, einer genaueren oder invasiveren Prüfung (z. B. Herzkatheterisierung oder Gewebsbiopsien). Wie auch immer: Benutzen wir einen Test zur Erkennung von Krankheiten im wirklichen Leben, wissen wir natürlich nicht von vornherein, wer krank und wer gesund ist; wäre dies der Fall, hätten unsere Tests sowieso keine Bedeutung. Doch benötigen wir eine weitere „Quelle wahrer Information", um quantitativ einschätzen zu können, wie hoch Sensitivität und Spezifität eines Tests sind, indem wir die verschiedenen Ergebnisse miteinander vergleichen.

In Tabelle 4–2 werden dichotome Testergebnisse (positiv oder negativ) mit dem tatsächlichen Krankheitsstatus verglichen. Es wäre ideal, wenn alle Testpersonen in das linke obere Kästchen oder das rechte untere einzuordnen wären: Korrekt identifizierte Kranke mit positivem Testergebnis (*richtig positiv*) und Gesunde, die aufgrund eines negativen Ergebnisses korrekt als gesund eingestuft werden (*richtig negativ*). Leider ist dies, wenn überhaupt, selten der Fall. Einige Personen, die in der Tat gesund sind, werden von dem Test fälschlicherweise als „positiv" bezeichnet (*falsch positiv*), andere dagegen sind wirklich erkrankt und haben ein „negatives" Testergebnis (*falsch negativ*). Warum sind diese Fragen so wichtig? Wenn wir ein Screening-Programm durchführen, stehen wir am Ende vor einer großen Gruppe von Menschen mit positiven Screening-Ergebnissen, worunter sich sowohl wirkliche Kranke (richtig positiv) als auch Gesunde (falsch positiv) befinden. Die Frage der *Falsch Positiven* ist deshalb von Bedeutung, weil sämtliche als positiv befundeten Personen nun mit aufwendigeren Tests erneut untersucht werden müssen. Daraus entstehen mehrere Probleme, wobei an erster Stelle die zusätzliche Belastung des Gesundheitssystems steht. Weiterhin lösen positive Testergebnisse bei den Betroffenen Angst und Verunsicherung aus. Bei vielen Menschen hinterlassen solche Erfahrungen bleibende Spuren, auch wenn weitere Tests negativ ausfallen. Kinder etwa, bei denen man im Rahmen einer Screening-Untersuchung

Tabelle 4–2. Vergleich der Ergebnisse eines dichotomen Tests mit Erkrankungsstatus

Testergebnis	Bevölkerung	
	krank	gesund
Positiv	Echt positiv (TP) = krank und positives Testergebnis	Falsch positiv (FP) = Nicht krank, aber positives Testergebnis
Negativ	Falsch negativ (FN) = krank, aber negatives Testergebnis	Echt negativ (TN) = Nicht krank, aber negatives Testergebnis
T = tatsächlich	Sensivität = $\dfrac{TP}{TP + FN}$	Spezifität = $\dfrac{TN}{TN + FP}$

eine Herzkrankheit diagnostiziert hatte, wurden sowohl von den Eltern als auch vom Schulpersonal wie Behinderte behandelt, sogar nachdem in nachfolgenden Untersuchungen negative Befunde vorlagen. Darüber hinaus können Betroffene bei der Arbeitssuche oder in Versicherungsfragen benachteiligt werden, weil sie fälschlicherweise ein positives Ergebnis erhielten; dies auch nachdem anschließende Tests diesen einmaligen Befund in keiner Weise erhärten konnten.

Welche Bedeutung hat nun das Problem der *falsch negativen* Befunde? Wenn jemand erkrankt ist, aber irrtümlich ein negatives Testergebnis mitgeteilt bekommt, und es sich dabei um eine ernste Krankheit handelt, die wirksam behandelt werden könnte, stehen wir vor einem schwerwiegenden Problem. Beispielsweise bei einer Krebserkrankung, die nur im Frühstadium heilbar ist, käme ein falsch negatives Test-Ergebnis einem Todesurteil gleich. Welche Bedeutung falsch negativen Ergebnissen zukommt, hängt von der Art und dem Schweregrad einer Krankheit ab, nach der mit einem Screening-Verfahren gefahndet wird. Dabei spielt auch die Frage eine Rolle, wie wirksam verfügbare Therapien sind, und ob diese in frühen Krankheitsstadien effektiv sind.

Tests bei kontinuierlichen Variablen

Bisher haben wir Tests mit lediglich zwei möglichen Resultaten besprochen: positive und negative. Häufig untersuchen wir aber kontinuierliche Variablen, wie Blutdruck- oder Blutzuckerwerte, für die es kein positives oder negatives Ergebnis gibt. Hierfür müssen Grenzwerte definiert werden, um entscheiden zu können, ab welcher Höhe ein Ergebnis als positiv oder negativ gilt. Dazu betrachten wir das Diagramm in Abbildung 4–3.

Abb. 4–3A zeigt ein Kollektiv von 20 Diabetikern und 20 Nicht-Diabetikern, die mit einem Blutzuckertest untersucht werden, dessen Skala entlang der vertikalen Achse aufgetragen ist. Die Diabetespatienten werden durch schwarze Kreise dargestellt, die Nicht-Diabetiker durch schraffierte Kreise. Wir können hierbei sehen, dass die Blutzuckerwerte der Diabetiker insgesamt zwar höher liegen als bei Gesunden, doch keine klare Trennungslinie zwischen beiden Gruppen vorliegt; vielmehr überlappen sich beide Gruppen zu einem gewissen Teil bei jeder Blutzuckerkonzentration. Trotzdem müssen wir einen oberen Grenzwert festlegen, damit wir die Werte oberhalb der Grenze als „positiv" bezeichnen und die Betroffenen zu weiteren Untersuchungen einbestellen können; die Werte unterhalb des Limits bedürfen dann keiner weiteren Diagnostik.

Angenommen, wir wählten einen relativ hohen Grenzwert (Abb. 4–3B), so würden offensichtlich viele der Diabetiker nicht als „positiv" erkannt werden; andererseits könnte die Mehrzahl der Gesunden korrekt als negativ eingestuft werden. Tragen wir die Werte in eine Vierfeldertafel ein, ergibt sich bei dem hier gewählten Grenzwert eine Sensitivität von 25 Prozent (5/20) bei einer Spezifität von 90 Prozent (18/20).

Was geschieht bei einem niedriger angesetzten Grenzwert? (vgl. Abb. 4–3C).

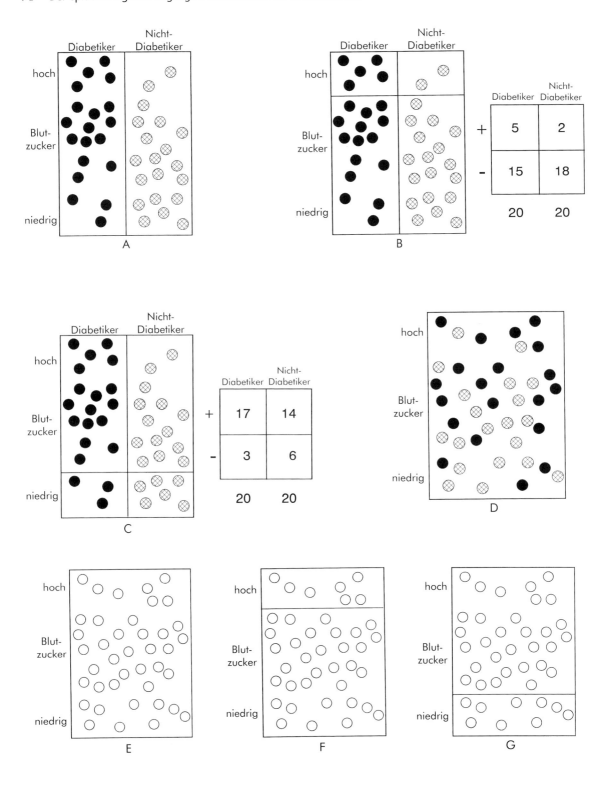

Abbildung 4–3. A–G, Diabetes Screening in einer hypothetischen Population mit einer Prävalenz von 50%: Auswirkungen durch unterschiedliche Grenzwerte für positive Testergebnisse. (Siehe Text.)

Nur sehr wenige Diabetiker würden falsch eingestuft. Sind damit nicht alle Probleme beseitigt? Ein großer Anteil der Nicht-Diabetiker wird nun durch den Test als positiv befunden. Wie der entsprechenden Vierfeldertafel zu entnehmen ist, beläuft sich die Sensitivität nun auf 85 Prozent (17/20), die Spezifität nur noch auf 30 (6/20) Prozent.

Die Schwierigkeit liegt darin, dass es in der realen Welt keine vertikale Trennlinie zwischen Diabetikern und Nicht-Diabetikern gibt, beide Gruppen sind sogar miteinander vermischt (siehe Abb. 4–3D); sie sind auch nicht durch schwarze und schraffierte Kreise zu unterscheiden (Abb. 4–3E). Wenn also ein hoher Grenzwert gewählt wird (Abb. 4–3F), werden all jene Personen mit darunter gelegenen Blutzuckerwerten beruhigt nach Hause geschickt und keinen weiteren Untersuchungen unterzogen. Verwenden wir hingegen einen niedrigen Grenzwert (Abb. 4–3G), werden all jene mit Werten oberhalb des Limits zu Folgetests einbestellt werden.

Abb. 4–4 zeigt tatsächliche Verteilungsdaten von Glukosewerten bei Diabetikern und Nicht-Diabetikern. Nehmen wir an, wir hätten die Aufgabe, diese Population im Rahmen eines Screening-Programms zu untersuchen. Wenn wir uns entscheiden, den Grenzwert so zu wählen, dass alle Diabetiker als solche erkannt werden (Sensitivität von 100 Prozent), könnten wir diesen auf 80 mg/100 ml festlegen. Das Problem hierbei ist natürlich, dass wir damit auch viele Gesunde als positiv befunden (sehr niedrige Spezifität). Umgekehrt, wenn wir die Grenze bei 200 mg/100 ml festsetzen und damit alle Nicht-Diabetiker als negativ befunden (Spezifität von 100 Prozent), entgehen uns viele der tatsächlichen Diabetiker (sehr niedrige Sensitivität). Zwischen Sensitivität und Spezifität besteht also eine Art Verlustgeschäft: Wenn wir die Sensitivität erhöhen, indem wir den Grenzwert senken, vermindern wir gleichzeitig die Spezifität. Steigern wir die Spezifität durch Erhöhung des Grenzwertes, vermindern wir die Sensitivität.

Womit sich wieder einmal bestätigt, dass alles im Leben seinen Preis hat.

Das Dilemma bei der Entscheidung darüber, ob ein hoher oder eher niedriger Grenzwert zu wählen ist, liegt in dem Problem falsch positiver und falsch negativer Testergebnisse. Wir sollten uns daran erinnern, dass wir am Ende von Screening-Untersuchungen vor Gruppen stehen, die nur aufgrund ihrer Testergebnisse – wie positiv oder negativ – klassifiziert und eingeteilt wurden.

Wir wissen jedoch nichts über den tatsächlichen Krankheitsstatus, der ja selbstverständlich Grund der Untersuchung war. In Wirklichkeit erhalten wir keine vier Gruppen, wie sie in Abb. 4–5 zu sehen sind, sondern eher zwei Gruppen: Die erste umfasst alle Personen mit positiven Testergebnissen, die Anlass für zusätzliche Untersuchungen sind und in der zweiten Gruppe finden sich alle

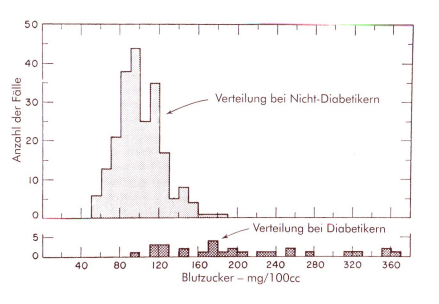

Abbildung 4–4. Verteilung von Blutzucker-Konzentrationen bei Diabetikern und Nicht-Diabetikern. (From Blumberg M: Evaluating health screening procedures. Operations Res 5:351–360, 1957.)

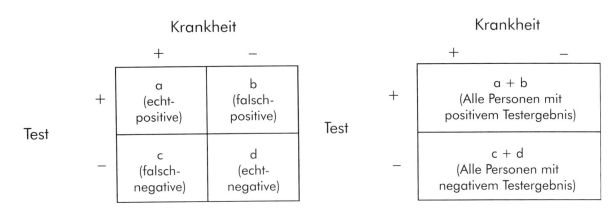

Abbildung 4–5. Vierfeldertafel für mögliche Gruppen, die aus dichotomen Screening-Tests resultieren können.

Abbildung 4–6. Diagramm für Gruppen mit allen testpositiven und test-negativen Personen im Rahmen einer Screening-Untersuchung.

Personen mit negativem Testergebnis, welche nicht weiter untersucht werden (Abb. 4–6).

Bei der Auswahl eines hohen oder niedrigen Grenzwertes spielt es also eine Rolle, welche Bedeutung wir falsch positiven und falsch negativen Messergebnissen beimessen. Falsch positive gehen mit hohen Kosten – emotional und finanziell – einher und machen es schwer, einen einmal als positiv etikettierten Menschen, auch nach wiederholtem Nachweis des Gegenteils, wieder von seinem „Stigma" zu befreien. Und darüber hinaus belasten falsch positive Befunde das gesamte Gesundheitssystem, wenn eine große Anzahl von Testpersonen erneut untersucht werden muss und sich herausstellt, dass nur wenige von ihnen tatsächlich erkrankt sind. Personen mit falsch negativen Ergebnissen wird hingegen versichert, dass sie gesund sind, eine ernste Krankheit in einem frühen Stadium könnte damit möglicherweise übersehen worden sein. Die Wahl der Grenzwerte hängt von der relativen Bedeutung ab, die falsch positive und falsch negative Aussagen bei einer bestimmten Krankheit haben.

VERWENDUNG MEHRERER TESTS

Häufig werden mehrere Screening-Tests verwendet, entweder in Folge (sequenziell) oder gleichzeitig. Die Ergebnisse dieser Ansätze werden kurz beschrieben.

Sequenzielle (Zwei-Stufen-) Testung

Screening erfolgt häufig in mehreren Stufen: Begonnen wird mit einem weniger teuren, weniger invasiven und leicht anwendbaren Test. Diejenigen mit positiven Ergebnissen werden für weitergehende Tests einbestellt, die aufwendiger, invasiver sind und eine höhere Spezifität und Sensitivität aufweisen. Indem testpositive Personen wieder einbestellt werden, hofft man, das Problem der falsch–positiven Resultate verringern zu können.

Betrachten wir das hypothetische Beispiel in Abb. 4–7, in dem eine Bevölkerung im Hinblick auf Diabetes reihenweise mit einem Test untersucht wird, der eine Sensitivität von 70 Prozent und eine Spezifität von 80 Prozent hat. Wie kommen die Zahlenwerte in der Tabelle zustande? Die Krankheitsprävalenz in der Bevölkerung ist mit 5 Prozent vorgegeben, von 10.000 Menschen einer Bevölkerung wären somit 500 Personen erkrankt. Mit einer Sensitivität von 70 Prozent wird der Test 350 Personen der 500 Erkrankten korrekt als krank identifizieren.

Bei einer Spezifität von 80 Prozent werden 7.600 der 9.500 Nicht-Diabetiker durch den Test

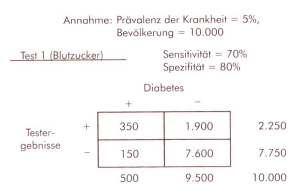

Abbildung 4–7. Hypothetisches Beispiel eines zweistufigen Screening-Programms: Beispiel I.

Beispiel eine Sensitivität von 90 Prozent hat und eine Spezifität von 90 Prozent.

Abb. 4–8 zeigt nochmals Test 1 zusammen mit Test 2, der jedoch lediglich die 2.250 testpositiven Personen aus dem ersten Durchgang beinhaltet, die nun dem zweiten Test der Screening-Stufe 2 unterzogen wurden.

Da 350 Personen (von 2.250) erkrankt sind und der Test eine Sensitivität von 90 Prozent hat, werden 315 der 350 Personen richtigerweise ein positives Ergebnis erhalten. 1.900 Personen (von 2.250) haben keinen Diabetes, die Testspezifität liegt bei 90 Prozent; somit werden 1.710 der 1.900 Gesunden korrekt negativ und 190 falsch positiv befundet werden. Nun sind wir in der Lage, die *Netto-Sensitivität* und die *Netto-Spezifität* der in Folge angewandten Tests zu berechnen. Nachdem beide Tests beendet sind, zeigt sich, dass 315 der 500 Erkrankten in einer Bevölkerung von 10.000 korrekt als positiv eingestuft wurden: 315/500 = 63 Prozent *Netto-Sensitivität*. Damit liegt ein Verlust an Netto-Sensitivität vor, wenn beide Tests benutzt werden. Bei der Berechnung der *Netto-Spezifität* ist zu beachten, dass bereits im ersten Screeningdurchgang 7.600 der 9.500 Gesunden der Population korrekterweise negativ befundet wurden und somit aus der Testreihe ausschieden; im zweiten Durchgang konnten weitere 1.710 der 9.500 Nichtdiabetiker korrekt als negativ erfasst werden. Somit wurde die Summe von 7.600 +

korrekt als gesund erkannt; doch 1.900 der 9.500 Personen werden positive Resultate erhalten. Somit werden insgesamt 2.250 Menschen mit positiven Testergebnissen zu einem zweiten Test einbestellt werden. (Zur Erinnerung: Im wirklichen Leben haben wir keine vertikale Trennungslinie zwischen Diabetikern und Nicht-Diabetikern, wir wissen nicht, dass 350 der 2.250 Personen an Diabetes erkrankt sind.)

Nun werden diese 2.250 Menschen wieder einbestellt und einem zweiten Test unterzogen (wie z. B. einem Glukosetoleranztest), der in unserem

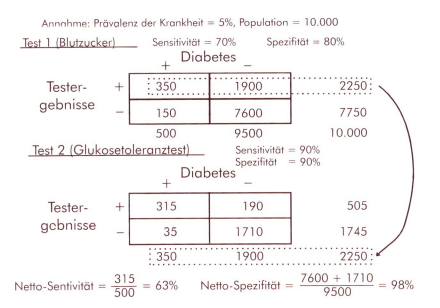

Abbildung 4–8. Hypothetisches Beispiel eines zweistufigen Screening-Programms: Beispiel II.

1.710 der 9.500 Nicht-Diabetiker richtig als negativ eingestuft: 9.310/9.500 = 98 Prozent *Netto-Spezifität*. Damit konnte durch Anwendung beider Tests ein Zugewinn der Netto-Spezifität erzielt werden.

GLEICHZEITIGE TESTS

Im klinischen Bereich werden oft mehrere Tests gleichzeitig durchgeführt. Wenn beispielsweise ein Patient in ein Krankenhaus eingewiesen wird, erfolgen bei der Aufnahme meist eine Reihe verschiedener Untersuchungen. Werden mehrere Tests gleichzeitig durchgeführt, um eine bestimmte Krankheit aufzudecken, gilt der Patient im Allgemeinen als „testpositiv", wenn bei einer oder mehreren Untersuchungen ein positives Ergebnis vorliegt. Der Patient wird als „testnegativ" betrachtet, wenn bei allen Untersuchungen ein negatives Ergebnis gefunden wurde. Die Auswirkungen eines solchen Testverfahrens auf Sensitivität und Spezifität unterscheiden sich von jenen, die durch aufeinander folgende Tests entstehen. Wenn wir bei aufeinander folgenden Tests „positive" Personen aus der ersten Untersuchung erneut testen, ergibt sich ein Verlust der Netto-Sensitivität und ein Gewinn an Netto-Spezifität. Da bei gleichzeitigen Tests eine Person als „testpositiv" gilt, sobald bei nur *einer* der verschiedenen Untersuchungen ein positives Testergebnis gefunden wurde, ergibt sich ein Gewinn an Netto-Sensitivität. Um jedoch als „negativ" zu gelten, müssten bei einer Person alle Testergebnisse negativ ausfallen. Folglich kommt es zu einem Verlust an Spezifität.

Aufgrund dieser Ergebnisse beruht die Entscheidung für aufeinander folgende Tests oder gleichzeitige Untersuchungen häufig sowohl auf der Zielsetzung der Tests – einschließlich der Frage, ob der Test zum Screening durchgeführt werden soll oder für diagnostische Zwecke – als auch auf praktischen Überlegungen im Hinblick auf den Rahmen, in dem die Tests vorgenommen werden; hierzu gehören Fragen, wie die Länge des Krankenhausaufenthaltes, Kosten und Grad der Invasivität eines jeden Testverfahrens sowie die Kostenübernahme vonseiten der Krankenversicherung.

PRÄDIKTIVER WERT EINES TESTS

Bis hierher haben wir uns gefragt: Wie gut ist ein Test geeignet, Erkrankte und Gesunde zu erkennen? Diese wichtige Frage stellt sich insbesondere bei Reihenuntersuchungen in „frei lebenden" Bevölkerungen; denn wir fragen uns: „Welchen Anteil der Erkrankten innerhalb einer Bevölkerung können wir mit einem Testverfahren korrekt als solchen identifizieren? Dies ist tatsächlich auch ein bedeutsames Thema des Öffentlichen Gesundheitswesens (Public Health). Für den Kliniker dürfte eine andere Frage von Belang sein: Liegt bei einem Patienten ein positiver Befund vor, wie hoch ist dann die Wahrscheinlichkeit, dass er tatsächlich erkrankt ist?

Dies wird als *positiver prädiktiver Wert* (Vorhersagewert) eines Tests bezeichnet. Mit anderen Worten: Welcher Anteil der Probanden mit positivem Testergebnis ist wirklich erkrankt? Um den prädiktiven Wert zu errechnen, dividieren wir die Zahl der richtig positiven durch die Gesamtzahl aller positiven Befunde echt-positive + falsch-positive).

Kehren wir zu dem Beispiel in Tabelle 4–1 zurück, in dem eine Bevölkerung von 1.000 Personen untersucht wird. Aus der Vierfeldertafel in Tabelle 4–3 sind die Ergebnisse eines dichotomen Reihen-Tests in einer Bevölkerung zu entnehmen. Von 1.000 Personen haben 180 einen positiven Befund; von diesen 180 sind 80 tatsächlich erkrankt. Der positive prädiktive Wert beträgt daher 80/180 oder 44 Prozent. Parallel hierzu stellt sich dieselbe Frage zu negativen Testergebnissen: Wie hoch ist die Wahrscheinlichkeit für einen Probanden, nicht erkrankt zu sein, wenn das Testergebnis negativ ist? Dies wird als *negativer prädiktiver Wert* bezeichnet. Er wird durch Teilung der Anzahl richtig negativer Befunde durch die Zahl aller negativer Befunde (echt negative + falsch – negative) errechnet. Im Beispiel der Tabelle 4–3 haben 820 Personen ein negatives Testergebnis, von denen 800 tatsächlich nicht erkrankt sind. Der *negative prädiktive Wert* beträgt also 800/820 oder 98 Prozent.

In der folgenden Besprechung wird der Begriff *prädiktiver Wert* synonym für den positiven prädiktiven Wert eines Tests gebraucht.

Jede Untersuchung, die ein Arzt durchführt – sei es die Anamnese, die körperliche Untersuchung, Labor- oder Röntgenuntersuchung, Elektrokardiogramm usw. – dient dazu, eine korrekte Diagnose stellen zu können. Ein Arzt möchte nach Durchführung eines Tests wissen, wie hoch – bei Vorliegen eines positiven Befundes – die Wahrscheinlichkeit ist, dass der Patient eine bestimmte Krankheit hat.

Tabelle 4–3. Prädiktiver Wert eines Tests

Testergebnis	Bevölkerung		Gesamt
	krank	gesund	
Positiv	80	100	180
Negativ	20	800	820
Gesamt	100	900	1.000

$$\text{Positiver prädiktiver Wert} = \frac{80}{180} = 44\%$$

$$\text{Negativer prädiktiver Wert} = \frac{800}{820} = 98\%$$

Anders als bei Sensitivität und Spezifität eines Tests, die als Charakteristika des verwendeten Verfahrens angesehen werden können, wird der prädiktive Wert von zwei Faktoren beeinflusst: zum einen von der Prävalenz der Erkrankung in der Bevölkerung, zum anderen, bei seltenen Krankheiten, von der Spezifität des benutzten Tests.

Beide Zusammenhänge werden im folgenden Abschnitt besprochen.

BEZIEHUNG ZWISCHEN PRÄDIKTIVEM WERT UND DER KRANKHEITSPRÄVALENZ

Die Beziehung zwischen prädiktivem Wert und Krankheitsprävalenz wird im Beispiel der Tabelle 4–4 angeführt. Blicken wir zunächst auf den oberen Teil der Tabelle. Angenommen, wir benutzten einen Test mit einer Sensitivität von 99 Prozent und einer Spezifität von 95 Prozent bei einer Bevölkerung von 10.000 Menschen, in der die Prävalenz 1 Prozent beträgt.

Bei einer Prävalenz von 1 Prozent wären also 100 der 10.000 Menschen erkrankt, 9.900 wären gesund. Da die Sensitivität 99 Prozent beträgt, wird der Test 99 von 100 Erkrankten korrekt identifizieren. Mit einer Spezifität von 95 Prozent erkennt der Test richtigerweise 9.405 der 9.900 Gesunden mit einem negativen Ergebnis als gesund.

In dieser Bevölkerung mit einer Prävalenz von 1 Prozent haben somit 594 Personen ein positives Testresultat (99+495). Von diesen 594 waren jedoch 495 (83 Prozent) falsch positiv, woraus folgt, dass der positive prädiktive Wert 99/594 oder 17 Prozent beträgt.

Nun wenden wir denselben Test – mit derselben Sensitivität und Spezifität – in einer Bevölkerung mit einer höheren Prävalenz von 5 Prozent an, wie im unteren Teil der Tabelle 4–4 zu sehen ist. Indem wir ähnliche Rechenschritte gehen, wie für die Zahlen im oberen Teil der Tabelle, liegt der positive prädiktive Wert jetzt bei 51 Prozent. Damit führte die höhere Prävalenz in der untersuchten Bevölkerung zu einem deutlichen Anstieg des positiven prädiktiven Wertes beim gleichen Testverfahren.

Tabelle 4–4. Beziehung zwischen Krankheitsprävalenz und Prädiktivem Wert

Beispiel: Sensitivität = 99%, Spezifität = 95%					
Krankheits-prävalenz	Testergebnisse	Krank	Nicht krank	Gesamt	Prädiktiver Wert
1%	+	99	495	594	$\frac{99}{594} = 17\%$
	−	1	9.405	9.406	
	Gesamt	100	9.900	10.000	
5%	+	495	475	970	$\frac{495}{970} = 51\%$
	−	5	9.025	9.303	
	Gesamt	500	9.500	10.000	

Abb. 4–9 zeigt die Beziehung zwischen Krankheitsprävalenz und prädiktivem Wert: Der größte Zuwachs des positiven prädiktiven Wertes ereignet sich bei Zunahme der Prävalenz auf der Ebene niedrigster Prävalenzraten. Warum beschäftigen wir uns mit den Zusammenhängen zwischen Prävalenz und prädiktivem Wert? Wir haben gesehen: Je höher die Prävalenz, desto höher der prädiktive Wert. Daher ist ein Screening-Programm dann am aufschlussreichsten und wirksamsten, wenn es in einer Hoch-Risiko-Zielgruppe durchgeführt wird. Reihenuntersuchungen einer ganzen Bevölkerung im Hinblick auf eine relativ seltene Erkrankung können in eine Verschwendung von Ressourcen münden und bei großem Aufwand vergleichsweise wenige Krankheitsfälle neu entdecken.

Wenn es aber gelingt, eine Hoch-Risiko-Untergruppe zu identifizieren, die nun gezielt untersucht werden kann, wird das Screening wahrscheinlich wesentlich produktiver sein. Darüber hinaus wird eine solche Risikogruppe besser motiviert sein, an einer solchen Screening-Untersuchung teilzunehmen und bei positivem Testergebnis eher geneigt sein, empfohlene Maßnahmen zu ergreifen. Die Beziehung zwischen prädiktivem Wert und Krankheitsprävalenz zeigt auch, dass jedes Testergebnis vor dem Hintergrund der jeweiligen Krankheitsprävalenz interpretiert werden muss, die in der Bevölkerung vorherrscht, aus der der Proband stammt.

Ein interessantes Beispiel hierzu ist die Bestimmung von α-Fetoprotein (AFP) im Fruchtwasser zur pränatalen Spina-bifida-Diagnostik. Abb. 4–10 zeigt die Verteilung der AFP-Spiegel im Fruchtwasser normaler Schwangerschaften und solcher, bei denen der Fetus eine Spina bifida, einen Neuralrohrdefekt, aufweist. Obwohl die Verteilung bimodal ist, findet sich in der Mitte der Grafik eine Überlappungszone, deren Daten weder der einen noch der anderen Verteilungskurve sicher zugeordnet werden können.

Sheffield et al.[1] betrieben eine Literaturanalyse und erstellten eine künstliche Population von 10.000 Frauen, deren AFP-Gehalt im Fruchtwasser bestimmt wurde, um Feten mit einer Spina bifida zu erkennen. Anschließend wurde dieses Kollektiv in zwei Gruppen aufgeteilt: eine unter hohem und eine unter normalem Risiko.

Tabelle 4–5 zeigt die Berechnungen für beide Risikogruppen. Welche Frauen haben ein hohes Risiko, ein Kind mit einer Spina bifida zu gebären? Wir wissen, dass bei Frauen, die bereits ein Kind mit einer Spina bifida zur Welt gebracht hatten, das Risiko für das nächste Kind erhöht ist, da bekannt ist, dass ein Neuralrohrdefekt bei Geschwistern wiederholt auftritt.

Bei dieser Berechnung erhalten wir einen positiven prädiktiven Wert von 82,9 Prozent. Bei welchen Frauen mit einem niedrigen Risiko sollte dennoch eine Amniozentese durchgeführt werden? Ältere Frauen, die über mögliche Missbildungen wie das Down-Syndrom besorgt sind, die in höherem Gebäralter auftreten können, werden ebenfalls eine Fruchtwasseruntersuchung durchführen lassen.

Das Risiko einer Spina bifida ist jedoch nicht an das Alter der Mutter gebunden, so dass diese Frauen hier kein erhöhtes Risiko fürchten müssen.

Unter Verwendung des gleichen AFP-Tests wie in der Hoch-Risiko-Gruppe, beträgt der berechnete positive prädiktive Wert hier nur 41,7 Prozent, was deutlich unter dem Wert für die Gruppe mit hohem Risiko liegt.

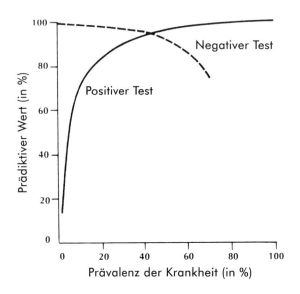

Abbildung 4–9. Beziehung zwischen der Prävalenz einer Erkrankung und dem prädiktiven Wert eines Tests mit einer Sensitivität von 95% und einer Spezifität von 95%. (From Mausner JS, Kramer S: Mausner and Bahn Epidemiology: An Introductory Text. Philadelphia, WB Saunders, 1985, p 221.)

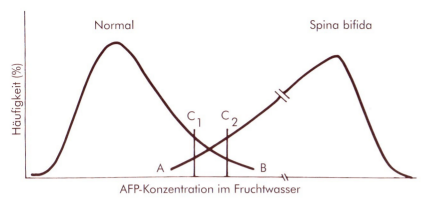

Abbildung 4–10. Konzentrationen von α-Fetoprotein (AFP) im Fruchtwasser gesunder Föten und von Föten mit Spina bifida. (From Sheffield LJ, Sackett DL, Goldsmith CH, et al: A clinical approach to the use of predictive values in the prenatal diagnosis of neural tube defects. Am J Obstet Gynecol 145:319–324, 1983.)

Auch hier sehen wir, dass ein und derselbe Test zu sehr unterschiedlichen prädiktiven Werten führen kann, je nachdem, ob er in einer Population mit hohem Risiko (hoher Prävalenz) oder in einer mit niedrigem Risiko (niedriger Prävalenz) angewendet wird. Daraus ergeben sich wichtige Konsequenzen für die Klinik: Wenn sich eine Frau entscheidet, ihre Schwangerschaft abzubrechen, muss sich ihr Arzt bei der Beratung auf die vorliegenden Testergebnisse stützen.

Diese Ergebnisse müssen differenziert interpretiert werden, abhängig davon, ob die Frau aus einer Gruppe mit hohem oder niedrigem Risiko stammt; dies spiegelt sich dann in dem positiven prädiktiven Wert des Tests wider. Das Testergebnis an sich reicht nicht aus, um eine zuverlässige Aussage zu treffen; hierzu müssen die oben genannten Überlegungen mit einbezogen werden.

Das folgende Beispiel, welches sich tatsächlich ereignete, soll die Bedeutung dieses Themas noch einmal erhellen:

Der Leiter einer Gewerkschaft von Feuerwehrleuten wendete sich hilfesuchend an einen Kardiologen einer Universität, da der Feuerwehrbetriebsarzt einen Artikel gelesen hatte, der in einer führenden medizinischen Fachzeitschrift erschienen war. Darin war zu lesen, dass ein bestimmter EKG-Befund hoch prädiktiv für eine schwerwiegende, meist unerkannte Form der koronaren Herzkrankheit war. Aufgrund dieses Artikels stellte der Betriebsarzt viele ansonsten gesunde Feuerwehrleute vom aktiven Dienst zurück. Der Kardiologe las also den Artikel und stellte fest, dass die Studie an Krankenhauspatienten durchgeführt worden war.

Tabelle 4–5. Berechnung von Prädiktiven Werten für Neuralrohr-Defekte (NRD)* bei α-Fetoprotein (AFP) – Test bei Hochrisiko- und Niedrigrisiko-Frauen

		Schwangerschaftsausgang			
	AFP-Test	NRD	Normal	100.000	Prädikativer Wert (%)
Hochrisiko-Frauen	Anomal	87	18	105	82,9
	Normal	13	9.882	9.895	99,9
	Gesamt	100	9.900	10.000	
Niedrigrisiko-Frauen	Anomal	128	179	307	41,7
	Normal	19	99.674	99.693	99,98
	Gesamt	147	99.853	100.000	

* Spina bifida oder Enzephalozele.
From Sheffield LJ, Sackett DL, Goldsmith CH, et al: A clinical approach to the use of predictive values in the prenatal diagnosis of neural tube defects. Am J Obstet Gynecol 145:319–324, 1983.

Was steckt dahinter? Bei Krankenhauspatienten liegt eine wesentlich höhere Prävalenz von Herzkrankheiten vor, als bei jungen Feuerwehrleuten. Nun hatte der Betriebsarzt irrtümlicherweise den hohen prädiktiven Wert aus einer Studie entnommen, die in einem Kollektiv mit einer hohen Prävalenz durchgeführt worden war, und hatte diesen Wert auf das Kollektiv gesunder Feuerwehrleute übertragen. In diesem Kollektiv ist die Prävalenz der KHK jedoch wesentlich niedriger, so dass hier aus der gleichen Untersuchung ein entsprechend niedriger prädiktiver Wert resultieren würde.

Ein weiteres Beispiel:

> Ein Arzt suchte seinen Internisten auf, um sich wie jedes Jahr medizinisch untersuchen zu lassen. Dazu gehört auch eine Stuhluntersuchung auf okkultes Blut. Eine der drei analysierten Stuhlproben war test-positiv. Der Internist sagte seinem Patienten, dass dieses Ergebnis keine besondere Bedeutung hätte, da er in seiner gut gehenden Praxis häufig falsch positive Testergebnisse sehen würde. Der Test wurde also wiederholt und alle drei Proben waren negativ. Der Internist spürte jedoch, dass sein Patient weiterhin in Sorge war und überwies ihn zu einem Gastroenterologen. Der sagte: „Aufgrund meiner Erfahrung ist der positive Befund der Stuhluntersuchung ernst zu nehmen. Solch ein Befund ist fast immer ein Hinweis auf krankhafte Prozesse im Magen-Darm-Trakt. Die folgenden drei negativen Resultate sind bedeutungslos, denn Sie könnten einen Tumor haben, der intermittierend blutet."

Wer von den beiden hatte recht? Die Antwort lautet: beide, sowohl der Internist als auch der Gastroenterologe.

Der Internist stützte seine Vorhersage (Prädiktion) auf Erfahrungen aus der allgemein-medizinischen Praxis – hier findet sich eine Population mit einer niedrigen Prävalenz ernster gastrointestinaler Krankheiten.

Der Gastroenterologe hingegen gründete seine Prädiktion auf den Erfahrungen seiner Praxis, in welche die meisten Patienten unter dem Verdacht einer ernsten Magen-Darm-Erkrankung überwiesen werden – somit eine Population mit hoher Prävalenz.

Beziehung zwischen dem prädiktiven Wert und der Spezifität eines Tests

Ein zweiter Faktor, der den prädiktiven Wert eines Tests beeinflusst, ist die *Spezifität* des Tests. Die Beispiele hierfür werden zunächst in graphischer und dann in tabellarischer Form dargestellt. Abbildungen 4–11A bis D zeigen Diagramme mit den Ergebnissen einer Screening-Untersuchung in einer bestimmten Bevölkerung. Die Vierfeldertafeln unterscheiden sich aber von denen in vorhergehenden Kapiteln: Die Größe der einzelnen Felder ist proportional der Größe der dargestellten Bevölkerung. Felder, in denen Personen mit positiven Testergebnissen aufgeführt sind, wurden grau unterlegt; dies sind die Felder, aus denen der positive prädiktive Wert berechnet wird.

Abb. 4–11A steht für die Ausgangsbevölkerung, die in unserer Diskussion untersucht werden soll: eine Bevölkerung von 1.000 Menschen mit einer Prävalenz von 50 Prozent; 500 Gesunde gegenüber 500 Kranken. Bei der Besprechung der Bilder nehmen wir an, dass die Sensitivität und die Spezifität des verwandten Tests jeweils 50 Prozent beträgt.

Da von den 500 Personen mit positiven Testergebnissen 250 Personen tatsächlich krank sind, errechnet sich ein prädiktiver Wert von 250/500 oder 50 Prozent.

Zum Glück liegt die Prävalenz der meisten Krankheiten unter 50 Prozent; im Allgemeinen haben wir es mit seltenen Krankheiten zu tun. In Abb. 4–11B wird daher eine niedrigere Prävalenz von 20 Prozent angenommen (auch dies wäre noch eine ungewöhnlich hohe Prävalenz); Spezifität und Sensitivität bleiben bei 50 Prozent. Nun sind lediglich 200 der 1.000 Personen erkrankt, die senkrechte Trennungslinie zwischen Erkrankten und Gesunden verschiebt sich damit nach links. Der prädiktive Wert berechnet sich als 100/500 oder 20 Prozent.

Wir führen nun eine Screening-Untersuchung in der Bevölkerung mit der niedrigen Prävalenzrate durch: Lässt sich dabei der prädiktive Wert verbessern? Wie würde sich der prädiktive Wert verändern, wenn wir die Testsensitivität erhöhten? Abb. 4–11C zeigt die Ergebnisse bei gleichbleibender Prävalenz von 20 Prozent und einer Spezifität von 50 Prozent, wobei die Sensitivität auf 90 Prozent gesteigert wird. Der prädiktive

Wert liegt nun bei 180/580 oder 31 Prozent, dies bedeutet also eine mäßige Erhöhung.

Was geschieht, wenn wir jetzt, anstelle der Sensitivität, die Spezifität des Tests erhöhen? Abb. 4–11D zeigt die Ergebnisse für den Fall, dass die Prävalenz weiterhin bei 20 Prozent bleibt, die Sensitivität bei 50 Prozent, die Spezifität aber auf 90 Prozent gehoben wird. Damit erhalten wir einen prädiktiven Wert von 100/180 oder 56 Prozent. Eine Steigerung der Spezifität führte zu einer deutlicheren Zunahme des prädiktiven Wertes als dies bei gleicher Steigerung der Sensitivität der Fall war.

Warum hat die Spezifität einen größeren Einfluss auf den prädiktiven Wert als die Sensitivität?

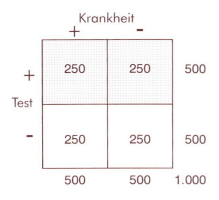

A

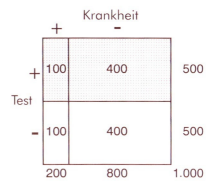

B

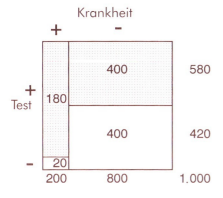

C

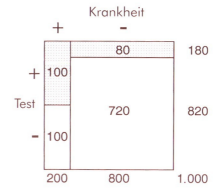

D

Abbildung 4–11. A–D, Beziehung zwischen Spezifität und prädiktivem Wert.

Die Antwort wird deutlich, wenn wir die Abbildungen genauer betrachten. Da wir uns mit seltenen Krankheiten beschäftigen, liegt der Großteil der Bevölkerung rechts der vertikalen Linie. Folglich wird jede Verschiebung dieser Linie nach rechts eine größere Zahl von Menschen betreffen, als eine Änderung zur linken Seite hin. Daher hat eine Änderung der Spezifität eine stärkere Auswirkung auf den prädiktiven Wert, als eine Änderung der Sensitivität. Würden wir uns mit einer Krankheit hoher Prävalenz beschäftigen, sähe die Lage anders aus.

Welche Wirkungen eine Veränderung der Spezifität auf den prädiktiven Wert hat, wird auch aus Tabelle 4–6 deutlich, die eine gewisse Ähnlichkeit mit Tabelle 4–4 aufweist.

Wie an diesem Beispiel zu sehen ist, tritt selbst bei einer Sensitivität von 100 Prozent eine dramatische Änderung des prädiktiven Wertes auf, wenn die Spezifität von 70 Prozent auf 95 Prozent erhöht wird.

Reliabilität eines Tests

Wenden wir uns einer weiteren Frage bei der Bewertung von Diagnostik und Screening zu: Ist ein Test reliabel (zuverlässig) und wiederholbar? Sind die einmal erhobenen Resultate erneut zu beobachten, wenn der Test wiederholt wird? Unabhängig von Spezifität und Sensitivität, wird ein Test nur von geringem Nutzen sein, wenn die Testergebnisse nicht reproduzierbar sind. In diesem Kapitel wollen wir uns auf diesen Aspekt konzentrieren: Reliabilität und Wiederholbarkeit von diagnostischen Tests und Verfahren. Zuerst werden wir die Faktoren besprechen, die Abweichungen zwischen Testresultaten mit beeinflussen: intraindividuelle Variabilität (Abweichungen bei einer Testperson) und Variabilität zwischen den Untersuchern (Abweichungen zwischen denjenigen, die Testergebnisse deuten).

Intraindividuelle Variabilität

Daten aus den Untersuchungen vieler menschlicher Merkmale variieren häufig im zeitlichen Verlauf, auch bei kurzen Zeitabschnitten. Tabelle 4–7 zeigt Änderungen des Blutdrucks über 24 Stunden bei drei Personen. Die Variabilität über die Zeit ist beträchtlich.

Dies, ebenso wie die jeweiligen Testbedingungen (z. B. postprandial, nach körperlicher Anstrengung, zu Hause oder in einer Arztpraxis), kann natürlich zu unterschiedlichen Ergebnissen bei einem und demselben Individuum führen. Bei der Bewertung eines jeden Testresultates ist es deshalb wichtig, die Bedingungen zu prüfen, unter denen eine Untersuchung durchgeführt wurde, einschließlich der Tageszeit.

Tabelle 4–7. Beispiele zur Variation von Blutdruckmesswerten im Laufe von 24 Stunden

Blutdruck (mm Hg)	Frau 27 Jahre alt	Frau 62 Jahre alt	Mann 33 Jahre alt
Basal	110/70	132/82	152/109
Mitternacht	86/47	102/61	123/78
Mittags	126/79	172/94	153/107
Zufällige Uhrzeit	108/64	155/93	157/109

From Richardson DW, Honour AJ, Fenton GW, et al: Variation in arterial pressure throughout the Day and night. Clin Sci 26:445, 1964.

Tabelle 4–6. Beziehung zwischen Spezifität und Prädiktivem Wert

Spezifität	Beispiel: Prävalenz = 10%, Sensitivität = 100%				Prädiktiver Wert
	Testergebnis	Krank	Nicht krank	Gesamt	
70%	+	1.000	2.700	3.700	$\frac{1.000}{3.700} = 27\%$
	-	0	6.300	6.300	
	Gesamt	1.000	9.000	10.000	
95%	+	1.000	450	1.450	$\frac{1.000}{1.450} = 69\%$
	-	0	8.550	8.550	
	Gesamt	1.000	9.000	10.000	

Untersucher-Variabilität

Auch die Abweichungen zwischen den einzelnen Untersuchern oder Beobachtern spielen eine wichtige Rolle: Zwei Untersucher erhalten häufig zwei unterschiedliche Ergebnisse. Der Grad der Übereinstimmung zwischen Beobachtern stellt eine wichtige Frage dar, sowohl bei körperlichen Untersuchungen oder Labortests, als auch bei allen anderen Einschätzungen menschlicher Eigenschaften. Diesen Grad der Übereinstimmung müssen wir daher auch quantitativ bestimmen können.

Prozentuale Gesamtübereinstimmung

Tabelle 4–8 zeigt ein Schema, mit dem die Variabilität zwischen Untersuchern analysiert werden kann. Zwei Untersucher wurden gebeten, jedes Testergebnis in eine der folgenden Kategorien einzuordnen: pathologisch, verdächtig, zweifelhaft oder normal.

Das Diagramm könnte beispielsweise für die Befunde zweier Radiologen verwendet werden. Die Befunde des Untersuchers 1 werden in diesem Diagramm in einer Kreuztabelle den Befunden des Untersuchers 2 gegenübergestellt. Die Zahl der Befunde in jedem Feld wird nun mit einem Buchstaben bezeichnet: A Röntgenbilder wurden von beiden Radiologen als pathologisch befundet. C Röntgenbilder wurden von Radiologe 2 als pathologisch bewertet, Radiologe 1 befundete sie als zweifelhaft. M Röntgenbilder wurden von Radiologe 1 als pathologisch beurteilt, während Radiologe 2 diese als Normalbefunde einstufte.

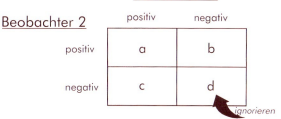

In den <u>gepaarten Beobachtungen</u>, in denen mindestens eine der Beobachtungen in jedem Paar positiv war, ist die prozentuale Übereinstimmung $= \dfrac{a}{a+b+c} \times 100$

Abbildung 4–12. Prozentuale Übereinstimmung zwischen Beobachter 1 und Beobachter 2.

Um nun die Gesamtübereinstimmung in Prozent zu berechnen, summieren wir alle Felderinhalte, in denen beide Radiologen übereinstimmten (A + F + K + P), dividieren diese Summe durch die Gesamtzahl der befundeten Röntgenbilder und multiplizieren das Ergebnis mit 100, um eine Prozentzahl zu erhalten.

Im Allgemeinen weisen die meisten untersuchten Personen negative Befunde auf. Mit hoher Wahrscheinlichkeit werden beide Untersucher weitgehend übereinstimmen bei der Beurteilung dieser negativen, also normalen Befunde. Damit wird der prozentuale Grad der Übereinstimmung nur deshalb hoch sein, weil eine große Anzahl negativer Befunde vorliegt, bei deren Einschätzung sich beide Radiologen einig sind. Solch ein hoher

Tabelle 4–8. Untersucher- oder Instrumenten-Variabilität: Prozentuale Gesamtübereinstimmung

	Untersucher 1			
Untersucher 2	Anomal	Suspekt	Zweifelhaft	Normal
Pathologisch	A	B	C	D
verdächtig	E	F	G	H
Zweifelhaft	I	J	K	L
Normal	M	N	O	P

$$\text{Prozentuale Gesamtübereinstimmung} = \dfrac{A + F + K + P}{\text{Alle Befunde}} \times 100$$

Wert kann jedoch signifikante Unterschiede zwischen den Untersuchern verhüllen, Differenzen, die bei der Beurteilung von positiven, pathologischen Befunden aufträten.

Eine Möglichkeit, dieses Problem anzugehen besteht darin, Befunde, die von beiden Untersuchern als negativ eingestuft wurden, außer Acht zu lassen (Feld d) und im Nenner nur die Befunde aufzunehmen, die von mindestens einem Untersucher als pathologisch bezeichnet wurden (Felder a, b und c) (Abb. 4–12).

Für Doppelbefundungen, bei denen mindestens ein Befund in jedem Paar positiv war, gilt daher folgende Gleichung:

$$\text{Prozentuale Übereinstimmung} = \frac{a}{a + b + c} \times 100$$

Kappa-Statistik

Die prozentuale Übereinstimmung wird von einem weiteren Faktor maßgeblich beeinflusst. Selbst wenn zwei Untersucher vollkommen unterschiedliche Kriterien bei der Diagnose positiv oder negativ verwendeten, würden wir erwarten, dass diese bei einigen Befunden trotzdem übereinstimmten – einfach durch Zufall und aus Gründen der Wahrscheinlichkeit.

Dies wird im folgenden Beispiel rasch verständlich: Sie sind Leiter einer radiologischen Abteilung und haben eines Tages das Problem einer schwachen personellen Besetzung und einer großen Menge an Thorax-Röntgenbildern, die noch zur Befundung ausstehen.

Um den personellen Engpass zu überbrücken, suchen Sie in der Nachbarschaft einige Leute aus, die weder von Biologie noch von Medizin etwas verstehen und bitten sie, Röntgenbilder als positiv oder negativ zu bewerten. Die erste Person arbeitet sich durch den Stapel der Bilder und beurteilt sie nach Lust und Laune als negativ, positiv, positiv und negativ. Die zweite Person verfährt ebenso. Wenn beide „Untersucher" keinerlei Kenntnis über Diagnosekriterien oder Standards bei der Beurteilung von Röntgenbildern haben, würden sie dennoch bei einem bestimmten Bild übereinstimmen? Die Antwort lautet natürlich: Ja, sie würden in einigen Fällen rein zufällig übereinstimmen.

Um herauszufinden, wie gut zwei Untersucher Röntgenbilder befunden können, müssen wir fragen: Wie groß ist das Ausmaß der Übereinstimmung zwischen den Befunden *oberhalb des Wertes, den wir aufgrund des Zufalles erwarten würden?*

Oder anders ausgedrückt: Inwieweit übersteigt der Grad der Übereinstimmung ein rein zufallsbedingtes Maß?

Hierfür können wir die so genannte Kappa-Statistik berechnen, wie sie von Cohen 1960 vorgeschlagen wurde.[2] Die Kappa-Statistik ist nach der Formel (4.1) im unteren Teil der Seite definiert. Was steht im Zähler der Kappa-Formel?

Wir wollen herausfinden, um wie viel besser die Übereinstimmung zwischen den Befunden der beiden Beobachter ist, als diese rein zufallsbedingt zu erwarten wäre; oder die *prozentuale beobachtete Übereinstimmung* minus die *prozentuale Übereinstimmung aufgrund des Zufalls*. Nun zum Nenner: Die Zahl 100 Prozent steht für eine vollständige Übereinstimmung zwischen beiden Beobachtern. Die Beobachter können ihre Ergebnisse nicht weiter über das rein zufallsbedingte Maß verbessern, als dies durch die Differenz zwischen *vollständiger Übereinstimmung* und *prozentualer zufallsbedingter Übereinstimmung* vorgegeben ist, wie dies im Nenner repräsentiert ist. Kappa quantifiziert also das Maß, um das die beobachtete Übereinstimmung die rein zufällige Übereinstimmung übersteigt. Dieses wird in dem Verhältnis zwischen der Steigerung, die von den

---

(Formel 4.1)

$$\text{Kappa} = \frac{(\text{Beob. Übereinstimmung in Prozent}) - (\text{Erwartete zufällige Übereinstimmung in Prozent})}{100\% - (\text{Erwartete zufällige Übereinstimmung in Prozent})}$$

	Einteilung bei Pathologe A		Gesamt
	Grad II	Grad III	bei B
Einteilung bei Pathologe B — Grad II	41	3	44 (58,6%)
Einteilung bei Pathologe B — Grad III	4	27	31 (41,4%)
Gesamt bei A	45 (60%)	30 (40%)	75 (100%)

Abbildung 4–13. Histologische Einteilung nach Subtypen bei 75 Schnitten von nicht-kleinzelligen Lungenkarzinomen durch zwei Pathologen (A und B). (Data from Ghandur-Mnaymneh L, Raub WA, Sridhar KS et al.: The accuracy of the histological classification of lung carcinoma and its reproducibility: A study of 75 archival cases of adenosquamous carcinoma. Cancer Invest 11:641, 1993.)

Beobachtern erreicht werden kann, jenseits der Übereinstimmung, die aufgrund des Zufalls zu erwarten wäre, ausgedrückt.

Um Kappa zu berechnen, müssen wir zunächst den zufallsbedingten Grad der Übereinstimmung errechnen. Betrachten wir hierzu Daten einer histologischen Klassifikation von Lungenkrebs, die sich mit der Güte der Einteilung aller nicht-kleinzelligen Lungenkarzinome[3] beschäftigt.

Abb. 4–13 vergleicht Befunddaten zweier Pathologen, die solche Fälle in Untergruppen einzuteilen hatten.

Als erstes fragen wir uns, wie groß ist die beobachtete Übereinstimmung zwischen beiden Pathologen? Abb. 4–14 zeigt am Ende der Tabelle alle histologischen Befunde von Pathologe A, während die Ergebnisse von Pathologe B am rechten Tabellenrand angegeben sind. Pathologe A stufte 45 (oder 60 Prozent) der 75 histologischen Schnitte als Grad II-Tumoren ein, Pathologe B tat dies bei 44 oder 58,6 Prozent aller Fälle. Wie bereits vorhergehend besprochen, berechnet sich der Grad der Übereinstimmung nach der folgenden Formel:

$$\text{Prozentuale Übereinstimmung} = \frac{41 + 27}{75} \times 100 = 90{,}7\%$$

Das bedeutet, dass die Befundungen beider Pathologen zu 90,7 Prozent übereinstimmen.

Als nächstes fragen wir: Hätten die beiden Pathologen völlig unterschiedliche Kriterien angewendet, wie hoch wäre dann die zufallsbedingte Übereinstimmung gewesen?

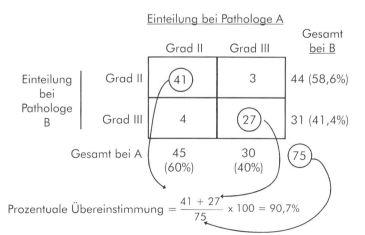

Abbildung 4–14. Prozentuale Übereinstimmung zwischen Pathologe A und Pathologe B. (Data from Ghandur-Mnaymneh L, Raub WA, Sridhar KS et al.: The accuracy of the histological classification of lung carcinoma and its reproducibility: A study of 75 archival cases of adenosquamous carcinoma. Cancer Invest 11:641, 1993.)

(Formel 4.2)

$$\text{Kappa} = \frac{(\text{Prozent der beob. Übereinstimmung}) - (\text{Erwartete zufällige Übereinstimmung in Prozent})}{100\% - (\text{Erwartete zufällige Übereinstimmung in Prozent})}$$

$$= \frac{90{,}7\% - 51{,}7\%}{100\% - 51{,}7\%} = \frac{39\%}{48{,}3\%} = 0{,}81$$

Pathologe A klassifizierte 60 Prozent (45) aller 75 histologischen Schnitte als Grad II-Tumoren. Wenn er bei der Beurteilung seiner Befunde andere Kriterien als Pathologe B angelegt hätte (d. h. Pathologe A würde in jeder Gruppe von histologischen Proben 60 Prozent als Grad II benennen), würden wir erwarten, dass Pathologe A sowohl der Gruppe der von Pathologe B als Grad II eingestuften Schnitte, als auch der von Pathologe B als Grad III bezeichneten Schnitte jeweils 60 Prozent Grad II-Tumoren zuordnen würde.

Somit würden wir erwarten, dass 60 Prozent (26,4) der 44 von Pathologen B als Grad II benannten histologischen Präparate von Pathologe A ebenfalls als Grad-II-Tumoren bezeichnet würden; und 60 Prozent (18,6) der 31 von Pathologe B als III.-gradig bezeichneten Schnitte würden von Pathologe A ebenfalls als Grad II bewertet werden (Abb. 4–15).

Damit ergäbe sich eine rein zufällige Übereinstimmung von

$$\frac{26{,}4 + 12{,}4}{75} = \frac{38{,}8}{75} = 51{,}7\%$$

für alle befundeten Präparate. Kappa errechnet sich also nach der bekannten Formel 4.2, die oben gezeigt ist.

Landis und Koch[4] schlugen vor, dass ein Kappa über 0,75 eine exzellente Übereinstimmung jenseits des reinen Zufalls, ein Kappa unter 0,40 nur eine schwache Übereinstimmung und ein Kappa zwischen 0,40 und 0,75 eine mäßige bis gute Übereinstimmung anzeigt. Die Prüfung auf statistische Signifikanz des Kappa-Wertes wird von Fleiss[5] beschrieben.

Über die richtige Verwendung des Kappa-Wertes entbrannten heftige Diskussionen, worüber MacLure und Willett[6] berichteten.

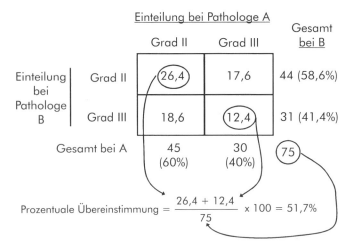

Abbildung 4–15. Prozentuale Übereinstimmung zwischen Pathologe A und Pathologe B allein durch Zufall. (Data from Ghandur-Mnaymneh L, Raub WA, Sridhar KS et al.: The accuracy of the histological classification of lung carcinoma and its reproducibility: A study of 75 archival cases of adenosquamous carcinoma. Cancer Invest 11:641, 1993.)

BEZIEHUNG ZWISCHEN VALIDITÄT UND RELIABILITÄT

Zum Abschluss dieses Kapitels wollen wir Validität und Reliabilität anhand einer Graphik veranschaulichen.

Die horizontale Linie in Abb. 4–16 steht für die Werteskala einer gegebenen Variablen, wie beispielsweise Blutzuckerwert, wobei der echte Wert durch einen Pfeil angezeigt wird.

Die Kurve zeigt die erzielten Testergebnisse. Da die Kurve sehr schmal ist, sind die Ergebnisse recht zuverlässig und gut reproduzierbar; unglücklicherweise häufen sie sich weit entfernt von dem wahren Wert, sie sind somit nicht valide.

Abb. 4–17 zeigt eine breite Kurve, die also nur eine geringe Reliabilität aufweist. Die beobachteten Werte liegen aber über dem wahren Wert und sind damit valide. Wir wollen natürlich Ergebnisse erzielen, die sowohl zuverlässig als auch valide sind (Abb. 4–18).

Für die in Abb. 4–17 gezeigte breite Kurve über dem wahren Wert gilt jedoch, dass nur ein Teil der in dieser Verteilung aufgeführten Testresultate tatsächlich valide ist, nämlich diejenigen in der Nähe des echten Wertes. Was bei Gruppen oder Populationen im Hinblick auf die Validität zutrifft, muss für eine einzelne Person in der Klinik nicht unbedingt gelten. Wenn die Reliabilität und Reproduzierbarkeit eines Tests schlecht sind, kann die Validität des Tests bei der einzelnen Person ebenfalls schlecht sein.

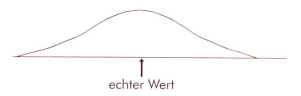

Abbildung 4–17. Graphik zu hypothetischen Testergebnissen, die valide, aber nicht reliabel sind.

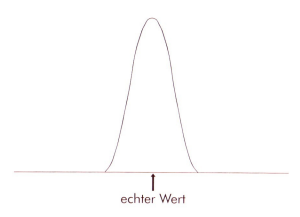

Abbildung 4–18. Graphik zu hypothetischen Testergebnissen, die sowohl reliabel als auch valide sind.

Daher ist es wichtig an die Unterscheidung zwischen Gruppenvalidität und Einzelvalidität zu denken, wenn man die Qualität von Diagnoseverfahren beurteilen will.

Schlussfolgerung

In diesem Kapitel wurde die Validität von Diagnose- und Screening-Verfahren besprochen, gemessen durch deren Sensitivität und Spezifität, durch ihren prädiktiven Wert und durch die Reliabilität und Wiederholbarkeit dieser Tests.

Ganz gleich wie spezifisch und sensitiv ein Test sein mag: Wenn seine Ergebnisse nicht wiederholt werden können, ist er nahezu wertlos. All diese Charakteristika müssen daher bedacht werden, wenn ein Test zu beurteilen ist. Dies ist immer auch im Zusammenhang mit dem zukünftigen Zweck des Tests zu sehen.

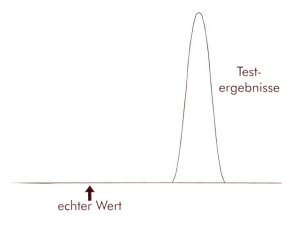

Abbildung 4–16. Graphik zu hypothetischen Testergebnissen, die reliabel, aber nicht valide sind.

LITERATUR

1. Sheffield LJ, Sackett DL, Goldsmith CH, et al: A clinical approach to the use of predictive values in the prenatal diagnosis of neural tube defects. Am J Obstet Gynecol 1465:319, 1983.
2. Cohen J: A coefficient of agreement for nominal scales. Educ Psychol Meas 20: 37, 1960.
3. Ghandur-Mnaymneh L, Raub WA, Sridhar KS, et al: The accuracy of the histological classification of lung carcinoma and its reproducibility: a study of 75 archival cases of adenosquamous carcinoma. Cancer Invest 11: 641, 1993.
4. Landis JR, Koch GG: The measurement of observer agreement for categorical data. Biometrics 33: 159, 1977.
5. Fleiss, JL: Statistical Methods for Rates and Proportions, ed 2. New York, John Wiley & Sons, 1981.
6. MacLure M, Willet WC: Misinterpretation and misuse of the kappa statistic. Am J Epidemiol 126:161, 1987.

Fragen zur Wiederholung des 4. Kapitels

Die Fragen 1, 2 und 3 basieren auf den unten stehenden Angaben:

2.500 Frauen, bei denen ein Adenokarzinom bioptisch gesichert werden konnte, wurden im Rahmen eines Brustkrebs-Screenings körperlich untersucht. In einer Kontrollgruppe von 5.000 Frauen, die nach Alter und Ethnie gematcht wurden, erfolgte ebenfalls eine körperliche Untersuchung. Bei 1.800 Frauen der Fallgruppe waren die körperlichen Untersuchungsbefunde positiv (d. h. es konnte ein Knoten getastet werden), ebenso bei 800 Frauen der Kontrollgruppe, die allesamt in der Biopsie keinen Hinweis auf das Vorliegen eines Krebsgeschwulstes hatten.

1. Die Sensitivität der körperlichen Untersuchung betrug: _____

2. Die Spezifität der körperlichen Untersuchung betrug: _____

3. Der positive prädiktive Wert der körperlichen Untersuchung betrug: _____

4. Ein Screening-Test wird bei zwei ähnlichen Populationen auf gleiche Weise verwandt, doch der Anteil der falsch positiven Ergebnisse bei den als positiv befundeten Personen der Population A war geringer als bei den positiv befundeten Personen der Population B. Welches ist die wahrscheinlichste Erklärung für diesen Befund?

a. Es ist unmöglich herauszufinden, was diesen Unterschied verursachte
b. Die Testspezifität ist in der Population A geringer
c. Die Prävalenz der Erkrankung ist in der Population A niedriger
d. Die Prävalenz der Erkrankung ist in der Population A größer
e. Die Testspezifität ist in der Population A höher

Die 5. Frage bezieht sich auf die folgenden Angaben:

500 Personen, bei denen der Verdacht auf eine Hörstörung vorlag, wurden einer körperlichen Untersuchung und einem Hörtest (Audiometrie) unterzogen. Bei 300 Personen konnte eine Hörstörung festgestellt werden. Die Untersuchungsergebnisse stellten sich wie folgt dar:

Körperliche Untersuchung

	Hörschwäche	
Ergebnis	**Vorhanden**	**Nicht vorhanden**
Postiv	240	40
Negativ	60	160

Audiometrische Untersuchung

	Hörschwäche	
Ergebnis	**Vorhanden**	**Nicht vorhanden**
Postiv	270	60
Negativ	30	140

5. Im Vergleich zu der körperlichen Untersuchung ist der Audiometrietest:
   a. Ebenso sensitiv und spezifisch
   b. Weniger sensitiv und weniger spezifisch
   c. Weniger sensitiv und spezifischer
   d. Sensitiver und weniger spezifisch
   e. Sensitiver und spezifischer

Die 6. Frage bezieht sich auf die folgenden Angaben:

Zwei Pädiater wollen einen neuen Labortest zum Nachweis von Streptokokken untersuchen. Dr. Kidd verwendet den Standardtest mit Bakterienkulturen, der eine Sensitivität von 90 Prozent hat und eine Spezifität von 96 Prozent. Dr. Childs verwendet den neuen Test mit einer Sensitivität von 96 Prozent und einer Spezifität von 96 Prozent.

6. Wenn die Kulturen von 200 Patienten mit beiden Tests untersucht werden, trifft welche Aussage zu?
   a. Dr. Kidd wird bei mehr Kindern eine Streptokokkeninfektion korrekt nachweisen als Dr. Childs
   b. Dr. Kidd wird bei weniger Kindern eine Streptokokkeninfektion korrekt nachweisen als Dr. Childs
   c. Dr. Kidd wird bei mehr Kindern eine Streptokokkeninfektion korrekt ausschließen als Dr. Childs
   d. Um feststellen zu können, welcher Pädiater die große Anzahl erkrankter Kinder korrekt identifizieren wird, *muss* die Prävalenz von Streptokokkeninfektionen ermittelt werden

Die Fragen 7 und 8 basieren auf den folgenden Angaben:

Eine Screening-Studie über Dickdarmkrebs wird in Nottingham, England, durchgeführt. Bei Personen im Alter zwischen 50 und 75 Jahren wird hierzu ein Hämokkult-Test vorgenommen. Dieser Test untersucht die Proben auf Blut im Stuhl.

7. Der Hämokkult-Test hat eine Sensitivität von 70 Prozent und eine Spezifität von 75 Prozent. Wenn in Nottingham die Prävalenz von Dickdarmkrebs 12/1.000 beträgt, wie groß ist dann der positive Vorhersagewert des Tests?
   _____

8. Fällt der Hämokkult-Test negativ aus, werden keine weiteren Untersuchungen durchgeführt. Bei einem positiven Testergebnis wird bei der betreffenden Person eine zweite Stuhlprobe mit dem Hämokkult-II-Test untersucht. Wenn auch in dieser zweiten Probe Blut im Stuhl durch ein positives Testergebnis angezeigt wird, werden bei der betreffenden Person weitergehende Untersuchungen unternommen. Welche Auswirkung hat diese Screening-Methode auf die Netto-Sensitivität und auf die Netto-Spezifität?
   a. Die Netto-Sensitivität und Netto-Spezifität werden erhöht
   b. Die Netto-Sensitivität wird vermindert, während die Netto-Spezifität erhöht wird
   c. Die Netto-Sensitivität bleibt unverändert und die Netto-Spezifität wird erhöht
   d. Die Netto-Sensitivität wird erhöht und die Netto-Spezifität vermindert
   e. Die Auswirkung auf Netto-Sensitivität und Netto-Spezifität kann aus diesen Daten nicht ermittelt werden

Die Fragen 9 bis 12 basieren auf den folgenden Angaben:

Zwei Ärzte wurden gebeten, von einander unabhängig 100 Röntgenbilder der Lunge als „normal" oder „anormal" zu klassifizieren. Der Vergleich ihrer Klassifikationen ist in der folgenden Tabelle aufgeführt:

Einstufung von Thorax-Röntgenbildern durch Arzt 1 verglichen mit Arzt 2

| | Arzt 2 | | |
Arzt 1	Anomal	Normal	Gesamt
Anomal	40	20	60
Normal	10	30	40
Gesamt	50	50	100

9. Die einfache prozentuale Gesamtübereinstimmung zwischen den beiden Ärzten aus der Gesamtzahl der Befunde beträgt: _____

10. Die prozentuale Gesamtübereinstimmung zwischen den beiden Ärzten, unter Auslassung der von beiden Ärzten als normal klassifizierten Bilder, beträgt: _____

11. Der Kappa-Wert lautet: _____

12. Dieser Kappa-Wert steht für welche Qualität der Übereinstimmung?
    a. Exzellente
    b. Gute bis mittelmäßige
    c. Schlechte Übereinstimmung

Kapitel 5

Der natürliche Krankheitsverlauf: Wie lassen sich Prognosen ausdrücken?

Bis zu dieser Stelle haben wir gelernt, wie mit diagnostischen Tests und Reihenuntersuchungen zwischen erkrankten und gesunden Personen unterschieden werden kann. Sobald nun eine Person als krank identifiziert wurde, stellt sich die Frage: Wie lassen sich die Entstehung und der Verlauf von Krankheit quantitativ charakterisieren?

Eine solche Quantifizierung ist aus verschiedenen Gründen von Bedeutung: Erstens ist es notwendig, die Schwere einer Krankheit zu beschreiben, um Prioritäten bei der klinischen Versorgung und bei Gesundheitsprogrammen setzen zu können. Zweitens fragen Patienten häufig nach der Prognose ihrer Erkrankung. Drittens können wir eine Quantifizierung als Maßstab und Modell verwenden, so dass bei der Einführung neuer Behandlungsmethoden die Ergebnisse mit dem zu erwartenden Verlauf ohne die neue Therapie verglichen werden können. Darüber hinaus wollen wir die Wirksamkeit zweier verschiedener Therapien miteinander vergleichen, beispielsweise chirurgische und konservative Therapien oder zwei unterschiedliche Operationsverfahren. Hierfür benötigen wir Möglichkeiten, die Prognose für unterschiedliche Behandlungsgruppen in quantitativen Größen auszudrücken, um die Therapien miteinander vergleichen zu können.

In diesem Kapitel werden einige Wege vorgestellt, Prognosen für eine Patientengruppe zu beschreiben und zu quantifizieren. Der natürliche Verlauf von Krankheiten (Prognose) wird dabei zu besprechen sein. In den folgenden Kapiteln wenden wir uns dann der Frage zu, wie in diesen Verlauf eingegriffen werden kann, um die Prognose zu verbessern. Nach welchen Gesichtspunkten wird bestimmt, welches Medikament oder welche Therapie am besten geeignet ist (6. und 7. Kapitel), und wie können wir Krankheiten zu einem früheren Zeitpunkt als bisher in ihrem Verlauf entdecken, um die Wirksamkeit von Behandlungen zu steigern (Kapitel 17)?

Als Einstieg in das Thema „Prognose" betrachten wir die schematische Darstellung eines Krankheitsverlaufes bei einem Patienten (Abb. 5–1).

Punkt A markiert den biologischen Krankheitsbeginn. Häufig kann dieser Zeitpunkt nicht festgestellt werden, ereignet er sich doch subklinisch, etwa auf subzellulärer Ebene wie bei DNS-Veränderungen. An einem bestimmten Punkt des Krankheitsprozesses (Punkt P) könnten pathologische Hinweise auf eine Krankheit gefunden

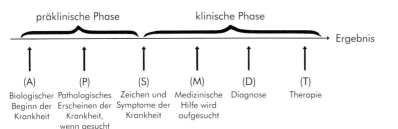

Abbildung 5–1. Der natürliche Verlauf einer Erkrankung bei einem Patienten.

werden, wenn man danach sucht. In der Folge entstehen bei dem Patienten Krankheitszeichen und Symptome (Punkt S), und nach einer gewissen Zeit wird er sich in medizinische Behandlung begeben (Punkt M).

Der Patient erhält daraufhin eine Diagnose (Punkt D) und eine entsprechende Therapie (Punkt T). Nun kann die Krankheit ausheilen oder man bekommt sie unter Kontrolle (mit oder ohne zurückbleibender Behinderung des Patienten) oder sie führt zum Tode des Patienten.

Zu welchem Zeitpunkt beginnen wir, die Überlebenszeit zu messen? Idealerweise würden wir mit dem tatsächlichen Krankheitsbeginn einsteigen wollen, doch ist dies im Allgemeinen nicht möglich, da der Zeitpunkt des biologischen Krankheitsbeginns beim einzelnen Patienten unbekannt ist. Wollten wir mit dem Zeitpunkt der ersten Symptome beginnen, würden wir die subjektive Wahrnehmung von Symptomen als bedeutende Variable einführen.

Allgemein werden Überlebenszeiten ab dem Zeitpunkt der Diagnose gemessen, um die Berechnung zu standardisieren.

Doch auch mit der Wahl dieses Startpunktes tritt eine gewisse Variabilität auf, da Patienten zu unterschiedlichen Zeitpunkten in ihrer Leidensgeschichte zum Arzt gehen. Dabei fallen natürlich all jene Patienten aus der Erhebung heraus, die verstarben, bevor eine Diagnose gestellt wurde.

In diesem Zusammenhang ergeben sich weitere wichtige Fragen: Wie wurde die Diagnose gestellt? Gibt es für die betreffende Krankheit einen eindeutigen pathognomonischen Nachweistest? Solche Tests sind meist nicht verfügbar. Manchmal kann eine Krankheit diagnostiziert werden, indem es gelingt, einen Krankheitserreger zu isolieren; doch sind viele Menschen Träger eines Keims, ohne infiziert zu sein, so dass wir nicht wissen, ob der isolierte Keim Ursache der jeweiligen Erkrankung war.

Bei anderen Krankheiten sind Gewebeproben zur Diagnose besser geeignet, auch hier findet sich häufig eine gewisse Variabilität bei der Deutung von histologischen Präparaten durch verschiedene Pathologen. Folglich bleibt die Situation meist verschwommen und ungenau, auch wenn wir sagen, dass die Überlebensdauer vom Zeitpunkt der Diagnose an gemessen wird. Diese Punkte sollten wir im Hinterkopf behalten, wenn wir uns im Folgenden mit den verschiedenen Ansätzen der Prognoseabschätzung befassen.

Die Prognose kann entweder durch die Zahl der an einer Krankheit Verstorbenen ausgedrückt werden oder durch die Zahl derjenigen, die die Krankheit überlebten. Beide Ansätze werden in der weiteren Besprechung eine Rolle spielen. Der in der Diskussion verwendete Endpunkt ist der Tod. Da der Tod unausweichlich ist, sprechen wir nicht davon, ob jemand stirbt oder nicht stirbt, sondern wir sprechen vielmehr über die Verlängerung der Zeitspanne bis zum Eintritt des Todes. Hier muss festgestellt werden, dass durchaus auch andere Endpunkte benutzt werden könnten, wie etwa das Intervall zwischen Diagnose und Krankheitsrezidiv oder die Spanne von der Diagnose bis zum Zeitpunkt einer funktionellen Beeinträchtigung, Behinderung oder Veränderung in der Lebensqualität des Patienten. All dies sind Merkmale, die von der Invasivität einer verfügbaren Behandlung beeinflusst werden oder von deren Fähigkeit, einige der Symptome zu mildern, ohne die Lebensdauer zu verlängern. Auch dies sind wichtige Fragen, die hier aber nicht behandelt werden können.

LETALITÄTSRATE

Die erste Möglichkeit, eine Aussage über die Prognose zu machen, stellt die Letalitätsrate dar, die bereits im 3. Kapitel behandelt wurde.

Diese ist definiert als die Anzahl der Patienten, die an einer Krankheit gestorben sind, geteilt durch die Zahl der Patienten mit dieser Krankheit. Wie hoch ist die Wahrscheinlichkeit, dass ein Patient an seiner Krankheit stirbt? Beachten wir, dass im Nenner der Letalitätsrate die Zahl der Erkrankten steht, nicht aber – wie bei der Mortalitätsrate – sämtliche Personen mit dem Risiko, an einer Krankheit zu sterben, seien es schon Erkrankte oder Gesunde, bei denen die Krankheit noch auftreten könnte.

Die Letalitätsrate berücksichtigt ausdrücklich keine Angaben zur Zeit. Implizit wird der zeitliche Faktor jedoch ausgedrückt, da Letalitätsraten im Allgemeinen für akute Krankheiten verwendet werden, bei denen, wenn sie tödlich verlaufen, der Tod relativ rasch nach der Feststellung der Diagnose eintritt. Wenn also der natürliche Verlauf einer Erkrankung bekannt ist, bezieht sich der Gebrauch der *Letalitätsrate* auf die Zeitspanne nach der Diagnosestellung, in der mit dem Eintreten von Todesfällen zu rechnen ist.

Die Letalitätsrate empfiehlt sich für kurzdauernde, akute Krankheiten: Bei chronischen Erkrankungen können Todesfälle auch Jahre nach der Diagnose auftreten und andere Todesursachen werden zunehmend wahrscheinlicher. Somit ist die Letalitätsrate ein weniger nützliches Maß, vielmehr kommen hier andere Ansätze und Methoden zum Einsatz.

PERSONEN-JAHRE

Eine sinnvolle Art die Mortalität auszudrücken besteht darin, die Anzahl der Todesfälle durch die Anzahl der Personen-Jahre zu dividieren, über die eine Gruppe beobachtet wurde. Da einzelne Personen häufig über verschieden lange Zeiträume beobachtet werden, wird als Einheit zur Messung der Beobachtungszeit das Personen-Jahr verwendet. Die Anzahl der Personen-Jahre bei zwei Personen, die über jeweils 5 Jahre beobachtet wurden, wäre gleich der Anzahl bei 10 Personen, die über ein Jahr beobachtet wurden – 10 Personen-Jahre (Abb. 5–2). Die Personen-Jahre können dann addiert und die Zahl der Ereignisse (z. B. Todesfälle) pro Anzahl beobachteter Personen-Jahre berechnet werden.

Ein Problem bei dieser Verwendung der Personen-Jahre besteht jedoch darin, dass angenommen wird, jedes Personen-Jahr sei gleich allen anderen Personen-Jahren, das heißt: Das Risiko in jedem beobachteten Personen-Jahr ist gleich groß. Das kann mitunter jedoch nicht zutreffen. Betrachten wir hierzu Abbildung 5–2, wo zwei Beispiele für 10 Personen-Jahre dargestellt sind: Zwei Personen, die jeweils über 5 Jahre beobachtet werden und fünf Personen, die über jeweils zwei Jahre beobachtet werden. Sind diese gleichwertig?

Nehmen wir an, es läge die Situation aus Abbildung 5–3 vor, bei der die Phase des höchsten Sterberisikos kurz nach der Diagnosestellung beginnt und bis etwa 20 Monate nach Diagnosestellung reicht. Natürlich werden die meisten Personen-Jahre im ersten Beispiel (*oben*) außerhalb der Phase mit dem höchsten Risiko liegen. Im Gegensatz hierzu lägen die 2-Jahres-Intervalle der fünf Personen, die im unteren Teil der Graphik abge-

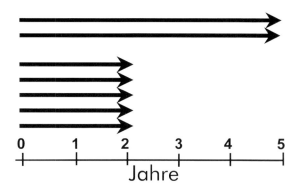

Abbildung 5–2. Zwei Beispiele von 10 Personenjahren: 5 Personen, die jeweils über 2 Jahre beobachtet werden oder 2 Personen, die jeweils über 5 Jahre beobachtet werden.

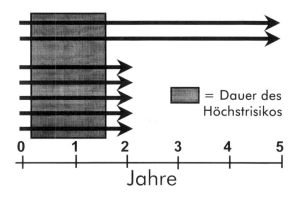

Abbildung 5–3. Zwei Beispiele von 10 Personenjahren, wobei die Phase des höchsten Risikos vom Zeitpunkt kurz nach Diagnosestellung bis etwa 20 Monate nach der Diagnose reicht.

bildet sind, größtenteils in dem Zeitraum mit dem höchsten Risiko. Folglich wären in dem unteren Beispiel mehr Todesfälle zu erwarten, als in dem oberen. Trotz dieses Problems liefern Personen-Jahre in vielen Situationen hilfreiche Nenner bei Ereignisraten, wie etwa im Rahmen von randomisierten Studien (6. und 7. Kapitel) und bei Kohortenstudien (8. Kapitel).

FÜNF-JAHRES-ÜBERLEBENSRATE

Als nächster Begriff zur Formulierung von Prognosen ist die *Fünf-Jahres-Überlebensrate* anzuführen. Dieser Begriff wird häufig in der klinischen Medizin angewendet, insbesondere bei der Einschätzung von Krebstherapien.

Mit der Fünf-Jahres-Überlebensrate wird die Prozentzahl der Patienten bezeichnet, die 5 Jahre nach Therapiebeginn oder nach Stellung einer Diagnose noch am Leben sind.

Obwohl die Fünf-Jahres-Überlebensrate häufig verwendet wird, sollten wir uns bewusst sein, dass die Spanne von 5 Jahren keine magische Grenze ist. Mit Ablauf dieser 5 Jahre ist sicherlich kein abrupter biologischer Wandel in dem natürlichen Krankheitsverlauf zu erwarten, der es rechtfertigen würde, diese Spanne als Endpunkt zu verwenden.

Dennoch ereignen sich die meisten Todesfälle bei Krebserkrankungen in diesem Zeitraum nach der Diagnose, so dass die Fünf-Jahres-Überlebensrate seit langem als ein Erfolgs-Index bei Krebstherapien Anwendung findet.

Mit der Einführung von Sreening-Programmen fand in den letzten Jahren ein Problem bei der Anwendung der 5-Jahres-Überlebensrate steigende Beachtung.

Schauen wir uns ein hypothetisches Beispiel an: Abb. 5–4 zeigt die Zeitachse einer Frau, die 1990 an Brustkrebs erkrankte (biologischer Krankheitsbeginn). Da die Krankheit zu dieser Zeit noch subklinisch war, zeigten sich noch keine Symptome; erst 1997 fühlte sie einen Knoten in ihrer Brust, woraufhin sie einen Arzt aufsuchte, der die Diagnose stellte. Danach wurde die Patientin einer Mastektomie unterzogen. Im Jahr 2000 starb sie. Unter dem Gesichtspunkt der 5-Jahres-Überlebensrate, dem in der Krebstherapie häufig verwendeten Maßstab des Therapieerfolges, war diese Patientin kein „Erfolgsfall", da sie lediglich 3 Jahre überlebte.

Nehmen wir nun an, diese Frau hätte in einer Gemeinde gelebt, in der eine offensive Kampagne für Brustkrebs-Reihenuntersuchungen geführt wurde (Abb. 5–5). Wie vorhin beschrieben, hätte die Krankheit biologisch 1990 begonnen, doch bereits 1994 wäre bei einem Screening ein winziger Knoten in der Brust festgestellt worden. Sie wäre daraufhin 1994 operiert worden und im Jahr 2000 verstorben. Da sie nun 6 Jahre nach Therapie überlebt hätte, würde sie nun unter dem Aspekt der 5-Jahres-Überlebensrate als ein Therapieerfolg angesehen werden. Diese offenbar längere Überlebenszeit ist ein Artefakt: Der Tod trat ebenso 2000 ein. Das Leben der Patientin wurde durch die frühere Diagnose und Therapie nicht verlängert. Lediglich die Spanne zwischen Diagnose, Behandlung und Tod wurde durch die Früherkennung vergrößert, der Eintritt des Todes konnte aber nicht verzögert werden. (Das Zeitintervall, um welches die Diagnose früher gestellt wurde, heißt *Zeitspanne der Diagnosevorverlagerung* (engl. lead time) und wird in Kapitel 17 im

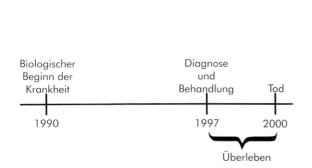

Abbildung 5–4. Das Problem der 5-Jahre-Überlebensgrenze in einer gescreenten Population: I. Situation ohne Screening.

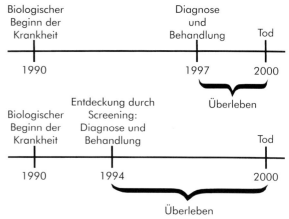

Abbildung 5–5. Das 5-Jahre-Überlebensproblem in einer gescreenten Population: II. Frühere Krankheitserkennung durch Screening.

Zusammenhang mit der Beurteilung von Screening-Verfahren detailliert besprochen).

Somit ist es irreführend aufgrund der verlängerten 5-Jahres-Überlebensrate der Patientin zu folgern, dass das Ergebnis im Falle des zweiten Szenarios besser gewesen wäre, als im ersten, denn der Krankheitsverlauf hat sich nicht geändert, wie dies durch das Todesjahr widergespiegelt wird. Der einzige Unterschied, der aufgrund der um 3 Jahre früher gestellten Diagnose zu beobachten ist (1994 gegenüber 1997), besteht darin, dass sich die Patientin drei Jahre länger in medizinischer Behandlung mit allen Begleitschwierigkeiten befand. Wenn also Screening-Untersuchungen durchgeführt werden und eine höhere 5-Jahres-Überlebensrate beobachtet wird, muss dies nicht bedeuten, dass die Patienten länger leben, vielmehr wurde eine Diagnose früher gestellt. Diese Art möglicher Verzerrung (engl. bias) muss berücksichtigt werden, bevor man den Nutzen eines Screening-Programms abschließend beurteilen kann.

Ein weiteres Problem bei der 5-Jahres-Betrachtung entsteht, wenn wir das Überleben einer Gruppe von Patienten beurteilen wollen, die vor weniger als 5 Jahren diagnostiziert wurden. Hier können wir dieses Kriterium offensichtlich nicht anwenden, da ein Beobachtungszeitraum von 5 Jahren vorliegen muss, bevor die 5-Jahres-Überlebensrate der Patienten berechnet werden kann.

Wollen wir also eine Therapie bewerten, die vor weniger als 5 Jahren eingeführt wurde, müssen wir die 5-Jahres-Überlebensrate als hierfür ungeeignet betrachten.

BEOBACHTETE ÜBERLEBENSDAUER

Sinn und Zweck der Sterbetafel

Ein weiterer Ansatz ist die tatsächlich beobachtete Überlebensdauer. Hierzu benutzen wir so genannte *Sterbetafeln* (engl. life-tables). Betrachten wir das Konzept, welches der Berechnung von Überlebensraten anhand von Sterbetafeln zugrunde liegt.

Tabelle 5–1 zeigt hypothetische Ergebnisse bei Patienten, die von 1990 bis 1994 behandelt und bis 1995 beobachtet wurden. (Dass es sich dabei um eine hypothetische Studie handelt, sehen wir an der Überschrift mit dem Satz „keine Person ging dem Follow-up verloren".)

Für jedes volle Kalenderjahr der Behandlung zeigt die Tabelle die Zahl der behandelten Patienten und die Zahl der Überlebenden in jedem Kalenderjahr nach Beginn der Therapie. Beispielsweise lebten von 84 Patienten, die 1990 behandelt wurden, im Jahr 1991 noch 44; ein Jahr nach Therapiebeginn 1992 lebten noch 21 Patienten; usw.

Die Ergebnisse aus Tabelle 5–1 sind die einzigen Daten, die uns für die Bewertung der Therapie zur Verfügung stehen. Wollen wir nun anhand dieser Daten die Prognosen der behandelten Patienten beschreiben, können wir natürlich nicht die 5-Jahres-Betrachtungsweise benutzen, weil nicht die gesamte Gruppe der 375 Patienten über einen Zeitraum von 5 Jahren beobachtet wurde.

Lediglich für die 84 Patienten, deren Behandlung 1990 begann und die bis 1995 beobachtet wurden, könnte die 5-Jahres-Überlebensrate berechnet werden, denn sie sind die einzigen Patienten, die über 5 Jahre beobachtet wurden.

Tabelle 5–1. Hypothetische Studie zu Behandlungsergebnissen bei Patienten, die von 1990 bis 1994 behandelt und bis 1995 nachbeobachtet wurden (keine Person ging dem Follow-up verloren)

Jahr der Behandlung	Anzahl behandelter Patienten	Anzahl der Lebenden am Jahrestag der Behandlung				
		1991	1992	1993	1994	1995
1990	84	44	21	13	10	8
1991	62		31	14	10	6
1992	93			50	20	13
1993	60				29	16
1994	76					43

Tabelle 5–2. Neuanordnung der Daten aus Tabelle 5–1, wobei das Überleben nach den Jahren seit Behandlungsbeginn tabellarisch dargestellt wird (keine Person ging dem Follow-up verloren)

Jahr der Behandlung	Anzahl behandelter Patienten	Anzahl der Lebenden am Ende des Jahres				
		1. Jahr	2. Jahr	3. Jahr	4. Jahr	5. Jahr
1990	84	44	21	13	10	8
1991	62	31	14	10	6	
1992	93	50	20	13		
1993	60	29	16			
1994	76	43				

Dafür müssten wir die übrigen Daten außer Acht lassen, was natürlich sehr unglücklich wäre, wenn man bedenkt, welcher Aufwand betrieben, welche Kosten für die Erhebung der Daten investiert wurden und auch welche Erkenntnisse verloren gingen, wenn man die Überlebenszeiten der anderen Patienten für die Beurteilung des Therapieerfolges vernachlässigen müsste.

Wie können wir also alle verfügbaren Informationen aus Tabelle 5–1 nutzen, um das Überleben sämtlicher Patienten dieser Studie zu beschreiben?

Dazu müssen wir die Daten aus Tabelle 5.1 umstellen, wie dies in Tabelle 5–2 geschehen ist: Hier ist die Zahl der Patienten aufgeführt, deren Behandlung in einem Kalenderjahr begann und die Zahl der Überlebenden am Jahrestag des Behandlungsbeginns. Achtung: Die im Jahr 1994 hinzugekommenen Patienten wurden nur über 1 Jahr beobachtet, da die Studie 1995 endete.

Wie benutzen wir nun diese Tabelle? Zuerst fragen wir: Wie groß ist die Überlebenswahrscheinlichkeit 1 Jahr nach Therapiebeginn (Tabelle 5–3)? Dazu bilden wir die Summe aus der Gesamtzahl der behandelten Patienten (375) und der Zahl der Überlebenden nach 1 Jahr Behandlung (197). Die Wahrscheinlichkeit, das erste Jahr zu überleben (P_1), errechnet sich wie folgt:

$$P_1 = \frac{197}{375} = 0{,}525$$

Als nächstes fragen wir: Wie groß ist die Wahrscheinlichkeit, auch ein zweites Jahr unter der Therapie zu überleben? In der Tabelle 5–4 sehen

Tabelle 5–3. Überlebensanalyse bei Patienten, die von 1990 bis 1994 behandelt und bis 1995 nachbeobachtet wurden (keine Person ging dem Follow-up verloren): I

Jahr der Behandlung	Anzahl behandelter Patienten	Anzahl der Lebenden am Ende des Jahres				
		1. Jahr	2. Jahr	3. Jahr	4. Jahr	5. Jahr
1990	84	44	21	13	10	8
1991	62	31	14	10	6	
1992	93	50	20	13		
1993	60	29	16			
1994	76	43				
Gesamt	375	197				

$$\text{Wahrscheinlichkeit, das erste Jahr zu überleben} = \frac{197}{375} = 0{,}525$$

Kapitel 5 · Der natürliche Krankheitsverlauf: Wie lassen sich Prognosen ausdrücken? 101

Tabelle 5–4. Überlebensanalyse bei Patienten, die von 1990 bis 1994 behandelt und bis 1995 nachbeobachtet wurden (keine Person ging dem Follow-up verloren): II

Jahr der Behandlung	Anzahl behandelter Patienten	Anzahl der Lebenden am Ende des Jahres				
		1. Jahr	2. Jahr	3. Jahr	4. Jahr	5. Jahr
1990	84	44	21	13	10	8
1991	62	31	14	10	6	
1992	93	50	20	13		
1993	60	29	16			
1994	76	[43]				
Gesamt		197	71			

$$\text{Wahrscheinlichkeit, das zweite Jahr zu überleben} = \frac{71}{197-43} = 0{,}461$$

wir, dass 197 Menschen das erste Jahr überlebten, doch für 43 von ihnen, für die 1994 die Behandlung begann, fehlen uns weitere Informationen, da diese nur über ein Jahr beobachtet wurden. Da 71 Patienten das zweite Jahr überlebten, berechnen wir die Wahrscheinlichkeit (P_2), das zweite Jahr zu überleben, wenn der Patient auch das erste Jahr überlebte, wie folgt:

$$P_2 = \frac{71}{197-43} = 0{,}461$$

Die 43 Patienten, über die keine Informationen vorliegen, werden also abgezogen.

Nach diesem Muster fragen wir uns nun: Wenn ein Patient bis zum Ende des zweiten Jahres überlebt hat, wie groß ist dann die Wahrscheinlichkeit, dass er bis zum Ende des dritten Jahres überleben wird? In Tabelle 5–5 sehen wir, dass 36 Patienten das 3. Jahr überlebten. Obwohl 71 das zweite Jahr überlebt hatten, fehlen uns Angaben zu 16 Patienten dieser Gruppe, da diese erst später in die Studie aufgenommen wurden. Daher subtrahieren wir 16 von 71 und berechnen die Wahrscheinlich-

Tabelle 5–5. Überlebensanalyse bei Patienten, die von 1990 bis 1994 behandelt und bis 1995 nachbeobachtet wurden (keine Person ging dem Follow-up verloren): III

Jahr der Behandlung	Anzahl behandelter Patienten	Anzahl der Lebenden am Ende des Jahres				
		1. Jahr	2. Jahr	3. Jahr	4. Jahr	5. Jahr
1990	84	44	21	13	10	8
1991	62	31	14	10	6	
1992	93	50	20	13		
1993	60	29	[16]			
1994	76	43				
Gesamt			71	36		

$$\text{Wahrscheinlichkeit, das dritte Jahr zu überleben} = \frac{36}{71-16} = 0{,}655$$

keit, das dritte Jahr zu überleben, vorausgesetzt, diese Patienten überlebten bis zum Ende des zweiten Jahres (P_3):

$$P_3 = \frac{36}{71-16} = 0{,}655$$

Danach stellt sich die Frage: Wenn ein Patient bis zum Ende des dritten Jahres überlebte, wie groß ist dann die Wahrscheinlichkeit, dass er bis zum Ende des vierten Jahres überleben wird?

In Tabelle 5–6 sehen wir, dass 36 Menschen das dritte Jahr überlebten, doch wieder fehlen uns von 13 dieser Gruppe weitere Informationen. 16 Patienten überlebten das vierte Jahr, somit ist die Wahrscheinlichkeit das vierte Jahr zu überleben, wenn das dritte Jahr von dem Patienten überlebt wurde (P_4), wie folgt zu berechnen:

$$P_4 = \frac{16}{36-16} = 0{,}696$$

Zum Schluss führen wir die gleiche Berechnung für das fünfte Jahr durch (Tabelle 5–7). Wir sehen, dass 16 Menschen das vierte Jahr überlebten und bei 6 von ihnen keine weiteren Angaben zu erhalten sind. Da 8 Patienten am Ende des 5. Jahres noch am Leben waren, beträgt die Wahrschein-

Tabelle 5–6. Überlebensanalyse bei Patienten, die von 1990 bis 1994 behandelt und bis 1995 nachbeobachtet wurden (keine Person ging dem Follow-up verloren): IV

Jahr der Behandlung	Anzahl behandelter Patienten	Anzahl der Lebenden am Ende des Jahres				
		1. Jahr	2. Jahr	3. Jahr	4. Jahr	5. Jahr
1990	84	44	21	13	10	8
1991	62	31	14	10	6	
1992	93	50	20	13		
1993	60	29	16			
1994	76	43				
Gesamt				36	16	

$$\text{Wahrscheinlichkeit, das vierte Jahr zu überleben} = \frac{16}{36-13} = 0{,}696$$

Tabelle 5–7. Überlebensanalyse bei Patienten, die von 1990 bis 1994 behandelt und bis 1995 nachbeobachtet wurden (keine Person ging dem Follow-up verloren): V

Jahr der Behandlung	Anzahl behandelter Patienten	Anzahl der Lebenden am Ende des Jahres				
		1. Jahr	2. Jahr	3. Jahr	4. Jahr	5. Jahr
1990	84	44	21	13	10	8
1991	62	31	14	10	6	
1992	93	50	20	13		
1993	60	29	16			
1994	76	43				
Gesamt					16	8

$$\text{Wahrscheinlichkeit, das fünfte Jahr zu überleben} = \frac{8}{16-6} = 0{,}800$$

Tabelle 5–8. Überlebens-Wahrscheinlichkeit für jedes Jahr der Studie

P_1 = Wahrscheinlichkeit, das erste Jahr zu überleben = $\dfrac{197}{375}$ = 0,525 = 52,5%

P_2 = Wahrscheinlichkeit, das zweite Jahr zu überleben, wenn das erste Jahr bis zum Ende überlebt wurde
= $\dfrac{71}{197-43}$ = 0,461 = 46,1%

P_3 = Wahrscheinlichkeit, das dritte Jahr zu überleben, wenn das zweite Jahr bis zum Ende überlebt wurde
= $\dfrac{36}{71-16}$ = 0,655 = 65,5%

P_4 = Wahrscheinlichkeit, das vierte Jahr zu überleben, wenn das dritte Jahr bis zum Ende überlebt wurde
= $\dfrac{16}{36-13}$ = 0,696 = 69,6%

P_5 = Wahrscheinlichkeit, das fünfte Jahr zu überleben, wenn das vierte Jahr bis zum Ende überlebt wurde
= $\dfrac{8}{16-6}$ = 0,800 = 80,0%

lichkeit, das 5. Jahr zu überleben, unter der Voraussetzung, dass der Patient das vierte Jahr überlebte (P_5):

$$P_5 = \dfrac{8}{16-6} = 0,800$$

Nachdem all diese Daten berechnet sind, stellt sich die Frage, wie groß die Überlebenswahrscheinlichkeit für die gesamten 5 Jahre ist. In Tabelle 5–8 sind die einzelnen Überlebenswahrscheinlichkeiten, die wir für jedes einzelne Jahr berechnet hatten, aufgeführt.

Um auf die ursprüngliche Frage zurückzukommen: Wie groß ist die Wahrscheinlichkeit für einen Patienten, der eine Therapie im Rahmen dieser Studie beginnt, die nächsten 5 Jahre zu überleben?

Die Wahrscheinlichkeit, 5 Jahre zu überleben, ergibt sich aus dem Produkt aller Wahrscheinlichkeiten der einzelnen Jahre, wie sie in Tabelle 5–8 zu sehen sind. Daraus ergibt sich eine 5-Jahres-Überlebenswahrscheinlichkeit von:

= $P_1 \times P_2 \times P_3 \times P_4 \times P_5$
= $0,525 \times 0,461 \times 0,655 \times 0,696 \times 0,800$
= 0,088 oder 8,8 Prozent

Die Wahrscheinlichkeiten für unterschiedliche Überlebenszeiten finden wir in Tabelle 5–9.

Die Ergebnisse können auch graphisch als Überlebenskurve dargestellt werden, wie in Abb. 5–6 zu sehen ist. Dabei sind alle verfügbaren Daten in die Berechnungen eingegangen, auch die von Patienten, die nicht über die gesamte

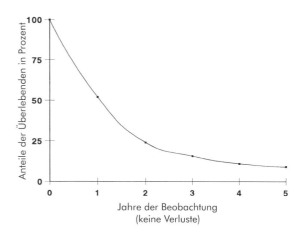

Abbildung 5–6. Überlebenskurve für ein hypothetisches Beispiel von Patienten, die von 1990–1994 behandelt und bis 1995 nachuntersucht wurden.

Tabelle 5–9. Kumulative Wahrscheinlichkeit, verschieden lange Zeiträume zu überleben

$$
\begin{aligned}
\text{Wahrscheinlichkeit, ein Jahr zu überleben} &= P_1 \\
&= 0{,}525 = 52{,}5\% \\
\text{Wahrscheinlichkeit, zwei Jahre zu überleben} &= P_1 \times P_2 \\
&= 0{,}525 \times 0{,}461 = 0{,}242 = 24{,}2\% \\
\text{Wahrscheinlichkeit, drei Jahre zu überleben} &= P_1 \times P_2 \times P_3 \\
&= 0{,}525 \times 0{,}461 \times 0{,}655 = 0{,}159 = 15{,}9\% \\
\text{Wahrscheinlichkeit, vier Jahre zu überleben} &= P_1 \times P_2 \times P_3 \times P_4 \\
&= 0{,}525 \times 0{,}461 \times 0{,}655 \times 0{,}696 = 0{,}110 = 11{,}0\% \\
\text{Wahrscheinlichkeit, fünf Jahre zu überleben} &= P_1 \times P_2 \times P_3 \times P_4 \times P_5 \\
&= 0{,}525 \times 0{,}461 \times 0{,}655 \times 0{,}696 \times 0{,}800 = 0{,}088 = 8{,}8\%
\end{aligned}
$$

Dauer der Studie beobachtet werden konnten. Die Daten wurden also auf ökonomische und effiziente Weise verwandt.

BERECHNEN EINER STERBETAFEL

Betrachten wir nun die Daten aus diesem Beispiel in der Standard-Tabellenform, in der üblicherweise Daten zur Berechnung von Sterbetafeln präsentiert werden. In dem oben besprochenen Beispiel gab es Personen, von denen keine Daten über die vollen 5 Jahre der Studiendauer vorlagen; dies waren Personen, die irgendwann, nachdem die Studie begonnen hatte, aufgenommen wurden, so dass sie nicht über den gesamten 5-Jahres-Zeitraum beobachtet wurden. Bei praktisch jeder Überlebenszeitstudie gehen Personen dem Follow-up verloren. Sei es, dass sie nicht auffindbar sind, oder dass sie eine weitere Teilnahme verweigern. Bei dem Berechnen von Sterbetafeln werden Personen, von denen keine Daten über die gesamte Follow-up-Phase vorliegen – weil ein Follow-up nicht möglich war, oder weil sie erst nach Studienbeginn teilnahmen – als Ausfälle (engl. withdrawals) bezeichnet.

In Tabelle 5–10 sehen wir die Daten aus diesem Beispiel mit Angaben zu der Zahl der Todesfälle und der Ausfälle in jedem Intervall. Die Spalten sind zwecks Bezugnahme durchnummeriert. In der schattierten Reihe unter den Spaltenzahlen stehen die Termini, die bei der Berechnung von Sterbetafeln üblich sind. In den folgenden fünf Reihen sind die Daten für die 5 Studienjahre aufgelistet. In den Spalten der Tabelle stehen folgende Angaben:

Spalte (1): Intervall nach Behandlungsbeginn.
Spalte (2): Zahl der Personen, die zu Beginn des Intervalls noch lebten.
Spalte (3): Zahl der Studienteilnehmer, die im Laufe des jeweiligen Intervalls verstarben.

Tabelle 5–10. Neuanordnung von Daten in ein Standardformat zur Berechnung von Sterbetafeln

(1) Intervall seit Therapiebeginn	(2) Leben zu Beginn des Intervalls	(3) Verstarben während des Intervalls	(4) Fielen während des Intervalls aus
x	l_x	t_x	a_x
Erstes Jahr	375	178	0
Zweites Jahr	197	83	43
Drittes Jahr	71	19	16
Viertes Jahr	36	7	13
Fünftes Jahr	16	2	6

Tabelle 5–11. Berechnung einer Sterbetafel

(1) Intervall seit Therapiebeginn	(2) Leben zu Beginn des Intervalls	(3) Verstarben während des Intervalls	(4) Fielen während des Intervalls aus	(5) Tatsächliche Zahl Exponierter, die unter dem Risiko standen, während des Intervalls zu versterben: Spalte (2) – ½ [Spalte (4)]	(6) Proportion, der während des Intervalls Verstorbenen: $\frac{\text{Spalte (3)}}{\text{Spalte (5)}}$	(7) Proportion, der während des Intervalls nicht Verstorbenen 1 – Spalte (6)	(8) Kumulative Proportion, der von Studieneintritt bis zum Intervallende Überlebenden
x	l_x	d_x	a_x	l'_x	q_x	p_x	P_x
Erstes Jahr	375	178	0	375,0	0,475	0,525	0,525
Zweites Jahr	197	83	43	175,5	0,473	0,527	0,277
Drittes Jahr	71	19	16	63,0	0,302	0,698	0,193
Viertes Jahr	36	7	13	29,5	0,237	0,763	0,147
Fünftes Jahr	16	2	6	13,0	0,154	0,846	0,124

Spalte (4): Zahl der Personen, die während des jeweiligen Intervalls „ausfielen", das heißt, die Zahl der Personen, die nicht über die gesamte Studiendauer beobachtet werden konnten, sei es, weil sie dem Follow-up verloren gingen, oder weil sie erst später in die Studie aufgenommen wurden.

Tabelle 5–11 fügt Tabelle 5–10 vier weitere Spalten hinzu, Spalten in denen die Berechnungen aufgeführt sind. In den hinzugefügten Spalten finden sich folgende Informationen:

Spalte (5): Zahl der Personen, die tatsächlich das Risiko haben, im Laufe des jeweiligen Intervalls zu sterben. Für die Verluste in der Follow-up-Phase – Ausfälle – in jedem Intervall wird angenommen, dass sie während des gesamten Intervalls gleichförmig erfolgten. (Diese Annahme trifft am ehesten zu, wenn es sich um kurze Intervalle handelt.) Wir nehmen daher an, dass sie im Durchschnitt für die Hälfte der Intervallzeit mit dem Risiko behaftet waren. Um folglich für jedes Intervall die Zahl der Personen mit Risiko zu berechnen, subtrahieren wir die Hälfte der Ausfälle während dieses Intervalls, wie es in der Überschrift von Spalte 5 angezeigt ist.

Spalte (6): Der Anteil der Personen, die während des Intervalls verstarben, berechnet sich durch Division

$$\frac{\text{Zahl der Personen, die während des Intervalls verstarben (Spalte 3)}}{\text{Zahl der Personen, die während des Intervalls tatsächlich mit dem Risiko lebten, an der Krankheit zu sterben (Spalte 5)}}$$

Spalte (7): Der Anteil derjenigen, die während des Intervalls nicht verstarben, das heißt, diejenigen, die zu Beginn des Intervalls lebten und die gesamte Intervalldauer überlebten = 1 – Anteil derjenigen, die während des Intervalls verstarben [Spalte (6)].

Spalte (8): Der Anteil derer, die von ihrem Eintritt in die Studie bis zum Ende des jeweiligen Intervalls überlebten (kumulative Überlebensdauer). Wir erhalten diesen Anteil, indem wir den Anteil der Personen, die zu Beginn des Intervalls lebten und dieses Intervall überlebten, mit dem Anteil der Personen multiplizieren, die vom Zeitpunkt ihres Eintritts bis zum Ende des vorhergehenden Intervalls überlebten. Somit gibt jede Ziffer in Spalte 8 den Anteil der Studienteilnehmer wieder, die bis zum Ende dieses Intervalls überlebten. Dies wollen wir demonstrieren, indem wir die ersten beiden Zeilen von Tabelle 5–11 berechnen:

Betrachten wir die Daten für das erste Jahr. (Bei diesen Berechnungen werden wir die Zahlen nach jedem Schritt runden und die gerundeten Zahlen im nächsten Rechenschritt verwenden. In der Praxis wird jedoch bei der Berechnung von Sterbetafeln mit ungerundeten Zahlen gearbeitet und erst am Ende der Kalkulation werden die Ergebnisse in gerundeter Form dargestellt.) Zu Beginn der Studie, im ersten Jahr, waren 375 Personen in die Studie eingeschrieben (Spalte 2). Davon verstarben 178 Personen im Laufe des ersten Jahres (Spalte 3). Im ersten Jahr wurden alle Personen beobachtet, es gab also keine Ausfälle (Spalte 4). Folglich bestand für 375 Personen tatsächlich das Risiko, während dieses Intervalls zu sterben (Spalte 5). Der Anteil derjenigen, die in diesem Intervall starben, betrug 0,475= 178 (Zahl der Verstorbenen [Spalte 3] geteilt durch 375 (Zahl der Personen unter Sterberisiko [Spalte 5]). Der Anteil derjenigen, die während dieses Intervalls nicht starben, beträgt 1 – (Anteil der Verstorbenen [1 – 0,475]) = 0,525 (Spalte 7). Für das erste Jahr nach Studieneintritt ist dies auch der Anteil der Überlebenden vom Zeitpunkt des Studieneintritts bis zum Ende des Intervalls (Spalte 8).

Kommen wir nun zu den Daten für das zweite Jahr. Am Anfang des zweiten Jahres lebten 197 Personen zu Beginn des Intervalls (Spalte 2). Von diesen starben 83 während des zweiten Jahres (Spalte 3). Es gab 43 Ausfälle, die nur über ein Jahr beobachtet wurden (Spalte 4). Wie oben besprochen, subtrahieren wir die Hälfte der Ausfälle, 21,5 (43/2), von den 197 zu Beginn des Intervalls Lebenden, woraus sich die Zahl 175,5 Personen ergibt, die tatsächlich unter dem Risiko standen, während dieses Intervalls zu sterben (Spalte 5). Der Anteil der Personen, die während des Intervalls starben (Spalte 6), betrug 0,473, das heißt, 83 (die Zahl der Verstorbenen [Spalte 3]) dividiert durch 175,5 (Zahl der Personen mit dem Sterberisiko [Spalte 5]). Der Anteil der Personen,

die während dieses Intervalls nicht starben, beträgt 1 – der Anteil Verstorbener (1 – 0,473) = 0,527 (Spalte 7). Der Anteil der Personen, die von Beginn der Behandlung bis zum Ende des zweiten Jahres überlebten, ist das Produkt aus 0,525 (Anteil der Personen, die von Beginn der Behandlung bis zum Ende des ersten Jahres bzw. bis zum Beginn des zweiten Jahres überlebten) und 0,527; der Anteil der Personen, die zu Beginn des zweiten Jahres lebten und bis zum Ende des zweiten Jahres überlebten = 0,277 (Spalte 8). Somit überlebten 27,7 Prozent der Studienteilnehmer vom Beginn der Behandlung bis zum Ende des zweiten Jahres. Wenn wir den letzten Eintrag in Spalte 8 betrachten, sehen wir, dass 12,4 Prozent aller Studienteilnehmer bis zum Ende des fünften Jahres überlebten.

Arbeiten Sie sich durch die übrigen Jahre in Tabelle 5–11, um sicherzugehen, dass Sie die Rechenschritte verstanden haben.

DIE KAPLAN-MEIER-METHODE

Im Gegensatz zu dem gerade vorgestellten Ansatz, werden bei der Kaplan-Meier-Methode keine im Vorhinein festgelegten Intervalle – wie 1 Monat oder 1 Jahr – verwendet. Vielmehr stellen wir den genauen Zeitpunkt jedes Todesfalles fest, so dass bei jedem Todesereignis das vorherige Intervall endet und ein neues Intervall (und eine neue Reihe in der Sterbetafel) beginnt. Die Zahl der zu diesem Zeitpunkt Verstorbenen wird als der Zähler verwendet, und die Zahl der bis zu diesem Punkt Überlebenden (einschließlich der Zahl der zu diesem Zeitpunkt Verstorbenen) wird als Nenner eingesetzt, nachdem alle Ausfälle, die sich vor diesem Punkt ereigneten, subtrahiert wurden.

Schauen wir uns hierzu die kleine Studie in Abbildung 5–7 an. Hier wurden sechs Personen untersucht, von denen vier starben und zwei aus dem Follow-up ausschieden. Die Todesfälle ereigneten sich nach 4, 10, 14 und 24 Monaten nach Studieneintritt. Die Daten sind – wie in Tabelle 5–12 gezeigt – aufbereitet:

Kapitel 5 · Der natürliche Krankheitsverlauf: Wie lassen sich Prognosen ausdrücken?

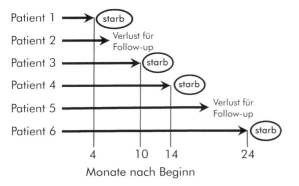

Abbildung 5–7. Hypothetisches Beispiel einer Studie mit sechs Patienten, die nach der Kaplan-Meier-Methode analysiert werden.

Spalte (1): Die Zeitspannen von Studieneintritt (Behandlungsbeginn) bis zum Todeszeitpunkt.
Spalte (2): Die Zahl der Überlebenden, die beobachtet werden konnten, zum Zeitpunkt des Todesfalles, einschließlich der zu diesem Zeitpunkt Verstorbenen.
Spalte (3): Die Zahl der zu diesem Zeitpunkt Verstorbenen.
Spalte (4): Anteil der Lebenden, die beobachtet wurden (Spalte 2), an der Zahl der zu diesem Zeitpunkt Verstorbenen (Spalte 3) [Spalte 3/Spalte 2].
Spalte (5): Anteil der Überlebenden (1 – Spalte 4)
Spalte (6): Kumulative Überlebenszeit: Der Anteil der Personen, die anfangs in die Studie eintraten und bis zu diesem Punkt überlebten.

Gehen wir zur ersten Zeile der Tabelle. Der erste Todesfall ereignete sich nach 4 Monaten. Zu dieser Zeit lebten sechs Patienten, die auch beobachtet werden konnten (siehe Abb. 5–7). Es ereignete sich an diesem Punkt ein Todesfall (Spalte 3), woraus sich ein Anteil von 1/6 = 0,167 (Spalte 4) ergibt. Der Anteil der bis zu diesem Punkt Überlebenden beträgt 1 – Spalte 4 oder 1 – 0,167 = 0,833 (Spalte 5), was auch der kumulativen Überlebenszeit zu diesem Zeitpunkt entspricht (Spalte 6).

Der nächste Todesfall trat 10 Monate nach Aufnahme der 6 Patienten in die Studie ein, die Daten für diese Zeit finden sich in der nächsten Zeile der Tabelle. Obwohl sich vor diesem nur ein Todesfall ereignet hatte, beträgt die Zahl der beobachteten Überlebenden nur 4, denn es gab auch einen Ausfall vor diesem Punkt (dies ist nicht in der Tabelle aufgeführt, aber aus Abb. 5–7 ersichtlich). Also gab es einen Todesfall (Spalte 3) und, wie in Abbildung 5–7 zu sehen ist, beträgt der Anteil der Verstorbenen 1/4 oder 0,250 (Spalte 4). Der Anteil der Überlebenden beträgt 1 – Spalte (4) oder 1 – 0,250 = 0,750. Schließlich ist der kumulative Anteil Überlebender (Spalte 6) das Produkt: Anteil der Personen, die bis zum Ende des vorhergehenden Intervalls überlebten (also bis kurz vor dem vorhergehenden Todesfall), wie in Spalte 6 in der ersten Reihe zu sehen ist (0,833) × Anteil der Personen, die von diesem Punkt an bis kurz vor den zweiten Todesfall überlebten (zweite Zeile in Spalte fünf: 0,750). Das Produkt ist = 0,625, das heißt: 62,5 Prozent der ursprünglichen Studienteilnehmer überlebten bis zu diesem Zeitpunkt.

Tabelle 5 – 12. Berechnung des Überlebens mit der Kaplan-Meier-Methode*

(1) Zeitspanne vom Therapiebeginn bis zum Tod (Monate)	(2) Anzahl der Überlebenden zum jeweiligen Zeitpunkt	(3) Anzahl der Verstorbenen zum jeweiligen Zeitpunkt	(4) Proportion, der zum jeweiligen Zeitpunkt Verstorbenen: $\frac{\text{Spalte (3)}}{\text{Spalte (2)}}$	(5) Proportion der zum jeweiligen Zeitpunkt Überlebenden: 1 – Spalte (4)	(6) Kumulative Proportion der bis zum jeweiligen Zeitpunkt Überlebenden
4	6	1	0,167	0,833	0,833
10	4	1	0,250	0,750	0,625
14	3	1	0,333	0,667	0,417
24	1	1	1,000	0,000	0,000

* Siehe Text und Abbildung 5–7 im Hinblick auf zwei „Ausfälle".

Gehen Sie die nächsten beiden Zeilen durch, um sicher zu sein, dass Sie die Konzepte und Rechenschritte verstanden haben.

Die in Spalte 6 errechneten Werte werden grafisch dargestellt, wie in Abbildung 5–8 zu sehen ist. Beachten Sie, dass die Daten in Stufenform dargestellt werden, anstatt als eine geglättete Kurve, da nach jedem Todesfall das Überleben unverändert bleibt, bis der nächste Todesfall eintritt.

Wenn Angaben zu dem genauen Todeszeitpunkt vorliegen, zieht die Kaplan-Meier-Methode den vollen Nutzen aus diesen Informationen, da mit diesen Daten die Intervalle definiert werden. Obwohl sich diese Methode gut für Studien mit kleinen Patientenzahlen eignet, sind heute Computerprogramme allseits verfügbar, die auch große Datensätze nach dieser Methode berechnen können. In der heutigen Literatur finden sich viele Studien, die Überlebensdaten nach der Kaplan-Meier-Methode darstellen.

ANNAHMEN, VON DENEN MAN BEI DER VERWENDUNG VON STERBETAFELN AUSGEHEN MUSS

Von zwei wichtigen Annahmen muss beim Gebrauch von Sterbetafeln ausgegangen werden. Erstens, dass im Laufe eines Kalenderjahres keine Änderungen der Wirksamkeit einer bestimmten Therapie eingetreten sind. Das heißt, wir nehmen an, dass keine wesentliche Verbesserung der Behandlungsmöglichkeiten entwickelt wurde, so dass das Überleben in einem Kalenderjahr der Studie mit dem Überleben in jedem anderen Kalenderjahr der Studie verglichen werden kann.

Natürlich kann diese Annahme bei länger dauernden Studien nicht aufrechterhalten werden, da sich zum Glück Therapien mit der Zeit verbessern.

Wenn wir den Verdacht haben, dass sich im Laufe der Zeit die Effektivität einer Therapie gewandelt hat, könnten wir die frühen Daten getrennt von den späteren Daten untersuchen. Wenn es scheint, dass sie sich unterscheiden, könnten die frühen und späteren Phasen separat analysiert werden.

Die zweite Annahme hängt mit der Nachuntersuchung (Follow-up) der Patienten einer Studie zusammen. In praktisch jeder Studie im echten Leben scheiden Personen aus der Nachuntersuchung aus.

Personen können aus den unterschiedlichsten Gründen aus der Nachuntersuchungsphase ausscheiden: Einige können sterben, andere ihren Wohnort wechseln oder an anderer Stelle medizinische Hilfe suchen. Bei anderen kann die Krankheit sistieren oder ausheilen und die Patienten fühlen sich wohl. In den meisten Studien kennen wir die tatsächlichen Gründe für das Ausscheiden aus der Studie nicht. Wie also gehen wir mit den Patienten um, von denen wir keine Überlebensdaten haben, da sie aus der Studie ausgeschieden sind? Wir können immerhin die Ausgangsdaten dieser Patienten im Hinblick auf bestimmte Charakteristika mit den Daten von Patienten vergleichen, die in der Studie verblieben sind; das Problem bleibt dennoch bestehen. Wenn ein großer Anteil des Studienkollektives aus der Follow-up-Phase ausscheidet, verlieren die Studienergebnisse an Gültigkeit, also Validität. Diesen Verlust an Patienten so gering wie möglich zu halten, ist eine besondere Herausforderung.

Wie dem auch sei, die zweite Annahme bei der Verwendung von Sterbetafeln unterstellt, dass die Überlebensrate bei ausgeschiedenen wie bei weiter beobachteten Patienten gleich ist. Obwohl von dieser Annahme aus kalkulatorischen Gründen ausgegangen wird, dürfte es häufig fraglich sein, ob sie zulässig und stimmig ist.

Obwohl der englische Begriff „*Life Table*" suggerieren könnte, dass diese Methoden nur für die

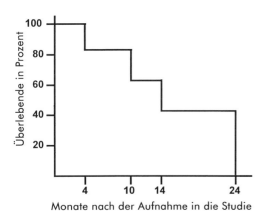

Abbildung 5–8. Kaplan-Meier-Kurve, der in Abbildung 5–7 gezeigten Studie.

Berechnung des Überlebens verwendbar wären, ist dies nicht der Fall. Der Tod (wie es vom deutschen Begriff „Sterbetafel" verstanden werden könnte) muss nicht der Endpunkt bei diesen Berechnungen sein. Das Überleben kann beispielsweise berechnet werden als die Zeit bis zum Auftreten eines Bluthochdruckes, Zeit bis zum Auftreten eines Krebsrezidivs oder als die Überlebenszeit, die frei von Nebenwirkungen einer Therapie ist. Es sollte auch betont werden, dass wir zwar eine Kurve allein betrachten können, wie wir es hier getan haben, es aber meist von größerem Interesse ist, zwei oder mehr Überlebenskurven zu vergleichen, wie etwa behandelte und nicht behandelte Patienten in einer randomisierten Studie. Für diese Vergleiche gibt es statistische Methoden, mit denen festgestellt werden kann, ob sich eine Kurve signifikant von einer anderen unterscheidet.

BEISPIEL ZUR VERWENDUNG EINER STERBETAFEL

Sterbetafeln werden in allen klinischen Bereichen benutzt. Sie stellen die Standardmethode dar, mit der Überleben ausgedrückt und verglichen wird.

Betrachten wir hierzu erneut einige Beispiele. Einer der großen Triumphe der Pädiatrie in den letzten Jahrzehnten konnte bei der Behandlung von Leukämien bei Kindern errungen werden.

Die Verbesserungen waren bei Weißen sehr viel deutlicher als bei Schwarzen ausgeprägt, die Gründe hierfür bleiben ungeklärt. Als die Überlebensraten bei Kindern mit akuter Leukämie rasant anstiegen, wurde eine Studie durchgeführt, um die Unterschiede in der Überlebensdauer bei verschiedenen ethnischen Gruppen zu erforschen. Abb. 5–9 bis 5–11 zeigen Daten aus dieser Studie[1]. Die Kurven beruhen auf Sterbetafeln, die nach dem bereits diskutierten Ansatz berechnet wurden.

Abb. 5–9 zeigt das Überleben von weißen und schwarzen Kindern mit Leukämie in Baltimore über einen Beobachtungszeitraum von 16 Jahren hinweg. Keines der schwarzen Kinder überlebte länger als 4 Jahre, während einige weiße Kinder bis zu 11 Jahre während dieser 16-jährigen Phase überlebten. Welche Veränderungen der Überlebenszeiten ereigneten sich im Laufe der Studiendauer von 16 Jahren?

In Abb. 5–10 und 5–11 finden wir Änderungen der Leukämiesterblichkeit bei weißen und schwarzen Kindern im zeitlichen Verlauf.

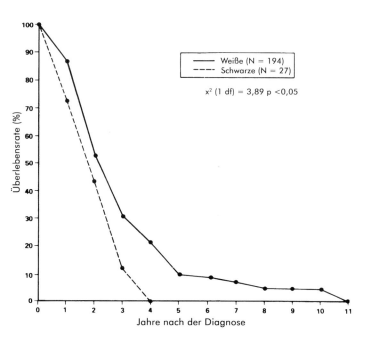

Abbildung 5–9. Überleben von 0–19-jährigen Kindern mit akuter lymphozytärer Leukämie nach Rasse aus der Stadt Baltimore, 1960–1975. (From Szklo M, Gordis L, Tonascia J, Kaplan E: The changing survivorship of white and black children with leukemia. Cancer 42:59–66, 1978. Copyright © 1978 American Cancer Society. Reprinted by permission of Wiley-Liss, Inc., a subsidiary of John Wiley & Sons, Inc.)

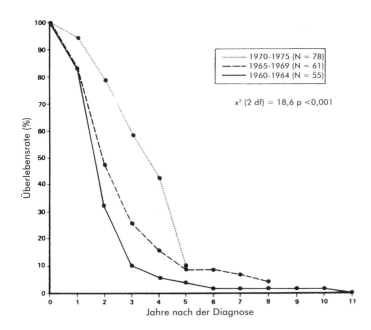

Abbildung 5–10. Zeitliche Veränderungen des Überlebens von 0–19-jährigen weißen Kindern mit akuter lymphozytärer Leukämie nach Rasse aus der Stadt Baltimore, 1960–1975. (From Szklo M, Gordis L, Tonascia J, Kaplan E: The changing survivorship of white and black children with leukemia. Cancer 42:59–66, 1978. Copyright © 1978 American Cancer Society. Reprinted by permission of Wiley-Liss, Inc., a subsidiary of John Wiley & Sons, Inc.)

Dabei wurde die 16-Jahresspanne in drei Abschnitte aufgeteilt: 1960–1964 (gepunktete Linie), 1965–1969 (gestrichelte Linie) und 1970–1975 (durchgezogene Linie). Bei weißen Kindern (siehe Abb. 5–10) stieg die Überlebenszeit mit jeder Phase an. Wenn wir für die 3-Jahres-Überlebensrate bei jeder folgenden Kurve auf den 3-Jahrespunkt sehen, finden wir beispielsweise, dass sich die Überlebensrate von 8 Prozent auf 25 und schließlich 58 Prozent verbesserte.

Bei den schwarzen Kindern (siehe Abb. 5–11) war demgegenüber kaum eine Verbesserung der Überlebensrate im Laufe der Zeit zu beobachten; die Kurven zweier aufeinanderfolgender 5-Jahresabschnitte überschneiden sich beinahe. Woher kommen diese Unterschiede? Zunächst müssen wir berücksichtigen, dass nur eine geringe Anzahl von Patienten untersucht wurde, wodurch die Beobachtungen möglicherweise zufallsbedingt wa-

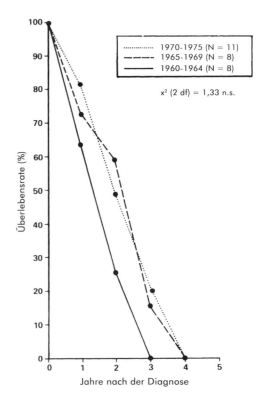

Abbildung 5–11. Zeitliche Veränderungen des Überlebens von 0–19jährigen schwarzen Kindern mit akuter lymphozytärer Leukämie nach Rasse aus der Stadt Baltimore, 1960–1975. (From: Szklo M, Gordis L, Tonascia J, Kaplan E: The changing survivorship of white and black children with leukemia. Cancer 42:59–66, 1978. Copyright © 1978 American Cancer Society. Reprinted by permission of Wiley-Liss, Inc., a subsidiary of John Wiley & Sons, Inc.)

ren. Nehmen wir aber an, die Unterschiede seien tatsächlich vorhanden.

Im Laufe der letzten Jahrzehnte sind bei der Leukämiebehandlung riesige Fortschritte erzielt worden, etwa durch das kombinierte Therapieschema: Chemotherapie in Verbindung mit der Bestrahlung des ZNS.

Wie kommen nun diese Unterschiede der Überlebensdauer bei verschiedenen Ethnien zustande? Warum hatten die bei weißen Kindern so effektiven Therapieentwicklungen kaum einen vergleichbaren Nutzen für schwarze Kinder? Nachfolgende Untersuchungen des Zeitraumes, als der Mutter erstmals Symptome auffielen bis zum Stellen der Diagnose und dem Beginn der Therapie, konnten keinen Anhalt dafür liefern, dass die Überlebensunterschiede darauf beruhen, dass Schwarze später ärztliche Hilfe gesucht hätten als Weiße. Möglicherweise ist eine Ursache darin zu sehen, dass die akute Leukämie bei Schwarzen schwerer verläuft und zum Zeitpunkt der Diagnose weiter fortgeschritten ist, hier also eine biologische Komponente eine Rolle spielt, die eine aggressivere, schneller fortschreitende Form der Krankheit bedingen könnte. Eine endgültige Erklärung steht jedoch noch aus.

SCHEINBARE AUSWIRKUNGEN VERBESSERTER DIAGNOSTIK AUF DIE PROGNOSE

Wir haben die Annahme bei dem Einsatz von Sterbetafeln besprochen, dass *keine Verbesserung der Therapie-Wirksamkeit* im Laufe der Zeit während der Studie aufgetreten ist. Eine weitere Frage stellt sich, wenn wir Überlebensraten berechnen und interpretieren wollen: Wie wirken sich möglicherweise *Verbesserungen diagnostischer Methoden* aus, die im Laufe der Zeit eintraten?

Ein interessantes Beispiel wurde von Feinstein et al.[2] berichtet. Sie verglichen das Überleben in einer Kohorte von Lungenkrebspatienten, die 1977 erstmals behandelt wurden, mit dem Überleben in einer Kohorte von Lungenkrebspatienten, die von 1953 bis 1964 behandelt wurden. Das Überleben über sechs Monate war in der späteren Gruppe höher, sowohl im Gesamtkollektiv, als auch in den Untergruppen, die aufgrund von Stadien eingeteilt wurden. Die Autoren fanden heraus, dass die scheinbare Verbesserung der Überlebenszeiten teilweise auf Stadienwanderung (engl. stage migration) zurückzuführen war, ein Phänomen, das in Abbildung 5–12 schematisch dargestellt ist. In Abbildung 5–12 sind Krebspatienten unterteilt in Patienten mit „guten" und „schlechten" Stadien, je nachdem, ob sie diagnostizierbare Metastasen hatten oder nicht. Einige der Patienten, denen 1980 ein „gutes" Stadium be-

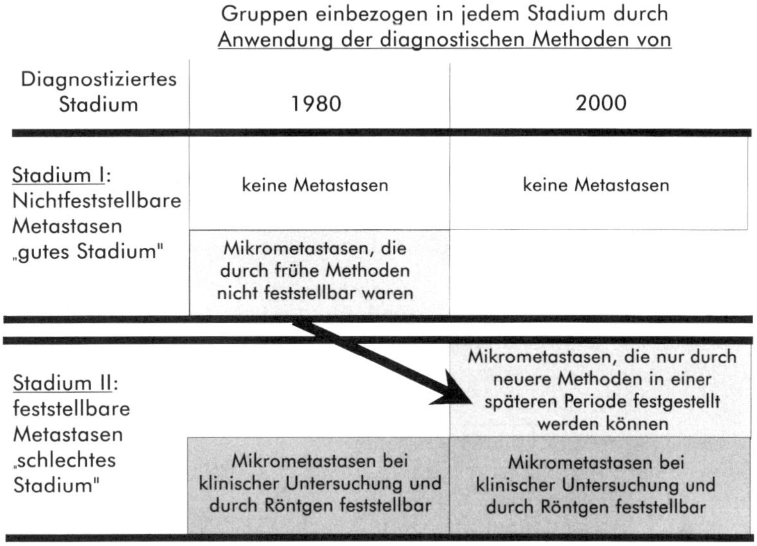

Abbildung 5–12. Schematisches Diagramm zur Auswirkung einer verbesserten Diagnostik von Mikrometastasen auf die stadienspezifische Letalitätsrate (LR) (siehe Text).

Diagnostiziertes Stadium	Gruppen einbezogen in jedem Stadium durch Anwendung der diagnostischen Methoden von	
	1980	2000
Stadium I: Nichtfeststellbare Metastasen „gutes Stadium"	keine Metastasen	keine Metastasen
	Mikrometastasen, die durch frühe Methoden nicht feststellbar waren	
Stadium II: feststellbare Metastasen „schlechtes Stadium"		Mikrometastasen, die nur durch neuere Methoden in einer späteren Periode festgestellt werden können
	Mikrometastasen bei klinischer Untersuchung und durch Röntgen feststellbar	Mikrometastasen bei klinischer Untersuchung und durch Röntgen feststellbar

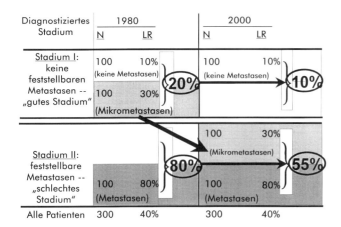

Abbildung 5–13. Hypothetisches Beispiel, das die Auswirkung einer verbesserten Diagnostik von Mikrometastasen auf die stadienspezifische Letalitätsrate (LR) (siehe Text) zeigt.

scheinigt worden wäre, hätten Mikrometastasen haben können, die zu diesem Zeitpunkt noch nicht zu erkennen gewesen waren. Im Jahr 2000 wären viele dieser Patienten – im Zuge verbesserter Diagnostik – einem „schlechten" Stadium zugeordnet worden, da ihre Mikrometastasen nun mit Hilfe besserer Diagnoseverfahren erkannt worden wären. Wäre dies geschehen, würde der Eindruck entstehen, dass das Überleben in Bezug auf Stadien besser geworden wäre, auch wenn die Behandlung in diesem Zeitraum keineswegs an Wirksamkeit gewonnen hätte.

Betrachten wir ein hypothetisches Beispiel, das die Auswirkung dieser Stadienwanderung veranschaulicht. Abbildung 5–13 zeigt eine hypothetische Studie zu Krebs-Letalitätsraten (LRn) an 300 Patienten in zwei Phasen, 1980 und 2000, unter der Annahme, dass es *in der Zwischenzeit zu keiner Verbesserung der Wirksamkeit der verwendeten Therapie* gekommen ist. Wir wollen annehmen, dass in beiden Phasen die LR für Patienten ohne Metastasen 10 Prozent beträgt. Für jene mit Mikrometastasen sei die LR 30 Prozent und für Patienten mit Metastasen liegt sie bei 80 Prozent. Im Jahr 1980 wurden 200 Patienten in Stadium I eingeteilt – 100 ohne Metastasen und 100 mit unerkannten Mikrometastasen, wobei die LRn 10 Prozent bzw. 30 Prozent betragen. 1980 wurden 100 Patienten mit eindeutigen Metastasen als Stadium II klassifiziert, ihre LR betrug 80 Prozent. Infolge verbesserter Diagnosetechnik wurden im Jahr 2000 bei 100 Patienten Mikrometastasen entdeckt, die folglich Stadium II zugeordnet wurden. Die Prognose von Patienten mit Mikrometastasen ist schlechter als die der übrigen Stadium-I-Patienten; da in der späteren Phase die Patienten mit Mikrometastasen nicht mehr in der Stadium-I-Gruppe eingeschlossen sind (weil sie jetzt dem Stadium II zugeordnet werden), scheint die LR der Stadium-I-Patienten von 20 Prozent in der frühen Phase auf 10 Prozent in der späteren Phase zu sinken. Während die Prognose für die Fälle, die von Stadium I in Stadium II verschoben wurden, schlechter war, als die der übrigen Patienten in Stadium I, war die Prognose dieser Patienten immer noch besser, als die Prognose der anderen Patienten in Stadium II, welche größere, leichter diagnostizierbare Metastasen mit einer LR von 80 Prozent hatten. Als Folge erscheint sich nun auch hier die LR für Stadium-II-Patienten verbessert zu haben, wobei sie von 80 Prozent in der frühen Phase auf 55 Prozent in der späteren Phase gesunken ist – *obwohl es zu keiner Verbesserung der Therapiewirksamkeit gekommen ist*. Die scheinbare Verbesserung des Überlebens von Patienten in Stadium I wie in Stadium II ist lediglich Ergebnis einer veränderten Klassifikation von Patienten mit Mikrometastasen in der späteren Phase. Wenn wir die untere Zeile in der Abbildung betrachten, sehen wir, dass sich die LR von 40 Prozent für alle 300 Patienten von der frühen zur späteren Phase nicht verändert hat. Was sich veränderte, sind die scheinbaren stadienspezifischen LRn. Daher ist es wichtig, Stadienwanderung auszuschließen, bevor man eine scheinbare Verbesserung der Prognose auf eine erhöhte Wirksamkeit in der medizinischen Versorgung zurückführt.

Die Autoren bezeichneten dies als „Will-Rogers-Phänomen". Will Rogers war ein amerikanischer Komiker in den Zeiten der wirtschaftlichen Depression in den 30er-Jahren. Aufgrund ökonomischer Notlagen wanderten damals viele Einwohner Oklahomas nach Kalifornien aus. Rogers kommentierte: „Als die Okies Oklahoma verließen und nach Kalifornien zogen, hoben sie den durchschnittlichen Intelligenzquotienten in beiden Staaten."

MEDIANE ÜBERLEBENSZEIT

Einen anderen Weg, eine Prognose zu formulieren, liefert die *mediane Überlebenszeit*. Sie entspricht der Zeitspanne, welche die Hälfte des Studienkollektivs überlebt hat. Welchen Vorteil hat die mediane Überlebenszeit gegenüber der durchschnittlichen Überlebenszeit, die ein Mittelwert aller Überlebenszeiten ist? Es sind zwei Vorteile: Erstens, ist sie weniger anfällig für Ausreißer, während die durchschnittliche Überlebenszeit schon von einem Extremwert stark beeinflusst wird. Ein oder zwei Personen mit langen Überlebenszeiten könnten also den Mittelwert stark verändern, auch wenn die übrigen Überlebenszeiten wesentlich kürzer sind. Zweitens, wenn wir die durchschnittliche Überlebensdauer benutzten, müssten wir alle Todesfälle innerhalb des Studienkollektiv bis zum Ende beobachten, bevor der Mittelwert berechnet werden kann. Um die mediane Überlebenszeit zu berechnen, müssen wir lediglich die Hälfte der Todesfälle innerhalb der Gruppe beobachten.

RELATIVE ÜBERLEBENSRATE

Wir wollen die 5-Jahres-Überlebensrate einer Gruppe von 30-jährigen Männern mit einem Kolonkarzinom betrachten. Wie sähe die Überlebensrate aus, wären diese Männer nicht an einem Kolonkarzinom erkrankt? Natürlich läge sie nahe bei 100 Prozent. Wir vergleichen also die bei Kolonkarzinom-Patienten beobachtete Überlebensrate mit einer erwarteten Rate von annähernd 100 Prozent bei Gesunden. Wie sähe die Situation bei 80-jährigen Männern mit Kolonkarzinom aus? Bei dieser Population würden wir nicht eine Rate von 100 Prozent erwarten, ganz gleich, ob eine Krebserkrankung vorliegt oder nicht.

Auch hier würden wir die beobachtete Überlebensrate der 80-jährigen Krebspatienten mit der erwarteten Rate bei 80-jährigen Männern ohne Krebsleiden vergleichen.

Bei jeder Patientengruppe wollen wir also die beobachtete Überlebensrate mit der zu erwartenden Rate ohne die Erkrankung vergleichen, das Ergebnis wird *relative Überlebensrate* genannt. Sie ist definiert als Verhältniszahl aus der beobachteten Überlebensrate zur erwarteten Überlebensrate:

$$\text{Relative Überlebensrate} = \frac{\text{Beobachtete Überlebensrate bei Patienten mit Erkrankung}}{\text{Erwartete Überlebensrate ohne die Erkrankung}}$$

Bedeutet die relative Überlebensrate einen tatsächlichen Erkenntnisgewinn? Tabelle 5–13 zeigt Daten für Krebserkrankungen des Rektums, sowohl beobachtete als auch relative Raten. Wenn wir die höhere Altersgruppe betrachten, bei der eine hohe Mortalität auf verschiedene Ursachen zurückzuführen ist, besteht ein großer Unterschied zwischen erwarteten und beobachteten Überlebensraten. Bei jüngeren Menschen aber, die nicht durch andere Ursachen sterben, unterscheiden sich die erwarteten und relativen Überlebensraten bei Rektumkarzinomen nicht wesentlich voneinander.

Tabelle 5–13. Beobachtete und relative 5-Jahres-Überlebensraten (%) nach Alter für Dickdarmkrebs bei weißen Männern und Frauen: SEER-Programm*, 1981–1987

Alter (Jahre)	Beobachtete Rate (%)	Relative Rate (%)
< 45	55,6	56,3
45–54	57,1	59,2
55–64	53,6	58,5
65–74	47,8	57,8
> 75	31,7	54,1

* Surveillance, Epidemiology, and End Results Study.
From Ries LAG, Hankey BF, Miller BA et al.: Cancer Statistics Review, 1973–88. Bethesda, MD, National Cancer Institute, NIH Publication No. 91–2789, 1991.

MÖGLICHKEITEN, ÜBERLEBENSDATEN ZU VERALLGEMEINERN

Ein letztes Kriterium bei der Betrachtung von Verlauf und Prognose einer Krankheit ist die Frage der Patientenauswahl für Studien. Dazu ein Beispiel: Fieberkrämpfe kommen bei Kindern häufig vor: Gesunde Kinder können bei hohem Fieber einen Krampfanfall erleiden. Sollen sie nun antiepileptisch, etwa mit Phenobarbital oder einem anderen Langzeit-Antikonvulsivum, behandelt werden? Ist ein Fieberkrampf bereits Vorbote einer Epilepsie oder handelt es sich um ein einmaliges Ereignis, bei dem ohne Fieber kein erneuter Krampfanfall zu befürchten ist?

Um eine vernünftige Entscheidung bezüglich einer Behandlung fällen zu können, müssen wir die Frage klären: Wie groß ist das Risiko, dass ein Kind mit einem einmaligen Fieberkrampf in Zukunft erneut, auch ohne Fieber, krampfen wird?

Abbildung 5–14 zeigt die Ergebnisse einer Analyse von veröffentlichten Studien, die von Ellenberg und Nelson[3] durchgeführt wurde.

Jeder Punkt steht für die Prozentzahl von Kindern mit Fieberkrämpfen, die später in einer anderen Studie nonfebrile Anfälle entwickelten.

Die Autoren unterteilten die Studien in zwei Gruppen: bevölkerungsbezogene Studien und Studien aus einzelnen Kliniken, wie etwa Epilepsie- oder Kinderkliniken.

Wenn wir die Ergebnisse verschiedener klinischer Studien betrachten, sehen wir eine breite Streuung der Risiken, eine Epilepsie nach Fieberkrampf zu entwickeln. Die Resultate der bevölkerungsbezogenen Studien hingegen variieren kaum, vielmehr konzentrieren sich die Ergebnisse aller Studien auf einem sehr niedrigen Niveau.

Warum sollten sich die beiden Studientypen überhaupt unterscheiden? Welchen Studienergebnissen würden Sie glauben? Jede einzelne Klinik hatte möglicherweise unterschiedliche Auswahlkriterien und Bezugssysteme. Die beobachteten Unterschiede bei der Risikoschätzung beruhen also unter anderem auf der Auswahl verschiedener Populationen für die Klinikstudien. Bei den bevölkerungsbezogenen Studien wird diese Art der Streuung aufgrund unterschiedlicher Auswahlkriterien verringert oder ganz ausgeschlossen, womit die Häufung der Resultate auf niedrigem Niveau zu erklären ist. Hierbei ist es wichtig festzuhalten, dass man mitunter versucht sein kann, Ergebnisse einer einzelnen Klinikstudie auf sämtliche Patienten zu übertragen. Dies ist jedoch nicht legitim, da die Patienten, die eine Spezialklinik aufsuchen, häufig nicht repräsentativ sind. Das soll nicht bedeuten, dass Studien an einzelnen Krankenhäusern keinen Wert hätten. Im Gegenteil, aus ihnen können wichtige Erkenntnisse gewonnen werden. Doch sind diese Studien besonders für Selektions-Bias anfällig, und darüber sollte man sich im Klaren sein, wenn man Befunde interpretieren und verallgemeinern möchte.

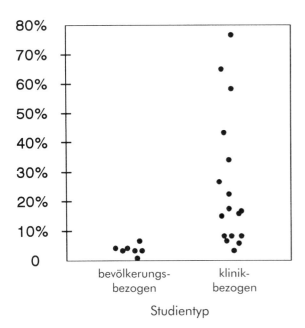

Abbildung 5–14. Prozent der Kinder, die nicht-febrile Krampfanfälle nach einem oder mehreren Fieberkrämpfen erlitten – je nach Studiendesign. (Adapted from Ellenberg JH, Nelson KB: Sample selection and the natural history of disease: Studies on febrile seizures. JAMA 243: 1337–1340, 1980.)

ZUSAMMENFASSUNG

In diesem Kapitel wurden 5 Möglichkeiten besprochen, eine Aussage über die Prognose von Krankheiten zu machen (Tabelle 5–14). Welcher Zugang dabei am besten ist, hängt von der Art der verfügbaren Daten ab und von dem Ziel der Studie. In den folgenden Kapiteln 6 und 7 geht es um Randomisierungsverfahren, die eine Auswahl der optimalen Interventionen ermöglichen.

Tabelle 5–14. Fünf Möglichkeiten, Prognosen auszudrücken

1. Letalitätsrate
2. 5-Jahres-Überleben
3. Beobachtete Überlebensrate
4. Mediane Überlebenszeit
5. Relative Überlebensrate

LITERATUR

1. Szklo M, Gordis L, Tonascia J, Kaplan E: The changing survivorship of white and black children with leukemia. Cancer 42:59–66, 1978.
2. Feinstein AR, Sosin DM, Wells CK: The Will Rogers phenomenon: Stage migration and new diagnostic techniques as a source of misleading statistics for survival in cancer. N Engl J Med 312:1604–1608, 1985.
3. Ellenberg JH, Nelson KB: Sample selection and the natural history of disease: Studies on febrile seizures. JAMA 243:1337–1340, 1980.

Fragen zur Wiederholung des 5. Kapitels

1. Welche der folgenden Methoden ist/sind ein guter Hinweis für die Schwere einer kurzdauernden, akuten Erkrankung:
   a. Die ursachenspezifische Sterberate
   b. Die 5-Jahres-Überlebensrate
   c. Die Letalitätsrate
   d. Die standardisierte Mortalitätsrate
   e. Keine der oben stehenden Angaben

Die 2. Frage bezieht sich auf die unten stehenden Angaben:

Zwischen 1991 und 1993 wurden 180 Patienten wegen der Erkrankung X behandelt, der Krankheitsverlauf wurde bis 1994 verfolgt. Die Behandlungsergebnisse sind in der folgenden Tabelle aufgeführt. Kein Patient fiel für die Nachuntersuchung aus.

Jahr der Behandlung	Anzahl der behandelten Patienten	Anzahl der Patienten, die am jeweiligen Jahrestag am Leben sind		
		1.	2.	3.
1991	75	60	56	48
1992	63	55	31	
1993	42	37		
Gesamt	180	152	87	48

2. Die Wahrscheinlichkeit, 3 Jahre zu überleben, beträgt _____

3. Eine wichtige Annahme bei dieser Art von Analyse ist, dass:
   a. Die Behandlung im Verlauf der Studie besser wurde
   b. Die Qualität der Aufzeichnung von medizinischen Daten im Laufe der Studie besser wurde
   c. Keine Veränderung in der Wirksamkeit der Therapie während der Studie eingetreten ist

d. In jedem Jahr die gleiche Anzahl von Frauen und Männern in die Studie aufgenommen wurde
e. Keine Aussage trifft zu

4. Es wurde ein diagnostischer Test eingeführt, der eine bestimmte Erkrankung um 1 Jahr früher als bisher entdecken kann. Was wird nun *am ehesten* bei dieser Erkrankung 10 Jahre nach Einführung des Tests geschehen? (Wir nehmen an, dass die Früherkennung keinen Einfluss auf den natürlichen Verlauf der Erkrankung hat. Weiterhin nehmen wir an, dass sich die Praxis beim Ausfüllen von Todesbescheinigungen in diesen 10 Jahren nicht verändert.)
   a. Die Periodenprävalenzrate wird sinken
   b. Die scheinbare 5-Jahres-Überlebensrate wird steigen
   c. Die altersstandardisierte Mortalitätsrate wird sinken
   d. Die altersstandardisierte Mortalitätsrate wird steigen
   e. Die Inzidenzrate wird abnehmen

5. Welche der folgenden Aussagen trifft/treffen auf die relative Überlebensrate zu?
   a. Sie bezieht sich auf die Überlebenswahrscheinlichkeit für Verwandte ersten Grades
   b. Sie liegt bei älteren Bevölkerungsgruppen gewöhnlich näher an der beobachteten Überlebensrate
   c. Sie liegt bei jüngeren Populationen gewöhnlich näher an der beobachteten Überlebensrate
   d. Sie unterscheidet sich gewöhnlich von der beobachteten Überlebensrate um einen konstanten Betrag, unabhängig vom Alter
   e. Keine Aussage trifft zu

Die Fragen 6 bis 8 beziehen sich auf die Daten am Ende dieser Seite; diese Daten stammen aus einer Studie an 248 AIDS-Patienten, die eine neue Therapie erhielten und im Hinblick auf das Überleben beobachtet wurden. Das Studienkollektiv wurde über 36 Monate begleitet:

Anmerkung: Arbeiten Sie bei der Berechnung in der Tabelle mit 4 Dezimalstellen (z. B. 0,1234) und geben Sie Ihr Endresultat mit 3 Dezimalstellen wieder (z. B. 0,123 oder 12,3 Prozent).

6. Wie groß ist die Wahrscheinlichkeit im dritten Jahr zu sterben für die Überlebenden des zweiten Jahres? _____

7. Wie groß ist die Wahrscheinlichkeit für einen Studienteilnehmer, bis zum Ende des dritten Jahres zu überleben? _____

8. Bevor sie über die Ergebnisse dieser Überlebens-Analyse berichteten, verglichen die Untersucher die Ausgangsmerkmale der 42 Personen, die sich vor Abschluss aus der Studie zu-

Überleben von AIDS-Patienten nach Feststellung der Diagnose

(1) Intervall seit Therapiebeginn	(2) Leben zu Beginn des Intervalls	(3) Verstarben während des Intervalls	(4) Fielen während des Intervalls aus	(5) Tatsächliche Zahl Exponierter, die unter dem Risiko standen, während des Intervalls zu versterben: Spalte (2)−$\frac{1}{2}$[Spalte (4)]	(6) Proportion, der während des Intervalls Verstorbenen: $\frac{\text{Spalte (3)}}{\text{Spalte (5)}}$	(7) Proportion, der während des Intervalls nicht Verstorbenen: 1 − Spalte (6)	(8) Kumulative Proportion, der von Studieneintritt bis zum Intervallende Überlebenden
x	l_x	d_x	a_x	l'_x	q_x	p_x	P_x
1–12	248	96	27				
13–24	125	55	13				
25–36	57	55	2				

rückzogen mit denjenigen, die über den gesamten Zeitraum beobachtet wurden. Aus welchem der folgenden Gründe wurde dies gemacht:

a. Um zu prüfen, ob die Randomisierung erfolgreich war
b. Um Veränderungen der Prognose im Zeitverlauf zu überprüfen
c. Um zu prüfen, ob die verbliebenen Studienteilnehmer für das gesamte Studienkollektiv repräsentativ sind
d. Um zu prüfen, ob die Ergebnisse (Outcome) der verbliebenen Studienteilnehmer gleich denen in der Gesamtpopulation sind
e. Um zu prüfen, ob Confounding in den exponierten und den nicht-exponierten Gruppen vorliegt

Kapitel 6

Bewertung der Wirksamkeit präventiver und therapeutischer Maßnahmen: Randomisierte Studien

Alle, die von dem Heilmittel trinken,
erholen sich nach kurzer Zeit.
Ausgenommen diejenigen, denen es nicht hilft,
die sterben allesamt.
Es ist daher offensichtlich,
dass es nur bei unheilbaren Fällen versagt.
– Galen[1]
(129–199 n. Chr.)

Einige Methoden, um Prognosen und Krankheitsverläufe quantitativ zu erfassen, wurden im 5. Kapitel erörtert. Klinische Medizin wie auch Öffentliches Gesundheitswesen haben zum Ziel, zum einen den Verlauf von Krankheiten so zu beeinflussen, dass krankheitsbedingten Behinderungen und Todesfällen vorgebeugt wird bzw. diese hinausgezögert werden; zum anderen soll die Gesundheit von Individuen oder Bevölkerungsgruppen verbessert werden.

Die Herausforderung besteht darin, die besten verfügbaren präventiven und therapeutischen Maßnahmen zu wählen, um diese Ziele zu erreichen.

Hierfür sind Studien erforderlich, mit denen Wirksamkeit und Qualität der Maßnahmen beurteilt werden können.

Die randomisierte Studie wird als ideale Versuchsanordnung betrachtet, mit der Wirksamkeit und unerwünschte Nebenwirkungen neuer Interventionsmethoden bewertet werden können. Die Grundidee, eine strenge Methodik anzuwenden, um die Wirksamkeit neuer Medikamente oder anderer medizinischer Neuerungen zu beurteilen, ist nicht neu.

Sir Francis Galton, britischer Anthropologe, Forscher und „Eugeniker", der sich auch mit dem Phänomen menschlicher Intelligenz befasste, schrieb im Jahr 1883:

> Es wurde von einigen behauptet, der Mensch besäße die Fähigkeit, durch fromme und ernsthafte Gebete, Ergebnisse zu erzielen, über die er selbst wenig oder keine unmittelbare Kontrolle hätte, während andere die Wahrheit dieser Behauptung bezweifeln. Die Frage betrifft einen Sachverhalt, der durch Beobachtung, nicht durch Autorität, zu klären ist; und dieser scheint ein sehr geeigneter Gegenstand statistischer Untersuchung zu sein... Werden Gebete erhört oder nicht?... Erholen sich Kranke, die beten oder für die gebetet wird, im Durchschnitt schneller als andere?[2]

Wie es bei vielen Pionierideen in Medizin und Wissenschaft der Fall ist, mussten viele Jahre vergehen, bis dieser Vorschlag in die Tat umgesetzt wurde. 1965 berichteten Joyce und Welldon von den Ergebnissen einer klinischen Doppelblind-Studie zur Wirksamkeit von Gebeten.[3]

Die Befunde ergaben keinen Anhalt dafür, dass Patienten, für die gebetet wurde, daraus irgendeinen Nutzen gezogen hätten.

In einer jüngeren Studie untersuchte Byrd[4] die Wirksamkeit der Fürbitte und des Gebetes bei einem Patientenkollektiv einer kardiologischen Abteilung mit Hilfe eines randomisierten doppelblinden Studienprotokolls. Hier ließen die Ergebnisse vermuten, dass Gebete einen therapeutischen Nutzen haben.

In diesem und dem folgenden Kapitel werden wir die möglichen Studiendesigns besprechen, mit denen wir neue Ansätze in Behandlung und Prävention beurteilen können, und wir werden uns auf randomisierte Studien konzentrieren. Obwohl der Begriff der *randomisierten klinischen Studie* häufig benutzt wird, kann das Konzept randomisierter Studien auch außerhalb der Klinik angewandt werden, zum Beispiel bei sozialmedizinischen Untersuchungen. Wir werden daher im Folgenden von *randomisierten Studien* sprechen. Um die Diskussion zu vereinfachen, beziehen wir uns dabei im Allgemeinen auf Therapien und Medikamente. Der Leser sollte im Hinterkopf behalten, dass die hier beschriebenen Prinzipien auch für die Evaluation von präventivmedizinischen und anderen Maßnahmen gelten.

Es wurden zahlreiche Vorschläge dazu gemacht, welche Elemente für randomisierte Studien bedeutsam sind, wie viele Anekdoten aus der Zeit erster Versuche bezeugen. In einem Übersichtsartikel über die Geschichte klinischer Studien beschreibt Bull einen unbeabsichtigten Versuch, den Ambroise Paré (1510–1590), ein führender Chirurg der Renaissance, durchführte[5].

Zu Parés Lebzeiten war es Standard, Kriegsverletzungen mit sicdcndcm Öl zu behandeln. 1537 war Paré für die Behandlung der Verwundeten nach der Einnahme der Burg Villaine verantwortlich. Die Zahl der Verwundeten war so groß, dass er sagte:

> Schließlich mangelte es mir an Öl und ich war gezwungen, stattdessen ein Heilmittel (Digestivum) aus Eigelb, Rosenöl und Terpentinöl anzuwenden. In der folgenden Nacht fand ich keinen erholsamen Schlaf, fürchtete ich doch, dass, aus Mangel an Kauterisation, ich die Verwundeten, denen ich das besagte Öl nicht verabreichen konnte, an dem Digestivum verstorben vorfinden würde. Ich stand in aller Frühe auf, um sie zu visitieren, da fand ich jene, denen ich die digestive Arznei verabreicht hatte, mit nur geringen Schmerzen vor; ihre Wunden waren weder geschwollen, noch entzündet und sie hatten die Nacht hindurch geschlafen. Die anderen, denen ich das siedende Öl gegeben hatte, litten unter Fieber und großen Schmerzen und ihre Wunden waren geschwollen. Da entschloss ich mich, nie wieder die Wunden der armen Verletzten derart grausam auszubrennen.

Auch wenn dies keine randomisierte Studie war, hatte sie dennoch die Form eines ungeplanten Versuches, der oftmals dann durchgeführt wurde, wenn aus Mangel an Nachschub oder Material eine bisher etablierte Therapie nicht allen Patienten zugute kam.

Ein geplanter Versuch wurde 1747 von James Lind beschrieben.[6] Über Skorbut schrieb er folgendes:

> Auf hoher See wählte ich 12 der Patienten mit Skorbut an Bord der Salisbury aus. Die Fälle glichen sich, so gut es ging … sie lagen an einem Platz beisammen und bekamen alle die übliche Kost. Zusätzlich wurde zwei von ihnen ein Viertel Apfelwein pro Tag verordnet … Zwei andere nahmen 25 Tropfen Vitriolelixier … Zwei andere nahmen zwei Esslöffel voll Essig … Zwei wurden auf Seewasserdiät gesetzt … Zwei weitere bekamen jeden Tag zwei Orangen und eine Zitrone … Zwei nahmen Muskatnuss ein. Die schnellsten und sichtlich besten Wirkungen wurden bei der Einnahme von Orangen und Zitronen beobachtet. Einer der beiden, die diese Kost erhalten hatten, war nach 6 Tagen wieder diensttauglich … Der andere … wurde als Krankenpfleger der übrigen Kranken abgestellt.

Randomisierte Studien können vielen Zwecken dienen: der Evaluation neuer Medikamente und Therapien, einschließlich der Prüfung neuer Techniken im Gesundheits- und Pflegesektor, der Bewertung neuer Screening- und Früherkennungs-Programme dienen und zur Beurteilung der Gesundheitsversorgung.

Die Grundanordnung randomisierter Studien ist in Abb. 6–1 angeführt. Wir beginnen bei einem definierten Kollektiv, das randomisiert, also zufällig in zwei Gruppen aufgeteilt wird: Die einen er-

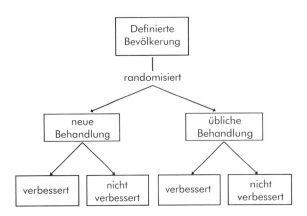

Abbildung 6–1. Design einer randomisierten Studie.

halten ein neues Medikament, die anderen werden nach dem üblichen Standard behandelt.

Der Werdegang der Patienten wird beobachtet, um zu sehen, wie viele der Patienten unter dem neuen Medikament Fortschritte gemacht haben, im Vergleich zu den Patienten in der anderen Gruppe, die das herkömmliche Präparat erhalten.

Sollte das neue Medikament zu besseren Ergebnissen führen, müssten wir in der entsprechenden Gruppe mehr Patienten mit Therapieerfolgen finden.

Statt zwei können wir auch mehrere Gruppen miteinander vergleichen. Obwohl es durchaus üblich ist, eine behandelte mit einer unbehandelten Patientengruppe zu vergleichen, wird man dies in bestimmten Fällen ablehnen. Wollten wir beispielsweise eine neu entwickelte Therapie der Erworbenen Immunschwäche (AIDS) untersuchen, wären wir dazu bereit, eine Gruppe von AIDS-Patienten nicht zu behandeln? Natürlich wollten wir das nicht; stattdessen würden wir die neu entwickelte Therapie mit der besten zur Zeit verfügbaren und erprobten Behandlung vergleichen, welche zwar nicht ideal ist, aber dennoch besser sein dürfte als gar keine Therapie.

Wir wenden uns jetzt den Fragen zu, die bei der Planung einer randomisierten Studie bedacht werden müssen.

AUSWAHL DER TESTPERSONEN

Die Kriterien, nach denen die Teilnehmer einer Studie ausgewählt werden, müssen sehr präzise formuliert und schriftlich fixiert werden. Diese schriftlich fixierten Kriterien sind am besten auf ihre Tauglichkeit zu prüfen, indem wir fragen: Wenn wir irgend jemanden von der Straße bitten würden, anhand der von uns geschriebenen Kriterienliste Testpersonen auszuwählen, würde er dann aus der selben Bevölkerung auch dieselben Personen wie wir auswählen? Entscheidungen des Untersuchers bei der Wahl der Studienteilnehmer sollten nicht möglich sein. Jede Studie sollte im Prinzip von anderen Personen wiederholt werden können, wie es bei Laborexperimenten der Fall ist. Natürlich ist dies leichter gesagt als getan, da wir es bei randomisierten Studien häufig mit größeren Bevölkerungsgruppen zu tun haben. Das Prinzip bleibt dennoch von Bedeutung und die Kriterien müssen daher präzise ausformuliert sein.

ZUTEILUNG VON PERSONEN ZU BEHANDLUNGSGRUPPEN

Bevor wir das Verfahren der Randomisierung besprechen, wollen wir erörtern, ob es nicht einige brauchbare Alternativen zur Randomisierung gibt.

Studien ohne Vergleichsgruppen

Die erste mögliche Alternative ist die *Fallstudie* oder *Fallreihenstudie* (case series): das bedeutet, dass hierbei kein Vergleich mit einer unbehandelten Gruppe erfolgt oder mit einem Kollektiv, das ein anderes Präparat erhalten hat. Die folgende Geschichte wurde von Dr. Earl Peacock erzählt, als er Leiter der Chirurgie der Universität von Arizona war:

> Als ich ein junger Medizinstudent war, besuchte ein sehr wichtiger Chirurg aus Boston meine Universität und trug eine lange Abhandlung über eine große Zahl von Patienten vor, die sich einer erfolgreichen operativen Gefäßrekonstruktion unterzogen hatten. Am Ende der Vorlesung fragte ein junger Student aus der hintersten Reihe schüchtern: „Haben Sie irgend eine Kontrollgruppe?" Da richtete sich der große Chirurg zu seiner vollen Größe auf, schlug mit der Faust auf den Tisch und sagte: „Meinen Sie, ich hätte nur die Hälfte der Pa-

tienten operieren sollen?" Im Saal wurde es daraufhin sehr ruhig. Die Stimme aus dem Hintergrund antwortete sehr zögerlich: „Ja, daran hatte ich gedacht." Erst jetzt krachte die Faust des Besuchers richtig auf den Tisch als er donnernd brüllte: „Natürlich nicht. Das hätte die Hälfte von ihnen zum Tode verurteilt." Mein Gott, war das still geworden, man hörte kaum die kleine Stimme fragen: „Welche Hälfte?" [7]

Die Frage des Vergleiches ist wichtig, da wir auf eine kausale Verknüpfung zwischen Behandlung und Ergebnis schließen wollen. Das Problem, einen Kausalzusammenhang aus einer Reihe von Ereignissen ableiten zu wollen, ohne irgendeine Vergleichsmöglichkeit zu haben, wird in einer Geschichte deutlich, die nach Ederer zitiert wird [8].

Während des Zweiten Weltkrieges, nach einem „Blitzangriff" auf London, stießen Rettungsleute bei ihren Aufräumarbeiten in den Ruinen eines zerbombten Wohnblocks auf einen alten Mann, der nackt in einer Badewanne lag und bei vollem Bewusstsein war. Er sagte zu seinen Rettern: „Wissen Sie, das war das erstaunlichste Erlebnis, das ich je hatte. In dem Augenblick, als ich den Stöpsel zog und das Wasser abzulaufen begann, flog das ganze Haus in die Luft."

Mit diesem Beispiel soll folgendes Problem veranschaulicht werden: Wenn wir einem Patienten ein Medikament verabreichen und sich der Gesundheitszustand verbessert, können wir dies der Wirkung des Medikamentes zuschreiben? Professor Hugo Muensch aus Harvard formulierte sein Zweites Gesetz: „Resultate können immer verbessert werden, indem man die Kontrollgruppe weglässt." [9]

Studien mit Vergleichsgruppen

Da wir nun die Notwendigkeit von Vergleichsmöglichkeiten in unserem Studienaufbau erkannt haben, stellt sich die Frage, wie diese aussehen können.

Historische Kontrollgruppen

Wir könnten eine Vergleichsgruppe aus der Vergangenheit benutzen, eine so genannte *historische Kontrollgruppe*. Wir haben eine Therapie, von der wir glauben, dass sie gut wirksam ist und wollen diese in einer Patientengruppe prüfen; uns fehlt jedoch eine Kontrollgruppe. Also gehen wir ins Archiv und studieren die Akten von Patienten mit der gleichen Erkrankung, die behandelt wurden, bevor die neue Therapie verfügbar war. Diese Art von Studiendesign scheint einfach und verlockend zu sein. Welche Probleme entstehen aber bei der Verwendung von historischen Kontrollgruppen?

Erstens, wenn wir uns heute entscheiden, eine Studie, wie oben beschrieben, durchzuführen, müssen wir ein kompliziertes Verfahren zur Datenerhebung der Patienten erarbeiten, die gerade in Behandlung sind. Das gleiche Verfahren können wir natürlich nicht bei den in der Vergangenheit behandelten Patienten anwenden; hier müssen wir auf Daten aus den Krankenakten zurückgreifen. Diese Krankenakten wurden für klinische Zwecke angelegt, nicht für die Forschung. Wenn also am Ende der Studie unterschiedliche Therapieergebnisse zwischen den Gruppen der behandelten Patienten der frühen, ersten Phase (historische Kontrolle) und der späten, zweiten Phase, vorliegen, wissen wir nicht: Handelt es sich hierbei um eine tatsächliche Differenz, oder beruhen die verschiedenen Ergebnisse auf Unterschieden in der Qualität der Datenerhebung? Die Daten aus den Studienkollektiven müssen in Art und Güte vergleichbar sein; bei Studien mit historischen Kontrollen ist dies häufig nicht der Fall.

Das zweite Problem besteht darin, dass wir nicht sicher feststellen können, ob mögliche Unterschiede zwischen dem ersten Patientenkollektiv und dem späten Kollektiv tatsächlich den Therapieunterschieden zuzuschreiben sind, oder ob nicht auch andere Faktoren dazu beigetragen haben, die sich im Laufe der Zeit ebenfalls geändert haben (z. B. begleitende Therapiemaßnahmen, Wohnverhältnisse, Ernährung, Lebensweise). Wenn wir also verschiedene Therapieergebnisse beobachten und ausschließen konnten, dass Unterschiede der Datenqualität die Ursache hierfür sind, werden wir immer noch nicht wissen, ob nun das zu untersuchende Medikament dafür verantwortlich ist, oder ob die Unterschiede auf Veränderungen verschiedener Faktoren im Laufe der Jahre zurückzuführen sind. Mitunter ist dieser Studientyp sehr nützlich. Wenn beispielsweise eine Erkrankung initial durchweg tödlich verläuft und ein neues Medikament erhältlich ist, würde ein deutlicher Rückgang der Letalitätsrate die Schlussfolgerung nahe legen, dass dieses Medikament wirksam ist; gleichwohl müsste ausgeschlossen werden, dass der Rückgang durch andere Veränderungen der Umwelt verursacht wurde.

Gleichzeitige nicht-randomisierte Kontrollgruppen

Aufgrund der großen Probleme, die mit historischen Kontrollgruppen einhergehen und der Schwierigkeiten beim Umgang mit zeitlichen Veränderungen, ist ein alternativer Ansatz notwendig, wie er mit dem Gebrauch gleichzeitiger, nicht-randomisiert ausgewählter Kontrollen zur Verfügung steht. Welche Probleme bei der nicht-randomisierten Auswahl gleichzeitiger Kontrollgruppen entstehen, soll die folgende Geschichte veranschaulichen:

Einem Schiffskapitän wurden Muster von Tabletten gegen Seekrankheit ausgehändigt, um diese während einer Schiffsfahrt zu testen. Die Bedeutung von Kontrollgruppen wurde ihm sorgfältig erklärt. Nachdem das Schiff zurückgekehrt war, berichtete der Kapitän begeistert von den Ergebnissen: „Praktisch jeder in der Kontrollgruppe war seekrank und nicht einer aus der Medikamentengruppe hatte irgendwelche Beschwerden. Ein wirklich tolles Zeug." Ein Skeptiker fragte, wie er denn die Kontroll- und die Medikamentengruppe ausgewählt hätte. „Oh, das Zeug gab ich meinen Seeleuten und die Passagiere nahm ich als Kontrollgruppe."[10]

Es gibt eine Reihe von Möglichkeiten, Kontrollgruppen auf nicht-randomisierte Weise auszuwählen. Eine besteht darin, Patienten nach dem Tag der Aufnahme in ein Krankenhaus auszuwählen. Zum Beispiel, alle Patienten, die an einem ungeraden Tag eines Monats aufgenommen wurden, gehören zu Gruppe A und Patienten, die an geraden Tagen aufgenommen wurden, bilden die Gruppe B.

Bei einer Studie zu einem Antikoagulationsmittel, die nach dem Zweiten Weltkrieg durchgeführt wurde, fand diese Methode der „Monatstage" Anwendung. Dabei stellte sich heraus, dass mehr Patienten als erwartet an ungeraden Tagen aufgenommen wurden. Die Untersucher berichteten, dass „in dem Augenblick, als Ärzte den Nutzen der Antikoagulanzien entdeckten, sie, wo immer machbar, die Aufnahme der Patienten beschleunigten, ... die routinemäßig an einem geraden Tag hospitalisiert worden wären, um möglichst viele an ungeraden Tagen unterbringen zu können."[11]

Das Problem dabei ist, dass das Zuteilungssystem somit vorhersehbar war: Die Ärzte konnten absehen, in welche Gruppe der nächste Patient aufgenommen werden würde. Die Randomisierung soll ausschließen, dass die Zuteilung der Patienten vorab bekannt ist und damit der Möglichkeit einer Verzerrung durch Auswahl (Selektions-Bias) vorbeugen.

Vor vielen Jahren wurde eine Studie durchgeführt, die die Wirkung der BCG-Impfung (Bacille Calmette-Guérin = Tbc-Lebendvakzine) bei Kindern aus Familien mit Tuberkulosefällen in New York untersuchte.[12]

Die Ärzte wurden angewiesen, die in Frage kommenden Kinder in eine Impfgruppe und eine Kontrollgruppe aufzuteilen.

Wie in Tabelle 6–1 zu sehen ist, war die Tuberkulose-Mortalität in der Kontrollgruppe fünfmal höher als in der Gruppe geimpfter Kinder. Dennoch schrieben die Untersucher hierzu:

„Weitere Erfahrungen haben gezeigt, dass bei dieser Auswahlmethode die Tendenz bestand, Kinder von intelligenteren und kooperativen Eltern zu impfen und die Kinder aus nicht-kooperativen Familien in die Kontrollgruppe aufzunehmen. Dies könnte ein beträchtlicher Fehler gewesen sein, da sich die kooperativen Eltern nicht nur sorgfältiger an Sicherheitsmaßnahmen halten, sondern auch mit ihren Kindern regelmäßiger Kliniken aufsuchen, um sich über Pflege und Ernährung ihrer Kinder zu informieren."[12]

Angesichts der Tatsache, dass die Impfungen selektiv bei Kindern durchgeführt wurden, deren Familien ein wahrscheinlich größeres Gesundheitsbewusstsein hatten, resultierten die niedrigeren Tuberkulose-Sterblichkeitsraten in der Impfgruppe möglicherweise nicht aus der Impfung an sich, sondern vielmehr aus der Auswahl gesundheitsbewusster Familien, die ohnehin ein geringeres Risiko der Tbc-Mortalität hatten, ob mit oder ohne Impfung.

Tabelle 6–1. Ergebnisse einer Studie zur BCG-Impfung: I

	Anzahl Kinder	Tuberkulose-Tote	
		Anzahl	%
Geimpft	445	3	0,67
Kontrollpersonen	545	18	3,30

Data from Levine MI, Sackett MF: Results of BCG immunization in New York City. Am Rev Tuberculosis 53:517–532, 1946.

Um dieses Problem anzugehen, wurde das Studiendesign verändert: Jedes zweite Kind wurde nun geimpft und der Rest diente als Kontrolle, dies entspricht nicht einer Randomisierung, aber dennoch war dies eine deutliche Verbesserung des ursprünglichen Studienaufbaus. Wie in Tabelle 6–2 zu sehen ist, fand sich nun kein Unterschied zwischen den Gruppen mehr.

Tabelle 6–2. Ergebnisse einer Studie zur BCG-Impfung: II

	Anzahl Kinder	Tuberkulose-Tote	
		Anzahl	%
Geimpft	556	8	1,44
Kontrollpersonen	528	8	1,52

Data from Levine MI, Sackett MF: Results of BCG immunization in New York City. Am Rev Tuberculosis 53:517–532, 1946.

Randomisierung

In Anbetracht der besprochenen Probleme stellt die Randomisierung den besten Studienansatz dar. Randomisierung bedeutet nichts anderes, als dass ein Münzwurf entscheidet, welcher Gruppe ein Patient zugeordnet wird.

Der entscheidende Punkt bei der Randomisierung ist: Die nächste Zuteilung kann nicht vorausgesagt werden. Ederer zitierte den in Abb. 6–2 gezeigten Cartoon, um das Problem der Berechenbarkeit der nächsten Zuordnung zu illustrieren.[13]

Wie wird eine Randomisierung durchgeführt? Dieses Beispiel bedient sich einer Tabelle mit Zufallszahlen (Tab. 6–3). (Solche Tabellen mit Zufallszahlen finden sich in den meisten Statistikbüchern.) Heute werden besonders bei großen Feldstudien Computer zur Randomisierung eingesetzt.

Tabelle 6–3. Eine Tabelle mit Zufallszahlen

	00–04	05–09	10–14	15–19
00	56348	01458	36236	07253
01	09372	27651	30103	37004
02	44782	54023	61355	71692
03	04383	90952	57204	57810
04	98190	89997	98839	76129
05	16263	35632	88105	59090
06	62032	90741	13468	02647
07	48457	78538	22759	12188
08	36782	06157	73084	48094
09	63302	55103	19703	74741

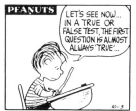
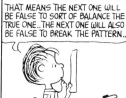
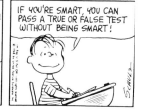

Abbildung 6–2. Wie man vorhersagt, welcher Behandlungsgruppe der nächste Patient bei einer randomisierten Studie zugeteilt wird. (From Schulz C: Peanuts cartoon, of october 3, 1968. Reproduced by permission United Features Syndicate.)

Zunächst die Frage: Wie lesen wir diese Tabelle? Beachten Sie, dass die Tabelle in Zahlengruppen zu fünf Zeilen und fünf Spalten eingeteilt ist. Sie dient lediglich der besseren Lesbarkeit. Die Spalten sind am Kopf der Tabelle durchnummeriert mit 00, 01, 02 und so fort. Genauso sind die Zeilen auf der linken Seite nummeriert mit 00, 01, 02 usw. So können wir jede Ziffer in der Tabelle mit ihrer Zeilen- und Spaltennummer benennen. Dies wird dann wichtig, wenn ein Außenstehender die Qualität des Randomisierungsprozesses zu prüfen hat.

Wie benutzen wir diese Tabelle? Nehmen wir an, wir führen eine Studie mit zwei Gruppen durch: Therapie A und Therapie B. In diesem Beispiel werden wir jede ungerade Zahl der Gruppe A und jede gerade Zahl der Gruppe B zuordnen. Nun schließen wir die Augen, setzen unseren Finger auf einen beliebigen Ort in der Tabelle und notieren Spalte und Zeile unseres Ausgangspunktes. Wir notieren ebenfalls, in welche Richtung wir, vom Ausgangspunkt aus gesehen, weiter gehen (horizontal nach rechts oder nach links, aufwärts oder abwärts).

Nehmen wir an, wir hätten die Zahl 5 bei Spalte 7 und Zeile 7 gesetzt und würden nun horizontal nach rechts weiter wandern. Der erste Patient erhielte dann eine ungerade Zahl und würde nach Therapie A behandelt. Auch der zweite Patient würde eine ungerade Zahl und damit Therapie A erhalten. Der dritte Patient mit einer geraden Zahl bekäme dann Therapie B usw.

Hierbei müssen wir beachten, dass die Zuordnung des nächsten Patienten nicht vorhersehbar ist; es handelt sich hierbei *nicht* um eine strikt alternierende Auswahl, die voraussagbar wäre.

Es gibt auch andere Möglichkeiten, eine Tabelle mit Zufallszahlen zu benutzen. Wir könnten beispielsweise festlegen, dass die Ziffern 0 bis 4 der Behandlung A zugeteilt werden, die Ziffern 5 bis 9 der Behandlung B.

Würden wir drei Gruppen untersuchen, könnten wir sagen, dass die Ziffern 1 bis 3 der Behandlung A, Ziffern 4 bis 6 Behandlung B und 7 bis 9 der Behandlung C zugeordnet würden, wobei wir die Ziffer 0 ignorieren würden. Jede dieser Möglichkeiten ist zulässig. Wichtig dabei ist es, vor Beginn der Randomisierung schriftlich festzuhalten, welches Verfahren gewählt wurde.

Eine weitere Möglichkeit, die Tabelle zu benutzen, besteht darin, eine Serie undurchsichtiger Briefumschläge vorzubereiten, die außen mit 1, 2, 3, 4, 5 usw. beschriftet sind. In jedem Umschlag befindet sich jeweils eine Karte im ersten Umschlag für Therapie A, im nächsten eine für Therapie B, usw., entsprechend der Zuteilung durch die Zufallszahlen. Daraufhin werden die Umschläge versiegelt. Wenn der erste Patient in die Studie aufgenommen wird, wird Umschlag 1 geöffnet und die Zuteilung mitgeteilt. Dieses Verfahren wird bei allen anderen Studienteilnehmern wiederholt.

> Bei einer Studie zum Vergleich radikaler und einfacher Mastektomie bei Brustkrebs, war einer der beteiligten Chirurgen überzeugt, dass die radikale Methode die Therapie der Wahl sei; er konnte sich in keinem Fall damit abfinden, dass er auch einfache Mastektomien bei Studienteilnehmerinnen durchführen musste. Als die Randomisierung für seine Patientinnen begann und zunächst ein Umschlag geöffnet wurde, der eine einfache Mastektomie vorschrieb, schob er diesen beiseite und öffnete solange weitere Umschläge, bis die radikale Methode als Therapie zugewiesen wurde.

Hier spiegelt sich der Zwiespalt wider, in dem sich viele Kliniker befinden, wenn sie ihre Patienten in eine randomisierte Studie aufnehmen müssen. Auf der einen Seite ist der Arzt verpflichtet das Beste für die Patienten zu tun; auf der anderen Seite muss er durch die Teilnahme an einer Studie seine Rolle als Entscheidungsträger zurücknehmen und mit einem „Münzwurf" darüber entscheiden, welche Therapie ein Patient erhält.

Hier liegt also häufig ein Konflikt zwischen der Rolle des Klinikers und der des Studienarztes vor. Folglich können unbeabsichtigte Verzerrungen (Bias) auftreten. Dieses Problem ist gerade bei großen multizentrischen Studien häufig vorhanden, so dass die Randomisierung nicht in den jeweiligen Kliniken durchgeführt wird, sondern in einem unabhängigen Koordinierungszentrum, in dem auch die statistische Auswertung erfolgt. Wenn ein Patient in eine Klinik aufgenommen und dort registriert wurde, ist die Koordinierungsstelle über den Patientennamen zu informieren

Dann erfolgt eine randomisierte Zuteilung des Patienten, welche beiderseits notiert wird.

Was erhoffen wir uns von der Randomisierung? Korrekt ausgeführt, macht es die Randomisierung unmöglich, die Zuteilung der Patienten vorauszusagen; wir brauchen nicht zu befürchten, dass subjektive Einflüsse des Untersuchers zu einer Verzerrung – offen oder verdeckt – bei der Patientenauswahl für das eine oder andere Therapieverfahren führen. Auf lange Sicht hoffen wir, das durch das Randomisieren die Wahrscheinlichkeit steigen wird, dass die Gruppen im Hinblick auf bestimmte Eigenschaften, die die Prognose beeinflussen, vergleichbar sein werden (Alter, Geschlecht, Rasse, Schwere der Erkrankung).

Dennoch garantiert die Randomisierung keinesfalls die Vergleichbarkeit, da der Zufall bei diesem Vorgang eine Rolle spielen kann. Insgesamt gesehen wird die Verteilung in den verschiedenen Gruppen ähnlich oder gleich sein.

In Abb. 6–3 liegt ein hypothetisches Beispiel vor, welches die Auswirkung mangelnder Vergleichbarkeit bei der Gegenüberstellung zweier Untersuchungsgruppen beleuchtet. Nehmen wir ein Studienkollektiv von 2.000 Herzinfarktpatienten an, von denen die eine Hälfte behandelt wird, die andere nicht. Nehmen wir weiterhin an, dass von diesen 2.000 Patienten 700 unter einer Arrhythmie XY leiden, 1.300 jedoch nicht. Die Letalitätsrate bei den Arrhythmiepatienten beträgt 50 Prozent, während sie bei den übrigen Patienten bei 10 Prozent liegt.

Schauen wir nun auf den linken Teil der Abb. 6–3, wo die Gruppen bezüglich des Anteils an Arrhythmiepatienten nicht vergleichbar sind, so könnten zufällig 200 Patienten der behandelten Gruppe unter einer Arrhythmie leiden (mit einer Letalitätsrate von 50 Prozent) und 500 Patienten in der unbehandelten Gruppe ebenfalls Arrhythmien haben (mit einer Letalitätsrate von 50 Prozent).

Unterm Strich würde sich eine Letalitätsrate von 18 Prozent in der Gruppe der behandelten Patienten ergeben und eine Rate von 30 Prozent in

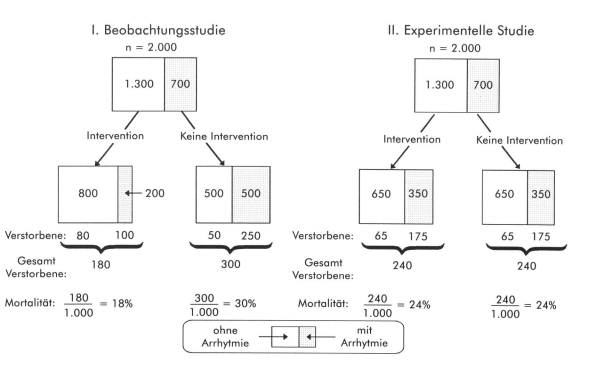

Abbildung 6–3. Beobachtungsstudie versus experimentelle Studie. I. Ist die Studie nicht randomisiert, kann der Anteil von Patienten mit Arrhythmien in den beiden Gruppen unterschiedlich sein. II. Ist die Studie randomisiert, werden die Anteile von Patienten mit Arrhythmien in den beiden Gruppen mit größerer Wahrscheinlichkeit gleich sein.

der unbehandelten Gruppe, so dass wir versucht wären, zu folgern, dass die Intervention erfolgreich ist.

Betrachten wir nun die rechte Seite der Abbildung, wo die Kollektive vergleichbar sind, so wie wir es nach einer randomisierten Verteilung eher erwarten würden: 350 der 1.000 behandelten Patienten und 350 der 1.000 unbehandelten Patienten haben nun eine Arrhythmie.

Wenn wir die Letalitätsrate in diesem Beispiel errechnen, bekommen wir Raten von je 24 Prozent in jeder Gruppe. Der vorher beobachtete Unterschied zwischen den bezüglich der Arrhythmie nicht vergleichbaren Kollektiven war also nur die Folge dieser Nichtvergleichbarkeit und nicht das Ergebnis irgendeiner Wirkung der Therapie selbst.

Wenn wir schon so großen Wert auf die Vergleichbarkeit von Gruppen legen, könnten wir uns fragen, ob wir nicht einfach – anstelle einer Randomisierung – Vergleichspaare bilden, die in den spezifischen Eigenschaften übereinstimmen?

Die Antwort lautet: Wir können nur für solche Merkmale Paare bilden, deren Einfluss wir kennen und die wir messen können.

Bei vielen Variablen, die die Prognose beeinflussen können, ist es demnach unmöglich, paarweise Untersuchungen durchzuführen: Variablen, wie z. B. die genetische Disposition eines Menschen, wie einzelne Elemente seines Immunsystems oder andere Faktoren, deren wir uns nicht einmal bewusst sind.

Randomisierung erhöht die Wahrscheinlichkeit, dass die Gruppen nicht nur im Hinblick auf die uns bekannten Variablen vergleichbar sind, sondern auch hinsichtlich uns unbekannter Größen, die wir weder erkennen noch messen können, die aber dennoch einen Einfluss auf die Prognose einer Erkrankung haben.

Stratifizierte Randomisierung

Wenn wir davon ausgehen, dass das Alter eine besondere Rolle als prognostische Variable spielt, ist die Prognose bei älteren Patienten also wesentlich schlechter. Deshalb legen wir natürlich großen Wert darauf, dass zwei Gruppen einer Therapiestudie im Hinblick auf die Altersverteilung vergleichbar sind. Randomisierte Zuteilungen erhöhen zwar die Wahrscheinlichkeit einer solchen Vergleichbarkeit, garantieren können sie diese jedoch nicht. Dabei ist es immer noch möglich, dass sich nach einer Randomisierung rein zufällig die Mehrzahl der älteren Patienten in einer Gruppe befindet und die Mehrzahl der jungen in einer anderen Gruppe. Unsere Ergebnisse könnten dann nicht interpretiert werden, da Patienten mit einem hohen Risiko in der einen, die mit eher niedrigem Risiko in der anderen Gruppe wären, und somit wären verschiedene Ergebnisse der Gruppen der unterschiedlichen Altersverteilung zuzuschreiben und nicht etwa der Therapiewirkung.

Um diesem Problem zu begegnen, führen wir die so genannte *stratifizierte Randomisierung* durch, wobei zunächst das Studienkollektiv hinsichtlich der uns interessierenden Variablen stratifiziert wird (stratum = Schicht), bevor nun innerhalb der einzelnen Schichten die randomisierte Verteilung auf die Therapiegruppen erfolgt. Hierzu betrachten wir das Beispiel in Abbildung 6–4.

Abbildung 6–4. Stratifizierte Randomisierung.

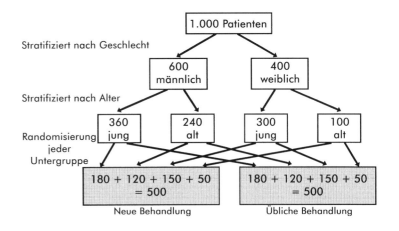

Wir wollen 1.000 Patienten untersuchen und wissen, dass Alter und Geschlecht wesentlich die Prognose bestimmen. Wir wissen aber nicht, wie nach einer Randomisierung die Verteilung von Alter und Geschlecht in den Gruppen aussehen wird. Daher entschließen wir uns, eine stratifizierte Randomisierung vorzunehmen. Zuerst stratifizieren wir die 1.000 Patienten nach dem Geschlecht in 600 Männer und 400 Frauen. Anschließend stratifizieren wir Männer und Frauen jeweils nach dem Alter und erhalten damit vier Gruppen: junge Frauen, alte Frauen, junge Männer und alte Männer. Nun randomisieren wir *innerhalb jeder einzelnen Gruppe* mit dem Ergebnis, dass wir für jede der vier Schichten eine Therapie-A-Gruppe und eine Therapie-B-Gruppe bekommen. Am Ende haben wir also zwei randomisierte Gruppen, doch indem wir eingangs diese Gruppen stratifizierten, erhöhten wir die Wahrscheinlichkeit, dass diese bezüglich Alter und Geschlecht vergleichbar sind.

DATENERHEBUNG BEI PROBANDEN

Wie bereits erwähnt wurde, ist es unabdingbar, dass die bei den einzelnen Studienteilnehmern erhobenen Daten von gleicher Güte sind. Betrachten wir einige der Variablen, zu denen wir Probanden-Daten erheben müssen.

Behandlung (vorgesehene und tatsächlich erhaltene Behandlung)

Welche Daten benötigen wir? Zunächst müssen wir wissen, welcher Behandlungsgruppe ein Patient zugeteilt wurde. Zusätzlich müssen wir wissen, welche Behandlung der Patient tatsächlich erhalten hat. Es ist wichtig zu erfahren, ob ein Patient Therapie A erhalten sollte, sich aber nicht an die Vorgaben hielt. Ein Patient mag einer Randomisierung zustimmen, später seine Meinung ändern und seine Teilnahme verweigern. Umgekehrt ist es genauso wichtig in Erfahrung zu bringen, ob ein Patient Medikamente der Therapie A auf eigene Faust eingenommen hat, ohne der Therapie-A-Gruppe zugeteilt worden zu sein.

Ergebnis (Outcome)

Die Forderung nach vergleichbaren Maßstäben innerhalb aller Studiengruppen trifft vor allem auf die Messwerte bei den Therapieergebnissen und den Ausgang von Krankheiten zu (Outcome).

Diese Messungen beinhalten Heilung und Besserung (die gewünschten Wirkungen) und alle Nebenwirkungen, die im Verlauf auftreten können. Daher bedarf es genau definierter Kriterien für alle möglichen Ergebnisse, die bei einer Studie gemessen werden können. Sobald diese Kriterien ausdrücklich festgelegt sind, müssen wir sicherstellen, dass diese auf vergleichbare Art und Weise in den einzelnen Studiengruppen gemessen werden. Eine mögliche Fehlerquelle sollte besonders vermieden werden: die Ergebnisse einer Gruppe, die ein neues Medikament erhält, genauer und sorgfältiger zu messen als die Resultate der Kontrollgruppe. Blindversuche beugen solchen Fehlern größtenteils vor. Da sie aber nicht immer durchführbar sind, muss mit Sorgfalt sichergestellt werden, dass Messungen und Datenqualität in allen Studiengruppen vergleichbar sind.

Prognoseprofil bei Studieneintritt

Wenn wir die Risikofaktoren für einen schlechten Krankheitsausgang kennen, wollen wir sicherstellen, dass durch Randomisierung im Hinblick auf die Verteilung dieser Faktoren ähnliche Verhältnisse in den beiden Gruppen herrschen. Wenn beispielsweise das Alter einen bedeutsamen Risikofaktor darstellt, wollen wir davon ausgehen, dass die Randomisierung im Hinblick auf die Altersstruktur zu zwei gleichen Gruppen geführt hat. Die für die Prognose relevanten Daten sollten zu Beginn, also bei Aufnahme des Patienten in die Studie, erhoben werden.

Maskierung (Blindversuche)

Maskierung/Verblindung umfasst mehrere Komponenten: Zunächst dürfen die Teilnehmer nicht wissen, in welcher Studiengruppe sie sind. Dies ist besonders wichtig, wenn das Ergebnis auf subjektiven Angaben beruht, wie Schweregrad von Kopfschmerzen oder Lumbago. Wenn die Patienten wissen, dass sie ein neues Medikament erhalten, können Begeisterung und andere psychologische Faktoren ein besseres Ansprechen auf die Behandlung auslösen. Wie können nun die Teilnehmer „maskiert" werden? Eine Möglichkeit ist die Verwendung eines *Plazebos*, einer pharmakologisch inerten, also unwirksamen Substanz, die genauso aussieht, schmeckt und riecht wie das wirksame Medikament.

Tabelle 6–4. Eine randomisierte Studie zu Vitamin C und Plazebo bei Erkältungen: Ergebnisse einer Fragebogen-Studie, um festzustellen, ob die Befragten vermuteten, welchen Wirkstoff sie erhalten hatten

Tatsächliche Substanz	Vermutete Substanz		
	Vitamin C	Plazebo	Gesamt
Vitamin C	40	12	52
Plazebo	11	39	50
Gesamt	51	51	102

p < 0,001.
From Karlowski TR, Chalmers TC, Frenkel LD, et al: Ascorbic acid for the common cold. JAMA 231(10):1038, 1975. Copyright 1975, American Medical Association.

Dennoch ist auch mit der Verwendung eines Plazebos nicht garantiert, dass die Patienten tatsächlich „blind gemacht" wurden. Einige Teilnehmer könnten versuchen herauszufinden, ob sie das „Verum-" oder Plazebopräparat einnehmen. Bei einer randomisierten Studie zur Wirkung von Vitamin C bei Erkältungskrankheiten, wurde ein Plazebo verwendet; anschließend fragte man die Patienten, ob sie wussten oder vermuteten, welches Präparat sie eingenommen hatten. Wie in Tabelle 6–4 zu sehen ist, waren 40 der 52 Patienten, die Vitamin C erhalten hatten und ihre Vermutung äußern sollten, davon überzeugt, dass sie tatsächlich Vitamin C eingenommen hatten. Von den 50 Plazebopatienten gaben 39 an, ein Plazebo erhalten zu haben. Wie konnten sie das wissen? Sie hatten in die Kapseln gebissen und hatten aufgrund des bitteren Geschmacks erkannt, ob sie das Vitamin oder ein Plazebo eingenommen hatten. Hatte dies einen Einfluss auf die Ergebnisse? Die Daten lassen vermuten, dass die Erkältungsrate bei denen, die zwar Vitamin C bekamen, aber vermuteten, dass es sich um Plazebo handeln würde, höher war als bei den Patienten, die Plazebos einnahmen, jedoch glaubten, sie hätten das Vitamin erhalten. Wir müssen uns also darüber bewusst sein, welche Auswirkungen eine mangelhafte „Maskierung" der Fälle auf unsere Studienergebnisse haben, insbesondere wenn wir es mit subjektiven Parametern zu tun haben.

Tabelle 6–5. „Ärzte-Studie": Nebenwirkungen nach Behandlungsgruppe

Nebenwirkung	Aspirin-Gruppe (%)	Plazebo-Gruppe (%)	p-Wert
Gastrointestinale Symptome (ausser Ulzera)	34,8	34,2	0,48
Ulzera des oberen Magen-Darm-Traktes	1,5	1,3	0,08
Blutungen	27,0	20,4	< 0,00001

Data from Steering Committee of the Physicians' Health Study Research Group: Final report on the aspirin component of the Ongoing Physicans' Health Study. N Engl. J Med 321:129–135, 1989. Copyright 1989. Massachusetts Medical Society. All rights reserved.

Plazebos sind auch für die Untersuchung von Nebenwirkungsraten und anderen unerwünschten Reaktionen wichtig. Eine großangelegte randomisierte Studie in den USA (The Physicians' Health Study) untersuchte den Einsatz von Aspirin zur Prävention des Herzinfarktes. Tabelle 6–5 zeigt die Nebenwirkungen in der Verum- und der Plazebogruppe. Beachten wir die hohe Rate gemeldeter Nebenwirkungen in der Plazebogruppe. Es reicht also nicht aus, festzustellen, dass 34 Prozent der Patienten unter Aspirin gastrointestinale Symptome hatten. Vielmehr wollen wir herausfinden, inwieweit das Risiko von Nebenwirkungen bei Patienten, die Aspirin einnehmen, erhöht ist im Vergleich mit Patienten, die kein Aspirin einnehmen (Plazebogruppe). Damit spielen Plazebos eine wichtige Rolle beim Erkennen des Nutzens und der Nebenwirkungen eines Medikaments. Zusätzlich zu der „Maskierung" der Fälle, wollen wir auch denen „die Augen verbinden", die Daten erheben und analysieren, so dass diese nicht wissen, in welcher Gruppe sich ein Patient befindet. Dies nennen wir eine Doppel-Blind-Studie. Vor einigen Jahren wurde eine Studie unternommen zur Beurteilung der Qualität von Intensivstationen für Koronarpatienten bei der Herzinfarktbehandlung. Diese Studie wurde wie folgt geplant:

Patienten, welche die strikten Kriterien der Herzinfarktkategorien erfüllten, wurden zufallsgemäß entweder der Gruppe zugewiesen, deren Mitglieder sofort auf die Intensivstation aufgenommen wurden, oder der Gruppe, in denen die Patienten zur häuslichen Pflege wieder nach Hause entlassen wurden. Als die ersten Daten vorgestellt wurden, zeigte sich in der frühen Phase des Experiments, dass die Patienten der Koronar-Stationen einen leichten Vorteil gegenüber den zu Hause gepflegten Patienten hatten. Ein enthusiastischer Anhänger der Koronar-Stationen ließ sich nicht davon abbringen, dass dieses Experiment unethisch sei und daher abgebrochen werden müsse und dass aufgrund der Daten alle Patienten auf eine Intensivstation verlegt werden müssten. Der Statistiker entdeckte daraufhin, dass die Überschriften vertauscht worden waren und damit die Patienten, die zu Hause gepflegt wurden, etwas besser abschnitten. Der Enthusiast änderte daraufhin seine Meinung und konnte nicht davon abgebracht werden, Koronar-Stationen als unethisch zu bezeichnen.[14]

Die Botschaft dieses Beispiels: Jeder von uns geht an eine Studie mit gewissen bewussten oder unbewussten vorgefassten Meinungen und Vorstellungen heran. Die hier und im nächsten Kapitel besprochenen Methoden zielen darauf ab, verzerrende Einflüsse (biases) seitens der Untersucher in Studien zu vermeiden.

Literatur

1. Cited in Silverman WA: Where's the Evidence? Debates in Modern Medicine. New York, Oxford University Press, 1998.
2. Galton F: Inquiries into Human Faculty and Its Development. London, Macmillan Co, 1883.
3. Joyce CRB, Welldon RMC: The efficacy of prayer: A double blind clinical trial. J Chron Dis 18: 367, 1965.
4. Byrd RC: Positive therapeutic effects of intercessory prayer in a coronary care unit population. South Med J 81:826, 1988.
5. Bull JP: The historical development of clinical therapeutic trials. J Chron Dis 10: 218, 1959.
6. Lind J: A treatise of the scurvy. Edinburgh, Sands, Murray & Cochran, 1753.
7. Peacock E: Cited in Tufte ER: Data Analyses for Politics and Policy. Englewood, NJ, Prentice Hall, 1974.
8. Ederer F: Why do we need controls? Why do we need to randomize? Am J Ophthalmol 79: 758, 1975.
9. Bearman JE, Loewenson RB, Gullen WH: Muensch's Postulates, Laws and Corollaries. Biometrics note No. 4. Bethesda, Md, Office of Biometry and Epidemiology, National Eye Institute, April 1974.
10. Wilson EB: Cited in Ederer F: Why do we need controls? Why do we need to randomize? Am J Ophthalmol 79: 761, 1975.
11. Wright IS, Marple CD, Beck DF: Cited in Ederer F: Why do we need controls? Why do we need to randomize? Am J Ophthalmol 79: 761, 1975.
12. Levine MI, Sackett MF: Results of BCG immunization in New York City. Am Rev Tuberculosis 53: 517–532, 1946.
13. Ederer F: Practical problems in collaborative clinical trials. Am J Epidemiol 102:111–118, 1975.
14. Cochrane AL: Cited in Ballintine EJ: Objective measurements and the doublemasked procedure. Am J Ophthalmol 79:764, 1975.

Die Fragen zu dem 6. und 7. Kapitel finden Sie am Ende des 7. Kapitels.

Kapitel 7

Randomisierte Studien: Weiterführende Begriffe und Techniken

STICHPROBENUMFANG

Bei einer Wissenschaftstagung vor einigen Jahren stellte ein Forscher die Ergebnisse seiner Studie vor, mit der er ein neues Medikament an Schafen beurteilen wollte. „Nach der Einnahme des Medikamentes", berichtete er, „besserte sich der Zustand bei einem Drittel der Schafe deutlich, bei einem Drittel fand sich keine Änderung und der Rest lief davon."

Diese Geschichte führt uns zu einer der häufigsten Fragen, die von Ärzten oder anderen Personen gestellt wird, die eine Prüfstudie zu neuen Wirkstoffen durchzuführen haben: „Wie viele Personen müssen wir untersuchen?" Diese Frage ist vor Beginn der Studie zu beantworten. Allzu oft werden Studien unter großen Investitionen von Geldern und anderen Ressourcen durchgeführt, und erst am Ende stellen die Untersucher fest, dass sie von Anfang an zu wenige Probanden hatten, um aussagekräftige Ergebnisse zu erhalten. Bei der Frage, wie viele Personen in eine Studie eingeschlossen werden sollten, handelt es sich keinesfalls um eine mystische, geheimnisvolle Angelegenheit. In diesem Abschnitt geht es um das logische Herangehen an die Frage, welchen Umfang ein Studienkollektiv haben sollte? Betrachten wir hierzu Abbildung 7–1. Wir haben zwei Krüge mit je 100 Kugeln, von denen einige schwarz, die anderen weiß sind. Die Krüge sind undurchsichtig, so dass (entgegen der Darstellung in der Abbildung) wir die Farben der Kugeln nicht von außen erkennen können. Nun wollen wir herausfinden, ob die Kugeln nach ihren Farben in den Krügen A und B gleich verteilt sind: Befinden sich mehr schwarze Kugeln in Krug A oder in Krug B? Zur Beantwortung der Frage ziehen wir eine Stichprobe von 10 Kugeln aus dem ersten Krug und behalten diese in einer Hand und ebenso viele Kugeln aus dem zweiten Krug, die wir in der anderen Hand behalten. Von der Farbverteilung der beiden Stichproben zu je 10 Kugeln versuchen wir, auf die Farbverteilung der Kugeln in den Krügen zu schließen. Nehmen wir nun an, wir hätten (wie in Abb. 7–2 zu sehen) in der einen Hand neun schwarze und eine weiße Kugel aus Krug A, in der anderen Hand hielten wir demgegenüber zwei schwarze und acht weiße Kugeln aus Krug B. Können wir jetzt folgern, dass in Krug A 90 Prozent der Kugeln schwarz sind und 10 Prozent weiß? Nein, natürlich können wir das nicht. Es ist möglich, dass sich beispielsweise unter den 100 Kugeln in Krug A 90 weiße und 10 schwarze Kugeln befinden und, dass wir *rein zufällig* bei unserer Stichprobe 9 schwarze und 1 weiße Kugel gezogen haben. Möglich, aber sehr unwahrscheinlich. Ähnlich können wir bei Krug B nicht schlussfolgern, dass 20 Prozent der Kugeln schwarz sind und 80 Prozent weiß. Es ist vorstellbar, dass 90 der 100 Kugeln schwarz und 10 weiß sind und dass durch *Zufall* die Stichprobe von 10 Kugeln 2

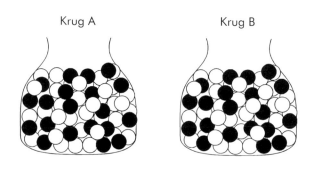

Abbildung 7–1. Zwei undurchsichtige Krüge mit jeweils 100 Kugeln, einige sind schwarz, andere weiß.

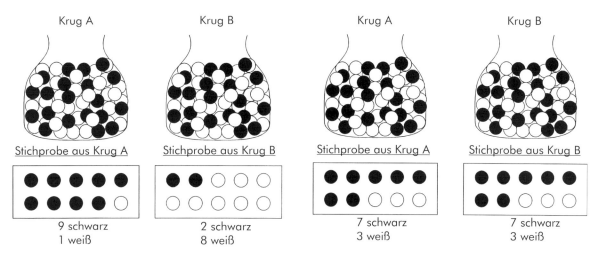

Abbildung 7–2. Stichproben mit 10 Kugeln aus Krug A und 10 Kugeln aus Krug B.

Abbildung 7–3. Stichproben mit 10 Kugeln aus Krug A und 10 Kugeln aus Krug B.

schwarze und 8 weiße Kugeln enthält. Das ist vorstellbar, aber wiederum sehr unwahrscheinlich. Können wir nun aufgrund der Verteilung in unseren beiden Stichproben sagen, dass sich die Verteilungen in den beiden Krügen unterscheiden? Wäre es möglich, dass sich trotz der Stichproben in unseren Händen, zum Beispiel, 50 schwarze und 50 weiße Kugeln in jedem der Gefäße befinden? Wiederum ist dies möglich, aber unwahrscheinlich. Aufgrund unserer Stichproben können wir diese Möglichkeit nicht ausschließen. Wir betrachten Stichproben und versuchen dabei Rückschlüsse auf ein ganzes Universum zu ziehen: Hier die Gefäße, aus denen wir die Stichproben entnahmen.

Nun zu einem zweiten Beispiel, das in Abb. 7–3 gezeigt ist. Wieder ziehen wir zwei Stichproben zu je 10 Kugeln. Diesmal ergibt die Ziehung aus Gefäß A 7 schwarze und 3 weiße Kugeln und die Ziehung aus Gefäß B liefert ebenfalls 7 schwarze und 3 weiße Kugeln. Könnte die Verteilung der Farben somit in beiden Gefäßen gleich sein? Ja, das könnte sie. Hätten wir diese Stichproben mit 7 schwarzen und 3 weißen Kugeln erhalten können, wenn Krug A in Wirklichkeit 90 weiße und 10 schwarze Kugeln enthielte und Krug B in Wirklichkeit 90 schwarze und 10 weiße Kugeln? Ja, auch dies wäre möglich, die Wahrscheinlichkeit hierfür wäre aber gering.

Wenn wir eine Studie durchführen, schauen wir auf Stichproben von Personen: Studienpatienten, die eine bestimmte Krankheit haben und mit Therapie A oder B behandelt werden. Von den Studienergebnissen wollen wir Rückschlüsse ziehen, die weit über das Kollektiv hinausgehen: Ist Behandlung A wirksamer als Therapie B innerhalb des gesamten Universums aller Patienten, die mit Medikament A oder B behandelt werden könnten?

Die gleiche Frage, wie in unserem Beispiel mit farbigen Kugeln, stellt sich auch bei dem Versuch, Schlussfolgerungen aus einer Patienten-Stichprobe in unserer Studie auf alle Patienten zu übertragen. Selten, wenn überhaupt, wird eine Studie alle Patienten mit einer bestimmten Krankheit beinhalten, oder alle Patienten, die mit einem bestimmten Medikament behandelt werden könnten. Vor diesem Hintergrund betrachten wir nun eine Studie, bei der Gruppen miteinander verglichen werden, die je eine Therapie A oder B erhalten. (Wir behalten dabei das eben besprochene Beispiel der Stichproben von Kugeln im Hinterkopf.) Vor Beginn unserer Studie können wir die vier möglichen Studienergebnisse auflisten.

1. Es ist möglich, dass in Wirklichkeit kein Unterschied zwischen der Wirksamkeit von Therapie A und B besteht (Therapie A ist

also weder schlechter noch besser als Therapie B) und wir kommen mit Hilfe unserer Stichproben richtigerweise zu diesem Studienergebnis.
2. Es ist möglich, dass in Wirklichkeit kein Unterschied zwischen der Wirksamkeit von Therapie A und B besteht, wir aber in unserer Studie einen Unterschied gefunden haben und aufgrund der Stichprobenergebnisse schließen, dass sich die Therapien in ihrer Wirksamkeit unterscheiden. Dieser Schluss ist ein Irrtum.
3. In Wirklichkeit besteht ein Unterschied zwischen Therapie A und B, in unserer Studie finden wir jedoch keinen Unterschied zwischen den Therapiegruppen. Wir schließen also auf der Grundlage der Stichprobenergebnisse, dass sich Therapie A und B nicht unterscheiden. Dieser Schluss ist ein Irrtum.
4. Es besteht in der Tat ein Unterschied zwischen Therapie A und B, bei unserer Untersuchung der beiden Gruppen finden wir auch einen Unterschied. Aufgrund dieser Stichproben schließen wir zu Recht, dass sich Therapie A von Therapie B unterscheidet.

Tabelle 7–1. Vier Testmöglichkeiten auf Therapieunterschiede

1. Die Behandlungen unterscheiden sich nicht, und wir schließen korrekterweise, dass sie sich nicht unterscheiden.
2. Die Behandlungen unterscheiden sich nicht, doch wir schließen, dass sie sich unterscheiden.
3. Die Behandlungen unterscheiden sich, wir schließen jedoch, dass sie sich nicht unterscheiden.
4. Die Behandlungen unterscheiden sich tatsächlich und wir schließen zu Recht, dass sie sich unterscheiden.

Diese vier Möglichkeiten bilden das Universum der Ergebnisse, nachdem wir unsere Studie abgeschlossen haben. Betrachten wir diese vier Möglichkeiten in einer Vierfeldertafel (Abb. 7–4): Die zwei Spalten spiegeln die Wirklichkeit wider, nämlich Therapie A unterscheidet sich nicht von Therapie B (Spalte 1) oder beide Therapien unterscheiden sich voneinander (Spalte 2). Die beiden Zeilen repräsentieren unsere Entscheidung: Wir urteilen entweder, dass sie sich nicht voneinander

Entscheidung	Wirklichkeit	
	Behandlungen sind nicht verschieden	Behandlungen sind verschieden
Schlussfolgerung: Behandlungen sind nicht verschieden	Richtige Entscheidung (Feld a)	Fehlerart II (Wahrscheinlichkeit = β) (Feld b)
Schlussfolgerung: Behandlungen sind verschieden	Fehlerart I (Wahrscheinlichkeit = α) (Feld c)	Richtige Entscheidung (Feld d)

Abbildung 7–4. Mögliche Ergebnisse einer randomisierten Studie.

unterscheiden (Zeile 1), oder dass sie sich unterscheiden (Zeile 2). Hier in der Abbildung findet sich jede der oben genannten Möglichkeiten in einem Feld der Tafel wieder. Wenn kein Unterschied existiert und wir aufgrund der Stichproben folgern, dass kein Unterschied besteht, ist dies eine korrekte Entscheidung (*Feld a*). Wenn ein Unterschied existiert und wir aufgrund unserer Studie schließen, dass ein Unterschied besteht, ist dies ebenfalls eine korrekte Entscheidung (*Feld d*). In einer Idealwelt würden alle Möglichkeiten in eines dieser beiden Felder fallen. Leider ist dies nur selten, wenn überhaupt, der Fall. Mitunter kann es vorkommen, dass zwar kein tatsächlicher Unterschied zwischen zwei Therapien besteht, wir aber fälschlicherweise aufgrund unserer Stichprobenergebnisse davon ausgehen, dass sich die Therapien unterscheiden (*Feld c*). Dies wird als *Fehler 1. Art* bezeichnet.

Genauso kann es geschehen, dass zwar wirklich ein Unterschied besteht, wir aber fälschlicherweise auf der Grundlage unserer Studienresultate folgern, dass kein Unterschied existiert (*Feld b*). Dies bezeichnen wir als einen *Fehler 2. Art*. (Hier unterscheiden sich die Therapien, aber wir sind nicht in der Lage, diesen Unterschied in unserer Stichprobe zu entdecken.) Die Wahrscheinlichkeit, einen Fehler 1. Art zu machen, wird α genannt, die Wahrscheinlichkeit, einen Fehler 2. Art zu machen, heißt β (siehe Abb. 7–5).

α ist der so genannte p-Wert, der in vielen Publikationen auftaucht und sich im Laufe der Jahre bewährt hat. Wenn wir „p < 0,05" lesen, bezieht sich dies auf α. Was aber bedeutet p < 0,05? Es

Entscheidung	Wirklichkeit: Behandlungen sind nicht verschieden	Wirklichkeit: Behandlungen sind verschieden
Schlussfolgerung: Behandlungen sind nicht verschieden	Richtige Entscheidung	Fehlerart II
Schlussfolgerung: Behandlungen sind verschieden	Fehlerart I	Richtige Entscheidung

Abbildung 7–5. Mögliche Ergebnisse einer randomisierten Studie: Fehler 1. und 2. Art.

	Wirklichkeit: Behandlungen sind verschieden
Schlussfolgerung: Behandlungen sind nicht verschieden	Fehlerart II (Wahrscheinlichkeit = β)
Schlussfolgerung: Behandlungen sind verschieden	Richtige Entscheidung (Wahrscheinlichkeit = 1-β)
	1,0

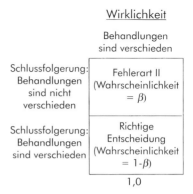

Abbildung 7–6. Mögliche Ergebnisse einer randomisierten Studie bei unterschiedlichen Behandlungen.

besagt: Wenn wir als Schlussfolgerung aus unseren Stichprobenergebnissen einen Unterschied zwischen Therapie A und B gefunden haben, liegt die Wahrscheinlichkeit dafür, dass dieser Unterschied rein zufällig zustande gekommen ist und somit die tatsächlichen Verhältnisse nicht widerspiegelt, bei nur 0,05 (oder 1 zu 20).

Konzentrieren wir uns nun auf die rechte Hälfte der Vierfeldertafel, wo die beiden Möglichkeiten bei einem tatsächlichen Unterschied zwischen den Therapien A und B aufgezeigt sind, wie in Abb. 7–6 zu sehen ist.

Wenn, wie hier gezeigt, ein realer Unterschied zwischen den Therapien besteht, gibt es nur zwei Möglichkeiten: Wir können fälschlicherweise folgern, dass sich die Therapien nicht unterscheiden (Fehler 2. Art). Die Wahrscheinlichkeit, diesen Fehler zu machen, wird mit β bezeichnet. Oder wir folgern richtig, dass sich die Therapien unterscheiden. Da die Summe der Wahrscheinlichkeiten gleich 1 sein muss, und die Wahrscheinlichkeit für das Auftreten eines Fehlers 2. Art = β ist, wird die Wahrscheinlichkeit einer korrekten Entscheidung (Therapie A unterscheidet sich von Therapie B in der Stichprobe und in Wirklichkeit) $1 - \beta$ sein. Diese Wahrscheinlichkeit wird als *Power* oder Teststärke einer Studie bezeichnet. Sie macht eine Aussage über die Tauglichkeit einer Studie, einen Unterschied sicher zu erkennen, wenn dieser auch in Wirklichkeit existiert. Wie wahrscheinlich ist es, dass unsere Studie einen Unterschied übersieht, wenn dieser wirklich vorhanden ist?

Die gesamte Vierfeldertafel in Abb. 7–7 beinhaltet alle bisher besprochenen Begriffe. Tabelle 7–2 zeigt uns mehrere Definitionen dieser Begriffe.

Inwiefern helfen uns diese Konzepte dabei, zu dem benötigten Stichprobenumfang zu gelangen? Wenn wir uns also die Frage stellen, wie viele Patienten in einer klinischen Studie zu untersuchen sind, dann müssen wir zunächst eine Reihe von Feststellungen treffen, die in Tabelle 7–3 aufgeführt sind.

Erstens müssen wir die erwartete Differenz zwischen den Erfolgsraten festlegen. Angenommen, eine bestehende Therapie konnte bisher 40 Prozent der Patienten heilen und wir wollen nun eine neue Therapie erproben. Jetzt müssen wir sagen, welche Erfolgsraten wir von dieser neuen Thera-

Entscheidung	Wirklichkeit: Behandlungen sind nicht verschieden	Wirklichkeit: Behandlungen sind verschieden
Schlussfolgerung: Behandlungen sind nicht verschieden	Richtige Entscheidung	Fehlerart II (Wahrscheinlichkeit = β)
Schlussfolgerung: Behandlungen sind verschieden	Fehlerart I (Wahrscheinlichkeit = α)	Richtige Entscheidung (Wahrscheinlichkeit = 1- β) (Teststärke)

Abbildung 7–7. Mögliche Ergebnisse einer randomisierten Studie: Zusammenfassung.

pie erwarten: Wird sie 50 Prozent, 60 Prozent oder eine anderen prozentualen Anteil an Patienten heilen? Anders ausgedrückt: Wird die neue Therapie 10 Prozent besser sein als die herkömmliche Behandlung und 50 Prozent der Patienten heilen, oder wird sie 20 Prozent besser sein und 60 Prozent der Kranken heilen, oder wird sich irgendeine andere Differenz ergeben? Wie groß ist der Unterschied zwischen alter und neuer Therapie, den wir mit unserer Studie herausfinden wollen? Wie kommen wir gewöhnlich zu einer solchen Zahl? Was machen wir, wenn uns keinerlei Informationen zur Verfügung stehen, mit deren Hilfe wir abschätzen könnten, in welchem Ausmaß eine Verbesserung der Wirksamkeit zu erwarten wäre? Etwa wenn wir eine neue Therapie untersuchen, über die es keine vorhergehenden Erfahrungen gibt? Eine Möglichkeit wäre, in der Bevölkerung nach Daten zu ähnlichen Krankheiten und Behandlungen zu suchen, oder wir greifen auf Daten aus Tierexperimenten zurück. Manchmal gibt es einfach keine Möglichkeit, eine Abschätzung vorzunehmen. Dann müssen wir mutmaßen oder raten – sagen wir 30 Prozent Verbesserung – und umklammern die geschätzte Zahl: Das heißt, wir berechnen zunächst die erforderliche Größe der Stichprobe auf der Grundlage einer 40-prozentigen Verbesserung der Erfolgsrate und berechnen dann den erforderlichen Stichprobenumfang unter der Annahme einer 20-prozentigen Verbesserung.

Zweitens benötigen wir einen Schätzwert der Erfolgsrate (Heilungsrate) aus einer der beiden Gruppen. In dem eben angeführten Beispiel betrug die herkömmliche Heilungsrate 40 Prozent. Dies ist der Schätzwert der Erfolgsrate einer der beiden Gruppen, welcher auf den bisherigen klinischen Erfahrungen basiert.

Drittens müssen wir das α-Niveau bestimmen, mit dem wir uns zufrieden geben und arbeiten wollen. Die Wahl liegt ganz bei dem Untersucher, es gibt keine eindeutig festgelegten Werte, doch werden allgemein die Werte 0,05 oder 0,01 gebraucht.

Viertens müssen wir die Teststärke, *Power*, der Studie bestimmen. Auch hier gelten keine eindeutig festgelegten Werte, aber gemeinhin wird eine Power von 80 oder 90 Prozent angestrebt.

Tabelle 7 – 2. Zusammenfassung der Begriffe

Begriff	Definitionen
α	= Wahrscheinlichkeit, einen Fehler 1. Art zu machen
	= Wahrscheinlichkeit zu folgern, dass sich die Behandlungen unterscheiden, obwohl sie sich in Wirklichkeit nicht unterscheiden
β	= Wahrscheinlichkeit, einen Fehler 2. Art zu machen
	= Wahrscheinlichkeit zu folgern, dass sich die Behandlungen nicht unterscheiden, obwohl sie sich in Wirklichkeit unterscheiden
Power (Teststärke)	= 1 – Wahrscheinlichkeit, einen Fehler 2. Art zu machen
	= 1 – β
	= Wahrscheinlichkeit, korrekt zu folgern, dass sich die Behandlungen unterscheiden
	= Wahrscheinlichkeit, einen Unterschied zwischen den Behandlungen zu entdecken, wenn diese sich tatsächlich unterscheiden

Zuletzt ist festzulegen, ob der Test einseitig oder zweiseitig angelegt werden soll. Was bedeutet das? Unsere Heilungsrate liegt zur Zeit bei 40 Prozent und wir testen eine neue Therapie, von der wir glauben, dass ihre Erfolgsrate deutlich höher liegen wird – vielleicht bei 50 oder 60 Prozent. Wir wollen dabei einen Unterschied finden, der auf eine Verbesserung durch die neue Therapie hinweist – eine Steigerung der Heilungsrate. Also könnten wir sagen, dass wir nur im Hinblick auf Unterschiede in diese eine Richtung testen, da wir nur an dieser Richtung interessiert sind – also dies wäre ein einseitiger Test.

Das Problem dabei ist, dass wir in der Geschichte der Medizin und der Öffentlichen Gesundheit manche Überraschung erleben mussten. So mussten wir feststellen, dass neue Therapien nicht, wie erhofft, segensreich, sondern schädlich waren. Da dem so ist, werden wir also Unterschiede zur herkömmlichen Heilungsrate in *beide Richtungen* untersuchen wollen – wir würden also einen zweiseitigen Test heranziehen, der nicht nur eine Verbesserung, sondern auch eine mögliche Verschlechterung erfasst. Kliniker und andere Untersucher ziehen es häufig vor, einen einseitigen Test durchzuführen, da hierfür kleinere Studienkollektive, also Stichproben, erforderlich sind als bei zweiseitigen Fragestellungen. Da die Zahl verfügbarer Studienpatienten häufig begrenzt ist, sind einseitige Tests sehr beliebt. Mitunter werden sich Untersucher aus praktischen Gründen für einen einseitigen Test entscheiden, auch wenn hierfür keine konzeptionelle Rechtfertigung vorliegt.

Tabelle 7–3. Welche Kriterien müssen festgelegt werden, um den benötigten Umfang einer Stichprobe für eine randomisierte Studie einschätzen zu können?

1. Der erwartete Unterschied zwischen den Erfolgsraten, die zu untersuchen sind
2. Eine Einschätzung der Erfolgsrate innerhalb einer Gruppe
3. Niveau der statistischen Signifikanz (α)
4. Höhe der angestrebten Power oder Teststärke ($1 - \beta$)
5. Entscheidung, ob der Test einseitig oder zweiseitig geführt werden soll (einseitige oder zweiseitige Fragestellung)

Die Meinungen zu diesem Thema gehen weit auseinander.

Einige Epidemiologen glauben, wenn der Untersucher nur an einer Richtung – einer Verbesserung – interessiert ist, dann genügt es, einen Test mit einseitiger Fragestellung durchzuführen. Andere meinen, solange die Möglichkeit besteht, dass sich Unterschiede in beide Richtungen ergeben können, ist eine zweiseitige Prüfung unerlässlich. Im Falle einer 100-prozentig tödlich verlaufenden Krankheit würde jede Änderung durch eine neue Therapie zu einer Verbesserung führen, so dass ein einseitiger Test angemessen wäre.

Gehen wir nun über zu der Anwendung der fünf Faktoren, mit denen der benötigte Umfang eines Studienkollektivs aus einer Tabelle zur Größe von Stichproben geschätzt werden kann. Tabellen 7–4 und 7–5 sind Auszüge aus den von Gehan 1979 veröffentlichten Tabellen zu Stichprobengrößen.[1] (Ähnliche Tabellen finden sich in vielen Lehrbüchern der Statistik.)

Beide Tabellen geben die benötigten Patientenzahlen *für alle Gruppen* an, um verschiedene Unterschiede der Heilungsraten erkennen zu können bei einem α von 0,05 und einem Power-Wert ($1 - \beta$) von 0,8. Tabelle 7–4 ist für die Anwendung bei einem zweiseitigen Test konzipiert und Tabelle 7–5 für einen einseitigen Test.

Nehmen wir an, wir würden eine klinische Studie zu zwei Therapien führen: einer bisher üblichen und einer neuen Therapie. Die übliche Behandlung hat eine Heilungsrate von 40 Prozent und wir schätzen, dass die neue Therapie eine Rate von 60 Prozent erreichen wird – wir hoffen also, eine Verbesserung der Heilungsrate um 20 Prozent beobachten zu können. Wie viele Patienten müssen wir in die Studie aufnehmen? Nehmen wir an, wir benutzen ein α-Niveau von 0,05 und eine Power von 80 Prozent bei einer zweiseitigen

Tabelle 7–4. Erforderliche Anzahl von Patienten in jeder Gruppe, um verschiedene Differenzen bei Heilungsraten aufzudecken; $\alpha = 0,05$; Power $(1 - \beta) = 0,80$ (zweiseitiger Test)

Untere der beiden Heilungs-raten	Differenzen der Heilungsraten zwischen den beiden Behandlungsgruppen													
	0,05	0,10	0,15	0,20	0,25	0,30	0,35	0,40	0,45	0,50	0,55	0,60	0,65	0,70
0,05	420	130	69	44	36	31	23	20	17	14	13	11	10	8
0,10	680	195	96	59	41	35	29	23	19	17	13	12	11	8
0,15	910	250	120	71	48	39	31	25	20	17	15	12	11	9
0,20	1.090	290	135	80	53	42	33	26	22	18	16	12	11	9
0,25	1.250	330	150	88	57	44	35	28	22	18	16	12	11	–
0,30	1.380	360	160	93	60	44	36	29	22	18	15	12	–	–
0,35	1.470	370	170	96	61	44	36	28	22	17	13	–	–	–
0,40	1.530	390	175	97	61	44	35	26	20	17	–	–	–	–
0,45	1.560	390	175	96	60	42	33	25	19	–	–	–	–	–
0,50	1.560	390	170	93	57	40	31	23	–	–	–	–	–	–

Modified from Gehan E.: Clinical trials in cancer research. Environ Health Perspect 32:31, 1979.

Tabelle 7–5. Erforderliche Anzahl von Patienten in jeder Gruppe, um verschiedene Differenzen bei Heilungsraten aufzudecken; α = 0,05; Power (1 – β) = 0,80 (einseitiger Test)

Untere der beiden Heilungs- raten	Differenzen der Heilungsraten zwischen den beiden Behandlungsgruppen													
	0,05	0,10	0,15	0,20	0,25	0,30	0,35	0,40	0,45	0,50	0,55	0,60	0,65	0,70
0,05	330	105	55	40	33	24	20	17	13	12	10	9	9	8
0,10	540	155	76	47	37	30	23	19	16	13	11	11	9	8
0,15	710	200	94	59	43	32	26	22	17	15	11	10	9	8
0,20	860	230	110	63	42	36	27	23	17	15	12	10	9	8
0,25	980	260	120	69	45	37	31	23	17	15	12	10	9	–
0,30	1.080	280	130	73	47	37	31	23	17	15	11	10	–	–
0,35	1.160	300	135	75	48	37	31	23	17	15	11	–	–	–
0,40	1.210	310	135	76	48	37	30	23	17	13	–	–	–	–
0,45	1.230	310	135	75	47	36	26	22	16	–	–	–	–	–
0,50	1.230	310	135	73	45	36	26	19	–	–	–	–	–	–

Modified from Gehan E.: Clinical trials in cancer research. Environ Health Perspect 32:31, 1979.

Fragestellung. Dafür werden wir also Tabelle 7–4 verwenden. In der ersten Spalte finden wir die Werte der niedrigeren der beiden Heilungsraten. In unserem Beispiel ist dies die herkömmliche Therapie mit 40 Prozent. Daher wandern wir in die entsprechende Zeile der Tabelle (0,40). Von der neuen Therapie erwarten wir eine Heilungsrate von 60 Prozent, d. h. eine Verbesserung um 20 Prozent. Daher wandern wir in die Spalte für 20 Prozent (Therapieunterschied) und suchen den Schnittpunkt mit der 40 Prozent-Zeile (für die niedrigere Rate), wo wir die Zahl 97 finden. Wir benötigen 97 Patienten *in jeder Studiengruppe*.

Eine weitere Verwendungsmöglichkeit besteht darin, die Tabelle in umgekehrter Richtung zu lesen: Eine Klinik für eine seltene Krankheit beispielsweise, in der jährlich 30 Patienten mit dieser Krankheit behandelt werden, möchte eine neue Therapie testen. Mit der Maximalzahl von 30 Patienten als gegebener Größe stellt sich uns die Frage: Bis zu welcher Höhe lassen sich Unterschiede der Heilungsraten bestenfalls erkennen? Wir werden möglicherweise einen Unterschied akzeptabler Größe herausfinden, oder wir müssen feststellen, dass die Zahl der Studienpatienten einfach zu klein ist.

Wenn die Zahl der Patienten zu gering ist, stehen uns mehrere Möglichkeiten offen: Wir entscheiden uns, die Studie nicht durchzuführen und diese Entscheidung sollte früh genug getroffen werden, bevor die Hauptanstrengungen unternommen werden. Oder wir entschließen uns, die Studie auf einen größeren Zeitraum auszudehnen, um mehr Patienten zu bekommen. Schließlich können wir uns dazu entschließen, mit anderen Einrichtungen zusammenzuarbeiten, um die Zahl der Patienten zu erhöhen. Der zuletzt genannte Ansatz einer multizentrischen Studie hat den Vorteil, dass ein größerer Fehler durch die Patienten-Auswahl (Auswahlbias) an einem Zentrum anhand der – sich von den anderen Zentren unterscheidenden – Ergebnisse auffiele, welche von den dort rekrutierten Patienten stammen. Wodurch das Vorhandensein eines solchen Bias leichter erkennbar wäre.

In diesem Abschnitt wurde der Nutzen von Tabellen für Stichprobengrößen dargestellt. Es gibt Formeln und Computerprogramme, um diese Zahlen direkt zu berechnen. Stichprobengrößen können auf diese Weise nicht nur für randomisierte Studien, sondern auch für Kohorten- und Fall-Kontroll-Studien errechnet werden.

Cross-over

Von großer Bedeutung für klinische Studien ist auch das so genannte *Cross-over*-Design. Cross-over kann geplant oder ungeplant erfolgen.

Ein *geplantes Cross-over* zeigt Abb. 7–8. Patienten werden zufällig (randomisiert) Therapie A oder B zugeteilt, und nachdem sie eine Zeit lang beobachtet wurden, wechseln sie in die andere Therapiegruppe über. So ist jeder Patient gleichzeitig seine eigene Kontrollperson. Damit wird die natürliche Variation der Eigenschaften, die die Vergleichbarkeit zweier Wirkstoffe beeinträchtigen könnten, zwischen Individuen konstant gehalten. Dieses Studiendesign ist sehr attraktiv und nützlich, vorausgesetzt, dass bestimmte Bedingungen berücksichtigt werden. Erstens sei das Problem der *Restwirkung* genannt: Wenn ein Patient von Therapie A zu Therapie B überwechselt, sind die Beobachtungen unter der neuen Behandlung nur dann verwertbar, wenn keine Restwirkungen von Therapie A mehr vorhanden sind.

Eine ausreichend lange Ausschwemmphase muss also eingehalten werden, um Rückstände und überdauernde Effekte der ersten Therapie zu vermeiden. Zweitens kann auch die Reihenfolge der Therapien eine psychologische Wirkung haben. Infolge des Enthusiasmus, der häufig neuen Behandlungen entgegengebracht wird, können Patienten unterschiedlich auf die erste Therapie reagieren. Dieser Enthusiasmus kann im Laufe der Zeit abflauen. Wir wollen jedoch sicherstellen, dass alle beobachteten Unterschiede wirklich auf die zu beurteilende Medikamentenwirkung zurückzuführen sind und nicht etwa auf Effekte der Reihenfolge und des Studienablaufes. Abschließend sei gesagt, dass ein geplantes Cross-over-Design natürlich nicht möglich ist, wenn die neue Therapie eine chirurgische Behandlung ist oder wenn sie die Krankheit heilt.

Weitaus wichtiger ist es, auch an *ungeplante Cross-over* zu denken. Abb. 7–9 zeigt den Aufbau einer randomisierten Studie zur Koronar-Bypass-Chirurgie im Vergleich zur konservativen KHK-Behandlung. Die Randomisierung erfolgte, nachdem die Patienten eine schriftliche Einverständniserklärung abgegeben hatten. Obwohl das ursprüngliche Design der Studie klar und einfach ist, kann es in der Praxis zu ungeplantem Cross-over, also Überwechslern, kommen. Einige Patienten, die durch Randomisierung der „Bypass-Gruppe" zugeteilt wurden, könnten den chirurgischen Eingriff nochmals überdenken und sich dagegen entscheiden. Damit wechseln sie in die Gruppe der konservativ behandelten Patienten. Darüber hinaus kann sich der Zustand einiger Patienten in der konservativen Gruppe so stark verschlechtern, dass eine Bypass-Operation dringend erforderlich wird – hierbei handelt es sich um ein Cross-over von der konservativen in die operative

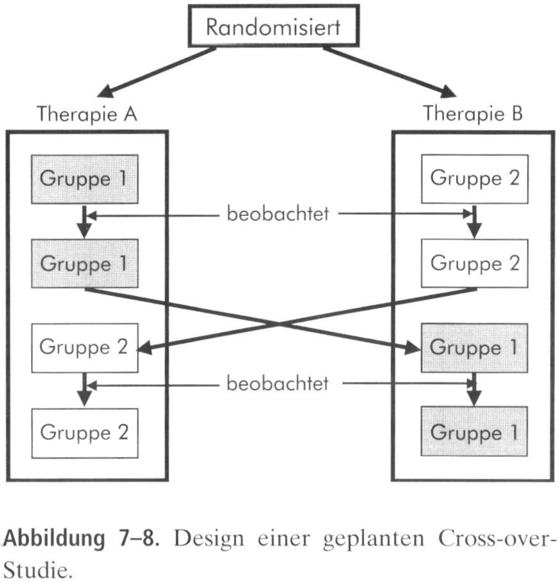

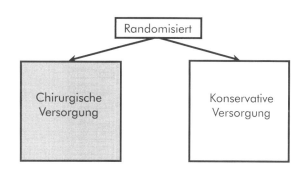

Abbildung 7–8. Design einer geplanten Cross-over-Studie.

Abbildung 7–9. Nicht-geplantes Cross-over bei einer Studie über Herz-Bypass-Operationen: I. Ursprüngliches Studiendesign.

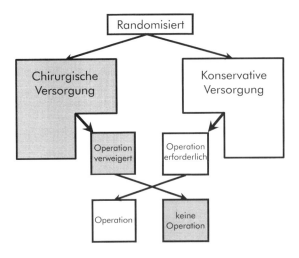

Abbildung 7–10. Nicht-geplantes Cross-over bei einer Studie über Herz-Bypass-Operationen: II. Die Wirklichkeit: nicht-geplantes Cross-over.

Studiengruppe. Dies stellt ein ernstes Problem bei der Datenanalyse vor, siehe Abb. 7–10. Obwohl in der Abbildung in jede Richtung die gleiche Anzahl von Personen überwechseln, haben wir es in Wirklichkeit meist mit unterschiedlich vielen Überwechslern je Gruppe zu tun.

Wenn wir nach dem ursprünglichen Verteilungsplan vorgehen, werden wir in der operierten Gruppe einige Patienten haben, die lediglich konservativ behandelt wurden und in der konservativen Gruppe werden sich auch einige operierte Patienten finden. Analysieren wir nun in unseren Ergebnissen die tatsächlich erhaltenene Behandlung, so haben wir die ursprüngliche Randomisierung aufgehoben. Für dieses Dilemma gibt es keine perfekte Lösung. Üblicherweise richtet man sich bei der primären Analyse nach der Behandlungsabsicht („intention to treat"), die der ursprünglichen randomisierten Verteilung entspricht. Dabei hofft man, dass die Ergebnisse anderer Vergleiche mit dieser ersten Annäherung vereinbar sind. Da es für dieses Problem keine perfekten Lösungen gibt, muss die Zahl der Cross-overs so gering wie möglich gehalten werden. Es ist klar: Wenn wir hinsichtlich der ursprünglichen Randomisierung analysieren und zuvor zahlreiche Cross-overs abgelaufen sind, wird die Bedeutung der Studienergebnisse fraglich

sein. Bei einer großen Zahl von Cross-overn können die Schwierigkeiten unüberwindbar werden.

FAKTORIELLES DESIGN

Eine attraktive Variante der in diesem Kapitel besprochenen Studientypen ist das *faktorielle Design*. Wenn zwei Mittel getestet werden sollen, die voneinander unabhängig wirken und erwartungsgemäß zu unterschiedlichen Ergebnissen führen werden, kann man auf sparsame Weise ein und dieselbe Studienpopulation zur Prüfung beider Wirkstoffe heranziehen. Das faktorielle Design sehen wir in Abb. 7–11. Vorausgesetzt, die Wirkungen der beiden Medikamente sind tatsächlich vollständig unabhängig voneinander, so können wir die Effekte der Behandlung A einschätzen, indem wir $a + b$ (Ergebnis der Felder a und b) mit $c + d$ (Ergebnis der Felder c und d) vergleichen (Abb. 7–12A). Genauso wäre die Behandlung B zu beurteilen, indem man die Resultate aus $a + c$ mit denen aus $b + d$ vergleicht (Abb. 7–12B). Im Falle, dass die Studie über Behandlung A abgebrochen würde, erlaubt es uns dieses Design, die Studie über die Wirkung von Behandlung B fortzuführen.

Ein Beispiel für ein faktorielles Design findet sich in der „Physicians´ Health Study".[2] Mehr als 22.000 Ärztinnen und Ärzte wurden randomisiert, wobei ein 2×2 faktorielles Design verwendet wurde, welches Aspirin zur primären Prävention von kardiovaskulären Erkrankungen prüfte und β-Karotin zur primären Prävention von Krebs. Jeder Arzt erhielt eine von vier möglichen Behand-

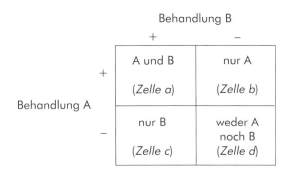

Abbildung 7–11. Faktorielles Design zur Untersuchung der Wirkungen zweier Therapien.

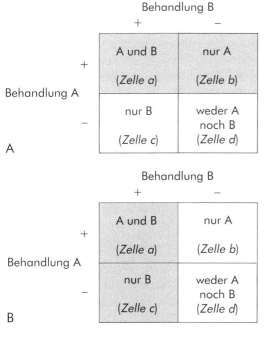

Abbildung 7–12. Faktorielles Design: (**A**) Untersuchung der Effekte von Behandlung A (*graue Kästchen*) gegenüber keiner Behandlung A und (**B**) der Effekte der Behandlung B (*graue Kästchen*) gegenüber keiner Behandlung B.

lungen: sowohl Aspirin als auch β-Karotin, weder Aspirin noch β-Karotin, Aspirin und β-Karotin-Plazebo oder β-Karotin und Aspirin-Plazebo. Die vier entstandenen Gruppen sind in den Abbildungen 7–13 und 7–14 zu sehen. Der Aspirin-Teil der Studie (Abb. 7–15A) wurde auf Anraten des externen Daten-Überwachungs-Komitees früher beendet, da eine statistisch signifikante Abnahme des Risikos eines ersten Herzinfarktes um 44 Prozent in der Aspirin-Gruppe beobachtet worden war. Der randomisierte β-Karotin-Teil (Abb. 7–15B) wurde bis zu dem ursprünglich vorgesehenen Abschlussdatum fortgesetzt. Nach 12 Jahren Zugabe von β-Karotin konnte weder ein Nutzen noch ein Schaden beobachtet werden im Sinne der Inzidenz von Krebs- oder Herzerkrankungen oder im Hinblick auf alle sonstigen Todesursachen. Nachfolgende Veröffentlichungen berichteten vielmehr ein erhöhtes Krebsrisiko bei Rauchern, die β-Karotin einnahmen.

NON-COMPLIANCE

Patienten, die zunächst der Teilnahme an einer randomisierten Studie zugestimmt hatten, können jedoch die vorgesehene Behandlung ablehnen. Dieses als Non-Compliance bezeichnete Verhalten kann offen oder verdeckt erfolgen: Einerseits könnte der Patient die Einnahme des Medikamentes offen verweigern oder schlicht seine Teilnahme abbrechen. Er ist somit ein „Drop-out" oder Aussteiger. Andererseits gibt es Patienten, die das ihnen zugewiesene Therapeutikum nicht einnehmen, ohne dies dem Untersuchenden oder der Studiengruppe mitzuteilen. Daher werden in Studien, wo immer dies möglich ist, Prüfverfahren im Hinblick auf mögliche Non-Compliance eingebaut. Hierzu zählen beispielsweise Tests, die das Medikament oder eines seiner Abbaustoffe im Urin nachweisen.

Neben Drop-outs können bei randomisierten Studien auch Drop-ins, also Neu-Einsteiger beob-

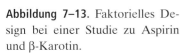

Abbildung 7–13. Faktorielles Design bei einer Studie zu Aspirin und β-Karotin.

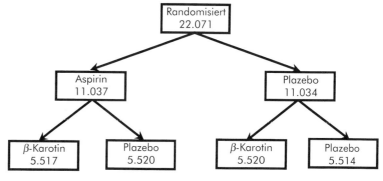

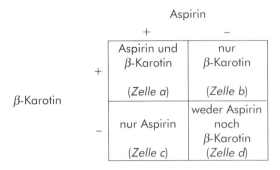

Abbildung 7–14. Faktorielles Design bei einer Studie zu Aspirin und β-Karotin in einer Vierfeldertafel.

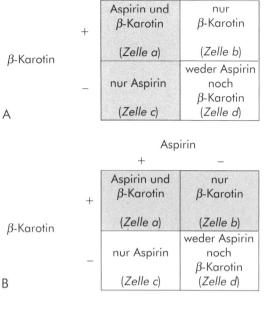

Abbildung 7–15. Faktorielles Design: (**A**) Untersuchung der Effekte von Aspirin (*graue Kästchen*) gegenüber kein Aspirin und (**B**) der Effekte von β-Karotin (*graue Kästchen*) gegenüber keinem β-Karotin.

achtet werden. Dies ist dann der Fall, wenn Patienten einer Gruppe versehentlich ein Medikament der anderen Gruppe eingenommen haben. Beispiel: In einer randomisierten Studie zur Wirksamkeit des Aspirins in der Herzinfarktprophylaxe erhielten Patienten Aspirin oder Plazebopräparate. Angesichts der Vielzahl frei erhältlicher Mittel für den Hausbedarf, welche ebenfalls Aspirin enthalten, besteht jedoch die Möglichkeit, dass Patienten der Plazebogruppe Aspirin einnehmen, ohne dies zu wissen. Um dieses Problem zu lösen, wurden zwei Maßnahmen ergriffen: 1. Patienten der Kontrollgruppe wurden Listen mit handelsüblichen, aspirinhaltigen Präparaten ausgehändigt mit dem Hinweis, diese zu meiden. 2. Sowohl bei Patienten der Verum- als auch der Plazebogruppe wurden Urintests auf Salicylate durchgeführt. Durch Non-Compliance werden mögliche Unterschiede in den Studienergebnissen verwischt, da sich in der Verumgruppe einige Patienten befinden, die das Studienmedikament nicht eingenommen haben, während in der Kontrollgruppe das Medikament hier und da versehentlich konsumiert wurde. Daher werden sich die beiden Gruppen in der Auswertung weniger deutlich unterscheiden, als dies theoretisch der Fall gewesen wäre, wenn keine „Non-Compliance" vorgelegen hätte, so dass trotz eines Unterschiedes zwischen Therapiewirkungen dieser Unterschied wesentlich geringer erscheinen würde. In den USA führte man daher eine Pilotstudie an Veteranen („Veterans Administration Study") durch, bei der Bluthochdrucktherapien untersucht wurden. Ziel der Pilotstudie war jedoch,

„Compliers" von „Non-Compliers" zu trennen. In die eigentliche Studie wurden anschließend nur diejenigen Patienten aufgenommen, die sich während der Pilotuntersuchung als Complier erwiesen hatten. Die Schwierigkeit bei diesem Ansatz besteht darin, dass man die Ergebnisse einer solchen Studie nur auf Kollektive von Compliers übertragen kann, diese jedoch niemals deckungsgleich sind mit tatsächlichen Bevölkerungsgruppen, da diese aus Compliern und Non-Compliern bestehen. Tabelle 7–6 zeigt Ergebnisse des „Coronary Drug Projects" von Canner et al., bei welchem Clofibrate und Plazebo zur Senkung des Cholesterinspiegels verglichen wurden. Tabelle 7–6 zeigt die Mortalität in den beiden Gruppen. Hierbei fanden sich in einem Zeitraum von 5 Jahren keine wesentlichen Unterschiede der Mortalität zwischen den beiden Gruppen. Die Untersucher nahmen an, dass die Ergebnisse durch Non-Compliance, also fehlende Einnahme des

Medikamentes, verfälscht worden waren. Die Patienten der Clofibrat-Gruppe wurden daraufhin in gute und schlechte „Compliers" aufgeteilt (Tabelle 7–7). Bei der Gruppe der schlechten Complier ergab sich nun eine 5-Jahres-Mortalitätsrate von 24,6 Prozent, während die guten Complier eine Rate von 15 Prozent aufwiesen. Man könnte also folgern, dass die Compliance tatsächlich der Faktor war, der zu den Ergebnissen in Tabelle 7–7 geführt hatte: Kein signifikanter Unterschied zwischen der Clofibrat- und der Plazebogruppe. In Tabelle 7–8 wurden beide Gruppen – Verum und Plazebo – in Compliers und Non-Compliers aufgeteilt. Doch auch in der Plazebogruppe lag die 5-Jahres-Mortalitätsrate der Non-Compliers deutlich höher als die der Compliers: 28 gegenüber 15 Prozent.

Was können wir aus diesen Tabellen lernen? Menschen, die sich nicht an Therapien halten oder erst gar nicht an Studien teilnehmen, unterscheiden sich von denen, die dies tun. Daher können wir Therapiestudien nicht einfach durchführen, indem wir Medikamente an eine Population verteilen und anschließend die Ergebnisse der Compliers mit denen der Non-Compliers vergleichen. Denn diese beiden Gruppen unterscheiden sich grundlegend in vielerlei Hinsicht: Hier spielen beim Zustandekommen der Studienergebnisse demographische, soziale, psychologische und kulturelle Faktoren eine wichtige Rolle. Aus diesem Grund sind Randomisierungen oder andere Verfahren zur Senkung der Selektions-Bias (Verzerrung durch Auswahl) unerlässlich.

Tabelle 7–6. KHK-Medikamenten-Projekt: Fünf-Jahres-Mortalität von Patienten, die mit Clofibrat oder Plazebo behandelt wurden

	Zahl der Patienten	Mortalität (%)
Clofibrat	1.065	18,2
Plazebo	2.695	19,4

Adapted from Canner PL, Forman SA, Prud'homme GJ, for the Coronary Drug Project Research Group: Influence of adherence to treatment and response to cholesterol on mortality in the coronary drug project. N Engl J Med 303:1038–1041, 1980.

Tabelle 7–7. KHK-Medikamenten-Projekt: Fünf-Jahres-Mortalitätsrate von Patienten, denen Clofibrat oder Plazebo gegeben wurden, entsprechend ihrer Compliance

	Zahl der Patienten	Mortalität (%)
Clofibrat		
Geringe Compliance (<80%)	357	24,6
Gute Compliance (≥80%)	708	15,0
Plazebo	2.695	19,4

Adapted from Canner PL, Forman SA, Prud'homme GJ, for the Coronary Drug Project Research Group: Influence of adherence to treatment and response to cholesterol on mortality in the coronary drug project. N Engl J Med 303:1038–1041, 1980.

MÖGLICHKEITEN, DIE ERGEBNISSE AUS RANDOMISIERTEN STUDIEN DARZUSTELLEN

Die Ergebnisse aus randomisierten Studien können auf verschiedene Weise ausgedrückt werden. Das Risiko zu sterben, zu erkranken oder Komplikationen zu erleiden, kann für jede Grup-

Tabelle 7–8. „Coronary Drug Project": Fünf-Jahres-Mortalität bei Patienten, die Clofibrat oder Plazebo erhielten nach Art der Compliance

	Clofibrat		Plazebo	
Compliance	Anzahl Patienten	Mortalität (%)	Anzahl Patienten	Mortalität (%)
Schlecht (<80%)	357	24,6	882	28,2
Gut (≥80%)	708	15,0	1.813	15,1
Gesamtgruppe	1.065	18,2	2.695	19,4

Adapted from Canner PL, Forman SA, Prud'homme GJ für die Forschungsgruppe Coronary Drug Project: Influence of adherence to treatment and response of cholesterol on mortality in the coronary drug project. N Engl J Med 303:1038–1041, 1980.

pe berechnet werden. Ebenso kann die *Senkung des Risikos*, die Wirksamkeit, berechnet werden. Die Wirksamkeit einer zu testenden Substanz, z. B. eines Impfstoffes, kann in Form von Erkrankungsraten in der Impfgruppe und der Plazebogruppe ausgedrückt werden:

$$\text{Wirksamkeit} = \frac{\left(\begin{array}{c}\text{Rate in der}\\\text{Plazebogruppe}\end{array}\right) - \left(\begin{array}{c}\text{Rate in der}\\\text{Impfgruppe}\end{array}\right)}{\text{Rate in der Plazebogruppe}}$$

Diese Formel drückt aus, inwieweit durch Einsatz des Impfstoffes die Erkrankungsrate gesenkt werden kann. Risiken werden häufig pro beobachtetes *Personen-Jahr* berechnet.

Ein anderer Ansatz ist die Berechnung des *Risikoverhältnisses* in den beiden Behandlungsgruppen (das relative Risiko), wie es im 10. Kapitel besprochen wird. Zusätzlich vergleichen wir oft auch die *Überlebenskurven* für jede Gruppe (5. Kapitel) und bestimmen, ob sie sich unterscheiden.

Ein Hauptziel randomisierter Studien ist es, einen Einfluss auf die Praxis in klinischer Medizin und im Öffentlichen Gesundheitswesen auszuüben. Doch mitunter haben Praktiker Schwierigkeiten damit, Ergebnisse solcher Studien sinnvoll in ihre tägliche Praxis zu integrieren. Ein weiterer Ansatz, die Ergebnisse aus randomisierten Studien auszudrücken, besteht daher in der Schätzung der *Zahl von Patienten, die behandelt werden müssten* (engl. number needed to be treated [NNT]), um ein unerwünschtes Ergebnis zu vermeiden, wie etwa einen Todesfall. Dies kann wie folgt berechnet werden:

$$\text{NNT} = \frac{1}{\left(\begin{array}{c}\text{Rate in der}\\\text{unbehandelten}\\\text{Gruppe}\end{array} - \begin{array}{c}\text{Rate in der}\\\text{behandelten}\\\text{Gruppe}\end{array}\right)}$$

Wenn also beispielsweise die Mortalitätsrate in der nicht behandelten Gruppe 17 Prozent beträgt und die Mortalität in der behandelten Gruppe bei 12 Prozent liegt, müssten wir

$$\frac{1}{17\% - 12\%} = \frac{1}{0{,}05} = 20$$

Personen behandeln, um einen Todesfall zu vermeiden. Schätzwerte der NNT werden normaler-weise aufgerundet. Dieser Ansatz kann bei Studien mit verschiedenen Interventionen verwendet werden, einschließlich Therapie und Prävention. Mit dem gleichen Ansatz kann auch das Risiko von Nebenwirkungen bewertet werden, indem die *Zahl der Patienten, die geschädigt werden müssten* (engl. number needed to harm [NNH]) berechnet wird, der es bedarf, um bei einer weiteren Person einen Schaden hervorzurufen. Diese Schätzwerte unterliegen einer beträchtlichen Fehlermöglichkeit und werden im Allgemeinen mit dem 95 Prozent-Konfidenzintervall dargestellt, so dass sie sauber interpretiert werden können. Darüber hinaus weisen sie weitere Einschränkungen auf: Sie berücksichtigen nicht die Lebensqualität und sind für Patienten nur von begrenztem Wert. Dennoch können sie für Praktiker hilfreich sein, wenn diese abschätzen möchten, welche Auswirkungen eine neue Therapie oder präventive Maßnahme in ihrer Praxis haben könnte.

MÖGLICHKEIT, ERGEBNISSE ZU VERALLGEMEINERN

Jedes Mal, wenn wir eine Studie durchführen, ist das oberste Ziel, die Ergebnisse über das Studienkollektiv hinaus zu verallgemeinern. Hierbei ist es sinnvoll, zwei Konzepte vorzustellen: Das der internen Validität und der externen Validität, wie sie in Abb. 7–16 gezeigt werden. Das Diagramm

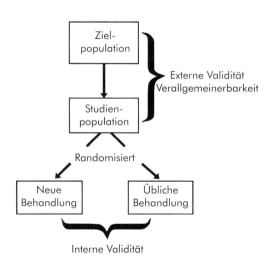

Abbildung 7–16. Interne und externe Validität bei einer randomisierten Studie.

stellt eine randomisierte Studie dar, in welcher das Studienkollektiv unserer Stichprobe entspricht, die als Untergruppe irgendeiner Bezugsbevölkerung zu sehen ist. Beispielsweise könnte diese Bezugsbevölkerung aus sämtlichen Lupus-erythematodes-Patienten (LE) bestehen, während sich das Studienkollektiv aus all den Patienten mit LE zusammensetzt, die in verschiedenen Kliniken der Stadt behandelt werden. Daraufhin randomisieren wir dieses Studienkollektiv, indem wir es Therapie A oder B zuteilen. Wenn die Studie sauber durchgeführt wurde, ohne dass größere methodische Probleme auftauchten und dabei alle bisher diskutierten Punkte berücksichtigt wurden, so lässt sich von der Studie sagen, dass sie *interne Validität* besitzt.

Eine weitere Frage betrifft die *Verallgemeinerbarkeit* oder die *externe Validität* einer Studie. Wenn wir also in einer bestimmten Stadt eine Untersuchung durchführen und dabei herausfinden, dass eine neue Therapie besser ist als die herkömmliche, wollen wir natürlich aussagen können, dass diese Therapie auch für Patienten außerhalb der Stadt besser ist. Wir möchten die Ergebnisse unserer Studie auf alle Patienten mit einer bestimmten Erkrankung übertragen und damit verallgemeinern können. Dazu müssen wir herausfinden, inwieweit unsere Studienpatienten repräsentativ sind für alle Patienten mit der zu untersuchenden Krankheit. Dazu wiederum müssen wir diejenigen kennzeichnen und beschreiben, die nicht an der Studie teilnahmen, und wir müssen Charakteristika von Patienten identifizieren, die einer Verallgemeinerung auf andere Patienten außerhalb der Studie entgegenstehen könnten.

Fragen der internen Validität – ob die Studie gut gemacht wurde, die Ergebnisse valide sind – und der externen Validität oder Verallgemeinerbarkeit sind also von grundlegender Bedeutung bei der Durchführung randomisierter Studien.

DREI GROßE RANDOMISIERTE US-AMERIKANISCHE STUDIEN

Das Bluthochdruck-Erkennungs- und Follow-up-Programm

Eine vor vielen Jahren durchgeführte Studie („Veterans Administration study") zeigte, dass eine entsprechende Therapie die Mortalität von Menschen mit deutlich erhöhtem Blutdruck signifikant senken kann.[4] Die Frage nach dem Wert einer antihypertensiven Therapie bei Menschen mit nur leicht erhöhtem Blutdruck (diastolischer Blutdruck um 90 bis 104 mmHg) wurde dabei nicht beantwortet. Zwar könnten wir den Blutdruck bei diesen Menschen senken, aber wir befürchten das Auftreten bekannter Nebenwirkungen bei Gabe von Antihypertensiva. Solange kein Nutzen für die Gesundheit dieser Patienten nachgewiesen werden kann, ist der Einsatz dieser Mittel bei Menschen mit nur leicht erhöhtem Blutdruck nicht gerechtfertigt.

Das multizentrische Programm zur Erkennung und zum Follow-up von Bluthochdruck (Hypertension Detection and Follow-up Program = HDFP) sollte den Nutzen einer Behandlung bei leicht- bis mittelgradig erhöhtem Blutdruck untersuchen. Hierbei standen 22.994 Patienten mit erhöhten diastolischen Blutdruckwerten zur Verfügung, von denen ca. 11.000 randomisiert entweder einer abgestuften Behandlung zugewiesen oder an ihren Hausarzt rücküberwiesen wurden (Abb. 7–17).

Abgestufte Behandlung bedeutet hierbei, dass die Patienten nach einem präzise definierten Protokoll behandelt wurden. Es schrieb vor, dass die Behandlung umgestellt werden muss, wenn nicht innerhalb eines vorgegebenen Zeitraums eine

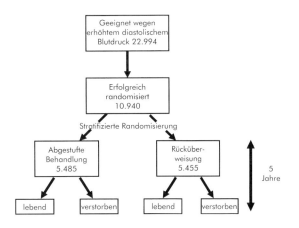

Abbildung 7–17. Schema des Programms zur Erkennung und Nachuntersuchung des Bluthochdrucks („Hypertension Detection and Follow-up Program [HDFP]").

bestimmte Blutdrucksenkung erzielt werden konnte. Die Vergleichsgruppe stellte dabei ein Problem dar: Aus Sicht der Studienplanung wäre eine Gruppe ohne antihypertensive Behandlung wünschenswert gewesen. Die Untersuchenden sahen es jedoch als ethisch nicht vertretbar an, diagnostizierten Hypertonikern eine entsprechende Therapie vorzuenthalten. Also wurden die Patienten in der Vergleichsgruppe zu ihren Hausärzten zurück überwiesen, man nannte sie daher die Gruppe der *rücküberwiesenen Patienten.* Anschließend untersuchte man über einen Zeitraum von 5 Jahren die Mortalität in beiden Gruppen.[5]

Abb. 7–18 zeigt: Zu jedem Zeitpunkt der Nachuntersuchung nach Eintritt in die Studie war die Mortalität der Patienten, die eine abgestufte Therapie erhielten, niedriger als bei der Vergleichsgruppe. Wir sehen in Abb. 7–18 das gleiche Muster auch bei den Patienten mit einem milden Hypertonus. In Tabelle 7–9 sind die Ergebnisse im Detail aufgeschlüsselt, je nach der Höhe des diastolischen Wertes zu Studienbeginn.

Die rechte Spalte zeigt die prozentuale Senkung der Mortalität innerhalb der Gruppe mit abgestufter Behandlung: Die größte Senkung war bei Patienten mit einer leichten Erhöhung des diastolischen Blutdrucks zu verzeichnen. Die Studie hatte eine große Wirkung auf die Ärzteschaft: Sie ermutigte sie, auch milde und mäßige Blutdruckerhöhungen zu behandeln. Wegen des Fehlens einer unbehandelten Kontrollgruppe geriet sie dennoch in die Kritik. Nicht nur, dass die Patienten der Vergleichsgruppe zur Betreuung an ihre Hausärzte zurück überwiesen wurden; es erfolgte zudem keinerlei Überprüfung der weiteren hausärztlichen Therapie. Die Interpretation dieser Daten ist deswegen problematisch. Auch heute noch ist man uneinig darüber, ob es tatsächlich einen ethischen Vorbehalt gegen die Einführung einer Plazebogruppe gab, oder ob nicht vielmehr ein ethisches Problem darin zu sehen ist, dass eine so teure Studie unter großen Schwierigkeiten durchgeführt wurde und dennoch Unsicherheiten und Probleme bei der Interpretation hinterließ?

DIE INTERVENTIONSSTUDIE MULTIPLER RISIKOFAKTOREN (MRFIT-STUDIE)

Ein ernstes Problem solch großangelegter Studien, die riesige Mengen an finanziellen Mitteln und anderen Ressourcen verschlingen und sich über Jahre hinziehen, liegt darin, dass deren Interpretation häufig durch Schwierigkeiten bei der Planung und Methodik verschleiert werden, an die man zu Beginn der Studie nicht gedacht hatte. Die Interventionsstudie multipler Risikofaktoren (Multiple Risk Factor Intervention Trial = MRFIT) wurde als randomisierte Studie durchgeführt, um zu erforschen, ob die Mortalität nach Herzinfarkt durch Änderung der Lebensgewohnheiten und anderer Maßnahmen gesenkt werden könnte. In dieser Studie erhielt eine Gruppe spe-

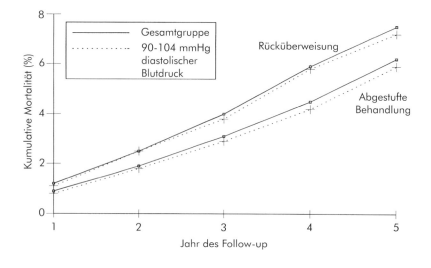

Abbildung 7–18. Kumulative Gesamtmortalität: HDFP nach Blutdruck-Status und Art der erhaltenen Versorgung. (Adapted from Cooperative Group: Five-year findings of the Hypertension Detection and Follow-up Program: I. Reduction in Mortality of persons with high blood pressure, including mild hypertension. JAMA 242:2526–2571, 1979.)

Tabelle 7–9. Mortalität bezogen auf alle Ursachen während eines Programms zur Erkennung und Nachuntersuchung des Bluthochdruckes

Diastolischer Blutdruck zu Beginn (mmHg)	Abgestufte Therapie (AT)	Rücküberwiesene Pat. (RP)	5-J.-Sterberate		Senkung der Mortalität der ATGruppe (%)
			AT	RP	
90 – 104	3.904	3.922	5,9	7,4	20,3
105 – 114	1.048	1.004	6,7	7,7	13,0
≥115	534	529	9,0	9,7	7,2
Gesamt	5.485	5.455	6,4	7,7	16,9

From Hypertension Detection and Follow-up Programm Cooperative Group: Five-Year findings of the Hypertension Detection and Follow-up Programm: I. Reduction in mortality of persons with high blood pressure, including mild hypertension. JAMA 242:2562–2571, 1979.

zielle Intervention (SI) mit abgestufter Behandlung des Bluthochdruckes und mit intensiver Schulung und Beratung über Änderungen der Lebensgewohnheiten. Die Vergleichsgruppe erhielt die herkömmliche Behandlung (HB). Über einen durchschnittlichen Beobachtungszeitraum von 7 Jahren sank das Niveau der Risikofaktoren für die Koronare Herzkrankheit (KHK) stärker in der SI-Gruppe als bei den HB-Patienten (Abb. 7–19).

Doch am Ende der Studie fanden sich zwischen den Gruppen keine statistisch signifikanten Unterschiede in der Mortalität (Abb. 7–20).

Die Interpretation dieser Ergebnisse gestaltete sich schwierig. Zunächst wurde die Studie unglücklicherweise in einer Zeit durchgeführt, als die KHK-Mortalität in den USA ohnehin rückläufig war. Zusätzlich konnte nicht klar unterschieden werden, ob Änderungen des Lebensstils keinen Einfluss auf die Mortalität hatten, oder ob Patienten der Kontrollgruppe nicht ebenfalls auf eigene Faust ihre Lebensgewohnheiten geändert hatten, so wie es viele Menschen in den USA zu dieser Zeit taten: Andere Essgewohnheiten, vermehrte körperliche Betätigung und Aufgabe des Rauchens waren in der Bevölkerung weit verbreitet, so dass auch die Kontrollgruppe von einigen dieser Verhaltensänderungen „infiziert" worden sein könnte, Änderungen, die in der MRFIT-Gruppe offiziell und systematisch gefördert wurden. Ein weiteres Problem wird bei dieser Studie deutlich: Die Verwendung von Zwischenmessungen als Zielgrößen der Wirksamkeit randomisierter Studien. Da jedwede Wirkung auf die Sterblichkeit erst nach Jahren sichtbar wird, ist es sehr verlockend, Maße zu wählen, die schon früher durch die Intervention zu beeinflussen sein könnten. Wie hier zu sehen ist, gelang es zwar, Raucher zu entwöhnen, sowie Cholesterinspiegel und diastolische Blutdruckwerte zu senken. Daraus aber zu schließen, dass die Intervention erfolgreich war, ist nicht möglich. Denn Ziel der Studie war es, festzustellen, ob die KHK-Mortalität durch die Maßnahmen gesenkt werden kann, was aber nicht der Fall war.

Aufgrund dieser Schwierigkeiten, die häufig zu Problemen der Befundbewertung bei sehr großen und teuren Studien führen, kam der Einwand: Wäre es nicht klüger, die Gelder in mehrere kleine Studien zu investieren, die von unterschiedlichen Untersuchern in verschiedenen Bevölkerungen durchgeführt würden? Käme es dort zu übereinstimmenden Ergebnissen, wären diese glaubwürdiger, trotz der kleineren Stichproben in den einzelnen Studien.

STUDIE ZUR BRUSTKREBS-PRÄVENTION MIT TAMOXIFEN

Die Beobachtung, dass Frauen, die wegen Brustkrebs mit Tamoxifen behandelt wurden, eine niedrigere Inzidenz von Krebserkrankungen der anderen Brust haben, ließ vermuten, dass Tamoxifen in der Prävention von Brustkrebs wirksam sein könne. Um diese Hypothese zu prüfen, wurde 1992 eine randomisierte Studie begonnen. Bis September 1997 wurden 13.388 Frauen im Alter von 35 Jahren und älter in die Studie aufgenommen; ihnen wurde randomisiert entweder

146 Der epidemiologische Zugang zu Krankheiten und Interventionen

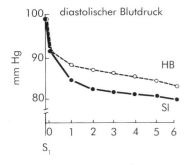
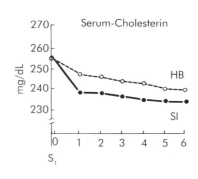
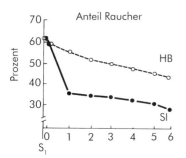
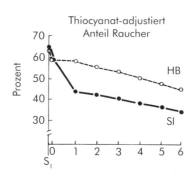

Abbildung 7-19. Ausmaß der Hauptrisikofaktoren nach Follow-up-Jahren bei Teilnehmern der Multiple Risk Factor Intervention-Studie. Abkürzungen: SI = Spezielle Intervention; HB = Herkömmliche Behandlung; S_1 = erste Screening-Untersuchung. (From Multiple Risk Factor Intervention Trial Research Group: Multiple Risk Factor Intervention Trial: Risk factor changes and mortality results. JAMA 248:1465–1477, 1982.)

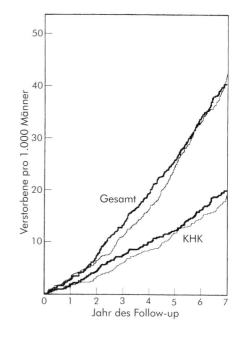

Abbildung 7-20. Kumulative Mortalitätsraten für die Koronare Herzkrankheit (KHK) und für die Gesamtmortalität bei Teilnehmern der „Multiple Risk Factor Intervention"-Studie. Die *breite Linie* steht für Männer, die die herkömmliche Versorgung erhielten; die dünne Linie für Männer, die eine spezielle Intervention erhielten. (From Multiple Risk Factor Intervention Trial: Risk factor changes and mortality results. JAMA 248:1465–1477, 1982.)

ein Plazebo zugeteilt oder 20 mg Tamoxifen täglich über 5 Jahre. Im März 1998 entschied ein unabhängiges Daten-Überwachungs-Komitee, dass die Beweislage für eine Senkung des Brustkrebsrisikos ausreiche, um die Studie abzubrechen. Wie in Abbildung 7–21 zu sehen ist, waren die kumulativen Erkrankungsraten an invasiven wie nicht-invasiven Brustkrebsformen bei Frauen, die Tamoxifen erhielten, deutlich gesenkt. Gleichzeitig stiegen in der Tamoxifengruppe die Raten von invasiven Endometriumkarzinomen. Wenn also Tamoxifen zur Prävention von Brustkrebs eingesetzt werden soll, müssen die möglichen Vorteile gegen die erhöhte Inzidenz von Endometriumkrebs abgewogen werden. Das Bild wird noch komplizierter durch die Tatsache, dass zum Zeitpunkt der Veröffentlichung dieser Studienergebnisse zwei kleinere Studien in Europa nicht die Senkung fanden, die in der amerikanischen Studie berichtet wurde. Hier geht es also um Nutzen versus Schaden; zusätzlich wird die Frage aufgeworfen, warum andere Studien nicht denselben deutlichen Effekt auf die Brustkrebs-Inzidenz zeigten und wie die Ergebnisse dieser Studien behandelt werden sollen, wenn gesundheitspolitische Strategien in diesem Bereich zu entwickeln sind.

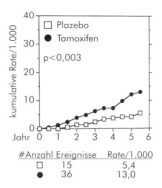

Abbildung 7–22. Kumulative Raten von invasiven Endometriumkarzinomen bei Studienteilnehmerinnen, die Plazebo oder Tamoxifen erhielten. (From Fisher B, Constantino JP, Wickerham DL et al.: Tamoxifen for prevention of breast cancer: Report of the National Surgical Adjuvant Breast and Bowel Project P-1 Study. J Natl Cancer Inst 90:1371–1388, 1998. By permission of Oxford University Press.)

PRÜFPHASEN NEUER MEDIKAMENTE IN DEN VEREINIGTEN STAATEN

Wenn neue Medikamente entwickelt werden, folgt die „U.S. Food and Drug Administration" (FDA) einem standardisierten Prüfplan: *Phase I* umfasst klinisch-pharmakologische Studien. Kleine Kollektive von 20 bis 80 Patienten werden im Hinblick auf pharmakologische und toxische Wirkungen untersucht. Besteht das Medikament diesen Test, wird es der *Phase II* unterzogen. Mit klinischen Studien an 100 bis 200 Patienten soll die Wirksamkeit und relative Sicherheit erforscht werden. Wird auch diese Hürde genommen, wandert das Medikament in *Phase III*, wo große randomisierte Kontrollstudien zur Wirksamkeit und Sicherheit durchgeführt werden, die meist multizentrisch sind. Erst wenn das Medikament die Tests der Phase III besteht, wird es für den Markt freigegeben.

Zunehmend wuchs die Erkenntnis, dass bestimmte Nebenwirkungen von Arzneimitteln, wie Karzinogenität oder Teratogenität, erst nach vielen Jahren manifest werden können, oder dass diese Wirkungen so selten auftreten, dass sie auch in

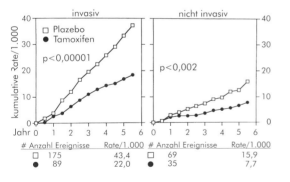

Abbildung 7–21. Kumulative Raten von invasiven und nicht-invasiven Brustkrebserkrankungen bei Studienteilnehmerinnen, die Plazebo oder Tamoxifen erhielten. (From Fisher B, Constantino JP, Wickerham DL et al.: Tamoxifen for prevention of breast cancer: Report of the National Surgical Adjuvant Breast and Bowel Project P-1 Study. J Natl Cancer Inst 90:1371–1388, 1998. By permission of Oxford University Press.)

groß angelegten Studien nicht entdeckt werden, vielmehr erst in Erscheinung treten, wenn das Arzneimittel bereits in breiten Bevölkerungsschichten verwendet wurde. Aus diesem Grund sind *Phase IV*-Studien bedeutsam, in denen neu auf den Markt gebrachte Arzneimittel überwacht und kontrolliert werden. Diese strenge Testfolge hat die amerikanische Öffentlichkeit vor vielen gefährlichen Wirkstoffen bewahrt. In den letzten Jahren nahm der Druck zu, diesen Prozess für Medikamente gegen AIDS zu beschleunigen, und tatsächlich wurde das Annahmeverfahren erneut geprüft.

Es ist wahrscheinlich, dass ganz gleich welche Änderungen auch immer an diesem Verfahren vorgenommen werden sollten, diese Modifikationen nicht auf AIDS-Medikamente beschränkt bleiben werden. Vielmehr sind weitreichende Auswirkungen auf den gesamten Zulassungsprozess neuer Arzneimittel zu erwarten, die einen großen Einfluss auf die Gesundheit der Bevölkerung in den USA und in der gesamten Welt haben werden.

ETHISCHE ÜBERLEGUNGEN

Klinische Studien werfen eine Vielzahl ethischer Fragen auf, und der Leser sei auf die im Anhang des Kapitels aufgeführten exzellenten Monographien verwiesen, in denen die Thematik umfassend diskutiert wird.

Eine häufig gestellte Frage lautet: Ist die Randomisierung ethisch vertretbar? Wie können wir Patienten ein Medikament wissentlich vorenthalten, insbesondere Patienten mit ernsten und lebensbedrohlichen Krankheiten?

Randomisierung ist nur dann ethisch vertretbar, wenn wir nicht wissen, ob Medikament A besser oder schlechter als Medikament B wirkt. Wir mögen zwar Vermutungen hegen (die uns zur Durchführung einer Studie bewegen), sicher sind wir aber hierbei nicht. Häufig ist jedoch nicht klar zu erkennen, an welchem Punkt wir „wissen", dass Medikament A besser ist als Medikament B.

Man sollte sich lieber fragen: Wann liegen uns genügend Beweise vor, die uns schlussfolgern lassen, dass Medikament A besser ist als Medikament B?

Umgekehrt lässt sich die Frage stellen: Ist es ethisch zu vertreten, nicht zu randomisieren? Wenn wir neue Wirkstoffe, Maßnahmen der Präventivmedizin oder ganze Gesundheitssysteme betrachten, die eine große Zahl von Menschen in den USA und in anderen Ländern betreffen, könnte eines Tages der Auftrag lauten, randomisierte Studien durchzuführen; Studien, die klären sollen, ob die medizinische Versorgung nützlich oder eher schädlich ist, anstatt fortzufahren wie bisher und damit die Bevölkerung unnötigen toxischen Wirkungen auszusetzen oder falsche Hoffnungen zu wecken, und dafür gewaltige Summen auszugeben. Daher sollten Fragen zur Ethik randomisierter Studien in beide Richtungen gestellt werden: Randomisieren und Nicht-Randomisieren.

Eine andere wichtige Frage ist, ob eine Einwilligung nach genauer Aufklärung der Patienten tatsächlich erreicht werden kann? Viele Studienprotokolle multizentrischer klinischer Studien verlangen, dass die Patienten unmittelbar nach der Diagnosestellung in die Studie aufgenommen werden. Nun kann der Patient unfähig sein, seine Einwilligung zu geben und möglicherweise sind die Angehörigen von der Diagnose und deren Folgen so schockiert, dass sie große Schwierigkeiten haben, mit der Vorstellung einer Randomisierung umzugehen. Zum Beispiel resultieren die Fortschritte der letzten Jahrzehnte in der Leukämietherapie bei Kindern größtenteils aus streng geführten multizentrischen Studien. Deren Protokolle schrieben vor, dass das Kind sofort in die Studie einzuschließen ist, nachdem die Diagnose Leukämie gestellt wurde.

Natürlich darf man sich fragen, ob die Eltern in dieser Stress-Situation tatsächlich in der Lage sind, eine aufgeklärte Zustimmung (informed consent) zu geben. Dennoch konnte nur mit solch rigorosen Studien der Fortschritt erzielt werden, der so vielen Kindern mit akuter Leukämie das Leben rettete.

Zum Schluss die Frage: Unter welchen Bedingungen sollte eine Studie vorzeitig abgebrochen werden? Dies ist ebenfalls ein schwieriges Thema, das auf den Plan tritt, wenn entweder schädliche Nebenwirkungen oder sehr frühzeitig positive Effekte eines Medikamentes offensichtlich werden, bevor alle Patienten der vorgesehenen Stichprobe untersucht wurden oder bevor die Nachuntersuchungsphase abgelaufen ist. Bei zahlreichen Studien überwacht ein externer Prüfausschuss die erhobenen Daten und trifft die Entscheidung. In der „Physicians' Health Study" (Studie über den Gesundheitszustand von Ärzten) beispielsweise erlaubte das faktorielle Design, sowohl die Wirkung von Aspirin als auch von β-Karotin zu untersuchen. Im Laufe der Studie beschloss das Prüfkomitee, dass die vorliegenden Befunde zum Aspirin ausreichend deutlich seien und dieser Teil der Studie abgeschlossen werden könne; die Untersuchung zum β-Karotin aber wurde fortgesetzt.

SCHLUSSFOLGERUNG

Für die Bewertung der Wirksamkeit therapeutischer, präventiver und anderer Maßnahmen, sowohl in der klinischen Medizin als auch im öffentlichen Gesundheitswesen, ist die randomisierte Studie der Goldstandard. In den Kapiteln 6 und 7 wurde ein Überblick verschiedener Ansätze zur Durchführung randomisierter Studien geliefert und es wurden Methoden gezeigt, mit denen Selektionsbias und andere Formen der Datenverzerrung minimiert oder vermieden werden können. Aus gesellschaftlicher Sicht sind Fragen der Verallgemeinerbarkeit und der Ethik von Bedeutung, auch diese wurden hier besprochen. Leser, die sich eingehender mit diesem wichtigen Studientyp beschäftigen wollen, finden eine Liste ausgewählter Monographien zu diesem Thema am Ende des Kapitels.

NACHWORT

Wir beenden die Diskussion über randomisierte Studien mit einem Zitat aus einem Artikel von Caroline und Schwartz, der in der Zeitschrift „Chest" 1975 erschienen war.

Er trug den Titel: „Chicken Soup Rebound and Relapse of Pneumonia: Report of a Case" (Hühnersuppe – Rückschläge und Rückfall bei der Pneumonie: ein Fallbericht."[6]

Die Autoren begannen die Einführung zu ihrem Sujet mit den Worten:

> Der Hühnersuppe wird seit langem eine ungewöhnliche Heilkraft gegen eine Vielzahl viraler und bakterieller Keime zugesprochen. Bereits im 12. Jahrhundert schrieb der Theologe, Philosoph und Arzt Moses Maimonides: „Hühnersuppe ... wird empfohlen als exzellente Speise und als hervorragendes Heilmittel." Bisherige anekdotische Berichte über die therapeutische Wirksamkeit dieses Mittels konnten jedoch keine Hinweise dafür liefern, wie lange eine angemessene Behandlungsdauer ist. Es folgt ein Fallbericht, bei dem abruptes Absetzen der Hühnersuppe zu einem schweren Rückfall einer Pneumonie führte.[6]

Die Autoren stellen nun den Fallbericht eines 47-jährigen Arztes vor, dessen Lungenentzündung mit Hühnersuppe behandelt wurde. Die Verabreichung der Hühnersuppe wurde vorzeitig beendet und der Patient erlitt einen Rückfall. Da keine Hühnersuppe mehr verfügbar war, wurde die Behandlung mit der intravenösen Gabe von Penicillin fortgeführt. Die Diskussion der Autoren ist hierbei von besonderem Interesse. Sie schreiben unter anderem:

> Die therapeutische Wirksamkeit der Hühnersuppe wurde erstmals vor mehreren tausend Jahren entdeckt, als eine Epidemie unter den jungen Männern Ägyptens zahlreiche Todesopfer forderte, aber eine ethnische Minderheit, die dort lebte, scheinbar unberührt ließ. Zeitgenössische epidemiologische Forschungen enthüllten, dass sich die Gruppe der von der Epidemie verschonten Menschen zu einem großen Teil von einer Speise ernährte, die aus gekochtem Huhn, verschiedenen Gemüsen und Kräutern bestand. Es ist in diesem Zusammenhang beachtenswert, dass die Gebote zur Ernährung, die Moses auf dem Berg Sinai erhielt, den Verzehr von nicht weniger als 19 Geflügelarten untersagten, das Huhn aber von dem Verbot ausgenommen war. Einige Gelehrte glauben, dass Moses das Rezept für Hühnersuppe auch auf diesem Wege erhielt, dieses aber in die Tradition der mündlichen Überlieferung verwiesen wurde, als die Schrift geheiligt wurde ... Während Hühnersuppe heute gegen eine Reihe funktioneller und organischer Beschwerden eingesetzt wird, liegt die Herstellung immer noch in Händen von Privatpersonen und eine Standardisierung scheint fast unmöglich zu sein. Erste Untersuchungen der Pharmakologie von Hühnersuppe (Bohbymycetin) zeigten, dass eine rasche Aufnahme

nach oraler Applikation erfolgt ... Eine parenterale Gabe ist nicht zu empfehlen.[6]

Dieser Bericht führte zu mehreren Briefen an den Herausgeber. In einem dieser Briefe schrieb Dr. Laurence F. Greene, Dozent für Urologie an der Mayo Klinik:

Es mag Sie interessieren, dass wir männliche Impotenz erfolgreich mit einem weiteren Mischpräparat aus Hühnerextrakt behandeln konnten: Natrium-Zytarabin-Hexamethyl-Acetyl-Lututria-Tetrazolamin (Schmaltz [Upjohn]). Als Salbe auf den Penis appliziert, heilt dieses Präparat nicht nur die Impotenz, sondern steigert die Libido und verhindert einen vorzeitigen Samenerguss... Erste Studien weisen daraufhin, dass die Wirksamkeit insofern dosisabhängig ist, als der Geschlechtsverkehr um 5 Minuten verlängert werden kann, wenn 5 Prozent Salbe angewendet werden, um 15 Minuten bei Gabe von 15 Prozent Salbe usw. Wir erhielten eine Fördersumme von 650.000 US-Dollar von der Nationalen Wissenschaftsstiftung zur Durchführung einer prospektiven, randomisierten, kontrollierten Doppel-Blind-Studie. Leider sind wir nicht in der Lage, eine angemessene Zahl von Probanden zu rekrutieren, da jeder Freiwillige erst dann teilnehmen will, wenn man ihm versichert, dass er in die Studiengruppe und nicht in die Kontrollgruppe aufgenommen wird.[7]

Literatur

1. Gehan E: Clinical trials in cancer research. Environ Health Perspect 32:31, 1979.
2. Hennekens CH, Buring JE, Manson JE: Lack of effect of longterm supplementation with beta carotene on the incidence of malignant neoplasms and cardiovascular disease. N Engl J Med 334:1145–1149, 1996.
3. Canner PL, Forman SA, Prud'homme GJ: Influence of adherence to treatment and response of cholesterol on mortality in the coronary drug project. N Engl J Med 303:1038–1041, 1980.
4. Veterans Administration Cooperative Study Group on Hypertensive Agents: Effects of treatment on morbidity in hypertension: Results in patients with diastolic blood pressure averaging 115 through 129 mm Hg. JAMA 213:1028–1034, 1967.
5. Hypertension Detection and Follow-up Program Cooperative Group: Five year findings of the Hypertension Detection and Follow-up Program: I. Reduction of mortality of persons with high blood pressure, including mild hypertension. JAMA 242:2562, 1979.
6. Caroline NL, Schwartz H: Chicken soup rebound and relapse of pneumonia: Report of a case. Chest 67:215–216, 1975.
7. Greene LF: The chicken soup controversy (letter). Chest 68:605, 1975.

MONOGRAPHIEN ZU RANDOMISIERTEN STUDIEN

Friedman LM; Furberg CD, DeMets DL: Fundamentals of Clinical trials. Boston, PSG, 1982.
Johnson FN, Johnson S: Clinical Trials. Oxford, Blackwell Scientific Publications, 1977.
Meiner CL: Clinical Trials: Design, Conduct, and Analysis: Monographs in Epidemiology, vol 8. New York, Oxford University Press, 1986.
Pocock SJ: Clinical Trials: A Practical Approach. New York, John Wiley & Sons, 1983.
Silverman WA: Human Experimentation: A Guided Step into the Unknown. New York, Oxford University Press, 1985.

Fragen zur Wiederholung des 6. und 7. Kapitels

1. Der Hauptzweck einer randomisierten Zuteilung bei einer klinischen Studie besteht darin:
   a. Sicherzustellen, dass die Studienteilnehmer für die Gesamtbevölkerung repräsentativ sind
   b. Doppelblindversuche zu erleichtern
   c. Die Messung der Ergebnisvariablen zu erleichtern
   d. Eine Vergleichbarkeit der Studiengruppen im Hinblick auf die Eingangsmerkmale herzustellen

e. Die Auswahlverzerrung (Selektions-Bias) durch die Zuteilung in die Behandlungsgruppe gering zu halten

2. Eine Anzeige in einer medizinischen Fachzeitschrift warb damit: „2.000 an einer Halsentzündung erkrankte Patienten wurden mit unserem neuen Medikament behandelt. Innerhalb von vier Tagen waren 94 Prozent der Personen beschwerdefrei bzw. asymptomatisch." Die Anzeige behauptet, dass das Medikament wirksam sei. Aufgrund der oben angegebenen Evidenz ist die Behauptung:
   a. Korrekt
   b. Möglicherweise falsch, da die Schlussfolgerung nicht auf Raten basiert
   c. Möglicherweise falsch, da ein langfristiges Kohortenphänomen nicht erkannt wird
   d. Möglicherweise falsch, da kein Test auf statistische Signifikanz durchgeführt wurde
   e. Möglicherweise falsch, da keine Kontroll- oder Vergleichsgruppe einbezogen wurde

3. Der Zweck einer *Doppel-blind-* oder *doppelt maskierten* Studie besteht darin:
   a. Die Vergleichbarkeit behandelter und unbehandelter Personen zu erreichen
   b. Die Effekte unterschiedlicher Stichprobenziehungen zu senken
   c. Beobachter- und Personenbias zu vermeiden
   d. Beobachterbias und Unterschiede der Stichproben zu vermeiden
   e. Personenbias und Unterschiede der Stichproben zu vermeiden

4. In vielen Studien über den Zusammenhang zwischen Östrogenen und Endometriumkarzinomen der Gebärmutter wurde ein einseitiger Signifikanztest verwendet. Die hier zugrunde liegende Annahme, die es rechtfertigt, eher einen einseitigen als einen zweiseitigen Test zu verwenden, lautet:
   a. Der Anteil der Exponierten war normal verteilt
   b. Die Hypothese vor Studienbeginn postulierte, dass Östrogene Endometriumkarzinome der Gebärmutter verursachen
   c. Der Zusammenhang würde in der graphischen Darstellung einer einfachen linearen Funktionsgeraden entsprechen

   d. Es sollte ein möglicher Fehler zweiter Art vermieden werden
   e. Es wurde nur eine Kontrollgruppe verwendet

5. Bei einer Studie wird einer Gruppe ein neues Medikament gegeben, der anderen nicht. Die Zuteilung in die Behandlungsgruppe erfolgt nach der Krankenhausaufnahmeziffer. Alle Personen mit einer geraden Ziffer werden der ersten Gruppe, alle Personen mit einer ungeraden Ziffern der zweiten Gruppe zugeteilt. Sinn und Zweck dieses Verfahrens ist es:
   a. Einem Untersucherbias bei der Zuweisung in die Behandlungsgruppe vorzubeugen
   b. Einem Untersucherbias im Hinblick auf das Ergebnis vorzubeugen
   c. Die Wahrscheinlichkeit zu erhöhen, dass beide Gruppen hinsichtlich anderer relevanter Faktoren vergleichbar sind
   d. Eine doppelt maskierte Studie sicherzustellen
   e. Aussagen *a* und *c* sind korrekt

6. Ein geplantes Cross-over-Design bei einer randomisierten Studie:
   a. Beseitigt das Problem eines möglichen Effektes durch die Reihenfolge (order effect)
   b. Muss die Möglichkeit überdauernder Wirkungen der ersten Therapie berücksichtigen
   c. Erfordert eine stratifizierte Randomisierung
   d. Macht eine Überwachung der Compliance und Non-Compliance überflüssig
   e. Erhöht die Verallgemeinerbarkeit der Studienergebnisse

7. In einer randomisierten Studie wird die Wirksamkeit zweier Medikamente verglichen, wobei sich zwischen den beiden ein Unterschied fand (mit einem p-Wert < 0,05). Nehmen wir an, dass sich die beiden Wirkstoffe in Wirklichkeit nicht unterscheiden. Das ist ein Beispiel für:
   a. Einen Fehler 1. Art (α-Fehler)
   b. Einen Fehler 2. Art (β-Fehler)
   c. $1 - \alpha$
   d. $1 - \beta$
   e. Keine der obenstehenden Angaben trifft zu

Die 8. Frage bezieht sich auf die folgende Tabelle:

Erforderliche Anzahl von Patienten in einer Untersuchungs- und Kontrollgruppe bei einer gegebenen Wahrscheinlichkeit, ein signifikantes Ergebnis zu erhalten (zweiseitiger Test)

Untere der beiden Heilungsraten	Differenzen der Heilungsraten zwischen den beiden Behandlungsgruppen					
	0,05	0,10	0,15	0,20	0,25	0,30
0,05	420	130	69	44	36	31
0,10	680	195	96	59	41	35
0,15	910	250	120	71	48	39
0,20	1.090	290	135	80	53	42
0,25	1.250	330	150	88	57	44
0,30	1.380	360	160	93	60	44
0,35	1.470	370	170	96	61	44
0,40	1.530	390	175	97	61	44

$\alpha = 0{,}05$; Power $(1-\beta) = 0{,}80$
Modified from Gehan E.: Clinical trials in cancer research. Environ Health Perspect 32:31, 1979.

8. Ein Pharmaunternehmen behauptet, dass das neue Medikament G für eine bestimmte Erkrankung eine Heilungsrate von 50 Prozent aufweist, verglichen mit Medikament H, das nur eine Heilungsrate von 25 Prozent hat. Sie werden gebeten, eine klinische Vergleichsstudie mit den Medikamenten G und H zu planen. Schätzen Sie, unter Verwendung der hier angegeben Tabelle, wie viele Patienten in jeder Therapiegruppe erforderlich sind, um einen Unterschied auf der Ebene von $\alpha = 0{,}05$ bei zweiseitiger Testung und $\beta = 0{,}2$ zu erkennen.
Die erforderliche Anzahl von Patienten in jeder Gruppe beträgt: _____

9. Jede der folgenden Angaben stellen einen möglichen Vorteil einer randomisierten klinisch kontrollierten Studie dar, *außer*:
   a. Die Wahrscheinlichkeit, dass die Studiengruppen vergleichbar sind, wird erhöht
   b. Selbstauswahl einer bestimmten Behandlung ist ausgeschlossen
   c. Die externe Validität einer Studie wird verbessert
   d. Die Zuteilung des nächsten Patienten kann nicht vorausgesagt werden
   e. Die Therapie, die ein Patient erhält, wird durch den Untersucher im Sinne eines Bias weder bewusst noch unbewusst beeinflusst

Abschnitt II

Anwendungsmöglichkeiten der Epidemiologie zur Erforschung von Krankheitsursachen

Im ersten Abschnitt hatten wir uns mit Fragen der Diagnostik und Definition von Krankheiten beschäftigt und mit der Beschreibung der Übertragung, Entwicklung und dem Verlauf von Krankheiten.

Anschließend haben wir die Anwendung von randomisierten Studien besprochen bei der Auswahl und Bewertung pharmakologischer Wirkstoffe oder anderer Interventionen zur Beeinflussung von Krankheitsverläufen, dies sowohl im Bereich der Prävention als auch im Hinblick auf wirksame Therapien.

Im II. Abschnitt wenden wir uns einer anderen Frage zu: Wie planen und leiten wir Studien, um die Ätiologie und die Risikofaktoren von Krankheiten zu erhellen? Solche Studien sind für die klinische Medizin genauso wie für die Belange des öffentlichen Gesundheitswesens von entscheidender Bedeutung.

Warum sollte sich ein Kliniker um die Ätiologie von Krankheiten kümmern? Besteht nicht die traditionelle Rolle des Klinikers darin, Krankheiten zu behandeln, wenn sie aufgetreten sind? Um diese Frage zu beantworten, müssen mehrere Punkte geklärt werden.

Erstens gehört die *Prävention* zu den wichtigsten Aufgaben des Arztes. Sowohl Prävention als auch Behandlung sollten als grundlegende Elemente der beruflichen Rolle des Arztes gesehen werden. Viele Patienten ergreifen die Initiative und fragen ihren Arzt, wie sie ihre Gesundheit erhalten und bestimmten Krankheiten vorbeugen können.

Um die Möglichkeiten der Krankheitsverhütung zu erkennen, ist es meist unerlässlich, die Ätiologie und Ursachen dieser Erkrankungen zu verstehen, so dass die Exposition eines ursächlichen Umweltfaktors vermindert oder die Kette vom Auslöser bis zur Krankheitsentwicklung unterbrochen werden kann.

Zweitens wird der Arzt von Patienten und deren Familien über Krankheitsrisiken befragt. Wie hoch ist das Risiko, dass eine Krankheit wieder auftritt? Wie hoch ist das Risiko, dass Familienmitglieder eine Krankheit bekommen? Ein Beispiel:

Ein Mann, der in jungen Jahren einen Herzinfarkt erleidet, könnte fragen: „Warum passierte mir das? Kann ich einem zweiten Infarkt vorbeugen? Besteht für meine Kinder ebenfalls ein hohes Risiko, einen Herzinfarkt in jungen Jahren zu bekommen? Wenn ja, kann etwas getan werden, um das Risiko zu senken?

Eine Frau, die ein Kind mit einer angeborenen Fehlbildung zur Welt bringt, wird fragen: „Wie konnte das geschehen? Habe ich während der Schwangerschaft etwas falsch gemacht? Und wenn ich wieder schwanger werde, wie wahrscheinlich ist es dann, dass das zweite Kind eine Missbildung hat?"

Drittens kommt es häufig vor, dass einem Arzt bei seiner klinischen Arbeit und den Beobachtungen am Krankenbett „ein Licht aufgeht" im Hinblick auf die Beziehung zwischen einem Faktor und einem Krankheitsrisiko, die bisher nicht bekannt war. So bemerkte der berühmte Chirurg Alton Ochsner, dass quasi alle Patienten, die er wegen eines Lungenkarzinoms operiert hatte, Zigarettenraucher waren. Diese Beobachtung veranlasste ihn, Rauchen als ursächlichen Faktor bei der Entwicklung von Lungenkrebs zu verdächtigen und strenge Studien zu fordern, um diesen Zusammenhang in definierten Bevölkerungsgruppen klären zu können.

Während sich klinische Praxis auf den einzelnen Patienten konzentriert, ist „Public Health", die Öffentliche Gesundheit, auf Bevölkerungsgruppen ausgerichtet. Angesichts gewaltiger potentieller Auswirkungen von Public-Health-Maßnahmen, die dann häufig ganze Bevölkerungsgruppen betreffen, müssen Praktiker im öffentlichen Gesundheitswesen wissen, wie man Gesundheitsrisiken in Bevölkerungsgruppen erkennt, und wie man Grundlagen für Präventiv-Maßnahmen aus bevölkerungsbezogenen Daten, die in ihrem biologischen Zusammenhang sauber zu interpretieren sind, entwickeln kann.

Nur so kann eine vernünftige Politik erreicht werden, die mit geringstem finanziellen Aufwand zur Vermeidung von Krankheiten und zur Verbesserung der Gesundheit von Bevölkerungen führt.

Wachsame und clevere Ärzte und andere Tätige im öffentlichen Gesundheitssektor – Akademiker, Kliniker und Gesundheitspolitiker – haben viele Möglichkeiten, Studien zu Risiken und zur Ätiologie von Krankheiten durchzuführen, um damit vorläufige Verdachtsmomente in Klinik und Öffentlichkeit zu bestätigen oder zu widerlegen. Diese Erkenntnisse können entscheidend dazu beitragen, Argumente für die Vorbeugung bestimmter Krankheiten zu liefern, das Verständnis der Pathogenese zu erweitern und Vorschläge zur Ausrichtung zukünftiger Labor- und epidemiologischer Forschung zu machen. Folglich ist es sowohl für den Kliniker als auch für den im öffentlichen Gesundheitsbereich Tätigen von grundlegender Bedeutung, die verschiedenen Studientypen zur Erforschung von Krankheitsursachen und Risikofaktoren und deren Design zu kennen sowie methodische Probleme bei diesen Studien einschätzen zu können.

In diesem Abschnitt werden die wichtigsten Studientypen besprochen, die in der Ursachenforschung verwendet werden (8. und 9. Kapitel) sowie die Interpretationsmöglichkeiten von Studienergebnissen im Hinblick auf Risikofaktoren und spezifische Expositionen (10. und 11. Kapitel). Da wir letztendlich daran interessiert sind, auf Fragen zu Ursachen und zur Entstehung von Krankheiten Antworten zu finden, wird in den folgenden Kapiteln besprochen, wie beobachtete Zusammenhänge zu deuten sind, und unter welchen Bedingungen von diesen auf kausale Verknüpfungen geschlossen werden kann (13. und 14. Kapitel). Am Ende des Abschnittes wird die Frage diskutiert, inwieweit die Epidemiologie eingesetzt werden kann, um den Beitrag von Erb- und Umweltfaktoren bei der Krankheitsentstehung abzuschätzen. Eine Einschätzung, die wichtige Folgen für die Gesundheitspolitik in Klinik und im Öffentlichen Gesundheitswesen hat (15. Kapitel).

Kapitel 8

Kohortenstudien

In diesem und den nächsten Kapiteln des Abschnittes II befassen wir uns mit dem Einsatz der Epidemiologie zur Erforschung ätiologischer bzw. kausaler Zusammenhänge. Die zwei Schritte, die den im 8. und 9. Kapitel vorgestellten Studiendesigns zugrunde liegen, sind in Abb. 8–1 schematisch dargestellt.

1. Zuerst stellen wir fest, ob ein Zusammenhang zwischen einem Faktor oder einem Merkmal und der Entwicklung einer Krankheit besteht. Dies erreichen wir, indem wir die Merkmale von Gruppen oder von Individuen studieren, oder die von beiden – Individuen und Gruppen – studieren (7. bis 11. Kapitel).
2. Zweitens ziehen wir Schlussfolgerungen zu möglichen kausalen Beziehungen aus dem Muster von Zusammenhängen, das wir gefunden haben (13. und 14. Kapitel).

In den Kapiteln 8 und 9 werden die Studien und deren Design zur Durchführung des 1. Schrittes beschrieben. In diesem Kapitel werden wir Kohortenstudien besprechen.

Fall-Kontrollstudien und Querschnittsstudien sind Gegenstand des 9. Kapitels.

DESIGN VON KOHORTENSTUDIEN

Bei einer Kohortenstudie (*prospektive Studie*) wählt der Untersucher eine Gruppe exponierter und eine Gruppe nicht-exponierter Personen aus und beobachtet beide Gruppen, um die Krankheitsinzidenzen (oder die Sterberate bei bestimmten Erkrankungen) vergleichen zu können (Abb. 8–2). Bei diesem Design können auch mehr als zwei Gruppen vorgesehen werden, obwohl aus didaktischen Gründen hier nur zwei Gruppen gezeigt werden.

Wenn ein positiver Zusammenhang zwischen einer Exposition und einer Krankheit besteht, erwarten wir, dass der Anteil Erkrankter in der Gruppe exponierter Personen (Inzidenz in der Gruppe Exponierter) größer ist als in der nicht-exponierten Gruppe (Inzidenz in der nicht-exponierten Gruppe). Die hierbei verwendeten Rechenschritte sind in Tabelle 8–1 zu sehen. Wir beginnen bei einer exponierten Gruppe und einer nicht-exponierten Gruppe. Von den $a + b$ exponierten Personen erkranken lediglich die Personen in a und nicht die in b. Die Inzidenz in der exponierten Gruppe berechnet sich daher aus:

$$\frac{a}{a+b}$$

Genauso erkranken von den $c + d$ der nicht-exponierten Gruppe die Personen in c, aber nicht die in d.

Daher ist die Inzidenz der nicht-exponierten Gruppe:

$$\frac{c}{c+d}$$

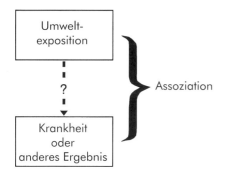

Abbildung 8–1. Wenn wir einen Zusammenhang zwischen einer Exposition und einem Ergebnis (Outcome) beobachten, stellt sich die Frage: Ist dieser kausal?

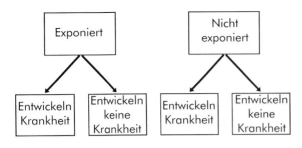

Abbildung 8–2. Design einer Kohortenstudie.

Die Anwendung dieser Rechnungen wird an einem hypothetischen Beispiel einer Kohortenstudie in Tabelle 8–2 deutlich. Hier wird die Beziehung zwischen Rauchen und Koronarer Herzkrankheit (KHK) untersucht, indem 3.000 Raucher – Exponierte – und 5.000 Nichtraucher ausgewählt werden, die zu Beginn der Studie keinerlei Herzerkrankung haben. In beiden Gruppen wird nun die Entstehung einer KHK beobachtet, die Inzidenz der KHK wird zwischen beiden Gruppen verglichen. Eine KHK tritt bei 84 Rauchern und bei 87 Nichtrauchern auf. Als Ergebnis findet sich also eine KHK-Inzidenz von 28,0/1.000 bei den Rauchern und eine Inzidenz von 17,4/1.000 bei den Nichtrauchern. Wir halten fest, dass wir hierbei neue („inzidierende") Krankheitsfälle bei ihrer Entstehung entdecken und damit bestimmen können, ob ein zeitlicher Bezug zwischen Exposition und Krankheit existiert – d. h. ob die Exposition dem Beginn der Krankheit vorausging. Natürlich muss ein solcher zeitlicher Zusammenhang bestehen, bevor wir die Exposition als eine mögliche Ursache einer bestimmten Krankheit betrachten können.

VERGLEICH ZWISCHEN KOHORTENSTUDIEN UND RANDOMISIERTEN STUDIEN

An diesem Punkt ist es sinnvoll, die empirischen (auf Beobachtungen basierenden) Kohortenstudien mit den randomisierten Studien (experimentellen Kohorten) zu vergleichen, die wir im 6. und 7. Kapitel kennen gelernt haben (Abb. 8–3). Beide Studientypen vergleichen exponierte mit nicht-exponierten Personen (oder eine Gruppe mit einer bestimmten Exposition mit einer Gruppe unter einer anderen Exposition). Da es aus ethischen und anderen Gründen nicht vertretbar ist, Personen im Rahmen einer Randomisierung einer vermutlich schädlichen Substanz auszusetzen, wie etwa einem möglicher-

Tabelle 8–1. Design einer Kohortenstudie

		Dann nachbeobachten um zu sehen, ob			
		Erkrankung auftritt	Erkrankung nicht auftritt	Gesamt	Inzidenzraten der Erkrankung
Erst auswählen	Exponiert	a	b	$a + b$	$\dfrac{a}{a+b}$
	Nicht exponiert	c	d	$c + d$	$\dfrac{c}{c+d}$

Tabelle 8–2. Ergebnisse einer hypothetischen Kohortenstudie zu Rauchen und Koronarer Herzkrankheit (KHK)

		Dann nachbeobachten um zu sehen, ob			
		KHK auftritt	KHK nicht auftritt	Gesamt	Inzidenz pro 1.000 pro Jahr
Erst auswählen	Rauchen Zigaretten	84	2.916	3.000	28,0
	Rauchen keine Zigaretten	87	4.913	5.000	17,4

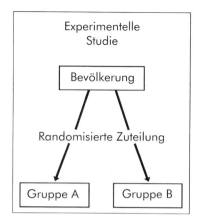 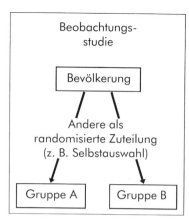

Abbildung 8-3. Auswahl von Studiengruppen bei experimentellen und Beobachtungsstudien in der Epidemiologie.

weise kanzerogenen Stoff, besteht die „Exposition" in den meisten randomisierten Studien aus einer Therapie oder einer präventiven Maßnahme. Bei Kohortenstudien, durch die Ätiologien erforscht werden sollen, stellt hingegen oft ein möglicherweise toxisches oder kanzerogenes Agens die „Exposition" dar. Bei beiden Designtypen wird eine exponierte mit einer nicht-exponierten Gruppe verglichen oder mit einer Gruppe, die einer anderen Exposition ausgesetzt ist.

Der Unterschied zwischen den beiden Studiendesigns – Randomisierung oder keine Randomisierung – ist von entscheidender Bedeutung für die Auslegung der Studienergebnisse. Die Vorteile der Randomisierung wurden in den vorangegangenen Kapiteln 6 und 7 besprochen. Beobachten wir eine Assoziation zwischen einer Exposition und einer Krankheit innerhalb einer nicht-randomisierten Studie, bleibt uns die Unsicherheit, ob diese Assoziation nicht darauf beruht, dass die Probanden nicht randomisiert wurden. Der beobachtete Zusammenhang mit der Erkrankung kam vielleicht nicht durch die Exposition selbst zustande, sondern vielmehr durch Faktoren, die zu der Exposition der Probanden führten.

Wenn zum Beispiel ein erhöhtes Risiko bei Arbeitern einer bestimmten Fabrik gefunden wurde, und wenn diese Arbeiter in einer bestimmten Gegend leben, könnte das erhöhte Risiko auf eine Exposition zurückzuführen sein, die mit dem Wohnort und nicht mit dem Arbeitsplatz zusammen hängt. Dieses Thema wollen wir im 13. und 14. Kapitel erörtern.

AUSWAHL VON STUDIENBEVÖLKERUNGEN

Die wesentliche Eigenschaft von Kohortenstudien besteht im Vergleich von Ergebnissen aus einer exponierten und einer nicht-exponierten Gruppe (oder einer Gruppe mit einem bestimmten Merkmal und einer Gruppe ohne dieses Merkmal). Grundsätzlich gibt es zwei Wege, diese Studienpopulationen zu bilden:

1. Wir können eine Studienpopulation bilden, indem wir Studiengruppen aufgrund einer Exposition oder Nicht-Exposition auswählen (z. B. Kohorten exponierter Berufsgruppen) (Abb. 8-4).
2. Oder wir wählen eine definierte Population aus, bevor eines ihrer Mitglieder einer Exposition ausgesetzt ist oder bevor diese Exposition erkannt wurde. Wir könnten diese Population aufgrund eines Faktors aussuchen, der nichts mit der Exposition zu tun hat (etwa

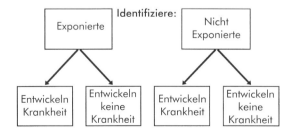

Abbildung 8-4. Design einer Kohortenstudie, die mit Gruppen Exponierter und Nicht-Exponierter beginnt.

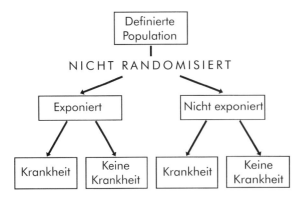

Abbildung 8–5. Design einer Kohortenstudie, die mit einer definierten Population beginnt.

der Wohnort oder die Gemeinde) (Abb. 8–5) und daraufhin in der gesamten Population die einzelnen Anamnesen erheben, Bluttests oder andere Labortests vornehmen. Anhand der Ergebnisse aus Anamnesen und/oder Labortests können die Personen in Gruppen *exponierter* und *nicht-exponierter* Probanden aufgeteilt werden (oder nach dem Vorhandensein oder Fehlen eines bestimmten biologischen Merkmals), so wie es in der Framingham-Studie getan wurde, die später in diesem Kapitel beschrieben wird.

Kohortenstudien, bei denen wir darauf warten, dass sich ein bestimmtes Resultat ergibt, erfordern meist lange Zeiträume der Nachbeobachtung (Follow-up), bis genügend Ereignisse („Outcomes") aufgetreten sind. Bei dem zweiten Ansatz – bei dem die Studienbevölkerung nach irgendeinem von der Exposition unabhängigen Merkmal ausgesucht wird – kann eine gewisse Zeit vergehen, bis es überhaupt zu der uns interessierenden Exposition kommt. Mitunter dauert dies viele Jahre nach Auswahl der Studiengruppen. Folglich wird die erforderliche Dauer der Nachbeobachtung bei diesem Ansatz noch länger sein, als bei dem ersten Ansatz. Wir sollten dabei beachten, dass das Studiendesign bei beiden Ansätzen grundsätzlich gleich ist: Wir *vergleichen exponierte mit nicht-exponierten* Personen. Dieser Vergleich ist der Grundstein des Kohortendesigns.

ARTEN VON KOHORTENSTUDIEN

Eine Hauptschwierigkeit des eben beschriebenen Kohortendesigns besteht darin, dass die Studienbevölkerung häufig über einen sehr langen Zeitraum beobachtet werden muss, um erkennen zu können, ob sich das in Frage stehende Ergebnis entwickelt hat. Betrachten wir als Beispiel eine hypothetische Studie über den Zusammenhang zwischen Rauchen und Lungenkrebs. Wir suchen eine Bevölkerung von Grundschülern aus und verfolgen ihren Werdegang; 10 Jahre später, im Teenageralter, ermitteln wir diejenigen, die rauchen und diejenigen, die nicht rauchen. Beide Gruppen beobachten wir nun nach, um zu sehen, wer von den Rauchern und den Nichtrauchern Lungenkrebs bekommt und wer nicht. Für dieses Beispiel nehmen wir an, dass die Latenz zwischen Beginn des Rauchens und der Entwicklung von Lungenkrebs 10 Jahre beträgt. Nehmen wir an, die Studie beginnt im Jahr 2000 (Abb. 8–6). Da das Intervall zwischen der Rekrutierung der Grundschulkinder und deren Identifizierung als Raucher oder Nichtraucher im Teenageralter 10 Jahre beträgt, kann der Expositionsstatus (Raucher oder Nicht-Raucher) erst im Jahr 2010 festgestellt werden. Die Entwicklung von Lungenkrebs wird frühestens weitere 10 Jahre später erkennbar sein, also 2020.

Dieses Studiendesign wird als simultan prospektive *Kohortenstudie* bezeichnet (auch als *gleichzeitige prospektive* oder *Längsschnittstudie*). Sie ist gleichzeitig, da der Untersucher die ur-

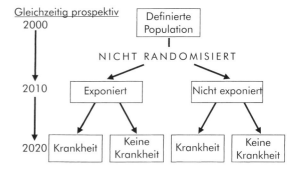

Abbildung 8–6. Zeitrahmen einer hypothetischen prospektiven Kohortenstudie, die im Jahr 2000 begonnen wurde.

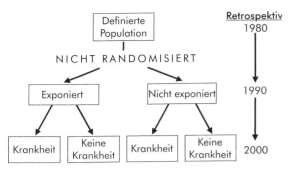

Abbildung 8-7. Zeitrahmen einer hypothetischen retrospektiven Kohortenstudie, die im Jahr 2000 begonnen wurde.

prünglichen Studienkollektive zu Beginn der Studie auswählt und die Probanden über den gesamten Zeitraum hinweg (gleichzeitig) begleitet, bis die Krankheit auftritt oder nicht.

Worin liegt das Problem bei diesem Ansatz? Die Schwierigkeit, wie eben beschrieben, liegt darin, dass sich die Studie bis zu ihrem Abschluss über mindestens 20 Jahre hinzieht.

Daraus können sich mehrere Probleme ergeben. Wenn man in der glücklichen Lage ist, ein Stipendium zu erhalten, wird dies auf 3 bis 5 Jahre begrenzt sein. Darüber hinaus besteht bei einer solchen Studiendauer die Gefahr, dass die Probanden den Untersucher überleben, oder dass der Untersucher das Ende seiner Studie nicht mehr erlebt. Aufgrund dieser Punkte erweist sich die Kohortenstudie häufig als wenig reizvoll für Untersucher, die ein Forschungsprojekt planen.

Folgt aus den genannten Problemen, dass die Kohortenstudie nicht praktikabel ist? Gibt es eine Möglichkeit, den für eine Kohortenstudie benötigten Zeitraum zu raffen? Betrachten wir einen alternativen Einstieg in das Kohortendesign (Abb. 8-7). Nehmen wir an, wir würden unsere Studie erneut im Jahr 2000 beginnen und fänden aber nun heraus, dass in unserer Gemeinde ein altes Register der Grundschüler von 1980 vorliegt und dass diese 1990 zu ihren Rauchgewohnheiten befragt wurden. Indem wir diese Datenquellen im Jahr 2000 verwenden, können wir mit der Untersuchung beginnen und feststellen, wer an Lungenkrebs erkrankte und wer nicht. Dies wird als *retrospektive Kohortenstudie* bezeichnet (auch *historische Kohortenstudie* oder *nicht-gleichzeitige prospektive Studie* genannt). Doch dieses Studiendesign unterscheidet sich nicht von dem der simultan prospektiven Kohortenstudie – wir vergleichen immer noch exponierte mit nicht-exponierten Gruppen. Wir haben lediglich bei diesem retrospektiven Design historische Daten verwendet und damit den Zeitrahmen unserer Studie komprimiert, um früher an unsere Resultate zu gelangen. Es handelt sich also nicht mehr um eine konkurrierende Studie, da wir die Studie mit einer vorbestehenden Studienbevölkerung beginnen, um die Dauer der Studie zu kürzen. Doch sind, wie in Abb. 8-8 zu sehen ist, *die Designs beider Studientypen – konkurrierende Kohortenstudie einerseits, retrospektive Kohortenstudie andererseits – identisch: Wir vergleichen exponierte mit nicht-exponierten Populationen.* Der einzige Unterschied liegt in den Jahreszahlen. Bei einer simultan prospektiven Kohortenstudie werden Exposition und Nicht-Exposition bei ihrem Auftreten im Verlauf der Studie registriert; daraufhin werden die Gruppen über mehrere Jahre in die Zukunft hinein beobachtet, wobei die Inzidenz gemessen wird. Bei einem retrospektiven Kohortendesign wird die Exposition aus Daten zurück-

Abbildung 8-8. Zeitrahmen einer hypothetischen prospektiven und einer hypothetischen retrospektiven Kohortenstudie, die im Jahr 2000 begonnen wurde.

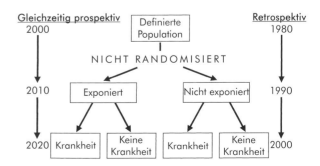

liegender Berichte ermittelt und die Ergebnisse (Erkrankung oder Nicht-Erkrankung) werden zu Beginn der Studie ermittelt.

Auch ist es möglich, das Design retrospektiver und prospektiver Kohortenstudien zu kombinieren. Bei diesem Ansatz wird die Exposition aus objektiven Dokumenten und Aufzeichnungen ermittelt (wie bei einer historischen Kohortenstudie), Nachbeobachtung und Messung der Resultate erstrecken sich aber in die Zukunft.

BEISPIELE FÜR KOHORTENSTUDIEN

Beispiel 1: Die Framinghamstudie

Eine der wichtigsten und bekanntesten Kohortenstudien ist die Framinghamstudie zu kardiovaskulären Krankheiten, die 1948 begonnen wurde.[1] Framingham ist eine Stadt in Massachusetts, etwa 20 Meilen von Boston entfernt. Man nahm an, dass die Merkmale der Bevölkerung (knapp unter 30.000 Einwohner) für eine Studie dieser Art geeignet wären und eine Nachbeobachtung der Teilnehmer erleichtern würden. Als Teilnehmer sollten nur Bewohner im Alter zwischen 30 und 62 Jahren in Frage kommen. Diese Altersspanne wurde gewählt, da es für Menschen unter 30 Jahren eher unwahrscheinlich ist, dass sich im vorgesehenen Beobachtungszeitraum von 20 Jahren eines der zu studierenden kardiovaskulären Ereignisse manifestiert. Viele der Bewohner über 62 Jahren würden bereits an einer koronaren Herzkrankheit (KHK) leiden und es wäre wenig sinnvoll, in dieser Altersgruppe die Inzidenz der KHK studieren zu wollen.

Die Untersucher strebten einen Stichprobenumfang von 5.000 Personen an. Tabelle 8–3 zeigt, wie sich die Studienbevölkerung letztlich zusammensetzte. Sie bestand aus 5.127 Männern und Frauen, die zu Beginn der Studie zwischen 30 und 62 Jahren alt waren und zu diesem Zeitpunkt keine kardiovaskulären Erkrankungen aufwiesen. In dieser Studie wurden zahlreiche „Expositionen" definiert, darunter Rauchen, Adipositas, Bluthochdruck, Hypercholesterinämie, geringe körperliche Aktivität und andere Faktoren. Neu aufgetretene koronare Ereignisse wurden registriert, indem man die Studienbevölkerung alle 2 Jahre untersuchte und täglich die Einweisungen von Patienten in das einzige Krankenhaus von Framingham überwachte. Die Studie sollte die folgenden Hypothesen überprüfen:

- Die Inzidenz der KHK steigt mit dem Alter Sie tritt früher und häufiger bei Männern auf.
- Personen mit hohem Blutdruck erkranken häufiger an einer KHK als normotensive Personen.
- Erhöhte Cholesterinspiegel im Blut gehen mit einem höheren KHK-Risiko einher.
- Tabakrauchen und regelmäßiger Alkoholkonsum stehen im Zusammenhang mit einer erhöhten KHK-Inzidenz.
- Vermehrte körperliche Aktivität ist verbunden mit einer verminderten Tendenz, an KHK zu erkranken.
- Erhöhtes Körpergewicht prädisponiert einen Menschen für die KHK.
- Eine erhöhte Erkrankungsrate an KHK findet sich bei Diabetes-mellitus-Patienten.

Tabelle 8–3. Rekrutiertung der Framingham-Studienpopulation

	Anzahl Männer	Anzahl Frauen	Gesamt
Zufallsstichprobe	3.074	3.433	6.507
Bereitwillige	2.024	2.445	4.469
Freiwillig	312	428	740
Bereitwillige ohne KHK	1.975	2.418	4.393
Freiwillige ohne KHK	307	427	734
Gesamtzahl ohne KHK: Die Framingham-Studiengruppe	2.282	2.845	5.127

From Dawber TR, Kannel WB, Lyell LP: An approach to longitudinal studies in a community: The Framingham Study. Ann NY Acad Sci 107:539–556, 1993.

Wenn wir heute diese Liste betrachten, könnten wir uns fragen, warum solch offensichtliche und allseits bekannte Zusammenhänge mit einer so großangelegten Studie untersucht werden mussten? Gefährlich ist es diesen Ansatz im Nachinein zu kritisieren, denn wir sollten im Hinterkopf behalten, dass es in erster Linie der Framingham-Studie zu *verdanken ist* – einer klassischen Kohortenstudie, die einen fundamentalen Beitrag zum Verständnis der Epidemiologie kardiovaskulärer Erkrankungen lieferte – dass diese Zusammenhänge heute allgemein bekannt sind. Bei dieser Studie wurde die zweite Methode zur Auswahl einer Studienpopulation für Kohortenstudien angewandt, die zu Beginn des Kapitels beschrieben wurde: Eine definierte Bevölkerung wird ausgesucht aufgrund des Wohnortes oder eines anderen Faktors, der in keiner Beziehung zu der/den Exposition/en steht, die es zu untersuchen gilt. Daraufhin wurde diese Bevölkerung beobachtet, um festzustellen, bei wem sich die uns interessierende Exposition entwickelte, oder bei wem sie bereits vorhanden war, später dann, bei wem die betreffende kardiovaskuläre Erkrankung auftrat. Diese Vorgehensweise hat einen großen Vorteil: Sie erlaubt es den Untersuchern, nicht nur mehrere Expositionen zu studieren, wie Bluthochdruck, Rauchen, Adipositas, erhöhte Cholesterinwerte etc., sondern auch mit Hilfe von multivariaten Methoden die komplexen Wechselbeziehungen zwischen den Expositionen zu untersuchen. Während also eine Kohortenstudie, die mit einer exponierten und einer nicht-exponierten Gruppe beginnt, auf eine spezifische Exposition ausgerichtet ist, kann eine Kohortenstudie, die von einer definierten Population ausgeht, Einflüsse mehrerer Expositionen erforschen.

Beispiel 2: Brustkrebsinzidenz und Progesteronmangel

Es ist seit langem bekannt, dass Brustkrebs bei Frauen, die bei ihrer ersten Schwangerschaft älter waren, häufiger auftritt. Diese Beobachtung wirft eine schwierige Frage auf: Ist die Beziehung zwischen höherem Alter bei Erstschwangerschaft und Brustkrebsrisiko darauf zurückzuführen, dass eine frühe Schwangerschaft vor Brustkrebs schützt (und daher dieser Schutz bei Frauen fehlt, die erst in höherem Alter oder gar nicht schwanger werden)? Oder sind sowohl die späte Schwangerschaft als auch das erhöhte Brustkrebsrisiko Resultat einer dritten Einflussgröße, wie etwa einer zugrundeliegenden hormonellen Anomalie?

Es ist schwierig, diese beiden Auslegungen klar voneinander zu trennen. Dennoch führten 1978 Cowan et al.[2] eine Studie durch, um herauszufinden, welche der beiden Möglichkeiten am ehesten die richtige Erklärung bietet (Abb. 8–9). Die Untersucher stellten ein Studienkollektiv aus Frauen zusammen, die zwischen 1945 und 1965 Patientinnen der „Johns Hopkins Infertility Clinic" in Baltimore gewesen waren. Als Patientinnen dieser Klinik waren alle Probandinnen per Definition bei ihrer ersten Schwangerschaft in einem höheren Alter. Im Zuge der diagnostischen Auswertung wurde für jede Frau ein detailliertes Hormonprofil entwickelt. Somit konnten die Forscher die Frauen einteilen in jene mit einer zugrundeliegenden hormonellen Auffälligkeit, einschließlich Progesteronmangel (Exponierte), und Frauen ohne eine solche hormonelle Anomalie (Nicht-Exponierte), bei denen andere Ursachen für die Unfruchtbarkeit vorlagen, wie Störung der Tubendurchgängigkeit oder niedrige Spermienzahl des Ehemannes. Beide Grup-

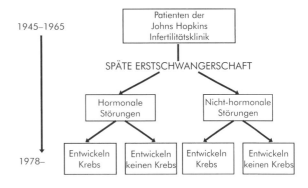

Abbildung 8–9. Design der von Cowan durchgeführten retrospektiven Kohortenstudie über Brustkrebs. (Data from Cowan LD, Gordis L, Tonascia JA, Jones GS: Breast cancer incidence in women with progesterone deficiency. Am J Epidemiol 114:209–217, 1981.)

pen wurden im Hinblick auf die Entstehung von Brustkrebs nachbeobachtet.

Wie können die Resultate dieses Studiendesigns den Zusammenhang zwischen Erstschwangerschaft im höheren Alter und Brustkrebsrisiko erklären? Läge die Erklärung für die Assoziation zwischen später Erstschwangerschaft und hohem Brustkrebsrisiko darin, dass eine frühe Schwangerschaft vor Brustkrebs schützt, dann würden wir keinen Unterschied der Karzinominzidenz zwischen den Frauen mit einer hormonellen Anomalie und den Frauen ohne eine solche erwarten. Wenn aber die Erklärung für ein erhöhtes Brustkrebsrisiko lautet, dass eine hormonelle Anomalie zur Entstehung von Brustkrebs prädisponiert, würden wir bei den Frauen mit einer hormonellen Anomalie eine höhere Brustkrebsinzidenz erwarten, als bei Frauen ohne diese Anomalie. Die Studie zeigte bei der Betrachtung der Brustkrebsentstehung in der Gesamtgruppe, dass die Inzidenz bei Frauen mit einer hormonellen Anomalie 1,8 mal größer war, als bei den Frauen ohne hormonelle Störungen; dieser Unterschied war jedoch nicht statistisch signifikant. Als die Entstehung von Brustkrebs jedoch unterteilt wurde in Kategorien prämenopausaler und postmenopausaler Inzidenz, fand sich ein 5,4fach erhöhtes Risiko für ein prämenopausales Auftreten von Brustkrebs bei Frauen mit hormonellen Anomalien. Keine Unterschiede fanden sich hingegen bei der Brustkrebsentstehung in der Postmenopause. Dabei ist jedoch nicht klar, ob hier tatsächlich kein Unterschied der postmenopausalen Krebsinzidenz vorliegt, oder ob die geringe Zahl von Frauen in der Studiengruppe, die zum Zeitpunkt der Studie die Menopause erreicht hatten, für dieses Fehlen eines Unterschiedes verantwortlich ist.

Um welchen Typen des Studiendesigns handelt es sich hier? Natürlich ist dies ein Kohortendesign, da es exponierte und nicht-exponierte Personen miteinander vergleicht. Doch darüber hinaus ist dies auch eine retrospektive Kohortenstudie, denn die Studie wurde zwar 1978 durchgeführt, die Untersucher benutzten aber Krankenakten von Patientinnen, die die „Infertility Clinic" zwischen 1945 und 1965 aufgesucht hatten.

BIASMÖGLICHKEITEN BEI KOHORTENSTUDIEN

Eine Reihe möglicher Verzerrungen (engl.: „Bias") müssen entweder vermieden oder in Kauf genommen werden, will man Kohortenstudien durchführen. Zu den Hauptformen von Bias gehören die folgenden:

1. *Bias bei der Bewertung des Endzustandes (Outcome)*: Wenn der Untersucher, der bei jedem Probanden entscheidet, ob dieser erkrankte oder nicht, gleichzeitig weiß, ob dieser exponiert war oder nicht, und dieser Untersucher die zu prüfende Hypothese kennt, kann das Urteil des Untersuchers über das Auftreten einer Erkrankung durch diese Vorkenntnisse verzerrt werden. Dieses Problem kann man mit Verblindung vermeiden, also dadurch, dass dem Beurteiler von Erkrankungen „die Augen verbunden werden". Und es sollte festgestellt werden, ob diese Person Kenntnis über den Expositionsstatus der einzelnen Probanden hatte.

2. *Informationsbias*: Wenn sich Menge und Qualität der Informationen über die Gruppe exponierter und nicht-exponierter Personen unterscheiden, kann ein beträchtliches Bias entstehen. Dies ist besonders bei historischen Studien wahrscheinlich, deren Informationen aus Aufzeichnungen aus der Vergangenheit stammen. Wie wir bereits bei den randomisierten Studien diskutiert hatten, ist es auch für jede Kohortenstudie wesentlich, dass die Informationen und Daten der Gruppe exponierter und nicht-exponierter Probanden von vergleichbarer Qualität sind.

3. *Bias durch fehlende Teilnahme und vorzeitiges Ausscheiden aus der Nachbeobachtung*: Wie schon im Zusammenhang mit randomisierten Studien angesprochen wurde, kann eine mangelnde Beteiligung oder fehlende Teilnahme zu schwerem Bias führen und die Interpretation der Studienergebnisse erheblich komplizieren. Ähnlich bei einem Ausfall der Teilnehmer in der Nachbeobachtung: Wenn Patienten mit einer bestimmten Erkrankung selektiv aus der Nachuntersuchung ausfallen, wird es sehr schwierig

werden, die Inzidenzraten für Exponierte und Nicht-Exponierte zu bewerten.
4. *Auswertungs-Bias*: Wie bei jeder Studie, können Epidemiologen und Statistiker, die bestimmte Daten analysieren, ausgeprägte Erwartungen und vorgefasste Meinungen haben, die unbeabsichtigt bei der Datenanalyse und Interpretation der Befunde als Bias mit einfließen.

WANN IST EINE KOHORTENSTUDIE GERECHTFERTIGT?

Wenn wir eine Kohortenstudie durchführen, beginnen wir mit einer exponierten und einer nicht-exponierten Gruppe. Damit ist klar, dass wir zur Durchführung einer solchen Studie zunächst einen Verdacht haben müssen, welche Expositionen als mögliche Krankheitsursachen in Frage kommen, die es somit lohnt, zu untersuchen. Folglich ist eine Kohortenstudie dann indiziert, wenn sichere Hinweise auf eine Assoziation zwischen einer Krankheit und einer Exposition oder mehreren Expositionen vorliegen (Hinweise aus klinischer Beobachtung, Fall-Kontrollen oder anderen Studien).

Da Kohortenstudien häufig lange Phasen der Nachbeobachtung von Populationen beinhalten, ist der Kohortenansatz besonders gut, wenn wir den „Abrieb" (Ausfall und Verlust von Probanden in der Nachuntersuchungsperiode) der Studienpopulation so gering wie möglich halten können.

Folglich sind diese Studien leichter durchzuführen, wenn der Zeitraum zwischen Exposition und Erkrankung kurz ist. Ein Beispiel eines kurzen Intervalls zwischen Exposition und Ergebnis ist die Beziehung zwischen Rötelninfektion während der Schwangerschaft und der Entwicklung angeborener Fehlbildungen beim Säugling.

Mehrere Überlegungen vereiteln häufig die praktische Umsetzung eines Kohortendesigns. Oft fehlen deutliche Hinweise, die es rechtfertigen würden, große und teure Studien auf die Beine zu stellen, um eingehende Untersuchungen zur Rolle eines spezifischen Risikofaktors in der Ätiologie einer Krankheit anzustreben. Selbst wenn solche Hinweise vorliegen, ist es oft unmöglich, Kohorten von exponierten und nicht-exponierten Personen zu identifizieren. Im Allgemeinen stehen uns keine geeigneten Aufzeichnungen oder andere Datenquellen zur Verfügung, um eine retrospektive Kohortenstudie durchführen zu können. Folglich ist eine langandauernde Studie erforderlich, um eine ausgedehnte Beobachtungsphase nach der Exposition der Bevölkerung zu haben. Weiterhin treten viele der uns heute interessierenden Krankheiten nur sehr selten auf. Daher müssen sehr große Kohorten rekrutiert werden, um sicherzustellen, dass ausreichend viele Krankheitsfälle am Ende der Studie aufgetreten sein werden, die valide Analysen und Schlussfolgerungen erlauben.

Angesichts dieser Überlegungen ist häufig ein anderer Ansatz als der des Kohortendesigns erforderlich – ein Ansatz, der viele der oben aufgezählten Schwierigkeiten überwinden kann.

Kapitel 9 stellt ein solches Studiendesign vor: die Fall-Kontrollstudie. Ein drittes Studiendesign, die Querschnittsstudie, wird dort ebenfalls beschrieben. Im 10. und 11. Kapitel wird der Nutzen diskutiert, den diese Studiendesigns für die Einschätzung erhöhter Risiken in Zusammenhang mit Expositionen haben. Die Charakteristika der Kohorten- und der Fall-Kontroll-Studien werden im 12. Kapitel rekapituliert.

LITERATUR

1. Kannel WB: CHD risk factors: A Framingham Study update. Hosp Pract 25:93–104, 1990.
2. Cowan LD, Gordis L, Tonascia JA, Jones GS: Breast cancer incidence in women with progesterone deficiency. Am J Epidemiol 114:209–217, 1981.

Fragen zur Wiederholung des 8. Kapitels

1. Für die Untersuchung eines verdächtigten Faktors bei der Ätiologie einer Erkrankung innerhalb einer Kohortenstudie ist es entscheidend, dass:
   a. Die Studiengruppen gleich groß sind
   b. Bei Studienbeginn Kranke und Gesunde unter dem gleichen Risiko stehen, dem Faktor ausgesetzt zu sein
   c. Die Studiengruppen mit und ohne diese Faktoren für die Allgemeinbevölkerung repräsentativ sind
   d. Die untersuchten exponierten und nicht-exponierten Gruppen sich so gut wie möglich im Hinblick auf mögliche konfundierende Faktoren gleichen
   e. Aussagen *b* und *c* treffen zu

2. Welche der folgenden Angaben stellen keinen Vorteil einer prospektiven Kohortenstudie (concurrent cohort study) dar?
   a. Sie kann im Allgemeinen preiswerter durchgeführt werden als eine Fall-Kontrollstudie
   b. Es ist möglich, eine Exposition präzise zu messen
   c. Inzidenzraten können berechnet werden
   d. Das Recallbias kann im Vergleich zu Fall-Kontrollstudien minimiert werden
   e. Verschiedene Zielkrankheiten (Outcomes) können gleichzeitig untersucht werden

3. Retrospektive Kohortenstudien können durch folgende Angaben beschrieben werden, *außer*:
   a. Die Studiengruppen sind exponiert und nicht exponiert
   b. Inzidenzraten können berechnet werden
   c. Der erforderliche Stichprobenumfang ist kleiner als der für eine prospektive Kohortenstudie
   d. Der erforderliche Stichprobenumfang ist etwa gleich groß wie der für eine prospektive Kohortenstudie
   e. Sie sind für die Untersuchung seltener Expositionen hilfreich

4. Ein Hauptproblem, das durch fehlende Randomisierung bei Kohortenstudien entsteht, ist:
   a. Die Möglichkeit, dass ein Faktor, der zu der Exposition führte, die Erkrankung eher verursachte, als die Exposition selbst
   b. Die Möglichkeit, dass ein größerer Anteil der Studienteilnehmer exponiert gewesen sein könnte
   c. Die Möglichkeit, dass ein kleinerer Anteil der Studienteilnehmer exponiert gewesen sein könnte
   d. Dass ohne Randomisierung die Durchführung der Studie länger dauern könnte
   e. Dass ein geplantes Cross-over leichter möglich ist

5. In der Durchführung einer Kohortenstudie besteht der Vorteil der Auswahl einer definierten Population, bevor irgendein Teilnehmer exponiert ist – im Gegensatz zu der Auswahl von Exponierten und Nicht-Exponierten bei Studienbeginn – darin:
   a. Die Studie kann schneller abgeschlossen werden
   b. Mehrere Zielkrankheiten (Outcomes) können gleichzeitig untersucht werden
   c. Mehrere Expositionen können gleichzeitig untersucht werden
   d. Die Studie kostet weniger
   e. Aussagen *a* und *d* treffen zu

Kapitel 9

Fall-Kontroll-Studien und Querschnittsstudien

Stellen Sie sich vor, Sie wären Kliniker und einige Patienten mit einer bestimmten Krebserkrankung kämen zu Ihnen. Fast alle Patienten berichten, dass sie einer speziellen Chemikalie ausgesetzt waren. Sie vermuten einen Zusammenhang zwischen der Exposition und der Krebserkrankung. Wie würden Sie nun daran gehen, diese Hypothese zu bestätigen oder abzulehnen? Betrachten wir zwei Beispiele aus dem wirklichen Leben:

In den frühen 40er Jahren beobachtete Alton Ochsner, Chirurg in New Orleans, dass praktisch alle der von ihm wegen Lungenkrebs operierten Patienten in ihrer Anamnese Zigarettenrauchen angegeben hatten.[1] Obwohl dieser Zusammenhang heute allseits anerkannt ist, war er zur Zeit Ochsners Beobachtung neu und umstritten. Er stellte die Hypothese auf, dass Zigarettenrauchen mit Lungenkrebs verknüpft sei. War diese Schlussfolgerung, die sich nur auf seine Beobachtungen von Lungenkrebsfällen stützte, stichhaltig?

Ein zweites Beispiel:

Wiederum in den 40er Jahren beobachtete Sir Norman Gregg, ein australischer Augenarzt, eine Reihe von Säuglingen und Kleinkindern in seiner Praxis, die eine ungewöhnliche Form eines Kataraktes aufwiesen.[2] Gregg bemerkte, dass diese Kinder während eines Rötelnausbruchs in utero gewesen waren. Er schloss auf einen Zusammenhang zwischen einer pränatalen Rötelnexposition und der Entwicklung der ungewöhnlichen Kataraktform. Bedenken wir dabei, dass zu dieser Zeit nicht bekannt war, dass Viren teratogen sein können. Damit stellte er seine Hypothese ausschließlich aufgrund von Beobachtungsdaten auf, die den heutigen Daten aus der ambulanten und stationären Praxis entsprechen.

Nehmen wir an, Gregg hätte beobachtet, dass 90 Prozent dieser Kinder während des Rötelnausbruchs in utero gewesen seien. Wäre es nun berechtigt, zu schließen, dass ein Zusammenhang zwischen Röteln und dem Katarakt besteht? Natürlich lautet die Antwort nein. Denn obgleich solch eine Beobachtung interessant ist, wäre sie schwerlich ohne Daten aus einer Vergleichsgruppe von Kindern ohne Katarakt zu interpretieren. Es ist möglich, dass beispielsweise 90 Prozent *aller* Mütter in dieser Bevölkerung – sowohl die Mütter von Kindern mit Katarakt als auch die Mütter von Kindern ohne Katarakt – während des Ausbruchs der Röteln schwanger waren. In solch einem Fall bestünde kein Unterschied zwischen den Expositionsanamnesen der Mütter von Kindern mit Katarakt und den Müttern der Kontrollgruppe. Es stellte sich also die Frage, ob die Prävalenz der Rötelnexposition (d. h. während des Ausbruches in utero gewesen zu sein) bei den Kindern mit Katarakt größer war, als in der Gruppe der Kinder ohne Katarakt. Um die Bedeutung solcher Beobachtungen in einer Gruppe von Fällen einschätzen zu können, bedarf es einer Vergleichs- oder Kontrollgruppe. Ohne eine solche Vergleichsgruppe wären Ochsners oder Greggs Beobachtungen lediglich eine Fallreihe. Die Beobachtungen wären zwar spannend, aber eine Schlussfolgerung wäre nur möglich gewesen, wenn Vergleichsbeobachtungen mit einer Reihe von Gesunden vorgelegen hätten. Vergleiche stellen einen wesentlichen Bestandteil epidemiologischer Forschung dar, wie dies am Beispiel des anschließenden Fall-Kontroll-Studiendesigns deutlich wird.

DESIGN EINER FALL-KONTROLL-STUDIE

Abbildung 9–1 zeigt das Design einer *Fall-Kontroll-Studie*. Um nun eine mögliche Beziehung zwischen einer Exposition und einer bestimmten Krankheit untersuchen zu können, wählen wir eine Gruppe von Patienten mit dieser Krankheit aus (als *Fälle* bezeichnet) und, zu Vergleichszwecken, eine Gruppe von Gesunden (als *Kontrollen* bezeichnet). Wir stellen fest, welcher Anteil der Fälle exponiert war und welcher nicht und welcher Anteil der Kontrollpersonen exponiert war und welcher nicht. Im Beispiel der Kinder mit Katarakt würde die Fallgruppe aus Kindern mit einem Katarakt bestehen, die Kontrollgruppe aus Kindern ohne Katarakt. Bei jedem Kind müsste man nun herausfinden, ob die Mutter während der entsprechenden Schwangerschaft Röteln ausgesetzt war. Wir erwarten: Wenn die Exposition (Röteln) tatsächlich mit der Erkrankung (Katarakt) in Beziehung steht, wird die Prävalenz der Exposition in der Anamnese der Fallgruppe – „Kinder mit Katarakt" – größer sein als in der Kontrollgruppe – „Kinder ohne Katarakt". Bei Fall-Kontroll-Studien sollte also die Expositionsprävalenz bei erkrankten Personen (Fällen) anamnestisch höher liegen als bei den Gesunden (Kontrollen). Tabelle 9–1 zeigt ein hypothetisches Schema des Ablaufs einer Fall-Kontroll-Studie. Wir beginnen mit der Auswahl von erkrankten Personen (Fällen) und von Kontrollen, die diese Erkrankung nicht haben. Dann messen wir eine zurückliegende Exposition, indem wir Befragungen durchführen, medizinische oder betriebsmedizinische Berichte sichten oder die Ergebnisse von biologisch-chemischen Tests aus Blut-, Urin- oder Gewebeproben auswerten. Wenn die Expo-

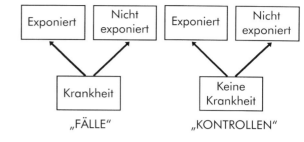

Abbildung 9–1. Design einer Fall-Kontroll-Studie.

sition dichotom ist, also eine Exposition vorhanden (ja) oder nicht vorhanden war (nein), können wir vier Untergruppen bilden: Es gab a Fälle, die exponiert waren, c Fälle ohne Exposition. Genauso fanden sich b Kontrollen, die exponiert waren und d Kontrollen ohne Exposition. Damit ergibt sich die Gesamtzahl der Fälle aus $a + c$ und die der Kontrollen aus $b + d$. Wenn ein Zusammenhang zwischen der Exposition und der Erkrankung besteht, würden wir annehmen, dass der Anteil der exponierten Fälle oder:

$$\frac{a}{a + c}$$

größer ist als der Anteil der Kontrollen, die exponiert waren, oder:

$$\frac{b}{b + d}.$$

Ein hypothetisches Beispiel einer Fall-Kontroll-Studie findet sich in Tabelle 9–2. Wir führen eine Fall-Kontroll-Studie über die Beziehung zwischen Rauchen und koronarer Herzerkrankung (KHK)

Tabelle 9–1. Design von Fall-Kontroll-Studien

		Erst auswählen	
		Fälle (Erkrankte)	Kontrollen (Nicht Erkrankte)
Dann die frühere Exposition bestimmen	Waren exponiert	a	b
	Waren nicht exponiert	c	d
	Gesamt	$a + c$	$b + d$
	Exponierter Anteil	$\dfrac{a}{a + c}$	$\dfrac{b}{b + d}$

durch. Dabei gehen wir von 200 KHK-Patienten (Fällen) aus und vergleichen diese mit 400 Personen ohne KHK (Kontrollpersonen). Wenn ein Zusammenhang zwischen Rauchen und KHK bestehen sollte, würden wir erwarten, dass sich in der KHK-Fallgruppe mehr Raucher (Exponierte) befinden als in der Kontrollgruppe. Es zeigt sich, dass von den 200 KHK-Fällen 112 Raucher und 88 Nichtraucher waren. Bei den 400 Kontrollen waren 176 Raucher und 224 Nichtraucher. Damit waren 56 Prozent der KHK-Fälle Raucher im Vergleich zu 44 Prozent der Personen in der Kontrollgruppe. Diese Berechnung ist nur ein erster Schritt; weiterführende Rechenschritte bei der Untersuchung eines möglichen Zusammenhangs zwischen einer Exposition und einer Krankheit werden wir im 10. und 11. Kapitel besprechen. Der Schwerpunkt dieses Kapitels liegt auf dem Design von Fall-Kontroll-Studien.

Tabelle 9–2. Hypothetisches Beispiel einer Fall-Kontroll-Studie zu KHK und Zigarettenrauchen

	KHK-Fälle	Kontrollen
Rauchen Zigaretten	112	176
Rauchen keine Zigaretten	88	224
Gesamt	200	400
% der Zigarettenraucher	56,0	44,0

Nebenbei ist es wichtig, festzuhalten: Wenn wir nur Daten aus einer Fall-Kontroll-Studie benutzen, können wir die Prävalenz einer Erkrankung nicht einschätzen. In diesem Beispiel hatten wir 200 Fälle und 400 Kontrollpersonen, das bedeutet jedoch nicht, dass die Prävalenz 33 Prozent beträgt, oder

$$\frac{200}{200 + 400}$$

Die Entscheidung, wie viele Kontrollpersonen pro Fall bei einer Fall-Kontroll-Studie auszuwählen sind, liegt ganz bei dem Untersucher und ist rein willkürlich. In diesem Beispiel etwa hätte der Untersucher 200 Fälle und 200 Kontrollen wählen können (1 Kontrolle pro Fall) oder 200 Fälle und 800 Kontrollpersonen (4 Kontrollen pro Fall). Da der Anteil der Fälle an der gesamten Studienbevölkerung durch das Verhältnis der Zahl der Kontrollpersonen pro Fall festgelegt ist, dieses Verhältnis aber von dem Untersucher bestimmt

wird, spiegelt dieser Anteil natürlich nicht die wahre Prävalenz der Krankheit in der Bevölkerung wider. An dieser Stelle sollten wir betonen: *Das wichtigste Kennzeichen der Fall-Kontroll-Studie besteht darin, dass sie mit erkrankten Personen (Fälle) beginnt und diese mit Gesunden (Kontrollpersonen) vergleicht.* Damit unterscheidet sie sich von dem Design der Kohortenstudie, welches im 8. Kapitel besprochen wurde, bei dem von einer Gruppe exponierter Personen ausgegangen wird und diese verglichen werden mit nicht-exponierten Personen. Manche Menschen haben die falsche Vorstellung, der Unterschied zwischen den beiden Studiendesigns läge darin, dass Kohortenstudien in die Zukunft reichten und sich Fall-Kontroll-Studien auf die Vergangenheit bezögen. Diese Unterscheidung ist nicht korrekt. In der Tat ist der Begriff *retrospektiv* für Fall-Kontroll-Studien unglücklich gewählt, denn er erweckt den falschen Eindruck, dass die Zeit das Unterscheidungsmerkmal zwischen Fall-Kontroll-Studien und Kohortenstudien sei. Was die beiden Studien unterscheidet, ist die Frage, ob die Studie von Kranken und Gesunden ausgeht (Fall-Kontroll-Studie) oder von Exponierten und Nicht-Exponierten (Kohortenstudie).

Tabelle 9–3. Genuss von künstlichen Süßstoffen in der Anamnese bei Blasenkrebs-Fällen und Kontrollpersonen

Genuss von künstlichen Süßstoffen	Fälle	Kontrollen
Jemals	1.293	2.455
Niemals	1.707	3.321
Gesamt	3.000	5.776

From Hoover RN, Strasser PH: Artificial sweeteners and human bladder cancer: Preliminary results. Lancet 1:837–840, 1980.

Tabelle 9–3 zeigt die Ergebnisse einer Fall-Kontroll-Studie, die einen möglichen Zusammenhang zwischen künstlichen Süßstoffen und Blasenkrebs untersuchen sollte. Sie umfasste 3.000 Fälle von Blasenkrebs und 5.776 Kontrollen ohne Blasenkrebs. Warum diese seltsame Zahl von Kontrollpersonen? Die wahrscheinlichste Erklärung ist, dass 2 Kontrollpersonen pro Patient geplant waren (also 6.000 Kontrollpersonen), aber einige dieser Personen nicht teilnahmen. Von den 3.000 Fällen hatten 1.293 künstliche Süßstoffe benutzt (43,1 Prozent), von den 5.776 Kontrollpersonen hatten

2.455 Personen künstliche Süßmittel konsumiert (42,5 Prozent). Diese Anteile liegen dicht beieinander und die Untersucher konnten die Ergebnisse aus Tierversuchen nicht bestätigen, die eine große Diskussion ausgelöst hatten und die staatliche Regulierungspolitik deutlich beeinflussten.

Eine der ersten Studien über Rauchen und Lungenkrebs wurde von Sir Richard Doll und Bradford Hill geleitet. (Sir Richard Doll ist ein international bekannter Epidemiologe, der für seine wissenschaftliche Arbeit zum Ritter geschlagen bzw. geadelt wurde, eine Ehrung, die nur allzu selten Epidemiologen zuteil wird!). Tabelle 9–4 zeigt Daten aus dieser Studie von 1.357 Männern mit Lungenkrebs und 1.357 Kontrollpersonen – angeordnet nach der durchschnittlichen Zahl gerauchter Zigaretten pro Tag während der 10 Jahre, die der aktuellen Erkrankung vorausgingen. Wir sehen, es befinden sich in der Kontrollgruppe nur wenige starke Raucher und nur sehr wenige Nichtraucher in der Gruppe der Lungenkrebspatienten, ein Befund, der eine Beziehung zwischen Rauchen und Lungenkrebs deutlich nahe legt. Im Gegensatz zum vorhergehenden Beispiel, wird hier die Exposition nicht nur dichotom unterschieden (exponiert oder nicht-exponiert), sondern die Expositionsdaten werden nach Dosierungen stratifiziert, entsprechend der Anzahl gerauchter Zigaretten pro Tag. Viele der Expositionen in der Umwelt, mit denen wir uns heute beschäftigen, sind keineswegs Alles-oder-Nichts-Expositionen. Daher ist es wichtig, Analysen und Studien durchführen zu können, die die Dosis einer Exposition berücksichtigen.

AUSWAHL VON FÄLLEN UND KONTROLLPERSONEN

Auswahl von Fällen

Bei einer Fall-Kontroll-Studie können Fälle aus einer Vielzahl von Quellen ausgewählt werden. Dazu gehören Krankenhauspatienten, Patienten aus dem Niedergelassenenbereich oder aus Fachkliniken. Viele Staaten unterhalten Patientenregister zu bestimmten Erkrankungen, wie Krebs etwa, und solche Register können für die Auswahl von Fällen wertvoll sein.

Tabelle 9–4. Verteilung von 1.357 männlichen Lungenkrebspatienten und einer männlichen Kontrollgruppe nach durchschnittlichem Zigarettenkonsum pro Tag über 10 Jahre vor Eintreten der aktuellen Erkrankung

Zigaretten pro Tag im Durchschnitt	Lungenkrebspatienten	Kontrollgruppe
0	7	61
1–4	55	129
5–14	489	570
15–24	475	431
25–49	293	154
>50	38	12
Gesamt	1.357	1.357

From Doll R, Hill AB: A study of the aetiology of carcinoma of the lung. Br Med J 2:1271–1286, 1952. Published by BMJ Publishing Group.

Bei der Auswahl von Fällen für Fall-Kontroll-Studien sind einige Dinge zu berücksichtigen. Werden Fälle aus nur einem Krankenhaus gewählt, können dabei entdeckte Risikofaktoren einzigartig für dieses Haus sein – in Folge von speziellen Vorgehensweisen bei der Patienteneinweisung oder anderer Faktoren. Diese Ergebnisse sind dann nicht auf alle Patienten mit einer bestimmten Krankheit übertragbar. Wenn folglich Krankenhausfälle untersucht werden sollen, ist es wünschenswert, diese Fälle aus verschiedenen Krankenhäusern eines Bundes-Staates auszuwählen. Handelt es sich bei dem Krankenhaus um eine Einrichtung, die nur schwerstkranke Patienten betreut, können identifizierte Risikofaktoren lediglich bei Schwerstkranken zu finden sein. In jedem Fall ist es unabdingbar, dass in Fall-Kontroll-Studien, genauso wie bei randomisierten Studien, die Einschlusskriterien sorgfältig definiert und schriftlich festgehalten werden.

Inzidenz- oder Prävalenzfälle

Eine wichtige Vorüberlegung bei Fall-Kontroll-Studien besteht darin, ob „inzidente Fälle" einer Erkrankung verwendet werden sollen – also neu diagnostizierte Fälle – oder prävalente Fälle dieser Erkrankung – d. h. Personen, die seit einer geraumen Zeit erkrankt sein können. Das Problem bei der Verwendung von Inzidenzfällen ist, das wir oft darauf warten müssen, bis ein neuer Fall diagnostiziert wird. Wenn wir demgegenüber Prävalenzfälle untersuchen, die bereits diagnostiziert wurden, steht uns häufig eine größere Zahl von Fällen für unsere Studie zur Verfügung. Trotz dieses praktischen Vorteils bei der Verwendung von Prävalenzfällen, ist es jedoch im Allgemeinen vorzuziehen, Inzidenzfälle für Fall-Kontroll-Studien zur Ätiologie einer Erkrankung zu benutzen. Der Grund hierfür: jeder Risikofaktor, den wir möglicherweise in einer Studie mit Prävalenzfällen finden, könnte eher einen Zusammenhang aufzeigen zu dem *Überleben* mit der Krankheit als zu der Entstehung der Krankheit (Inzidenz). Wenn beispielsweise die Mehrzahl der Erkrankten kurz nach der Diagnose versterben sollte, werden diese Patienten in einer Studie mit prävalenten Fällen unterrepräsentiert sein, wohingegen eher Langzeitüberlebende im Studienkollektiv zu finden sein werden. Dieses Kollektiv würde somit eine nichtrepräsentative Fallgruppe darstellen und jeglicher Risikofaktor, der sich aus der Studie ergeben sollte, wäre kein allgemeines Merkmal aller Patienten mit einer bestimmten Krankheit, sondern vielmehr eines von Überlebenden. Selbst wenn wir nur inzidente Fälle (Patienten, bei denen vor kurzem eine Krankheit diagnostiziert wurde) in eine Fall-Kontroll-Studie einschließen, werden wir selbstverständlich all die Patienten außer Acht lassen, die vor der Diagnosestellung verstarben. Für dieses Problem, wie für manche anderen bei der Auswahl von Fällen gibt es keine einfache Lösung, aber es ist wichtig, sich diese Fragen vor Augen zu führen, wenn wir schließlich die Daten interpretieren und aus der Studie Schlussfolgerungen ziehen wollen. An dieser Stelle ist es von entscheidender Bedeutung, mögliche Auswahl-Verzerrungen (selection-biases) zu berücksichtigen, die durch das Studiendesign und die Durchführung der Studie eingeflossen sein könnten.

Auswahl der Kontrollpersonen

Im Jahr 1929 führte Raymond Pearl, Professor für Biostatistik an der Johns-Hopkins-Universität in Baltimore, eine Studie durch, um die Hypothese zu prüfen, dass Tuberkulose (Tb) vor Krebs schützen könne.[4] Von 7.500 aufeinanderfolgenden Autopsien am Johns-Hopkins-Hospital fand Pearl 816 Krebsfälle. Daraufhin stellte er eine Kontrollgruppe von 816 Patienten aus den übrigen Autopsien zusammen und berechnete die Prozentzahl der Fälle und der Kontrollen, die in der Autopsie einen Tb-Befund aufwiesen. Pearls Befunde sind in Tabelle 9–5 zusammengefasst. Von den 816 autopsierten Patienten mit Krebs hatten 54 eine Tb (6,6 Prozent), während von den 816 Kontrollpatienten ohne Krebs 133 an einer Tb erkrankt waren (16,3 Prozent).

Tabelle 9–5. Zusammenfassung der Daten aus Pearls Studie zu Krebs und Tuberkulose

	Fälle mit Krebs	Kontrollen (ohne Krebs)
Gesamtzahl an Autopsien	816	816
Anzahl (%) an Autopsien mit Tuberkulose	54 (6,6)	135 (16,3)

From Pearl R: Cancer and tuberculosis. Am J Hyg 9:97–159, 1929.

Ausgehend von dem Befund, dass die Tuberkuloseprävalenz in der Kontrollgruppe (kein Krebsbefund) wesentlich höher lag als in der Fallgruppe (Krebsbefund), folgerte Pearl, dass der Tuberkulose eine antagonistische oder protektive Wirkung beim Krebs zukommen müsse. War Pearls Folgerung gerechtfertigt? Die Antwort auf diese Frage hängt davon ab, ob die Kontrollgruppe adäquat war. Läge die Tb-Prävalenz der Nicht-Krebspatienten ähnlich hoch wie die aller Menschen, die nicht an Krebs erkrankt sind, wäre seine Schlussfolgerung richtig. Dies war jedoch nicht der Fall. Als die Studie durchgeführt wurde, war Tuberkulose einer der Hauptgründe für die Einweisung in das Johns-Hopkins-Krankenhaus. Also suchte sich Pearl versehentlich für die krebsfreie Kontrollgruppe Patienten aus einem Kollektiv aus, bei denen eine Tb diagnostiziert worden war, oder die zur Behandlung der Tb eingewiesen worden waren. Pearl dachte, die Tuberkuloserate in der Kontrollgruppe entspräche der zu erwartenden Tuberkuloseverbreitung in der Allgemeinbevölkerung. Doch durch seine Auswahl der Kontrollpersonen aus einem mit Tb-Patienten stark belasteten Kollektiv erhielt er keine repräsentative Gruppe. Er verglich somit die Prävalenz der Tb in einer Gruppe von Krebspatienten mit der Tb-

Prävalenz in einer Gruppe mit vielen bereits als Tb-krank diagnostizierten Patienten. Natürlich war seine Schlussfolgerung auf der Grundlage dieser Daten nicht richtig. Wie hätte Pearl dieses Problem in seiner Studie lösen können? Anstatt seine Krebspatienten mit einer Gruppe von allen übrigen Autopsierten zu vergleichen, hätte er diese mit Patienten vergleichen können, die aufgrund irgendeiner speziellen Diagnose außer Krebs (und Tuberkulose) eingewiesen worden waren. Tatsächlich wiederholten einige Jahre später Carlson und Bell[5] Pearls Studie, verglichen aber dabei die Gruppe der Krebspatienten mit Patienten, die an einem Herzleiden im Johns-Hopkins-Krankenhaus verstorben waren. Sie fanden in der Autopsie keine Unterschiede der Tuberkuloseprävalenz zwischen den beiden Gruppen. (Interessanterweise wird heute, trotz der methodologischen Schwächen der Pearl'schen Studie, der BCG-Impfstoff [Bacille Calmette-Guérin] als eine Art Immuntherapie bei verschiedenen Krebserkrankungen eingesetzt.)

Das Problem von Pearls Studie veranschaulicht die Herausforderung, die richtigen Kontrollpersonen für Fall-Kontroll-Studien auszuwählen. Dies ist eine der schwierigsten Aufgaben in der Epidemiologie. Die Herausforderung besteht darin: Wenn wir eine Fall-Kontroll-Studie durchführen und dabei herausfinden, dass die Exposition häufiger bei den Fällen als bei den Kontrollpersonen vorhanden ist, wollen wir daraus folgern, dass ein Zusammenhang zwischen der Exposition und der uns interessierenden Krankheit besteht. Die Art, wie die Kontrollen ausgewählt wurden, bestimmt in großem Maße, ob diese Schlussfolgerung gültig ist. Eine grundlegende konzeptuelle Frage im Hinblick auf die Auswahl der Kontrollpersonen lautet: Sollten die Kontrollpersonen in jeder Hinsicht – ausgenommen der zu untersuchenden Krankheit – den „Fällen" ähneln oder sollten sie für sämtliche nicht erkrankte Personen in der Bevölkerung repräsentativ sein, aus der die Fälle stammen? Diese Frage führte zu heftigen Diskussionen, doch schließlich sind die Eigenschaften der nicht erkrankten Menschen in der Bevölkerung, aus der die Fälle gewählt wurden, häufig nicht bekannt, da die Bezugspopulation nicht genau definiert sein wird. Betrachten Sie beispielsweise eine Fall-Kontroll-Studie mit Fällen von Krankenhauspatienten. Wir möchten die Bezugsbevölkerung bestimmen, aus der die Fälle stammen, um dann Stichproben aus dieser Bevölkerung für die Auswahl von Kontrollpersonen ziehen zu können. Unglücklicherweise ist es gewöhnlich schwierig oder unmöglich, eine solche Referenz- oder Bezugsbevölkerung für Krankenhauspatienten ausfindig zu machen. Patienten, die in ein Krankenhaus eingewiesen wurden, können in der unmittelbaren Nachbarschaft leben, können aus der gleichen Stadt aber auch von weiter her kommen oder aus einer anderen Stadt oder einem anderen Land eingewiesen worden sein. Unter diesen Umständen ist es eigentlich unmöglich, eine spezifische Bezugsbevölkerung zu bestimmen, aus der die Fälle stammen, oder aus der wir Kontrollpersonen rekrutieren könnten. Dennoch wollen wir unsere Studie so konzipieren, dass, wenn wir am Ende einen Unterschied in der Expositionsanamnese zwischen Fällen und Kontrollpersonen gefunden haben sollten, wir mit einiger Sicherheit davon ausgehen können, dass keine größeren Gruppenunterschiede unsere Schlussfolgerungen beeinträchtigen werden.

Woher nehmen wir Kontrollpersonen?

Kontrollpersonen können nicht-hospitalisierte Menschen aus der Bevölkerung sein oder Krankenhauspatienten, die wegen einer anderen Krankheit eingewiesen wurden als die Fälle.

Nicht-hospitalisierte Personen als Kontrollpersonen

Nicht-hospitalisierte Kontrollpersonen können aus verschiedenen Bereichen der Bevölkerung ausgesucht werden. Im Idealfall würde eine Zufallsstichprobe aus der Gesamtbevölkerung gezogen, doch ist dies in der Praxis kaum möglich. Andere Quellen sind in Schulregistern, Rekrutenlisten und den Daten von Versicherungen zu sehen. Eine weitere Möglichkeit besteht darin, eine Kontrollperson für jeden Fallpatienten aus einer bestimmten Wohngegend zu wählen, wie etwa die Gegend, in der der Fall wohnt. Solche Kontrollpersonen aus der Nachbarschaft werden seit vielen Jahren eingesetzt. Hierbei werden die Interviewer instruiert, ausgehend vom Wohnhaus eines Falles, in eine bestimmte Richtung an einer bestimmten Zahl von Häuser vorbei zu gehen und dann den ersten Haushalt aufzusuchen, in dem eine geeignete Kontrollperson wohnt.

Wegen zunehmender Sicherheitsprobleme in bestimmten Gegenden US-amerikanischer Städte werden jedoch viele Menschen keinem Interviewer die Tür öffnen. Trotzdem ist dieses von Tür-zu-Tür-Gehen in vielen Ländern, insbesondere in Entwicklungsländern, ein idealer Ansatz, um Kontrollpersonen gewinnen zu können. Aufgrund der Schwierigkeiten in den USA, Kontrollen aus der Nachbarschaft zu rekrutieren, wird eine alternative Methode genutzt: die Zufallswahl von Telefonnummern. Da im Allgemeinen Gegenden und Bezirken bestimmte Nummern zugeordnet sind, kann die 7-stellige Telefonnummer eines Falles, von der die drei ersten Zahlen für das Amt der Gegend stehen, dazu verwendet werden, die Telefonnummer einer Kontrollperson auszuwählen, indem die ersten drei gleichen Nummern für das Amt und nach dem Zufallsprinzip die übrigen 4 Nummern gewählt werden. In vielen Entwicklungsländern ist dieses Vorgehen nicht praktikabel, da nur Regierungsbüros und Niederlassungen von Firmen ein Telefon besitzen. Ein weiterer Ansatz für die Wahl einer Kontrollperson ist die *Bester-Freund-Kontrollperson*. Ein Fall wird nach dem Namen seines besten Freundes gefragt, der normalerweise eher an der Studie teilnimmt, wenn er weiß, dass sein Freund ebenfalls teilnimmt. Eine auf diese Weise ausgewählte Kontrollperson wird dem Fall eher ähneln was Alter und viele andere demographische und soziale Merkmale betrifft. Manchmal wird es hilfreich sein, einen Ehepartner oder ein Geschwister als Kontrollperson zu verwenden; mit Geschwistern haben wir eine gewisse Kontrolle über genetische Unterschiede zwischen dem Fallpatienten und der Kontrollperson.

Krankenhauspatienten als Kontrollpersonen

Häufig werden Krankenhauspatienten als Kontrollpersonen eingesetzt, da sie eine „gefangene Population" darstellen und eindeutig identifiziert sind. Relativ gesehen sollte es daher kostengünstiger sein, eine Studie mit diesen Kontrollpersonen durchzuführen. Doch wie bereits besprochen, stellen sie eine Stichprobe aus einer unscharf definierten Bezugspopulation dar, die im Allgemeinen nicht genau charakterisiert werden kann. Darüber hinaus unterscheiden sich Krankenhauspatienten von der übrigen Allgemeinbevölkerung. So ist zum Beispiel bekannt, dass die Prävalenz des Zigarettenrauchens bei Krankenhauspatienten höher liegt als bei der Allgemeinbevölkerung. Viele der Einweisungsdiagnosen stehen im Zusammenhang mit dem Rauchen. Angesichts der Tatsache, dass wir im Allgemeinen die Referenzbevölkerung nicht näher bestimmen können, aus der Fälle von Krankenhauspatienten stammen, besteht doch ein gewisser Reiz darin, Fälle aus einem Krankenhaus mit Patienten aus demselben Haus als Kontrollpersonen zu vergleichen, da beide wahrscheinlich aus der gleichen Bezugsbevölkerung kommen (Abb. 9–2). Das heißt: Ganz gleich, welche Faktoren die Einweisung der Fallpatienten in ein bestimmtes Krankenhaus beeinflusst haben: sie beeinflussen ebenfalls die Kontrollpersonen. Gleichwohl können sich die Einweisungsmuster bei den verschiedenen Abteilungen eines Krankenhauses unterscheiden, so dass diese Annahme fraglich erscheint. Bei der Verwendung von Krankenhauspatienten stellt sich die Frage, ob man alle in ein Haus eingewiesene Patienten (mit einer anderen Diagnose als die der Fälle) in die Kontrollgruppe aufnehmen soll oder nur Patienten mit einer be-

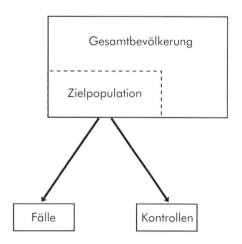

Abbildung 9–2. Ganz gleich, welche Faktoren die Einweisung des Fallpatienten in ein bestimmtes Krankenhaus beeinflusst haben: Die gleichen Faktoren beeinflussen ebenfalls die Einweisung der Kontrollperson.

stimmten „anderen" Diagnose. Wenn wir nach spezifischen Diagnosegruppen auswählen wollen: Nach welchen Gesichtspunkten wählen wir diese Gruppen und schließen andere aus?

Es mag zwar verlockend sein, Kontrollpatienten aus einer Krankheitsgruppe zu wählen, die mit dem zu untersuchenden verdächtigten Kausalfaktor nicht in Verbindung steht. Doch ist hier das Problem, dass diese Kontrollen kaum repräsentativ für die Bezugsbevölkerung sein dürften. Welche Diagnosegruppen für die Rekrutierung von Kontrollpersonen geeignet sind und welche nicht, ist eine wichtige Frage. Stellen wir uns vor, wir führten eine Studie zu Lungenkrebs und Rauchen durch: Wir wählen als Fälle Patienten aus, die wegen Lungenkrebs in ein Krankenhaus eingewiesen wurden und als Kontrollen würden wir Emphysempatienten aus diesem Haus verwenden. Welche Schwierigkeit ginge damit einher? Da wir wissen, dass ein starker Zusammenhang zwischen Rauchen und Emphysem besteht, wären bei unseren Kontrollpersonen eine ganze Reihe von Rauchern vertreten. Daher wäre eine mögliche Beziehung zwischen Rauchen und Lungenkrebs in dieser Studie nicht erkennbar. Denn wir hätten eine Kontrollgruppe ausgesucht, in der ebenfalls eine überdurchschnittlich hohe Raucher-Prävalenz besteht. Folglich sollten wir Patienten aus der Kontrollgruppe ausschließen, bei denen „Raucher-Diagnosen" vorliegen: KHK, Blasen- und Pankreaskrebs sowie Emphysem. Durch Ausschluss dieser Diagnosen würden wir eine Gruppe erhalten, in der Raucher weniger stark vertreten sind. Das Ausschlussverfahren wird sich jedoch als ein kompliziertes Unterfangen gestalten. Alternativ können wir auf den Ausschluss in unserem Studiendesign verzichten und stattdessen die Ergebnisse und Daten am Ende der Studie getrennt für jede Diagnosegruppe unserer Kontrollgruppe analysieren.

Schwierigkeiten bei der Auswahl von Kontrollpersonen

Das folgende Beispiel demonstriert das Problem des Ausschlusses bei der Auswahl von Kontrollen.

Im Jahr 1981 stellten MacMahon et al.[6] eine Fall-Kontroll-Studie über Pankreaskrebs vor. Die Fälle waren Patienten mit der histologisch gesicherten Diagnose eines Pankreaskarzinoms, die zwischen 1974 und 1979 in einem von 11 Krankenhäusern in Boston und Rhode Island behandelt worden waren. Die Kontrollpersonen wurden unter den stationären Patienten ausgewählt, die zur gleichen Zeit wie die Fallpatienten eingewiesen wurden, und die von denselben diensthabenden Ärzten aufgenommen worden waren wie die Fallpatienten. Als ein Ergebnis dieser Studie berichteten die Untersucher, dass eine deutliche, dosisabhängige Beziehung zwischen Kaffeekonsum und Bauchspeicheldrüsenkrebs besteht, insbesondere bei Frauen (Tabelle 9–6).

Wenn ein solcher Zusammenhang beobachtet wird, ist es schwierig zu ermitteln, ob die Krankheit durch das Kaffeetrinken *verursacht* wird oder von irgendeinem anderen Faktor, der eng mit dem Kaffeekonsum verknüpft ist. Das Rauchen ist als ein Risikofaktor des Pankreaskarzinoms bekannt und Kaffeetrinken und Zigarettenrauchen gehen Hand in Hand (man wird selten einen Raucher finden, der keinen Kaffee trinkt): Beobachteten MacMahon und auch andere nun einen Zusammenhang zwischen Kaffeekonsum und Krebs, weil der Kaffee das Karzinom verursachte oder weil Kaffeetrinken mit Zigarettenrauchen in Verbindung steht und Rauchen ein bekannter Risikofaktor des Pankreaskarzinoms ist? Da die Autoren dieses Problem erkannten, stratifizierten sie die Daten nach den Raucheranamnesen. Die Beziehung zum Kaffeekonsum fand sich sowohl bei aktiven Rauchern als auch bei Patienten, die noch nie geraucht hatten (Tabelle 9–7). Dieser Bericht fand großes Interesse bei Wissenschaftlern wie Laien, insbesondere unter den Kaffeeherstellern. Angesichts der Vielzahl von Menschen, die Kaffee ausgesetzt sind, hätte dieser Zusammenhang, so er denn wahr ist, weitreichende Folgen für die öffentliche Gesundheit. Untersuchen wir nun das Design dieser Studie. Fälle waren weiße Patienten mit Pankreaskrebs in einem von 11 Krankenhäusern in Boston oder Rhode Island. Die Kontrollpersonen sind hierbei von besonderem Interesse: Dies waren Patienten mit anderen Krankheiten, die von denselben Ärzten aufgenommen wurden wie die Fälle. Das bedeutet: Wann immer ein Fall bestimmt worden war, wurde der diensthabende Arzt gefragt, ob ein anderer seiner Patienten, der

Tabelle 9–6. Verteilung von Fällen und Kontrollen nach Kaffeekonsum und Schätzwerte der Risikoverhältnisse

Geschlecht	Kategorie	Kaffeekonsum (Tassen/Tag)				Gesamt
		0	1–2	3–4	≥5	
M	Anzahl Fälle	9	94	53	60	216
	Anzahl Kontrollen	32	119	74	82	307
	Adjustiertes Relatives Risiko*	1,0	2,6	2,3	2,6	2,6
	95%-Konfidenzintervall	–	1,2–5,5	1,0–5,3	1,2–5,8	1,2–5,4
W	Anzahl Fälle	11	59	53	28	151
	Anzahl Kontrollen	56	152	80	48	336
	Adjustiertes Relatives Risiko*	1,0	1,6	3,3	3,1	2,3
	95%-Konfidenzintervall	–	0,8–3,4	1,6–7,0	1,4–7,0	1,2–4,6

* Chi-Quadrat (Mantel-Extension) mit gleichgroßen Zahlenabständen, adjustiert nach Alter in Jahrzehnten: 1,5 bei Männern; 13,7 bei Frauen: Mantel-Haenszel-Schätzer der Risikoverhältnisse adjustiert nach Alterskategorien in Jahrzehnten. Bei allen Vergleichen dienten Personen, die noch nie Kaffee getrunken hatten, als Referenzgruppe.
From MacMahon B, Yen S, Trichopoulos D et al.: Coffee and cancer of the pancreas. N Engl J Med 304:630–633, 1981.

zur gleichen Zeit wegen einer anderen Erkrankung aufgenommen worden war, als Kontrollperson interviewt werden könnte. Diese ungewöhnliche Methode der Auswahl von Kontrollpersonen hatte einen praktischen Vorteil. Eines der größten Hindernisse, Krankenhauspatienten für eine Teilnahme als Kontrollperson in einer Fall-Kontroll-Studie zu gewinnen, besteht darin, dass die Erlaubnis seitens des diensthabenden Arztes erforderlich ist, bevor Patienten kontaktiert werden dürfen. Ärzte sind häufig nicht motiviert, ihre Patienten als Kontrollpersonen verwenden zu lassen, da diese Patienten nicht die im Mittelpunkt der Studie stehende Krankheit haben. Indem nun Ärzte befragt wurden, die ihre Zustimmung bereits für Patienten mit Pankreaskarzinomen gegeben hatten, stieg die Wahrscheinlichkeit, dass auch Patienten mit anderen Erkrankungen die Erlaubnis erteilt wurde, als Kontrollen an der Studie teilzunehmen. Zog diese praktische Entscheidung irgendwelche Probleme nach sich? Die Frage, der die Untersucher auf den Grund gehen wollten,

Tabelle 9–7. Schätzwerte des Relativen Risikos* für Pankreaskrebs in Verbindung mit Kaffee- und Zigarettenkonsum

Raucherstatus	Kaffeekonsum			Gesamt**
	0	1–2	≥3	
Nie geraucht	1,0	2,1	3,1	1,0
Ex-Raucher	1,3	4,0	3,0	1,3
Raucher	1,2	2,2	4,6	1,2
Gesamt**	1,0	1,8	2,7	(0,9–1,8)
		(1,0–4,7)	(1,6–4,7)	

* Die Referenz bildet die Gruppe derer, die weder raucht noch Kaffee trinkt. Schätzwerte sind adjustiert nach Geschlecht und Alter in Jahrzehnten.
** Die Werte sind – zusätzlich zu Alter und Geschlecht – nach den anderen Variablen standardisiert; sie werden in Beziehung zu der niedrigsten Kategorie jeder Variablen ausgedrück. Die Werte in Klammern sind 95%-Konfidenzintervalle der adjustierten Schätzwerte.
From MacMahon B, Yen S, Trichopoulos D et al.: Coffee and cancer of the pancreas. N Engl J Med 304:630–633, 1981.

lautete: Tranken Patienten mit Pankreaskarzinomen mehr Kaffee als Menschen ohne Krebs in derselben Bevölkerung? MacMahon und Mitarbeiter fanden heraus, dass die Menge des Kaffeekonsums bei den Fällen größer war als bei den Kontrollen (Abb. 9–3). Die Untersucher würden nun gerne beweisen, dass die bei den Kontrollen beobachtete Menge des Kaffeekonsums dem der Gesamtbevölkerung ohne Krebs entspricht. Somit würden die Fälle einem *exzessiven* Kaffeegenuss frönen. Die Schwierigkeit hierbei ist aber: Welche Ärzte werden am ehesten Patienten mit Pankreaskrebs in ein Krankenhaus einweisen? Diese sind überwiegend Gastroenterologen. Viele der übrigen von ihnen eingewiesenen Patienten (die als Kontrollen dienten) hatten ebenfalls gastrointestinale Beschwerden, wie Ösophagitis und peptische Ulzera. So könnten Patienten, die in dieser Studie als Kontrollen dienten, ihren Kaffeekonsum gedrosselt haben, entweder, weil es der Hausarzt vorgeschrieben hatte oder sie gemerkt hatten, dass sich die Beschwerden bessern, wenn sie weniger Kaffee trinken. Wir können nicht annehmen, dass die Höhe des Kaffeekonsums der Kontrollpersonen repräsentativ für den zu erwartenden Kaffeekonsum in der Bevölkerung ist; deren Kaffeeverbrauch könnte abnorm niedrig liegen. Daher muss die beobachtete Differenz im Kaffeekonsum zwischen Patienten mit Pankreaskrebs und Kontrollpatienten nicht notwendigerweise daraus resultieren, dass die Fälle mehr Kaffee als erwartet tranken, sondern vielmehr aus einem geringeren Kaffeekonsum der Kontrollpersonen (Abb. 9–4). MacMahon und Mitarbeiter wiederholten anschließend ihre Analyse, trennten aber in der Kontrollgruppe die Patienten mit gastrointestinalen Beschwerden von den Patienten mit an-

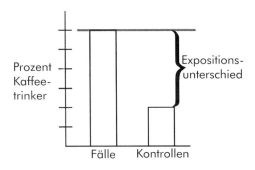

Abbildung 9–3. Interpretation der Ergebnisse einer Fall-Kontroll-Studie zu Kaffeekonsum und Pankreaskrebs.

deren Leiden. Dabei fanden sie, dass das Risiko in Verbindung mit Kaffeetrinken tatsächlich erhöht war, wenn der Vergleich mit Kontrollpatienten angestellt wurde, die gastrointestinale Beschwerden hatten. Diese Beziehung zwischen Kaffeetrinken und Pankreaskrebs bestand auch dann noch, allerdings auf einem niedrigeren Niveau, wenn mit Kontrollpersonen verglichen wurde, die keine Magen-Darm-Leiden hatten. Einige Jahre später berichteten Hsieh et al. von einer neuen Studie, die versuchte, diese Resultate zu wiederholen; sie konnte die ursprünglichen Befunde nicht stützen.[7]

Zusammenfassend lässt sich sagen: Wenn ein Unterschied in der Exposition zwischen Fällen und Kontrollpersonen beobachtet wird, müssen wir uns fragen, ob das beobachtete Niveau der Exposition, der die Kontrollpersonen ausgesetzt waren, dem in der Gesamtbevölkerung erwarteten Niveau entspricht; oder ob – vielleicht aufgrund des Auswahlverfahrens – die Kontrollen möglicherweise einem ungewöhnlich niedrigen Exposi-

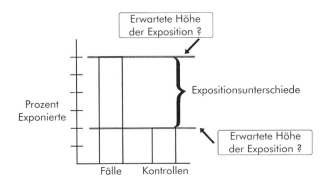

Abbildung 9–4. Interpretation der Ergebnisse aus Fall-Kontroll-Studien: Wo liegt das erwartete Expositionsniveau?

...ionsniveau ausgesetzt waren und damit nicht für die Bevölkerung, in der die Studie durchgeführt wurde, repräsentativ sind.

MATCHING

Eine Hauptschwierigkeit bei der Durchführung einer Fall-Kontroll-Studie besteht darin, dass sich Fälle und Kontrollen in Eigenschaften und Expositionen unterscheiden könnten, auf die die Studie eigentlich nicht abzielt. Wenn sich herausstellt, dass mehr Fälle als Kontrollpersonen einer Exposition ausgesetzt waren, stellt sich die Frage, ob der beobachtete Zusammenhang durch Unterschiede zwischen Fällen und Kontrollpersonen bedingt sein könnte, die nicht in Verbindung mit der zu untersuchenden Exposition stehen. Wenn zum Beispiel herausgefunden wurde, dass mehr Fälle als Kontrollpersonen einer Exposition ausgesetzt waren und die meisten Fälle arm sind, die Kontrollpersonen aber größtenteils wohlhabend, wüssten wir nicht, ob die betreffende Krankheit durch die zu erforschende Exposition verursacht wurde oder durch Faktoren, die mit Armut einhergehen. Um eine solche Situation zu umgehen, würden wir sicherstellen, dass die Verteilung nach dem sozio-ökonomischen Status in der Fall- und Kontrollgruppe gleich ist, so dass ein Unterschied bei der Exposition am ehesten ausschlaggebend ist, und Krankheit oder Gesundheit nicht durch Unterschiede des sozio-ökonomischen Status bedingt sind. Ein Ansatz, um dieses Problem beim Design und bei der Durchführung einer Studie zu lösen, besteht darin, Fälle und Kontrollpersonen zu matchen – also zueinander passende Paare zu bilden – und zwar nach Gesichtspunkten, die wir für wichtig halten, wie etwa die Höhe des Einkommens im vorhergehenden Beispiel. *Paarbildung (Matching)* ist definiert als das Auswahlverfahren für Kontrollpersonen, so dass sie in bestimmten Merkmalen mit den Fällen übereinstimmen, wie Alter, Geschlecht, Rasse, sozio-ökonomischer Status und Beruf. Matching kann auf zwei Arten erfolgen: als 1. Matching von Gruppen und 2. individuelles Matching.

Gruppen-Matching

Beim *Gruppen-Matching* (engl. *group matching* oder *frequency matching*) werden die Kontrollpersonen so ausgewählt, dass der Anteil der Personen mit einem bestimmten Merkmal identisch ist mit dem Anteil der Fälle mit dem gleichen Merkmal. Wenn also 25 Prozent der Fälle verheiratet sind, werden die Kontrollpersonen so ausgesucht, dass 25 Prozent dieser Gruppe ebenfalls verheiratet sind. Diese Art der Auswahl macht es im Allgemeinen erforderlich, dass die Fälle zuerst ausgewählt werden. Nachdem die Anteile, von denen bestimmte Merkmale in der Fallgruppe vertreten sind, berechnet wurden, wird eine Kontrollgruppe ausgewählt, in der diese Merkmale zu gleichen Teilen wie in der Fallgruppe vorhanden sind.

Individuelles Matching

Die zweite Form des Matching ist das *individuelle Matching* (oder engl. *matched pairs*). Jedem für die Studie ausgewählten Fall wird eine Kontrollperson zur Seite gestellt, die in einem bestimmten oder in mehreren Merkmalen mit dem Fall übereinstimmt. Wenn also beispielsweise der erste Fall, der in die Studie aufgenommen wird, eine 45-jährige weiße Frau ist, werden wir eine 45-jährige weiße weibliche Kontrollperson suchen. Wenn der zweite Fall ein 24-jähriger Schwarzer ist, werden wir als Kontrollperson ebenfalls einen 24-jährigen Schwarzen auswählen. Bei dieser Form der Auswahl erhalten wir passende Fall-Kontroll-Paare; das heißt, dass jedem Fall eine individuell passende Kontrollperson zugeordnet wird. Die Bedeutung dieser Auswahlmethode von Kontrollpersonen für die Einschätzung des Überschussrisikos wird im 10. Kapitel besprochen werden. Das individuelle Matching wird häufig bei Fall-Kontroll-Studien mit Krankenhauspatienten angewendet. Der Grund hierfür ist eher praktischer denn theoretischer Natur. Sagen wir, dass Alter und Geschlecht als wichtige Variablen betrachtet werden und es somit für wichtig gehalten wird, dass Fälle und Kontrollen in diesen Merkmalen vergleichbar sind. Dann ist es im Allgemeinen unpraktisch, in einen Pool von Krankenhauspatienten einzutauchen und dort nach Personen eines bestimmten Alters und Geschlechts zu fischen. Einfacher ist es, erst einen Fall auszusuchen und dann den nächsten eingewiesenen Patienten zu nehmen, der zu dem Fall nach Alter und Geschlecht passt. Also ist individuelles Matching äußerst zweckdienlich bei Studien, in denen Krankenhauspatienten als Kontrollen verwendet werden. Welche Probleme bestehen beim Matching? Es gibt zwei Arten von Schwierigkeiten: praktische und konzeptuelle.

1. *Praktische Schwierigkeiten beim Matching*: Wenn versucht wird, nach zu vielen Merkmalen zu „matchen", wird es schwierig oder unmöglich, eine passende Kontrollgruppe zu finden. Nehmen wir zum Beispiel an, es wäre entschieden worden, für jeden Fall eine Kontrollperson zu finden, die in folgenden Punkten übereinstimmt: Alter, Geschlecht, Rasse, Familienstand, Zahl der Kinder, Postleitzahl des Wohnortes und Beruf. Wenn der Fall eine 48-jährige Schwarze ist, die verheiratet ist, 4 Kinder hat und in einem Ort mit der Postleitzahl 21 209 lebt und in einer Fabrik, die Kameras herstellt, arbeitet, wird es schwierig oder unmöglich sein, eine Kontrollperson zu finden, die in allen Merkmalen mit dem Fall übereinstimmt. Je mehr Variablen wir für das Matching wählen, desto schwerer wird es, eine geeignete Kontrollperson zu finden.
2. *Konzeptuelle Probleme beim Matching*: Möglicherweise wichtiger ist das konzeptuelle Problem: *Sobald wir ein Fall-Kontroll-Paar nach einem bestimmten Merkmal gebildet haben, können wir dieses Merkmal nicht mehr untersuchen.* Wollen wir beispielsweise den Familienstand als einen Risikofaktor für Brustkrebs untersuchen, und dabei Fall (Brustkrebs) und Kontrollperson (kein Brustkrebs) nach dem Familienstand matchen, so können wir nun nicht mehr analysieren, ob der Familienstand ein Risikofaktor für Brustkrebs ist oder nicht. Warum nicht? Weil wir durch das Matching entsprechend dem Familienstand künstlich identische Anteile bei Fällen und Kontrollpersonen geschaffen haben: Wenn 35 Prozent der Fälle verheiratet sind und wir durch Matching eine Kontrollgruppe bilden, in der auch 35 Prozent verheiratet sind, haben wir künstlich festgelegt, dass der Anteil verheirateter Personen in beiden Gruppen 35 Prozent beträgt. Indem wir Matchen, um für die Vergleichbarkeit in einem bestimmten Merkmal zu sorgen, schaffen wir die gleiche Prävalenz des Merkmals in der Fall- und in der Kontrollgruppe. Natürlich können wir dann nicht mehr fragen, ob sich Fälle und Kontrollen in der Prävalenz des Merkmals unterscheiden. Daher würden wir in dieser Studie nicht nach der Variablen „Familienstand" matchen. In der Tat dürfen wir keine der Variablen, die wir in unserer Studie erforschen wollen, in das Matching einbeziehen.

Es ist weiterhin wichtig, zu erkennen, dass es in Fall-Kontroll-Studien versehentlich zu ungeplantem Matching kommen kann. Wenn wir zum Beispiel Kontrollpersonen aus der Nachbarschaft verwenden, matchen wir tatsächlich nach sozio-ökonomischem Status ebenso wie nach kulturellen und anderen Eigenschaften eines Stadtviertels. Wenn wir die Bester-Freund-Methode verwenden, ist es als wahrscheinlich, anzunehmen, dass der Fall und sein bester Freund oder seine beste Freundin viele Lebensgewohnheiten teilen, woraus sich Merkmalspaarungen ergeben. Für eine Studie etwa über die Einnahme oraler Kontrazeptiva und Krebs wurde in Erwägung gezogen, Beste-Freundin-Kontrollpersonen zu verwenden. Doch wurde befürchtet, dass wenn die Studienprobandin (Fall) orale Kontrazeptiva einnimmt, dies auch ihre beste Freundin (Kontrollperson) tun wird. Daraus ergäbe sich ein ungeplantes Matching nach dem Merkmal „Einnahme von oralen Kontrazeptiva" und damit könnte dieses Merkmal nicht mehr in der Studie untersucht werden.

Bei Fall-Kontroll-Studien bilden wir nur nach den Gesichtspunkten Merkmalspaare (Matching), von denen wir bereits überzeugt sind, dass sie Risikofaktoren für eine bestimmte Erkrankung sind, Merkmale also, die wir in unserer Studie ohnehin nicht untersuchen wollen. Jedes Matching, geplant oder ungeplant, nach anderen als diesen Merkmalen, wird als „*Overmatching*" bezeichnet.

PROBLEME DES RECALLS (DER ERINNERUNG)

Ein Hauptproblem bei Fall-Kontroll-Studien ist das des Recalls (Erinnerung, Erinnerungsvermögen). Dabei gibt es zwei Arten von Recall-Problemen: 1. Einschränkungen des Recalls und 2. Recall-Bias.

Grenzen des menschlichen Erinnerungsvermögens

Viele der Informationen über Expositionen in Fall-Kontroll-Studien stammen aus Befragungen von Personen. Da quasi jeder Mensch mehr oder weniger in seinem Erinnerungsvermögen begrenzt ist, stellen Einschränkungen des Recalls eine wichtige Frage bei diesen Studien dar. Damit verwandt ist das Problem, dass die interviewte Person schlicht und einfach nicht die gefragte Information liefern kann.

Dies wurde vor Jahren in einer Studie von Lilienfeld und Graham demonstriert.[8] Zu dieser Zeit fand die Beobachtung großes Interesse, dass Zervixkarzinome bei zwei Gruppen von Frauen sehr selten waren: bei Jüdinnen und Nonnen. Diese Beobachtung legte die Vermutung nahe, dass ein wichtiger Risikofaktor für Gebärmutterhalskrebs der Geschlechtsverkehr mit einem unbeschnittenen Mann sein könnte, und zahlreiche Studien wurden durchgeführt, um diese Hypothese zu stützen. Dennoch waren die Autoren skeptisch gegenüber der Verlässlichkeit der Angaben über den Beschneidungsstatus. Um dieser Frage auf den Grund zu gehen, befragten sie eine Gruppe von Männern, ob sie beschnitten sind oder nicht. Anschließend wurden die Männer von einem Arzt untersucht. Wie in Tabelle 9–8 zu sehen ist, waren von den 56 Männern, die behaupteten, beschnitten zu sein, 19 Männer (oder 33,9 Prozent) unbeschnitten. Von den 136 Männern, die angaben, nicht beschnitten worden zu sein, stellte sich bei 47 oder 34,6 Prozent heraus, dass sie beschnitten waren. Diese Daten belegen, dass Befunde, die auf Interviewdaten beruhen, nicht immer eindeutig und klar sein müssen. Wenn diese Einschränkung des Erinnerungsvermögens im Hinblick auf Expositionen alle Teilnehmer einer Studie in gleichem Ausmaß betrifft, unabhängig davon, ob sie der Fall- oder der Kontrollgruppe angehören, kommt es zu keinem Bias. Es resultiert jedoch eine Fehlklassifizierung des Expositionsstatus, so dass einige der tatsächlich exponierten Fälle oder Kontrollpersonen fälschlicherweise als nicht exponiert klassifiziert werden, und einige Personen, die nicht exponiert waren, irrtümlich als Exponierte betrachtet werden. Dies führt im Allgemeinen zu einer Unterschätzung des tatsächlichen Risikos einer Krankheit, die in Beziehung zu der Exposition steht.

Tabelle 9–8. Vergleich von Patientenangaben mit Untersuchungsbefunden hinsichtlich des Beschneidungsstatus, Roswell Park Memorial Institute, Buffalo, New York

Untersuchungsbefunde	Patientenangaben zur Beschneidung			
	Ja		Nein	
	Anzahl	Prozent	Anzahl	Prozent
Beschnitten	37	66,1	47	34,6
Nicht beschnitten	19	33,9	89	65,4
Gesamt	56	100,0	136	100,0

From Lilienfeld AM, Graham S: Validity of determining circumcision status by questionnaire as related to epidemiologic studies of cancer of the cervix. J Natl Cancer Inst 21:713–720, 1958.

Recall-Bias

Ein ernsteres potenzielles Problem bei Fall-Kontroll-Studien ist das des Recall-Bias. Nehmen wir an, wir untersuchten einen möglichen Zusammenhang zwischen angeborenen Fehlbildungen und pränatalen Infektionen. Dabei führen wir eine Fall-Kontroll-Studie durch und befragen Mütter von Kindern mit kongenitalen Fehlbildungen (Fälle) und Mütter von Kindern ohne Fehlbildungen (Kontrollpersonen). Jede Mutter wird über Infektionen befragt, die sie während der Schwangerschaft gehabt haben könnte. Eine Mutter, die ein Kind mit Fehlbildungen zur Welt gebracht hat, versucht häufig, irgendein ungewöhnliches Ereignis während der Schwangerschaft mit dem Kind in Verbindung zu bringen. Sie möchte wissen, ob die Anomalie durch ihr Tun verursacht wurde. Warum ist dies geschehen? Diese Mutter wird sich an Dinge erinnern, wie etwa eine leichte Atemwegsinfektion, die Mütter von gesunden Kindern gar nicht bemerkten oder bereits vergessen haben. Diese Art der Verzerrung wird als *Recall-Bias* bezeichnet; Wynder schlug den Begriff „rumination bias" (Wiederkäuen, Grübeln) vor. Zurück zu der eben erwähnten Studie: Nehmen wir an, die tatsächliche Infektionsrate während der Schwangerschaft von Müttern mit fehlgebildeten Kindern und Müttern von normalen Kindern betrage 15 Prozent – das heißt, es liegt kein Unterschied der Infektionsraten vor. Nehmen wir weiterhin an, dass sich die Mütter der fehlgebildeteten Kinder zu 60 Prozent aller Infektionen, die sie während der Schwangerschaft hatten, erinnern können, Mütter von gesunden Kindern aber nur zu 10 Prozent. Wie in Tabelle 9–9 zu sehen ist, wird die in dieser Fall-Kontroll-Studie geschätzte Infektionsrate, basierend auf Interviewdaten, für Mütter von fehlgebildeteten Kindern 9 Prozent betragen und 1,5 Prozent für Mütter der Kontrollkinder. Die *unterschiedliche Erinnerungsfähigkeit* zwischen Fällen und Kontrollen führt zu einem Recall-Bias, welches eine Artefaktbeziehung suggerieren könnte zwischen kongenitalen Malformationen und pränatalen Infektionen. Obwohl die Möglichkeit des Recall-Bias in Fall-Kontroll-Studien auf der Hand liegt, ist es schwierig, Beispiele zu finden, die belegen, dass Recall-Bias in Fall-Kontroll-Studien ein großes Problem gewesen ist und zu irrtümlichen Schlussfolgerungen im Hinblick auf Zusammenhänge geführt hat. Die geringe Zahl von verfügbaren Beispielen könnte widerspiegeln, dass dieses Bias selten auftritt oder, dass die Daten, die für den Nachweis eines Bias in einer bestimmten Studie erforderlich sind, häufig nicht vorliegen. Dieses Problem darf jedoch nicht übersehen werden und man sollte die Möglichkeit des Recall-Bias immer im Hinterkopf behalten.

Tabelle 9–9. Beispiel eines künstlichen Zusammenhanges durch Recall-Bias: Studie zu Infektionen der Mütter während der Schwangerschaft und angeborenen Fehlbildungen

	Fälle mit angeborenen Fehlbildungen	Kontrollpersonen (ohne Fehlbildungen)
Annahme:		
Wahre Inzidenz der Infektionen	15	15
Erinnerte Infektionen in Prozent	60	10
Das Ergebnis wird sein:		
Infektionsrate aufgrund von Befragungen (Prozent)	9,0	1,5

VERWENDUNG MEHRERER KONTROLLPERSONEN

Am Beginn des Kapitels wurde erwähnt, dass der Untersucher festlegen kann, wie viele Kontrollpersonen pro Fall in einer Fall-Kontroll-Studie verwendet werden sollen; mehrere Kontrollpersonen für einen Fall werden häufig eingesetzt. Solche Kontrollpersonen können entweder 1. *Kontrollpersonen gleicher Art* oder 2. *Kontrollpersonen anderer Art* sein, wie etwa Krankenhauspatienten und Personen aus der Nachbarschaft oder Kontrollpersonen mit unterschiedlichen Erkrankungen.

Kontrollpersonen gleicher Art

Mehrere Kontrollpersonen der *gleichen Art*, wie etwa zwei oder drei Kontrollpersonen für jeden einzelnen Fall werden benötigt, um die Power einer Studie zu erhöhen. Praktisch gesehen kann ein merklicher Gewinn an Power nur bis zu einem Verhältnis von etwa 1 Fall zu 4 Kontrollpersonen erzielt werden. Man könnte nun fragen: Wozu mehrere Kontrollpersonen für einen Fall? Warum können wir nicht das Verhältnis von Kontrollpersonen zu Fällen bei 1:1 belassen und einfach die Zahl der Fälle erhöhen? Die Antwort ergibt sich aus der Tatsache, dass bei vielen der relativ seltenen Krankheiten, die wir untersuchen, die Zahl der Studienfälle stark begrenzt ist. In einer Klinik wird nur eine kleine Anzahl von Patienten mit einer bestimmten Krebsart oder einer Bindegewebserkrankung im Laufe eines Jahres behandelt werden. Da die Zahl der Fälle nicht gesteigert werden kann, ohne entweder die Studiendauer auszuweiten, um mehr Patienten rekrutieren zu können, oder eine Multi-Center-Studie zu starten, wird häufig diese Möglichkeit gewählt, nämlich die Erhöhung der Anzahl von Kontrollpersonen pro Fall. Diese Kontrollpersonen sind gleicher Art, nur das Zahlenverhältnis zwischen Kontrollpersonen und Fällen hat sich verschoben.

Mehrere Kontrollpersonen verschiedener Art

Im Gegensatz hierzu können wir auch mehrere Kontrollpersonen *anderer Art* heranziehen. Beispiel: Wir befürchten, dass die Exposition der stationären Patienten in unserer Kontrollgruppe nicht die Expositionsrate repräsentiert, die in einer gesunden Bevölkerung zu erwarten wäre – das heißt, dass die Kontrollpersonen einer hochselektiven Untergruppe der nicht erkrankten Bevölkerung angehören, die sehr verschiedene Expositionen erlebte. Wir erwähnten bereits, dass Krankenhauspatienten mehr rauchen als die Normalbevölkerung. Nun wissen wir nicht, was diese Prävalenz des Rauchens bei Krankenhauskontrollgruppen darstellt oder wie ein Vergleich dieser Raten mit denen der Fallgruppe zu deuten ist. Um diesem Problem zu begegnen, können wir eine zusätzliche Kontrollgruppe auswählen, wie etwa Kontrollpersonen aus der Nachbarschaft. Dabei hoffen wir, dass die Ergebnisse aus dem Vergleich der Fälle mit den Krankenhauskontrollen denen gleichen, die wir bei dem Vergleich der Fälle mit den Personen aus der Nachbarschaft erhalten. Unterscheiden sich die Befunde, sollte der Grund für diese Diskrepanz gesucht werden. Wenn man mehrere Kontrollpersonen verschiedener Art verwendet, sollte der Untersucher idealerweise entscheiden, welcher Vergleich als der „Goldstandard der Wahrheitsfindung" gelten soll, bevor die Studie begonnen wird. Im Jahr 1979 veröffentlichten Gold et al. eine Fall-Kontroll-Studie zu Hirntumoren bei Kindern.[9] Dabei verwendeten sie zwei Arten von Kontrollpersonen: Kinder ohne Krebs (*normale Kontrollpersonen* oder NK) und Kinder mit einer Krebserkrankung, die jedoch keinen ZNS-Tumor hatten (bezeichnet als *Krebs-Kontrollpersonen* oder KK) [Abb. 9–5]. Was war der Beweggrund für diese beiden Kontrollgruppen? Betrachten wir die folgende Frage: Waren die Mütter von Kindern mit Hirntumoren einer höheren pränatalen Strahlenexposition ausgesetzt als die Mütter der Kontrollkinder? Einige der möglichen Ergebnisse sind in Abb. 9–6 aufgeführt. Wenn sich nun herausstellt, dass die Strahlenexposition der Mütter von Kindern mit Hirntumoren größer war als die von Müttern ge-

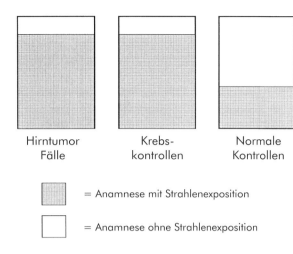

Abbildung 9–6. Begründung für Hirntumor–Studien: I. (Data from Gold EB, Gordis L, Tonascia J, Szklo M: Risk factors for brain tumors in children. Am J Epidemiol 109:309–319, 1979.)

sunder Kontrollen, und dass die Strahlenexposition der Mütter von Kindern mit anderen Krebsarten ebenfalls größer war als die von Müttern mit gesunden Kindern: Wie lässt sich dies erklären? Eine Erklärung wäre, dass pränatale Bestrahlung ein Risikofaktor sowohl für Hirntumore als auch für andere Krebsarten darstellt; das heißt: die karzinogene Wirkung ist nicht organspezifisch. Eine weitere Erklärung wäre, dass die Befunde durch Recall-Bias zustande kamen, und dass sich Mütter von Kindern mit einer Krebserkrankung besser an jegliche Strahlenbelastung erinnern als Mütter von gesunden Kindern. Betrachten wir eine andere mögliche Befundkonstellation, wie sie in Abb. 9–7 dargestellt ist. Wenn Mütter von Kindern mit Hirntumoren in der Anamnese eine größere Strahlenexposition aufweisen als sowohl Mütter normaler Kontroll-

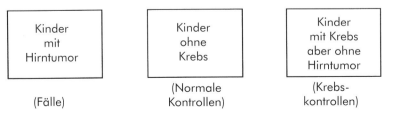

Abbildung 9–5. Studiengruppen bei Golds Untersuchung von Hirntumoren bei Kindern. (Data from Gold EB, Gordis L, Tonascia J, Szklo M: Risk factors for brain tumors in children. Am J Epidemiol 109:309–319, 1979.)

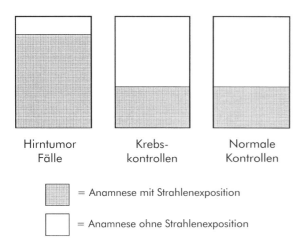

Abbildung 9–7. Begründung für Hirntumoren–Studien: II. (Data from Gold EB, Gordis L, Tonascia J, Szklo M: Risk factors for brain tumors in children. Am J Epidemiol 109:309–319, 1979.)

kinder als auch Mütter von Kindern mit einer anderen Krebserkrankung, würden die Befunde suggerieren, dass pränatale Strahlung eine für das Hirn spezifische karzinogene Wirkung hat. Diese Befunde würden auch die Wahrscheinlichkeit senken, dass Recall-Bias hier eine Rolle spielt. Denn es würde wenig einleuchten, dass sich Mütter von Hirntumorpatienten besser an eine pränatale Strahlenbelastung erinnern als Mütter von Kindern mit einer anderen Krebsart. Somit können mehrere Kontrollgruppen verschiedener Art wertvoll sein, um alternative Hypothesen zu erforschen und mögliche Biasformen, wie das Recall-Bias, in Betracht zu ziehen.

Trotz der in diesem Kapitel aufgeworfenen Fragen, sind Fall-Kontroll-Studien unverzichtbar für die Erforschung von Krankheitsätiologien. Im Oktober 1989 wurden dem Gesundheitsministerium von New Mexiko beispielsweise drei Patienten mit Eosinophilie und schweren Myalgien gemeldet, die zuvor L-Tryptophan eingenommen hatten. So wurde eine Krankheitsentität erkannt, das Eosinophilie-Myalgie-Syndrom (EMS). Um diesen offenkundigen Zusammenhang zwischen EMS und der Einnahme von L-Tryptophan zu untermauern, wurde eine Fall-Kontroll-Studie durchgeführt.[10] Elf Fälle und 22 statistische Zwillinge als Kontrollpersonen (engl. matched controls) wurden zu Symptomen und anderen klinischen Befunden befragt und darüber, ob sie L-tryptophanhaltige Produkte eingenommen hatten. Alle 11 Fälle hatten L-Tryptophan eingenommen gegenüber nur 2 Personen in der Kontrollgruppe. Dieser Befund führte zu einem landesweiten Rückruf von L-Tryptophan-Präparaten, die im November 1989 frei verkäuflich über den Ladentisch gegangen waren. Eine Folgestudie (Fall-Kontroll-Studie) in Oregon verglich Marke und Herkunft des L-Tryptophans, das von 58 Patienten mit EMS eingenommen worden war mit Marke und Herkunft eines Tryptophanpräparates, das 30 asymptomatische Kontrollpersonen eingenommen hatten.[11] 98 Prozent der Fälle gegenüber 44 Prozent der Kontrollen hatten größere Mengen von L-Tryptophan eines japanischen petrochemischen Unternehmens konsumiert.

In einer Fall-Kontroll-Studie in Minnesota hatten 98 Prozent der Fälle L-Tryptophan dieses Herstellers geschluckt im Vergleich zu 60 Prozent innerhalb der Kontrollgruppe.[12]

Die Resultate beider Studien wiesen daraufhin, dass eine Verunreinigung während der Herstellung oder eine Veränderung des L-Tryptophans bei der Produktion für den EMS-Ausbruch verantwortlich war.

EINGEBETTETE FALL-KONTROLL-STUDIEN

Ein in den letzten Jahren zunehmend häufiger verwandtes Studiendesign ist das der *eingebetteten Fall-Kontroll-Studie* – ein Hybrid-Design, bei dem eine Fall-Kontroll-Studie in eine Kohorten-Studie eingebettet wird. Schematisch finden wir dieses Design in Abb. 9–8 dargestellt. Hierbei wird eine Bevölkerungsgruppe ausgewählt und über einen bestimmten Zeitraum nachbeobachtet. Zu Beginn werden die Ausgangsdaten durch Befragungen, Blut- und Urintests etc. erhoben. Die Gruppe wird dann über einen Zeitraum von mehreren Jahren nachbeobachtet. Bei einem kleinen Prozentsatz der Gruppe werden die meisten der zu untersuchenden Krankheiten auftreten, während bei der Mehrzahl diese nicht auftreten. Wie in Abb. 9–8 zu sehen ist, wird dann eine Fall-Kontroll-Studie mit den Personen, bei denen eine bestimmte Krankheit auftrat (Fälle) und mit einer Stichprobe aus den Personen, die gesund geblieben sind (Kontrollen) durchgeführt. Welche Vor-

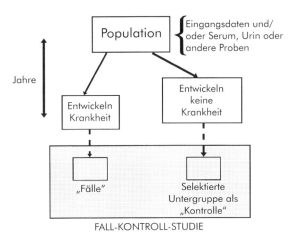

Abbildung 9–8. Diagramm einer eingebetteten Fall-Kontroll-Studie.

teile bietet diese Art des Studiendesigns? Erstens werden die Ausgangsdaten zu Beginn der Studie erhoben, also bevor sich irgend eine Krankheit entwickelt hat. Damit wird das Problem des Recall-Bias ausgeschlossen. Zweitens werden für den Fall, dass abnorme biologische Merkmale gefunden werden, diese Befunde eher als Risikofaktoren oder prämorbide Zustände zu identifizieren sein als frühe subklinische Krankheitsmanifestationen, da die entsprechenden Proben und Tests Jahre vor der Entstehung der Krankheiten gewonnen wurden. Wenn solche Auffälligkeiten in der traditionellen Fall-Kontroll-Studie gefunden werden, wissen wir nicht, ob diese der Krankheit vorausgingen oder aus ihr resultierten. Drittens können solche Studien oftmals billiger und wirtschaftlicher durchgeführt werden. Dennoch könnte man sich fragen, warum wir gerade eine eingebettete Fall-Kontroll-Studie machen sollten und nicht etwa eine prospektive Kohortenstudie? Antwort: Für eine Kohortenstudie müssten bei den, sagen wir, 10.000 Menschen sämtliche Labortests der Proben durchgeführt werden, meist unter großen Kosten, um exponierte und nicht-exponierte Gruppen definieren zu können. Bei einer eingebetteten Fall-Kontroll-Studie werden diese Proben hingegen eingefroren oder auf eine andere Weise aufbewahrt. Nur wenn eine Krankheit bei einem Studienteilnehmer aufgetreten ist, wird mit der Fall-Kontroll-Studie begonnen, die Proben der relativ wenigen Personen werden auf-

getaut und analysiert. Somit können Lasten und Kosten für das Labor dramatisch gesenkt werden. Aus all diesen Gründen ist die eingebettete Fall-Kontroll-Studie eine äußerst nützliche Form des Studiendesigns.

QUERSCHNITTSSTUDIEN

Nehmen wir an, wir interessieren uns für einen möglichen Zusammenhang zwischen einem erhöhten Cholesterinspiegel (der *Exposition*) und elektrokardiographischen Zeichen (EKG) einer KHK (der *Erkrankung*). Wir untersuchen eine Population, wobei für jeden Probanden der Cholesterinspiegel bestimmt und bei allen Probanden ein EKG geschrieben wird, um Hinweise auf eine KHK zu finden. Dieser Studientyp wird als *Querschnittsstudie* bezeichnet, da sowohl Exposition als auch Krankheit *simultan* bei einer Person bestimmt werden. Wir sehen uns also einen Schnappschuss der Population zu einem bestimmten Zeitpunkt an. Ein weiteres Bild zur Beschreibung der Querschnittsstudie: Wir stellen uns vor, wir hätten einen Schnitt durch die Population gemacht und dabei Cholesterinspiegel *und* KHK-Hinweise gleichzeitig erwischt. Zu beachten ist, dass bei diesem Ansatz die von uns entdeckten Krankheitsfälle prävalente Fälle der untersuchten Erkrankung sind, da wir zwar wissen, dass diese zum Zeitpunkt der Studie existierten, uns jedoch nicht bekannt ist, wie lange sie bestehen. Daher wird dieses Design auch als *Prävalenzstudie* bezeichnet.

Der allgemeine Aufbau einer Querschnitts- oder Prävalenzstudie ist in Abb. 9–9 dargestellt. Wir bestimmen eine Population und stellen bei jeder Person An- oder Abwesenheit einer Exposition fest sowie An- oder Abwesenheit einer Krankheit. Jede Person kann dann in eine der vier möglichen Kategorien eingeordnet werden. Die Ergebnisse sind in einer Vierfeldertafel aufgeführt (siehe Abb. 9–10 und 9–11), aus der auch die beiden Interpretationswege solcher Studienergebnisse abzulesen sind.

Wir bestimmen eine Population von n Personen für unsere Studie und stellen das Vorhandensein oder Fehlen von Exposition und Krankheit bei jeder Person fest. In Abb. 9–10 und 9–11 sehen Sie, dass es a Personen geben wird, die sowohl exponiert als auch erkrankt sind; b Personen, die zwar

182 Anwendungsmöglichkeiten der Epidemiologie zur Erforschung von Krankheitsursachen

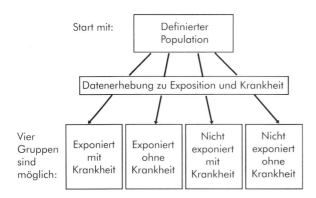

Abbildung 9–9. Design einer Querschnittsstudie: I.

Abbildung 9–10. Design einer Querschnittsstudie: II.

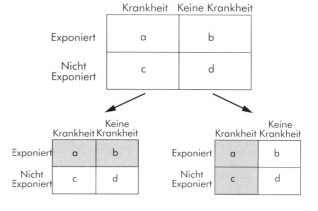

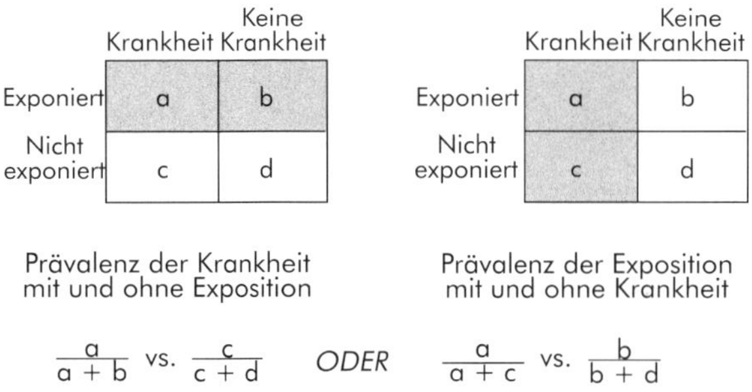

Abbildung 9–11. Design einer Querschnittsstudie: III.

Prävalenz der Krankheit mit und ohne Exposition

$\dfrac{a}{a+b}$ vs. $\dfrac{c}{c+d}$ ODER

Prävalenz der Exposition mit und ohne Krankheit

$\dfrac{a}{a+c}$ vs. $\dfrac{b}{b+d}$

exponiert, aber gesund sind; *c* Personen, die erkrankt sind ohne Exposition und *d* Personen, die weder krank noch exponiert sind. Um herauszufinden, ob ein Zusammenhang besteht zwischen Exposition und Krankheit, stehen uns zwei Wege offen: 1. Wir berechnen die *Prävalenz der Erkrankung* bei den exponierten Personen

$$\left(\frac{a}{a+b}\right)$$

und vergleichen diese mit der Prävalenz bei Personen ohne Exposition

$$\left(\frac{c}{c+d}\right)$$

oder 2. wir vergleichen die *Prävalenz der Exposition* bei erkrankten Personen

$$\left(\frac{a}{a+c}\right)$$

mit der Prävalenz der Exposition bei den Gesunden

$$\left(\frac{b}{b+d}\right)$$

Stellt sich nun im Laufe der Studie heraus, dass zwischen erhöhten Cholesterinspiegeln und KHK ein Zusammenhang zu existieren scheint, haben wir mehrere Probleme. Zuerst erkennen wir in dieser Querschnittsstudie eher prävalente KHK-Fälle als inzidente (neue) Fälle. Diese prävalenten Fälle könnten nicht für alle KHK-Fälle repräsentativ sein, die sich in der Bevölkerung entwickelt haben. Beispielsweise würden wir durch Erkennen von prävalenten Fällen jene ausschließen, die nach Auftreten der Erkrankung verstarben, bevor jedoch die Studie begonnen wurde. Selbst wenn also eine Assoziation zwischen KHK und Cholesterin beobachtet wird, bezieht sich diese eher auf das *Überleben* nach Auftreten der KHK, als auf das Risiko, eine KHK zu *entwickeln*. Zweitens: Da das Fehlen oder Vorhandensein sowohl der Exposition als auch der Krankheit bei jeder Person in dieser Studie zur gleichen Zeit festgestellt wurde, ist es häufig nicht möglich, einen zeitlichen Bezug zwischen einer Exposition und dem Beginn einer Erkrankung herzustellen. In dem genannten Beispiel wäre es also nicht möglich, festzustellen, ob der erhöhte Cholesterinspiegel der KHK-Entstehung *vorausging*. Ohne Kenntnisse der zeitlichen Zusammenhänge ist es vorstellbar, dass die Erhöhung des Cholesterinspiegels als Folge der KHK aufgetreten sein könnte, oder eventuell sind beide als Folge eines dritten Einflussfaktors entstanden. Stellt sich heraus, dass die Exposition der Krankheitsentstehung nicht vorausging, kann ein Zusammenhang nicht als kausal bewertet werden.

Folglich bleibt festzuhalten, dass die Querschnittsstudie zwar gute Hinweise auf mögliche Risikofaktoren liefern kann, nachdem eine Beziehung gefunden wurde. Doch aufgrund der begrenzten Möglichkeiten, eine zeitliche Folge zwischen Exposition und Ausgang herzustellen, verlassen wir uns bei der Suche nach ätiologischen Beziehungen auf Kohorten- und Fall-Kontroll-Studien.

SCHLUSSWORT

Wir haben uns nun einen Überblick über die grundlegenden Studiendesigns verschafft, die bei epidemiologischen Studien und in der klinischen Forschung Anwendung finden.

Unglücklicherweise wird in der Literatur eine Vielzahl von Begriffen für diese verschiedenen Studiendesigns benutzt, und es ist wichtig, mit ihnen vertraut zu sein. Tabelle 9–10 soll ein Wegwei-

Tabelle 9–10. Wege durch den Terminologie-Dschungel

Fall-Kontroll-Studie	=			Retrospektive Studie
Kohortenstudie	=	Längsschnittstudie	=	Prospektive Studie
Konkurrierende Kohortenstudie	=	Prospektive Kohortenstudie	=	Simultan prospektive Studie
Retrospektive Kohortenstudie	=	Historische Kohortenstudie	=	Nicht-simultan prospektive Studie
Randomisierte Studie	=			Experimentelle Studie
Querschnittstudie	=			Prävalenzerhebung-/survey

ser durch die oft verwirrende Terminologielandschaft sein. Zweck aller dieser Studien ist es, einen Zusammenhang zwischen Expositionen und Erkrankungen aufzudecken. Wenn ein solcher Zusammenhang gefunden wurde, gilt es im nächsten Schritt festzustellen, ob er möglicherweise kausaler Natur ist. Diese Themen werden, beginnend mit der Risikoabschätzung, in den Kapiteln 10 bis 14 behandelt.

Literatur

1. Ochsener A, DeBakey M: Carcinoma of the lung. Arch Surg 42:209–258, 1941.
2. Gregg NM: Congenital cataract following German measles in the mother. Trans Ophthalmol Soc Aust 3:35–46, 1941.
3. Doll R, Hill AB: A study of the aetiology of carcinoma of the lung. Br Med J 2:1271–1286, 1952.
4. Pearl R: Cancer and tuberculosis. Am J Hyg 9:97–159, 1929.
5. Carlson HA, Bell ET: Statistical study of occurrence of cancer and tuberculosis in 11.195 postmortem examinations. J Cancer Res 13:126–135, 1929.
6. MacMahon B, Yen S, Trichopoulos D, et al: Coffee and cancer of the pancreas. N Engl J Med 304:630–633, 1981.
7. Hsieh CC, MacMahon B, Yes S, Trichopoulos D, et al: Coffee and pancreatic cancer (Chapter 2) [letter]. N Engl J Med 315:587–589, 1986.
8. Lilienfeld AM, Graham S: Validity of determining circumcision status by questionnaire as related to epidemiologic studies of cancer of the cervix. J Natl Cancer Inst 21:713–720, 1958.
9. Gold EB, Gordis L, Tonascia J, Szklo M: Risk factors for brain tumors in children. Am J Epidemiol 109:309–319, 1979.
10. Edison M, Philen RM, Sewell CM, et al: L-Tryptophan and eosinophilia-myalgia syndrome in New Mexico. Lancet 335:645–748, 1990.
11. Slutsker L, Hoesly FC, Miller L, et al: Eosinophilia-myalgia syndrome associated with exposure to tryptophan from a single manufacturer. JAMA 264:213–217, 1990.
12. Belongia EZ, Hedberg CW, Gleich GJ, et al: An investigation of the cause of the eosinophilia-myalgia syndrome associated with tryptophan use. N Engl J Med 232:357–365, 1990.

Fragen zur Wiederholung des 9. Kapitels

1. Eine Fall-Kontrollstudie ist gekennzeichnet durch alle der folgenden Aussagen, *außer*:
   a. Sie ist relativ teuer im Vergleich zu den meisten anderen Studiendesigns in der Epidemiologie
   b. Fälle mit einer Erkrankung werden mit gesunden Kontrollen verglichen
   c. Inzidenzraten können direkt berechnet werden
   d. Die Einschätzung zurückliegender Expositionen kann mit einem Bias behaftet sein
   e. Die Definition von Fällen kann schwierig sein

2. Die Bewohner dreier Dörfer, deren Wasserversorgung aus drei unterschiedlichen Quellen erfolgt, wurden gebeten, an einer Untersuchung zur Identifizierung von Cholera-Trägern teilzunehmen. Da vor kurzem mehrere Choleratodesfälle aufgetreten waren, unterzogen sich praktisch alle zu diesem Zeitpunkt anwesenden Einwohner der Untersuchung. Der Anteil der Träger unter den Einwohnern wurde berechnet und verglichen. Benennen Sie den Studientyp:
   a. Querschnittsstudie
   b. Fall-Kontrollstudie
   c. Prospektive Kohortenstudie
   d. Nicht-simultan prospektive Kohortenstudie
   e. Experimentelle Studie

3. Bei welcher der folgenden Studien handelt es sich um eine Fall-Kontrollstudie?
   a. Untersuchung von Mortalitäts- oder Morbiditätstrends in der Vergangenheit, um die Erkrankungshäufigkeit in der Zukunft schätzen zu können
   b. Analyse vorangegangener Forschungsprojekte an verschiedenen Orten und unter verschiedenen Umständen, um Hypothesen auf der Grundlage des gesammelten Wissens

über alle bekannten Risikofaktoren aufstellen zu können
c. Sammeln von Anamnesen und anderen Informationen in einer Gruppe bekannter Fälle und einer Vergleichsgruppe, um die relative Häufigkeit eines untersuchten Merkmals oder einer Exposition ermitteln zu können
d. Untersuchung der Inzidenz von Krebserkrankung bei ehemaligen Rauchern
e. Sowohl Aussage *a* als auch *c* treffen zu

4. In einer Studie, die 1965 begann, wurden 3.000 Erwachsene der Stadt Baltimore über ihren Alkoholkonsum befragt. In dieser Gruppe wurde das Auftreten von Krebserkrankungen im Zeitraum von 1981 bis 1995 untersucht. Dies ist ein Beispiel für eine:
   a. Querschnittsstudie
   b. Prospektive Kohortenstudie
   c. Retrospektive Kohortenstudie
   d. Klinischer Versuch
   e. Fall-Kontrollstudie

5. Bei einer kleinen Pilotstudie wurden 12 Frauen mit einem Endometriumkarzinom (Gebärmutterkrebs) und 12 gesunde Frauen gefragt, ob sie jemals Östrogene eingenommen hätten. Jede an Krebs erkrankte Frau wurde mit einer gesunden Frau gematcht hinsichtlich Alter, Ethnie (Rasse), Gewicht und Parität der Zahl der Schwangerschaften. Um welche Art von Studiendesign handelt es sich hierbei?
   a. Prospektive Kohortenstudie
   b. Retrospektive Kohortenstudie
   c. Fall-Kontrollstudie
   d. Querschnittsstudie
   e. Experimentelle Studie

6. Aufzeichnungen der körperlichen Untersuchungsbefunde aller Erstsemester-Studenten von 1935 an der „University of Minnesota" wurden im Jahr 1977 untersucht, um herauszufinden, ob Gewicht und Größe zu Studienbeginn zusammenhängen mit der Entstehung einer koronaren Herzkrankheit bis 1986. Dies ist ein Beispiel für eine:
   a. Querschnittsstudie
   b. Fall-Kontrollstudie
   c. Prospektive Kohortenstudie
   d. Retrospektive Kohortenstudie
   e. Experimentelle Studie

7. Für eine Fall-Kontrollstudie trifft/treffen folgende Aussage/n zu?
   a. Der Anteil exponierter Fälle wird mit dem Anteil exponierter Kontrollen verglichen
   b. Erkrankungsraten werden bei Personen mit einem interessierenden Faktor mit den Raten bei Personen ohne diesen Faktor verglichen
   c. Der Untersucher kann sich für mehrere Vergleichsgruppen entscheiden
   d. Recall-Bias ist ein potenzielles Problem
   e. Aussagen *a*, *c* und *d* treffen zu

Kapitel 10

Risikoschätzung: Besteht ein Zusammenhang?

In den drei vorangegangenen Kapiteln haben wir die drei grundlegenden Studientypen besprochen, die bei epidemiologischen Untersuchungen verwendet werden. Diese werden noch einmal schematisch in den Diagrammen der Abb. 10–1 bis 10–3 gezeigt.

Wir erinnern uns an den grundsätzlichen Unterschied zwischen randomisierten Versuchen und Kohortenstudien: Bei Kohortenstudien werden die Probanden nicht einer Exposition oder Nicht-Exposition zufallsbedingt zugewiesen, da eine solche Randomisierung bei einem möglicherweise toxischen oder karzinogenen Agens natürlich nicht akzeptabel wäre. Daher werden Kohortenstudien bei vielen Untersuchungen zur Ätiologie von Krankheiten eingesetzt, denn dieses Studiendesign ermöglicht es uns, Erkenntnisse aus Populationen zu gewinnen, die einer bestimmten Exposition ausgesetzt waren, und diese mit Populationen zu vergleichen, die dieser Exposition nicht ausgesetzt waren. Fall-Kontroll-Studien werden ebenfalls eingesetzt, um Fragen der Ätiologie zu ergründen. Ganz gleich welches Design verwendet wird: Das Ziel ist es, herauszufinden, ob bei einer bestimmten Erkrankung ein Überschussrisiko (Inzidenz) – oder vielleicht ein vermindertes Risiko – in Zusammenhang steht mit einer bestimmten Exposition oder einem Merkmal.

Bevor wir diese vergleichenden Ansätze beschreiben, wollen wir das Konzept des *absoluten Risikos* vorstellen.

DAS ABSOLUTE RISIKO

Die Inzidenz einer Erkrankung in einer Bevölkerung wird als *absolutes Risiko* bezeichnet. Das absolute Risiko kann das Risikoausmaß in einer Gruppe von Menschen unter einer bestimmten

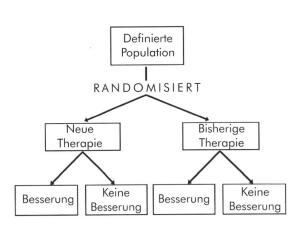

Abbildung 10–1. Design einer randomisierten klinischen Studie.

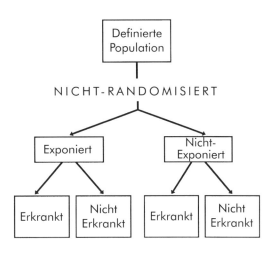

Abbildung 10–2. Design einer Kohortenstudie.

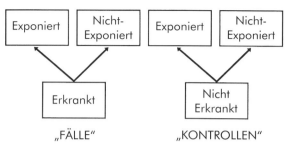

Abbildung 10–3. Design einer Fall-Kontroll-Studie.

Kohorten- oder Fall-Kontroll-Studien herausfinden, ob ein Überschussrisiko für eine Krankheit bei Menschen vorliegt, die einem bestimmten Agens ausgesetzt waren.

Tabelle 10–1. Ausbruch einer durch Nahrungsmittel übertragenen Krankheit: I. Prozent der Erkrankten, die ein bestimmtes Lebensmittel aßen und die dieses nicht aßen

Lebensmittel	aßen (davon krank %)	aßen nicht (davon krank %)
Eiersalat	83	30
Makkaroni	76	67
Hüttenkäse	71	69
Thunfischsalat	78	50
Eiskrem	78	64
Andere	72	50

Exposition anzeigen. Da hierbei nicht das Erkrankungsrisiko der nicht-exponierten Bevölkerung berücksichtigt wird, macht der Begriff keine Aussage darüber, ob die Exposition in Beziehung zu einem erhöhten Erkrankungsrisiko steht oder nicht. Der Vergleich ist Grundlage der Epidemiologie. Trotzdem kann das absolute Risiko wichtige Auswirkungen auf die Politik und Planung in Klinik und im öffentlichem Gesundheitswesen haben. Ein Beispiel: Eine Frau zieht sich im ersten Trimenon ihrer Schwangerschaft eine Rötelninfektion zu und fragt daraufhin ihren Arzt: „Wie groß ist das Risiko einer Missbildung bei meinem Kind?" Sie erhält eine bestimmte Prozentzahl als Antwort. Aufgrund dieser Information könnte sie sich zu einem Schwangerschaftsabbruch entscheiden. Vergleichende Daten werden ihr nicht ausdrücklich mitgeteilt, aber insgeheim wird im Allgemeinen ein Vergleich angestellt: Die Frau fragt sich nicht nur, wie groß ihr Risiko ist, sondern auch wie es sich verhält im Vergleich zu dem Risiko ohne eine Rötelninfektion. Obgleich also das absolute Risiko zu keinem expliziten Vergleich zwingt, stellen wir jedoch stillschweigend jedes Mal dann einen Vergleich an, wenn wir die Inzidenz von Krankheiten betrachten. Um aber die Frage des Zusammenhangs anzugehen, brauchen wir Methoden, die explizite Vergleiche beinhalten.

WIE STELLEN WIR FEST, OB EINE BESTIMMTE KRANKHEIT MIT EINER BESTIMMTEN EXPOSITION ZUSAMMENHÄNGT?

Um festzustellen, ob ein solcher Zusammenhang besteht, müssen wir anhand von Daten aus

Betrachten wir hierzu die Ergebnisse einer hypothetischen Untersuchung zu einem durch Nahrungsmittel bedingten Krankheitsausbruch. Die verdächtigen Nahrungsmittel wurden bestimmt und für jedes Nahrungsmittel errechnete man die Ausbruchsrate (Inzidenzrate) der Erkrankung bei den Exponierten (die das Nahrungsmittel aßen) und den Nicht-Exponierten (die das Nahrungsmittel nicht aßen), wie in Tabelle 10–1 zu sehen ist. Wie stellen wir nun fest, ob ein erhöhtes Risiko mit einem der einzelnen Nahrungsmittel assoziiert ist? Ein Zugang wird in Spalte C der Tabelle 10–2 gezeigt: Wir berechnen für jedes Nahrungsmittel das Verhältnis der Inzidenzrate bei Personen, die das Nahrungsmittel aßen, zu der Erkrankungsrate bei jenen, die das Nahrungsmittel nicht gegessen hatten. Ein alternativer Ansatz für das Erkennen eines Überschussrisikos ist in Spalte D zu sehen. Wir können das Risiko der Personen, die die Speise nicht aßen subtrahieren von dem Risiko der Personen, die vom Nahrungsmittel gegessen hatten. Die Differenz steht für das Überschussrisiko der exponierten Personen. In diesem Beispiel nahrungsbedingter Krankheiten sehen wir: Bevor wir bestimmen können, ob eine bestimmte Exposition mit einer bestimmten Erkrankung zusammenhängt, müssen wir zunächst feststellen, ob ein Überschussrisiko zu erkranken für die exponierte Bevölkerung besteht, indem wir das Krankheitsrisiko der exponierten Bevölkerung mit dem der nicht-exponierten Bevölkerung vergleichen. Wir haben gerade gesehen, dass solch ein Überschussrisiko auf die folgenden Arten berechnet werden kann:

1. Das Risikoverhältnis (oder das Verhältnis der Inzidenzraten):

$$\frac{\text{Erkrankungsrisiko der Exponierten}}{\text{Erkrankungsrisiko der Nicht-Exponierten}}$$

2. Die Risikodifferenz (oder die Differenz der Inzidenzraten):

(Erkrankungsrisiko der Exponierten) – (Erkrankungsrisiko der Nicht-Exponierten)

Macht es einen Unterschied, ob wir die eine oder die andere Methode zur Berechnung des Überschussrisikos benutzen? Betrachten wir das hypothetische Beispiel zweier Gemeinden A und B, das in Tabelle 10–3 zu sehen ist. In der Gemeinde A beträgt die Inzidenzrate bei den exponierten Menschen 40 Prozent, die der nicht-exponierten 10 Prozent. Geht nun mit der Exposition ein erhöhtes Risiko einher? Wie in dem Beispiel mit der Nahrungsmittelvergiftung, können wir nun das Verhältnis (*Ratio*) oder die Differenz der Raten berechnen. Das *Verhältnis* der Inzidenzraten beträgt 4,0. Wenn wir die *Differenz* der Inzidenzraten berechnen, erhalten wir 30 Prozent oder in Gemeinde B beläuft sich die Inzidenzrate bei den exponierten Personen auf 90 Prozent, bei den nicht-exponierten auf 60 Prozent. Berechnen wir das *Verhältnis* der Inzidenz von Exponierten zu Nicht-Exponierten in Bevölkerung B, so ergibt sich 90/60 oder 1,5. Für die *Differenz* der Inzidenz in den beiden Gruppen der Bevölkerung B kommen wiederum 30 Prozent heraus. Was sagen uns diese beiden Werte? Können wir aus dem Verhältnis von Inzidenzraten andere Informationen gewinnen als aus der Differenz von Inzidenzraten? Diese Frage wird Gegenstand dieses und des 11. Kapitels sein.

Tabelle 10–3. Beispielhafter Vergleich zweier Rechenwege für erhöhte Risiken

	Bevölkerung	
	A	B
Inzidenz (Prozent)		
Bei Exponierten	40	90
Bei Nicht-Exponierten	10	60
Differenz der Inzidenzraten (Prozent)	30	30
Verhältnis der Inzidenzraten (Ratio)	4,0	1,5

DAS RELATIVE RISIKO

Der Begriff des relativen Risikos

Durch Fall-Kontroll-Studien wie durch Kohortenstudien wollen wir herausfinden, ob ein Zusammenhang zwischen der Exposition gegenüber einem Faktor und einer Erkrankung besteht. Existiert ein Zusammenhang und wie eindeutig ist er?

Tabelle 10–2. Ausbruch einer durch Nahrungsmittel übertragenen Krankheit: II. Berechnungen eines erhöhten Risikos

Lebensmittel	(A) Aßen (% Kranke)	(B) Aßen nicht (% Kranke)	(C) (A)/(B)	(D) (A) – (B) Prozent
Eiersalat	83	30	2,77	53
Makkaroni	76	67	1,13	9
Hüttenkäse	71	69	1,03	2
Thunfischsalat	78	50	1,56	28
Eiskrem	78	64	1,21	14
Andere	72	50	1,44	22

Wenn wir eine Kohortenstudie durchführen, können wir diese Frage auch anders stellen: Wie sieht das Verhältnis des Erkrankungsrisikos der Exponierten zu dem der Nicht-Exponierten aus? Dies Verhältnis wird als *relatives Risiko* bezeichnet.

$$\text{Relatives Risiko} = \frac{\text{Risiko der Exponierten}}{\text{Risiko der Nicht-Exponierten}}$$

Interpretation des relativen Risikos

Wie interpretieren wir den Wert eines relativen Risikos? Es gibt drei Möglichkeiten (Tabelle 10–4):

Wenn das relative Risiko gleich 1 ist, also der Zähler gleich dem Nenner, d. h. das (absolute) Risiko der Exponierten gleich dem der Nicht-Exponierten ist, besteht kein Anhaltspunkt für irgendein erhöhtes Risiko bei den exponierten Menschen oder für irgendeinen Zusammenhang zwischen Erkrankung und der uns interessierenden Exposition.

Wenn das relative Risiko größer als 1 ist, der Zähler also größer als der Nenner, und das Risiko der Exponierten höher als das der Nicht-Exponierten ist, haben wir einen Hinweis auf einen positiven Zusammenhang, der möglicherweise kausal ist (was im 13. Kapitel besprochen wird).

Tabelle 10–4. Deutung des relativen Risikos (RR) einer Krankheit

Wenn RR = 1	Das Risiko der Exponierten ist gleich groß wie das Risiko der Nicht-Exponierten (kein Zusammenhang)
Wenn RR > 1	Das Risiko der Exponierten ist größer als das Risiko der Nicht-Exponierten (positiver Zusammenhang, möglicherweise kausal)
Wenn RR < 1	Das Risiko der Exponierten ist kleiner als das Risiko der Nicht-Exponierten (negativer Zusammenhang, möglicherweise protektiv)

Liegt das relative Risiko unter 1, d. h. der Zähler ist kleiner als der Nenner und das Risiko der Exponierten ist geringer als das der Nicht-Exponierten, so deutet dies auf eine negative Assoziation hin, möglicherweise auf einen protektiven Effekt. Solche Befunde sieht man bei erfolgreich geimpften Menschen (die dem Impfstoff exponiert sind).

Berechnung des relativen Risikos in Kohortenstudien

Bei Kohortenstudien kann das relative Risiko direkt berechnet werden. Erinnern wir uns an das Design einer Kohortenstudie, wie es in Tabelle 10–5 dargestellt ist. Wir sehen dort, dass die Inzidenz bei exponierten Personen

$$\frac{a}{a+b}$$

und die Inzidenz von nicht-exponierten Personen

$$\frac{c}{c+d} \quad \text{ist.}$$

Das relative Risiko berechnen wir wie folgt:

$$\text{Relatives Risiko} = \frac{\text{Inzidenz bei Exponierten}}{\text{Inzidenz bei Nicht-Exponierten}} = \frac{\left(\frac{a}{a+b}\right)}{\left(\frac{c}{c+d}\right)}$$

Tabelle 10–6 zeigt eine hypothetische Kohortenstudie mit 3.000 Rauchern und 5.000 Nichtrauchern, die den Zusammenhang zwischen Rauchen und der Entstehung einer Koronaren Herzerkrankung (KHK) über einen Zeitraum von 1 Jahr untersucht.

In dem Beispiel ist die:

Inzidenz bei den Exponierten =

$$\frac{84}{3.000} = 28{,}0 \text{ pro } 1.000$$

und

Inzidenz bei den Nicht-Exponierten =

$$\frac{87}{5.000} = 7{,}4 \text{ pro } 1.000$$

Tabelle 10–5. Risikoberechnungen bei einer Kohortenstudie

		Dann beobachten, ob			
		Erkrankung eintritt	Erkrankung nicht eintritt	Gesamt	Inzidenzraten der Krankheit
Erst auswählen	Exponierte	a	b	a + b	$\frac{a}{a+b}$
	Nicht Exponierte	c	d	c + d	$\frac{c}{c+d}$

$\frac{a}{a+b}$ = Inzidenz bei Exponierten $\frac{c}{c+d}$ = Inzidenz bei Nicht-Exponierten

Tabelle 10–6. Rauchen und KHK: Hypothetische Studie an 3.000 Zigarettenrauchern und 5.000 Nichtrauchern

	erkranken an KHK	erkranken nicht an KHK	Gesamt	Inzidenz pro 1.000 je Jahr
Zigarettenraucher	84	2.916	3.000	28,0
Nichtraucher	87	4.913	5.000	17,4

Folglich gilt:

$$\text{Relatives Risiko} = \frac{\text{Inzidenz bei Exponierten}}{\text{Inzidenz bei Nicht-Exponierten}} = \frac{28,0}{17,4} = 1,61$$

Eine ähnliche Art der Darstellungen von Risiken findet sich in Tabelle 10–7, in der Daten aus den ersten 12 Jahren der Framingham-Studie aufgeführt sind, für das KHK-Risiko in Beziehung zu Alter, Geschlecht und Cholesterinspiegel.

Betrachten wir zunächst den oberen Teil der Tabelle, in dem die Inzidenzraten pro 1.000 in Bezug auf Alter, Geschlecht und Cholesterinspiegel aufgelistet sind. Bei den Männern scheint der Zusammenhang zwischen Risiko und Cholesterinspiegel dosisabhängig zu sein: Das Risiko steigt bei beiden Altersgruppen mit Anstieg des Cholesterinspiegels. Bei den Frauen ist dieser Zusammenhang weniger offensichtlich. Im unteren Teil der Tabelle sind die Daten in relative Risiken umgewandelt. Die Autoren haben die Inzidenzrate von 38,2 bei jungen Männern mit niedrigen Cholesterinspiegeln genommen und einem relativen Risiko von 1,0 gleichgesetzt. Diese Personen werden als „nicht-exponiert" betrachtet. Alle anderen Risiken in der Tabelle werden in Beziehung zu diesem Risiko von 1,0 gesetzt. Beispiel: Die Inzidenz von 157,5 bei jungen Männern mit Cholesterinspiegeln über 250 mg/100 ml wird verglichen mit der Inzidenzrate von 38,2. Indem wir 157,5 durch 38,2

Tabelle 10–7. Beziehung zwischen Serumcholesterinspiegel und KHK-Risiko nach Alter und Geschlecht: Die ersten 12 Jahre der Framingham-Studie

Serum Cholesterin (mg/100ml)	Männer		Frauen	
	30–49 J	50–62 J	30–49 J	50–62 J
Inzidenzraten (pro 1.000)				
< 190	38,2	105,7	11,1	155,2
190–219	44,1	187,5	9,1	88,9
220–249	95,0	201,1	24,3	96,3
250+	157,5	267,8	50,4	121,5
*Relative Risiken**				
< 190	1,0	2,8	0,3	4,1
190–219	1,2	4,9	0,2	2,3
220–249	2,5	5,3	0,6	2,5
250+	4,1	7,0	1,3	3,2

* Die Inzidenz jeder Untergruppe wird mit der Inzidenz bei Männern im Alter von 30–49 Jahren verglichen, deren Cholesterinspiegel unter 190 mg/100 ml (Risiko = 1) liegt.
From Truett J, Cornfield J, Kannel W: A multivariate analysis of coronary heart disease in Framingham. J Chronic Dis 20:511–524, 1967.

teilen, erhalten wir ein relatives Risiko von 4,1. Mit der Verwendung des relativen Risikos ist es leichter, Risiken zu vergleichen und mögliche Trends zu erkennen. Obwohl hierbei das niedrigste Risiko bei Männern als Standard gewählt und gleich 1,0 gesetzt wurde, hätten die Autoren ebenso gut jeden anderen Wert als Standardgröße von 1,0 definieren können, zu der alle übrigen Werte in Beziehung zu setzen sind. Ein Grund für die Wahl eines niedrigen Wertes als Standard besteht darin, dass die meisten übrigen Werte größer als 1,0 sein werden. Für die meisten Menschen ist es einfacher, die Tabelle zu lesen, wenn nur wenige Werte vollständig rechts des Kommas stehen. Abbildung 10–4 zeigt die Daten von 2.282 Männern im mittleren Alter, die über 10 Jahre hinweg im Rahmen der Framingham-Studie beobachtet wurden, und sie zeigt die Daten von 1.838 Männern im mittleren Alter, die über 8 Jahre in Albany, New York, beobachtet wurden. Gemäß der Daten besteht ein Zusammenhang zwischen Rauchen, Cholesterinspiegel sowie Blutdruck und dem Risiko eines Herzinfarktes bzw. einer KHK. In beiden Teilen der Abbildung hatten die Autoren das niedrigste Risiko gleich 1 gesetzt, zu dem die übrigen Werte in Relation gebracht werden. Auf der linken Seite ist das Risiko der Nichtraucher mit niedrigen Cholesterinspiegeln (das gleich 1 gesetzt wurde) gezeigt und das Risiko von Nichtrauchern mit erhöhten Cholesterinspiegeln. Die Risiken von Rauchern mit niedrigen und hohen Cholesterinwerten werden jeweils in Bezug auf das Risiko der Nichtraucher mit niedrigen Cholesterinspiegeln berechnet.

Beachten wir hierbei, dass das Risiko bei hohen Cholesterinspiegeln erhöht ist, und dass dies sowohl für Raucher als auch für Nichtraucher zutrifft (obgleich selbst bei niedrigen Cholesterinspiegeln das Risiko für Raucher höher liegt). Somit tragen sowohl Rauchen als auch erhöhte Cholesterinwerte zum Risiko eines Herzinfarktes und des Todes durch KHK bei. Eine vergleichbare Untersuchung über Blutdruck und Rauchen findet sich auf der rechten Seite der Abbildung.

DIE ODDS-RATIO (DAS CHANCENVERHÄLTNIS)

Wir haben gesehen: Für die Berechnung des relativen Risikos brauchen wir Daten zur Krankheitsinzidenz bei exponierten und nicht-exponierten Personen, wie man sie durch Kohortenstudien ermitteln kann. Bei einer Fall-Kontroll-Studie kennen wir jedoch weder die Inzidenz bei der exponierten Bevölkerung, noch die Inzidenz in der nicht-exponierten Bevölkerung, da wir mit erkrankten Personen (den Fällen) und Gesunden (den Kontrollen) starten. Daher können wir in einer Fall-Kontroll-Studie das relative Risiko *nicht* direkt berechnen. In diesem Abschnitt werden wir sehen, wie eine andere Maßzahl für Zusammenhänge, die Odds-Ratio, sowohl bei Kohortenstudien als auch bei Fall-Kontroll-Studien ermittelt und anstelle des relativen Risikos verwendet werden kann. Und wir werden sehen, dass obwohl wir in einer Fall-Kontroll-Studie das relative Risiko nicht berechnen können, wir dennoch – unter verschiedensten Umständen – einen guten *Schätzwert* des relativen Risikos in einer Fall-Kontroll-

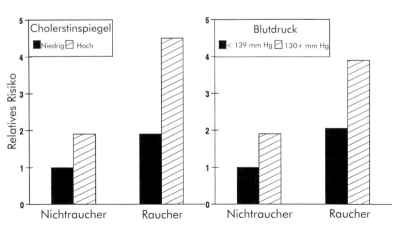

Abbildung 10–4. Relatives Risiko für 30- bis 62-jährige Männer an Herzinfarkt und Koronarer Herzkrankheit zu sterben, bezogen auf Cholesterinspiegel, Blutdruck sowie Tabakkonsum. Als hohe Cholesterinwerte sind Konzentrationen von 220 mg/100 ml oder mehr definiert. (Data from Doyle JT, Dawber TR, Kannel WB, et al: The relationship of cigarette smoking to coronary heart disease. JAMA 190:886, 1964.)

Studie erhalten können, wenn wir die Odds-Ratio berechnen.

Definition der Odds-Ratio in Kohorten- und Fall-Kontroll-Studien

In den vorangegangenen Kapiteln besprachen wir den *Anteil* der exponierten Bevölkerung, bei dem im Rahmen einer Kohortenstudie eine Krankheit auftritt und den Anteil einer nicht-exponierten Bevölkerung, bei dem eine Erkrankung auftritt. Ähnlich besprachen wir bei der Fall-Kontroll-Studie den *Anteil* der exponierten Fälle und den der exponierten Kontrollpersonen (Tabelle 10–8).

Ein alternativer Ansatz ist, das Konzept der *Odds* (Chancen) zu verwenden. Nehmen wir an, wir setzen beim Wetten auf ein Pferd namens Epi Beauty, das mit einer Wahrscheinlichkeit (P) von 60 Prozent das Rennen gewinnen wird. Damit liegt die Wahrscheinlichkeit, dass Epi Beauty verliert, bei 40 Prozent $(1 - P)$. Wenn wir von diesen Wahrscheinlichkeiten ausgehen: Wie stehen dann die Chancen (Odds), dass das Pferd das Rennen gewinnt? Bei der Beantwortung dieser Frage müssen wir uns vor Augen führen, dass die Odds oder Chancen für das Eintreten eines Ereignisses definiert werden als *das Verhältnis aus der Zahl der Möglichkeiten für das Eintreten des Ereignisses zu der Zahl der Möglichkeiten für das Ausbleiben des Ereignisses.*

Die Odds bzw. Chancen, dass Epi Beauty gewinnt, wären nach obiger Definition also wie folgt zu berechnen:

$$\text{Odds (Chancen)} = \frac{\text{Wahrscheinlichkeit, dass Epi Beauty das Rennen gewinnen wird}}{\text{Wahrscheinlichkeit, dass Epi Beauty das Rennen verlieren wird}}$$

Erinnern wir uns daran, dass P für die Wahrscheinlichkeit steht, dass Epi Beauty gewinnt und 1 − P für die Wahrscheinlichkeit, dass Epi Beauty das Rennen verliert. Die Odds, das Chancenverhältnis, für Epi Beuaty betragen also:

$$\text{Odds} = \frac{P}{1-P} \text{ oder } \frac{60\%}{40\%} = 1{,}5 : 1 = 1{,}5$$

Es ist wichtig, sich den Unterschied zwischen Wahrscheinlichkeit und Odds klar zu machen. Im obigen Beispiel gilt:

Wahrscheinlichkeit zu gewinnen = 60 Prozent

und

$$\text{Odds zu gewinnen} = \frac{60\%}{40\%} = 1{,}5$$

Die Odds-Ratio in Kohortenstudien

Untersuchen wir, wie das Konzept der Odds auf Kohortenstudien und auf Fall-Kontroll-Studien angewendet werden kann. Als Erstes betrachten wir die Kohortenstudie, deren Design in Tabelle 10–5 dargestellt ist. Unsere erste Frage lautet: Wie groß ist die *Wahrscheinlichkeit* (P), dass die Krankheit bei einer exponierten Person entsteht? Die Antwort hierzu: Sie ist gleich der Inzidenz in

Tabelle 10–8. Berechnung der Proportion Exponierter in einer Fall-Kontroll-Studie

		Zuerst auswählen	
		Fälle (erkrankt)	Kontrollpersonen (gesund)
Dann: Messung der vorausgegangenen Fälle {	waren exponiert	a	b
	waren nicht exponiert	c	d
Gesamt		a + c	b + d
Anteil der Exponierten		$\dfrac{a}{a+c}$	$\dfrac{b}{b+d}$

A

	Erkranken	Erkranken nicht
Exponiert	a	b
Nicht Exponiert	c	d

$$\text{Odds Ratio} = \frac{\text{Wahrscheinlichkeit, dass eine exponierte Person erkrankt}}{\text{Wahrscheinlichkeit, dass eine nicht-exponierte Person erkrankt}}$$

$$= \frac{a/b}{c/d} = \frac{ad}{bc}$$

B

	Erkranken	Erkranken nicht
Exposition in der Vorgeschichte	a	b
Keine Exposition in der Vorgeschichte	c	d

$$\text{Odds Ratio} = \frac{\text{Wahrscheinlichkeit, dass ein Fall exponiert war}}{\text{Wahrscheinlichkeit, dass eine Kontolle exponiert war}}$$

$$= \frac{a/c}{b/d} = \frac{ad}{bc}$$

Abbildung 10–5. *A*: Odds-Ratio bei einer Kohortenstudie. *B*: Odds-Ratio bei einer Fall-Kontroll-Studie.

der obersten Zeile (exponierte Personen), die sich berechnet aus der Formel:

$$\frac{a}{a+b}$$

Als Nächstes fragen wir: Wie stehen die *Chancen* (*Odds*), dass die Krankheit bei einer exponierten Person auftritt? Wieder sehen wir in der obersten Zeile der Abb. 10–5, dass $a + b$ Personen exponiert sind. Die Odds, dass die Krankheit bei diesen Personen auftritt, ergeben sich aus $a : b$ oder

$$\frac{a}{b}.$$

(Erinnern wir uns an die Formel

$$\frac{P}{1-P}$$

aus dem Epi Beauty-Beispiel.)

Wenn wir nun auf die unterste Zeile blicken, finden wir $c + d$ nicht-exponierte Personen; die Wahrscheinlichkeit für die Erkrankung der Nicht-Exponierten ist

$$\frac{c}{c+d}$$

Die Odds für das Auftreten der Krankheit bei den nicht-exponierten Personen sind $c : d$ oder

$$\frac{c}{d}$$

So wie das Verhältnis von Inzidenz bei Exposition zu Inzidenz bei Nicht-Exposition dazu verwendet werden kann, einen Zusammenhang zwischen Exposition und Erkrankung zu messen, können wir auch das Verhältnis der Odds betrachten: Die Odds einer exponierten Person zu erkranken im Verhältnis zu den Odds einer nicht-exponierten Person zu erkranken. Beide Zusammenhangsmaße sind bei Kohortenstudien zulässig und gültig.

Wollen wir in einer Kohortenstudie die Frage beantworten, ob ein Zusammenhang zwischen der Exposition und der Krankheit besteht, können wir entweder das relative Risiko, wie gerade besprochen, verwenden, oder mit der Odds-Ratio arbeiten (auch als „*relative* Odds" oder relative Verhältnisziffer bezeichnet). Bei einer *Kohortenstudie* ist die Odds-Ratio definiert als das *Verhältnis der Odds von exponierten Personen zu erkranken zu den Odds von nicht-exponierten Personen zu erkranken*; es wird wie folgt berechnet:

$$\frac{\left(\frac{a}{b}\right)}{\left(\frac{c}{d}\right)} = \frac{ad}{bc}$$

Die Odds-Ratio in einer Fall-Kontroll-Studie

Wie eben erörtert wurde, ist es nicht möglich, in einer *Fall-Kontroll-Studie* das relative Risiko direkt zu berechnen, um einem Zusammenhang zwischen Exposition und Krankheit auf die Spur zu kommen. Da wir von Fällen und Kontrollpersonen ausgegangen waren und nicht von exponierten und nicht-exponierten Personen, wissen wir nichts über die Inzidenz bei exponierten Personen und genauso wenig über die Inzidenz bei Nicht-Exponierten. Aber dennoch können wir die Odds-Ratio als ein Maß für den Zusammenhang zwischen Exposition und Krankheit in einer Fall-Kontroll-Studie verwenden, stellen dabei aber andere Fragen: Wie stehen die Chancen bzw. Odds, dass ein Fall exponiert war? Wenn wir auf die linke Spalte in Tabelle 10–8 schauen, sehen wir, dass die *Odds* eines Falles, exponiert gewesen zu sein, als $a:c$ definiert sind oder als

$$\frac{a}{c}$$

Als Nächstes fragen wir, wie die Odds für eine Kontrollperson stehen, exponiert gewesen zu sein? Wir schauen uns jetzt die rechte Spalte der Tabelle an und sehen, dass die Odds einer Kontrollperson, exponiert gewesen zu sein, sich darstellt als $b:d$ oder

$$\frac{b}{d}$$

Daraufhin können wir die Odds-Ratio berechnen, die bei *Fall-Kontroll-Studien* definiert ist als das *Verhältnis der Odds, dass Fälle exponiert waren, zu den Odds, dass die Kontrollen exponiert waren*. Dies wird wie folgt berechnet

$$\frac{\left(\frac{a}{c}\right)}{\left(\frac{b}{d}\right)} = \frac{ad}{bc}$$

Interessanterweise steht

$$\frac{ad}{bc}$$

für die Odds-Ratio (oder die relativen „Odds") sowohl in Kohortenstudien als auch in Fall-Kontroll-Studien. Bei beiden Studientypen ist die Odds-Ratio ein exzellentes Maß für einen möglichen Zusammenhang zwischen einer Exposition und einer Krankheit (siehe Abb. 10–5). Die *Odds-Ratio* ist auch als *Kreuzproduktverhältnis* bekannt, da man sie mit einer Vierfeldertafel ermitteln kann, indem man die diagonal gegenüberliegenden Felder multipliziert und dann dividiert,

$$\frac{ad}{bc}$$

wie in Abb. 10–5 zu sehen ist.

Wie Naggan (persönliche Mitteilung) hervorhob, kann die Odds-Ratio oder das Kreuzproduktverhältnis als eine Ratio aus dem Produkt der beiden Felder betrachtet werden, die die Hypothese eines Zusammenhangs stützen (Felder a – Erkrankte, die exponiert waren und d nicht-erkrankte Personen, die nicht exponiert waren) und dem Produkt der beiden Felder, die die Hypothese eines Zusammenhangs verneinen (Felder b nicht-erkrankte Personen, die exponiert waren und c Erkrankte, die nicht exponiert waren).

Interpretation von Odds-Ratios

Wir interpretieren den Wert der Odds-Ratio genauso, wie wir das relative Risiko interpretiert haben. Steht die Exposition nicht in Zusammenhang mit der Krankheit, wird die Odds-Ratio gleich 1 sein.

Wenn eine positive Korrelation zwischen Exposition und der Erkrankung besteht, wird die Odds-Ratio größer 1 sein. Findet sich ein negativer Zusammenhang zwischen Exposition und Krankheit, wird dies durch eine Odds-Ratio kleiner 1 ausgedrückt.

Wann ist die Odds-Ratio ein guter Schätzwert für das relative Risiko?

In einer Fall-Kontroll-Studie kann nur die Odds-Ratio als Zusammenhangsmaß berechnet werden, während bei einer Kohortenstudie sowohl die Odds-Ratio als auch das relative Risiko als gültiges Zusammenhangsmaß bestimmt werden kann. Viele arbeiten dennoch mit dem relativen Risiko und dies ist auch in der Literatur das am häufigsten benutzte Zusammenhangsmaß, wenn die Ergebnisse von Kohortenstudien veröffentlicht werden. Wenn die Odds-Ratio einmal angewendet wird, wollen die Leser häufig wissen, inwieweit diese dem relativen Risiko entspricht. Selbst in hochrangigen Fachzeitschriften wurden

Berichte von Fall-Kontroll-Studien veröffentlicht, in denen die Ergebnisse als *relative Risiken* etikettiert wurden. Nachdem wir dieses Kapitel gelesen haben, werden uns die Haare zu Berge stehen, wenn wir solche Darstellungen zu Gesicht bekommen. Denn wir wissen jetzt, dass relative Risiken in Fall-Kontroll-Studien nicht direkt berechnet werden können! Natürlich war die *Schätzung* der relativen Risiken gemeint, basierend auf den Odds-Ratios aus der Fall-Kontroll-Studie. Wann stellt die Odds-Ratio (relative Odds) aus einer Fall-Kontroll-Studie eine gute Annäherung an das relative Risiko in einer Bevölkerung dar? Dann, wenn die drei folgenden Bedingungen erfüllt werden:

1. Wenn die studierten Fälle im Hinblick auf die Expositionsanamnese repräsentativ sind für alle Menschen mit einer bestimmten Krankheit innerhalb der Bevölkerung, aus der diese Fälle stammen.
2. Wenn die Kontrollen im Hinblick auf die Expositionsanamnese repräsentativ sind für alle Menschen ohne diese Krankheit innerhalb der Bevölkerung, aus der die Fälle stammen.
3. Wenn die untersuchte Krankheit selten auftritt.

Die dritte Bedingung (seltenes Auftreten der Krankheit) wird durch folgende Erklärung verständlich: Erinnern wir uns, dass $a + b$ exponierte Personen vorliegen. Da die meisten Krankheiten, mit denen wir es zu tun haben, selten auftreten, werden nur sehr wenige Menschen in einer exponierten Bevölkerung tatsächlich erkranken. Folglich ist a sehr klein im Vergleich zu b und man kann näherungsweise $a + b$ mit b gleichsetzen oder $(a + b) \cong b$. Ähnlich werden sehr wenige nicht-exponierte Personen $(c + d)$ erkranken und wir können näherungsweise sagen, dass $c + d$ gleich d ist oder $(c + d) \cong d$. Daher können wir ein relatives Risiko folgendermaßen berechnen:

$$\frac{\left(\frac{a}{a+b}\right)}{\left(\frac{c}{c+d}\right)} \cong \frac{\left(\frac{a}{b}\right)}{\left(\frac{c}{d}\right)}$$

Durch diese Berechnung erhalten wir

$$\frac{ad}{bc}$$

welche die Odds-Ratio-Formel darstellt. Für den engagierten Leser findet sich eine genauere und ausführlichere Ableitung im Anhang dieses Kapitels. Die Abb. 10–6 und 10–7 zeigen zwei Beispiele von Kohortenstudien, dass die Odds-Ratio eine gute Näherung an das relative Risiko bietet, wenn die untersuchte Krankheit selten auftritt, nicht aber bei häufigen Erkrankungen. In Abbildung

	Erkranken	Erkranken nicht	
Exponiert	200	9.800	10.000
Nicht-exponiert	100	9.900	10.000

$$\text{Relatives Risiko} = \frac{200/10.000}{100/10.000} = 2$$

$$\text{Odds-Ratio} = \frac{200 \times 9.900}{100 \times 9.800} = 2{,}02$$

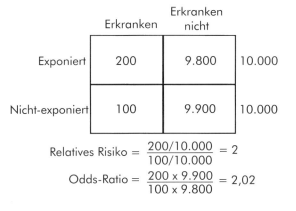

Abbildung 10–6. Beispiel: Die Odds-Ratio ist ein guter Schätzwert des relativen Risikos bei seltenen Erkrankungen.

	Erkranken	Erkranken nicht	
Exponiert	50	50	100
Nicht-exponiert	25	75	100

$$\text{Relatives Risiko} = \frac{50/100}{25/100} = 2$$

$$\text{Odds-Ratio} = \frac{50 \times 75}{25 \times 50} = 3$$

Abbildung 10–7. Beispiel: Die Odds-Ratio ist *kein* guter Schätzwert des relativen Risikos bei *häufigen* Erkrankungen.

10–6 handelt es sich um eine seltene Krankheit, das relative Risiko beträgt 2. Berechnen wir nun die Odds-Ratio („Kreuzproduktverhältnis"), erhalten wir einen Wert von 2,02 – eine sehr gute Näherung.

Nun zu Abb. 10–7: Hier tritt die zu untersuchende Krankheit häufig auf, und obwohl das relative Risiko wiederum 2,0 beträgt, erhalten wir eine Odds-Ratio von 3,0 – ein deutlicher Unterschied zum relativen Risiko. Wir sehen also, dass die Odds-Ratio an sich ein taugliches Zusammenhangsmaß darstellt, auch wenn wir das relative Risiko außer Acht lassen.

Wollen wir aber das relative Risiko als Hinweis für einen Zusammenhang benutzen, wissen wir, dass bei seltenen Krankheiten die Odds-Ratio einen guten Näherungswert des relativen Risikos liefert.

MERKE

- *Die relative Odds (Odds-Ratio) ist an und für sich ein nützliches Zusammenhangsmaß, sowohl in Fall-Kontroll-Studien als auch in prospektiven Studien.*
- *In Kohortenstudien kann das relative Risiko direkt berechnet werden.*
- *Bei einer Fall-Kontroll-Studie kann das relative Risiko nicht direkt berechnet werden, so dass die relativen Odds oder Odds-Ratio (Kreuzproduktverhältnis) als Schätzwert des relativen Risikos verwendet wird, wenn das absolute Krankheitsrisiko gering ist.*

Beispiele für die Berechnung der Odds-Ratios in Fall-Kontroll-Studien

In diesem Abschnitt werden wir Odds-Ratios in zwei Fall-Kontroll-Studien berechnen (bei einer der beiden wurden die Kontrollen *nicht* mit den Fällen gematcht, bei der anderen *erfolgte* ein Matching). Für diese Beispiele nehmen wir an, dass unser Forschungsbudget klein ist und wir eine Studie an lediglich 10 Fällen und 10 Kontrollen durchführen können. Der Buchstabe N steht hierbei für *nicht-exponierte* Personen und E für *Exponierte*.

Berechnung der Odds-Ratio in einer nicht-gematchten Fall-Kontroll-Studie

Nehmen wir an, in dieser Studie sei keinerlei Matching zwischen Fällen und Kontrollen erfolgt; die Daten sind in Abbildung 10–8 aufgeführt. Somit waren 6 der 10 Fälle exponiert und 3 der 10 Kontrollen. Tragen wir diese Daten in eine Vierfeldertafel ein, ergibt sich folgende Tafel

	Fälle	Kontrollpersonen
Exponierte	6	3
Nicht-Exponierte	4	7
	10	10

Die Odds-Ratio in dieser ungepaarten Studie ist gleich dem Verhältnis der Kreuzprodukte:

$$\text{Odds-Ratio} = \frac{ad}{bc} = \frac{6 \times 7}{4 \times 3} = \frac{42}{12} = 3,5$$

Tabelle 10–9 zeigt die Daten einer hypothetischen nicht-gematchten Fall-Kontroll-Studie zu Rauchen und KHK. Die Buchstaben *a*, *b*, *c* und *d* wurden in die Vierfeldertafel eingetragen, um die Felder erkennbar zu machen, die bei der Kalkulation verwendet werden. Die Odds-Ratio wird aus den Daten wie folgt berechnet:

$$\text{Odds-Ratio} = \frac{ad}{bc} = \frac{112 \times 224}{176 \times 88} = 1,62$$

FÄLLE	KONTROLLEN
E	N
E	E
N	N
E	N
N	E
N	N
E	N
E	E
E	N
N	N

Abbildung 10–8. Eine Fall-Kontroll-Studie mit 10 Fällen und 10 nicht-gematchten Kontrollpersonen.

Tabelle 10–9. Beispiel zur Berechnung einer Odds-Ratio aus einer Fall-Kontroll-Studie

		Zuerst auswählen	
		KHK-Fälle	Kontrollen
Dann Messung der vorausgegangenen Exposition	Raucher	112 (a)	176 (b)
	Nichtraucher	88 (c)	224 (d)
	Gesamt	200 ($a + c$)	400 ($b + d$)
	Anteil Raucher	56%	44%

$$\text{Odds-Ratio } \frac{ad}{bc} = \frac{112 \times 224}{176 \times 88} = 1{,}62$$

Berechnung der Odds-Ratio in einer gematchten Fall-Kontroll-Studie

Wie wir im vorhergehenden Kapitel besprochen hatten, werden bei der Auswahl der Studienpopulationen für Fall-Kontroll-Studien die Kontrollen oft so ausgewählt, dass sie in bestimmten Merkmalen zu den Fällen passen. Merkmale, von denen bekannt ist, dass sie mit dem Krankheitsrisiko verbunden sind, wie Geschlecht, Alter oder Rasse (individuelles Matching). Die Resultate werden dann eher unter dem Gesichtspunkt der Fall-Kontroll-Paare analysiert als unter individuellen Gesichtspunkten. Welche Arten von Fall-Kontroll-Kombinationen hinsichtlich der Expositionsanamnese sind nun möglich?

Wenn es sich um eine dichotome Exposition (entweder ist die Person exponiert oder sie ist es nicht) handelt, kommt natürlich nur eine der vier folgenden Paarkombinationen in Frage:

Konkordante Paare
1. Paare, bei denen Fall und Kontrollperson exponiert waren
2. Paare, bei denen weder Fall noch Kontrollperson exponiert waren

Diskordante Paare
3. Paare, bei denen der Fall exponiert war, die Kontrollperson nicht
4. Paare, bei denen Kontrollperson exponiert war, der Fall nicht

Beachten wir, dass die Fall-Kontroll-Paare, die gleichermaßen exponiert oder nicht-exponiert waren, als *konkordante Paare* bezeichnet werden, die Paare mit unterschiedlichen „Expositionserfahrungen" als *diskordante Paare*. Diese Möglichkeiten sind in der folgenden Vierfeldertafel schematisch aufgeführt, doch bei dieser Tafel stehen die Ziffern in den Feldern jeweils für Paare (Fall-Kontroll-Paare), *nicht* für Einzelpersonen, wie in den vorigen Beispielen. Die Tafel enthält also a-Paare, bei denen Fall und Kontrollperson exponiert waren; b-Paare, bei denen der Fall exponiert war, die Kontrollperson nicht; c-Paare, bei denen der Fall nicht-exponiert war, die Kontrollperson aber exponiert; und d-Paare ohne Exposition.

		Kontrollen	
		Exponierte	Nicht-Exponierte
Fälle	Exponierte	a	b
	Nicht-Exponierte	c	d

Die Berechnung der Odds-Ratios in solch einer gematchten Studie beruht lediglich auf den *diskordanten Paaren* (b und c). Die konkordanten Paare (a und d, bei denen Fall und Kontrollperson entweder jeweils exponiert oder nicht-exponiert waren) werden ignoriert, da sie keinen Aufschluss über mögliche Unterschiede in den Expositionsanamnesen der Fälle und der Kontrollpersonen geben. Die *Odds-Ratio für gematchte Paare* ist daher die *Ratio der diskordanten Paare* (d. h. das Verhältnis der Anzahl von Paaren, bei denen der

Fall exponiert und die Kontrollperson nicht exponiert war zu der Anzahl von Paaren, bei denen die Kontrollperson exponiert war, der Fall aber nicht). Die Odds-Ratio der vorherigen Vierfeldertafel errechnet sich wie folgt:

$$\text{Odds-Ratio (gematchten Studie)} = \frac{b}{c}$$

Hierzu bemerkte Naggan (persönliche Mitteilung): die Odds-Ratio einer gepaarten Studie kann als die Ratio betrachtet werden aus der Zahl der Paare, die die Hypothese eines Zusammenhangs stützen (Paare, bei denen der Fall exponiert war, die Kontrollperson nicht) und der Zahl der Paare, die die Hypothese eines Zusammenhangs verneinen (Paare, bei denen die Kontrollperson exponiert war, der Fall aber nicht).

Betrachten wir nun ein Beispiel einer Odds-Ratio-Berechnung im Rahmen einer Fall-Kontroll-Studie (Abb. 10–9). Kehren wir hierzu zu unserer „Low-Budget"-Studie zurück, die nur 10 Fälle und 10 Kontrollpersonen umfasste: Jetzt ist unsere Studie so konzipiert, dass jede Kontrollperson individuell mit einem Fall „gematcht", also passend zugeordnet wurde. Wir erhalten somit 10 Fall-Kontroll-Paare (die waagerechten Pfeile deuten die Zuweisung der Paare bzw. Paarbildung an). Nehmen wir nun diese Befunde, um eine Vierfeldertafel zu erstellen, ergibt sich folgende Tafel:

	Kontrollen	
Fälle	Exponierte	Nicht-Exponierte
Exponierte	2	4
Nicht-Exponierte	1	3

Wir sehen, dass bei zwei Paaren *sowohl* Fall *als auch* Kontrollperson exponiert waren, und wir sehen drei Paare, bei denen weder der Fall noch die Kontrollperson exponiert waren. Diese konkordanten Paare werden bei „Matched-Pairs-Untersuchungen" nicht berücksichtigt.

Es finden sich vier Paare, bei denen der Fall exponiert war, die Kontrollperson aber nicht, und es findet sich ein Paar, bei dem die Kontrollperson exponiert war, nicht aber der Fall.

Also lautet die Odds-Ratio für gematchte Paare:

$$\text{Odds-Ratio} = \frac{b}{c} = \frac{4}{1} = 4$$

In den Abb. 10–10 und 10–11 sehen wir die Daten aus der Fall-Kontroll-Studie über Hirntumore bei Kindern, die im vorhergehenden Kapitel bereits erwähnt wurde. Diese Daten werden für zwei Variablen gezeigt. Abb. 10–10 zeigt eine

FÄLLE   **KONTROLLEN**
E ←——————→ N
E ←——————→ E
N ←——————→ N
E ←——————→ N
N ←——————→ E
N ←——————→ N
E ←——————→ N
E ←——————→ E
E ←——————→ N
N ←——————→ N

Abbildung 10–9. Eine Fall-Kontroll-Studie mit 10 Fällen und 10 gematchten Kontrollpersonen. (Pfeile verbinden die gematchten Paare.)

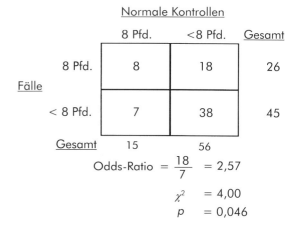

Abbildung 10–10. Geburtsgewicht von registrierten Kindern: Paarweiser Vergleich (Matching) von Fällen und normalen Kontrollen (8 Pfund und schwerer versus weniger als 8 Pfund). (Gold E, Gordis L, Tonascia J, et al: Risk factors for brain tumors in children. Am J Epidemiol 109:309–319, 1979.)

"Matched-Pairs-Untersuchung" im Hinblick auf das Geburtsgewicht. Eine Reihe von Studien legte den Verdacht nahe, dass Kinder mit größerem Geburtsgewicht unter einem erhöhten Risiko für bestimmte Krebserkrankungen im Kindesalter stehen. Die *Exposition* wird in diesem Zusammenhang definiert als Geburtsgewicht über 8 Pfund. Es ergibt sich eine Odds-Ratio von 2,57.

In Abb. 10–11 ist eine Studie mit gematchten Paaren hinsichtlich der Exposition durch kranke Haustiere dargestellt. Die vor vielen Jahren durchgeführte „Tri-State-Leukämie-Studie" zeigte, dass mehr Leukämiepatienten Haustiere in den Familien hatten, als die Kontrollpersonen. Das Interesse an onkogenen Viren der letzten Jahre hat die Aufmerksamkeit auf kranke Haustiere als mögliche Expositionsquelle gelenkt. Gold et al. gingen dieser Frage in ihrer Fall-Kontroll-Studie nach, deren Ergebnisse in Abb. 10–11 zu sehen sind. Obwohl die Odds-Ratio 4,5 beträgt, ist die Zahl diskordanter Paare sehr klein.

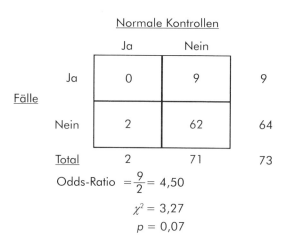

Abbildung 10–11. Registrierte Kinder, die kranken Haustieren exponiert waren: Paarweiser Vergleich von Fällen und normalen Kontrollen. (Gold E, Gordis L, Tonascia J, et al.: Risk factors for brain tumors in children. Am J Epidemiol 109:309–319, 1979.)

SCHLUSSFOLGERUNG

In diesem Kapitel wurden die Begriffe *Absolutes Risiko*, *Relatives Risiko* und *Odds-Ratio* vorgestellt. Im 11. Kapitel werden wir uns einem anderen wichtigen Aspekt des Themas Risiko widmen, nämlich dem attributablen Risiko (das im Deutschen auch zuschreibbares Risiko oder Überschussrisiko genannt wird).

Daraufhin wollen wir nochmals das Design von Studien sowie Risikomaße betrachten (Kapitel 12), bevor wir uns mit der Anwendbarkeit dieser Konzepte bei der Ableitung von Krankheitsursachen befassen (13. und 14. Kapitel).

LITERATUR

1. Gold E, Gordis L, Tonascia J. Szklo M: Risk factors for brain tumors in children. Am J Epidemiol 109:309–319, 1979.

Fragen zur Wiederholung des 10. Kapitels

1. Von 2.872 Personen, die als Kinder wegen einer vergrößerten Thymusdrüse eine Strahlentherapie erhalten hatten, entwickelte sich bei 24 Personen ein Schilddrüsenkarzinom und bei 52 Personen ein benigner Schilddrüsentumor. In einer Vergleichsgruppe befanden sich 5.055 Kinder, die diese Behandlung nicht erhalten hatten (Geschwister der Kinder, die eine Strahlenbehandlung erhalten hatten). Im Laufe der Nachuntersuchungsphase trat in der Vergleichsgruppe kein Fall eines Schilddrüsenkarzinoms auf, während sich bei 6 Personen ein benigner Schilddrüsentumor entwickelte. Berechnen Sie das relative Risiko, an einem benignen Schilddrüsentumor zu erkranken: _____

2. Wenn in einer Studie über eine bestimmte Erkrankung, bei der alle aufgetretenen Fälle ermittelt werden konnten, das relative Risiko für den Zusammenhang zwischen einem Faktor und der Erkrankung *gleich oder kleiner* 1,0 ist, folgt daraus:

a. Es besteht kein Zusammenhang zwischen dem Faktor und der Erkrankung
b. Der Faktor schützt vor der Erkrankung
c. Entweder war das Matching oder die Randomisierung fehlgeschlagen
d. Die Vergleichsgruppe war unpassend gewählt und ein stichhaltiger Vergleich ist somit nicht möglich
e. Entweder besteht keine oder eine negative Assoziation zwischen dem Faktor und der Erkrankung

Fragen 3 und 4 beziehen sich auf die neben stehenden Angaben:

In einer kleinen Pilotstudie wurden 12 an Gebärmutterkrebs erkrankte Frauen und 12 gesunde Frauen gefragt, ob sie jemals Östrogene eingenommen hätten. Jede Frau mit einer Krebserkrankung wurde mit einer gesunden Frau gematcht hinsichtlich Alter, Rasse und Gewicht. Die Ergebnisse sind unten aufgeführt.

3. Wie hoch ist das *geschätzte* relative Krebsrisiko, wenn diese Studie als eine Studie mit gematchten Paaren analysiert wird?
   a. 0,25
   b. 0,33
   c. 1,00
   d. 3,00
   e. 4,20

Paar-Nummer	Frauen mit Gebärmutterkrebs	Frauen ohne Gebärmutterkrebs
1	Östrogen eingenommen	Östrogen nicht eingenommen
2	Östrogen nicht eingenommen	Östrogen nicht eingenommen
3	Östrogen eingenommen	Östrogen eingenommen
4	Östrogen eingenommen	Östrogen eingenommen
5	Östrogen eingenommen	Östrogen nicht eingenommen
6	Östrogen nicht eingenommen	Östrogen nicht eingenommen
7	Östrogen eingenommen	Östrogen nicht eingenommen
8	Östrogen eingenommen	Östrogen nicht eingenommen
9	Östrogen nicht eingenommen	Östrogen eingenommen
10	Östrogen nicht eingenommen	Östrogen eingenommen
11	Östrogen eingenommen	Östrogen nicht eingenommen
12	Östrogen eingenommen	Östrogen nicht eingenommen

4. Lösen Sie die Paare auf. Wie hoch ist das *geschätzte* relative Krebsrisiko, wenn diese Daten im Rahmen eines ungematchten Studiendesigns analysiert werden?
   a. 0,70
   b. 1,43
   c. 2,80
   d. 3,00
   e. 4,00

Raten der Koronaren Herzkrankheit (KHK) pro 10.000 Einwohner nach Alter und Geschlecht, Framingham, Mass.

Alter zu Studienbeginn (Jahre)	Männer		Frauen	
	KHK-Raten bei der ersten Untersuchung	Jährliche Nachuntersuchung (Mittlere jährliche Inzidenz)	KHK-Raten bei der ersten Untersuchung	Jährliche Nachuntersuchung (Mittlere jährliche Inzidenz)
29–34	76,7	19,4	0,0	0,0
35–44	90,7	40,0	17,2	2,1
45–54	167,6	106,5	111,1	29,4
55–62	505,4	209,1	211,1	117,8

Die Fragen 5 und 6 beziehen sich auf die oben stehenden Angaben:

5. Für das relative Risiko der Entstehung einer KHK nach Eintritt in die Studie von *Männern im Vergleich zu Frauen* gilt:
   a. Es ist in allen Gruppen etwa gleich groß
   b. Es ist in den oberen Altersgruppen am größten
   c. Es ist in den niedrigsten und obersten Altersgruppen am kleinsten und in den Altersgruppen der 35–44-jährigen und der 45–54-jährigen am größten
   d. Es ist in den niedrigsten und obersten Altersgruppen am größten und in den Altersgruppen der 35–44-jährigen und der 45–54-jährigen am kleinsten
   e. Es ist in der obersten Altersgruppe am niedrigsten

6. Die wahrscheinlichste Erklärung für die unterschiedlichen KHK-Raten bei Männern in der *Eingangsuntersuchung* und der jährlichen *Nachuntersuchung* lautet:
   a. Prävalenz und Inzidenz der KHK bei Männern steigen mit dem Alter
   b. Die Letalitätsraten der KHK sind bei jungen Männern höher
   c. Ein klassischer Kohorteneffekt erklärt die Ergebnisse
   d. Die Letalitätsrate bei der KHK ist in den ersten 24 Stunden nach einem Herzinfarkt am höchsten
   e. Die Eingangsuntersuchung misst die KHK-Prävalenz, während die nachfolgenden Untersuchungen in erster Linie die KHK-Inzidenz erfassen

Die Fragen 7 bis 9 beziehen sich auf die unten stehenden Angaben:

Talbot und Mitarbeiter führten eine Studie zu plötzlichen unerwarteten Todesfällen bei Frauen durch. Daten zur Raucheranamnese sind in der folgenden Tabelle aufgeführt:

Rauchgewohnheiten von KHK-Fällen mit plötzlichem Herztod und von Kontrollpersonen (Raucher, > 1 Packung/Tag) (gematchte Paare), Allegheny County, 1980

Fälle	Kontrollpersonen		
	> 1 Packung/Tag	< 1 Packung/Tag	Gesamt
> 1 Packung/Tag	2	36	38
< 1 Packung/Tag	8	34	42
Gesamt	10	70	80

7. Berechnen Sie mit diesen Daten die Odds-Ratio von gematchten Paaren. _____

8. Verwenden Sie die Daten aus der obenstehenden Tabelle und lösen Sie die Paare auf, um die Odds-Ratio für das ungematchte Design zu berechnen. _____

9. Wie hoch ist die Odds-Ratio für Kontrollen, die eine oder mehr Packungen pro Tag rauchen? _____

Appendix

Die Ableitung des Zusammenhangs zwischen Odds-Ratio und dem relativen Risiko wird durch folgende Rechenschritte verdeutlicht. Wir erinnern uns:

$$\text{Relatives Risiko (RR)} = \frac{\left(\frac{a}{a+b}\right)}{\left(\frac{c}{c+d}\right)}$$

$$\text{Die Odds-Ratio} = \frac{ad}{bc}$$

Der Zusammenhang zwischen dem relativen Risiko und der Odds-Ratio kann daher als der Bruch aus der RR durch die OR ausgedrückt werden:

(1)

$$\frac{RR}{OR} = \frac{\left(\frac{a}{a+b}\right) : \left(\frac{c}{c+d}\right)}{\left(\frac{ad}{bc}\right)}$$

$$= \frac{\left(\frac{a}{a+b}\right)}{\left(\frac{c}{c+d}\right)} \times \frac{bc}{ad}$$

$$= \frac{\left(\frac{abc}{a+b}\right)}{\left(\frac{cad}{c+d}\right)} = \frac{\left(\frac{b}{a+b}\right)}{\left(\frac{d}{c+d}\right)}$$

Da

$$\frac{b}{a+b} = \frac{a+b-a}{a+b} = \frac{a+b}{a+b} - \frac{a}{a+b} = 1 - \frac{a}{a+b}$$

und

$$\frac{d}{c+d} = \frac{c+d-c}{c+d} = \frac{c+d}{c+d} - \frac{c}{c+d} = 1 - \frac{c}{c+d}$$

Der Zusammenhang zwischen dem relativen Risiko und der Odds-Ratio kann daher auf die folgende Gleichung reduziert werden:

$$\frac{RR}{OR} = \frac{1 - \left(\frac{a}{a+b}\right)}{1 - \left(\frac{c}{c+d}\right)}$$

Oder, indem mit der OR multipliziert wird:

$$RR = \frac{1 - \left(\frac{a}{a+b}\right)}{1 - \left(\frac{c}{c+d}\right)} \times OR$$

Ist die Erkrankung selten, werden beide Terme:

$$\frac{a}{a+b} \quad \text{und} \quad \frac{c}{c+d}$$

sehr kleine Zahlenwerte annehmen, so dass der in Klammern stehende Term der Formel (1) annähernd 1 sein wird und die Odds-Ratio dem relativen Risiko nahe kommt.

Es ist von Interesse, diese Beziehung auf eine andere Art zu untersuchen.

Erinnern wir uns an die Definition der Odds – d. h. das Verhältnis der Summe der Wahrscheinlichkeiten, wie ein Ereignis geschehen kann, zu der Summe der Wahrscheinlichkeiten, wie ein Ereignis nicht geschehen kann:

$$O = \frac{P}{1-P}$$

wobei O für das *Chancenverhältnis* (Odds) steht sich eine Krankheit zuzuziehen, und P das Risiko an dieser Krankheit zu erkranken darstellt.

Dabei ist zu beachten: Je kleiner P, desto näher wandert der Nenner $1-P$ gegen 1, mit dem Ergebnis, dass:

$$\frac{P}{1-P} \sim \frac{P}{1} = P$$

das heißt: Die *Odds* werden zu einem guten Näherungswert des *Risikos*. Daher gilt: Wenn das Risiko gering ist (die Erkrankung ist selten), stellen die *Odds* zu erkranken einen guten Näherungswert des Erkrankungsrisikos dar.

Betrachten wir nun eine exponierte Gruppe und eine nicht-exponierte Gruppe: Wenn das Erkrankungsrisiko bei einer Krankheit sehr gering ist, nähert sich das *Verhältnis* der *Odds* bei den Exponierten zu den *Odds* bei den Nicht-Exponierten sehr stark dem *Verhältnis* des *Risikos* der Exponierten zu dem *Risiko* der Nicht-Exponierten (*das relative Risiko*):

Das heißt, wenn P sehr klein ist:

$$\frac{O_{Exp}}{O_{Nicht-Exp}} \cong \frac{P_{Exp}}{P_{Nicht-Exp}}$$

wobei gilt:

O_{Exp} sind die Odds der exponierten Population zu erkranken,

$O_{Nicht-Exp}$ sind die Odds der nicht-exponierten Population zu erkranken,

P_{Exp} ist die Wahrscheinlichkeit (oder das Risiko) der exponierten Population zu erkranken und

$P_{Nicht-Exp}$ ist die Wahrscheinlichkeit (oder das Risiko) der nicht-exponierten Population zu erkranken.

Dieses Verhältnis der Odds (Chancenverhältnis) nennt man Odds-Ratio oder relative Odds.

Kapitel 11

Mehr zum Thema Risiko: Einschätzen des Präventionspotenzials

DAS ATTRIBUTABLE RISIKO

Die Besprechung des vorigen Kapitels kreiste um das relative Risiko und die Odds-Ratio, die häufig als Ersatz für das relative Risiko bei einer Fall-Kontroll-Studie verwandt wird. Das *relative Risiko* ist ein Maß für die *Eindeutigkeit des Zusammenhangs*, das (wie das 13. Kapitel zeigen wird) eine Hauptrolle beim Ableiten von Kausalschlüssen spielt. In diesem Kapitel wenden wir uns einer anderen Frage zu: *In welchem Maße kann das Auftreten einer Erkrankung einer bestimmten Exposition zugeschrieben werden?* Dies beantwortet ein weiteres Risikomaß, das *attributable Risiko*, welches definiert ist als der Anteil der Krankheitsinzidenz (oder des Erkrankungsrisikos), der einer spezifischen Exposition zugeschrieben werden kann. Beispiel: Wie hoch ist der Anteil des Lungenkrebsrisikos bei Rauchern, der dem Rauchen zugeschrieben werden kann? Während das relative Risiko bedeutsam für den Nachweis von ätiologischen Zusammenhängen ist, kommt dem attributablen Risiko in vielerlei Hinsicht, sowohl in der klinischen Praxis als auch im öffentlichen Gesundheitswesen, eine größere Bedeutung zu, denn es schneidet eine andere Frage an: In welchem Maße können wir das Erkrankungsrisiko (oder die Inzidenz) durch Prävention senken, wenn es uns gelingt, das jeweilige Agens als Exposition zu beseitigen?

Wir können das attributable Risiko für exponierte Menschen berechnen (z. B. das attributable Risiko von Lungenkrebs bei Rauchern) oder das attributable Risiko für die gesamte Bevölkerung, die sowohl exponierte als auch nicht-exponierte Menschen umfasst (z. B. das attributable Risiko von Lungenkrebs in der Gesamtbevölkerung, in der Raucher und Nichtraucher vorhanden sind).

Die Berechnungen, deren Anwendung und Interpretation werden in diesem Kapitel besprochen.

Das attributable Risiko in der Gruppe der Exponierten

Abbildung 11–1 zeigt eine schematische Einführung in das Konzept. Stellen wir uns zwei Gruppen vor: Eine ist exponiert und die andere ist nicht exponiert. In Abbildung 11–1A wird das Gesamtrisiko in der exponierten Gruppe zu erkranken durch die volle Länge der Säule auf der linken Bildseite und das Gesamtrisiko der nicht-exponierten Gruppe zu erkranken wird durch die Säule rechts im Bild dargestellt. Wie wir hier sehen, ist das Erkrankungsrisiko in der exponierten Gruppe insgesamt höher als in der nicht-exponierten. Wir können uns die Frage stellen: Welcher Anteil des Gesamterkrankungsrisikos in der exponierten Gruppe ist tatsächlich der Exposition zu zuschreiben (z. B. wie groß ist in einer Gruppe von Rauchern der Anteil des Lungenkrebsrisikos, der auf das Rauchen zurückzuführen ist)? Wie ist diese Frage zu beantworten? Betrachten wir zunächst die Gruppe der Nicht-Exponierten, die durch die Säule rechts im Bild repräsentiert ist. Obwohl diese Personen nicht exponiert sind, stehen sie dennoch unter einem gewissen Erkrankungsrisiko (wenn auch auf einem wesentlich niedrigeren Niveau als in der Exponiertengruppe). Das bedeutet, dass in der Gruppe der Nicht-Exponierten das Erkrankungsrisiko nicht gleich Null ist. In diesem Beispiel zu Rauchen und Lungenkrebsrisiko besteht auch bei den Nichtrauchern ein gewisses Risiko (wenn auch ein sehr geringes), an Lungenkrebs zu erkranken, etwa aufgrund von chemischen karzinogenen Umweltstoffen oder anderen Faktoren.

Dieses Risiko wird als *Hintergrundrisiko* bezeichnet. Bei jedem Menschen besteht dieses Hintergrundrisiko, ganz gleich ob er einer bestimmten Exposition ausgesetzt war oder nicht (in diesem Fall dem Rauchen) (siehe Abb. 11–1B). Also haben Nicht-Exponierte wie Exponierte dieses Hintergrundrisiko zusätzlich zu anderen Risiken infolge möglicher Expositionen. Damit ist das Gesamtrisiko der exponierten Personen gleich der Summe aus dem Hintergrundrisiko, das bei jedem Menschen besteht, und dem Risiko durch die in Frage kommende Exposition. Wollen wir herausfinden, welcher Anteil des Gesamtrisikos bei *exponierten* Menschen auf die *Exposition zurückzuführen* ist, müssen wir das Hintergrundrisiko von dem Gesamtrisiko subtrahieren (siehe Abb. 11–1C). Da das Erkrankungsrisiko bei nicht-exponierten Personen dem Hintergrundrisiko entspricht, können wir das Risiko der Exponierten, welches aus der spezifischen Exposition resultiert, errechnen, indem wir das Risiko der nicht-exponierten Gruppe (das Hintergrundrisiko) von dem Gesamtrisiko in der Gruppe der Exponierten abziehen. Somit kann die Krankheitsinzidenz, die der Exposition in der exponierten Gruppe zu zuschreiben ist, wie folgt berechnet werden:

Formel 11.1

$$\left(\begin{array}{c}\text{Inzidenz in der}\\ \text{exponierten Gruppe}\end{array}\right) - \left(\begin{array}{c}\text{Inzidenz in der nicht-}\\ \text{exponierten Gruppe}\end{array}\right)$$

Stattdessen könnten wir auch fragen: Welcher Anteil des Risikos in der exponierten Gruppe ist der Exposition zuzuschreiben? Das attributable Risiko könnten wir dann ausdrücken als den Anteil der Gesamtinzidenz in der exponierten Gruppe, der auf die Exposition zurückzuführen ist. Dazu dividieren wir einfach die Formel 11.1 durch die Inzidenz in der exponierten Gruppe, wie folgt:

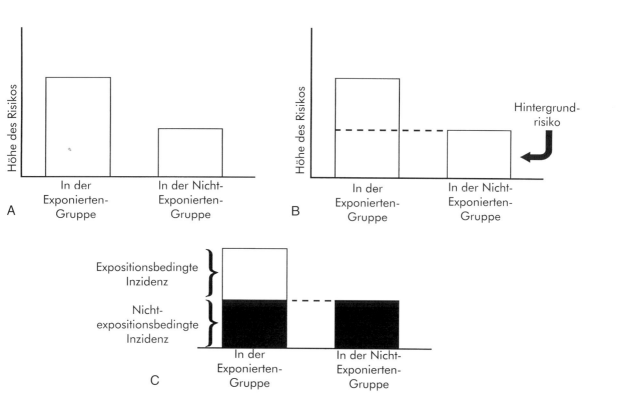

Abbildung 11–1. A, Gesamtrisiken der exponierten und der nicht-exponierten Gruppen. **B,** Hintergrundrisiko. **C,** expositionsbedingte Inzidenz und nicht-expositionsbedingte Inzidenz.

Formel 11.2

$$\frac{\left(\begin{array}{c}\text{Inzidenz in der}\\\text{exponierten Gruppe}\end{array}\right) - \left(\begin{array}{c}\text{Inzidenz in der nicht-}\\\text{exponierten Gruppe}\end{array}\right)}{\text{Inzidenz in der exponierten Gruppe}}$$

Das attributable Risiko steht für die im Idealfall maximal erreichbare Senkung eines Risikos, die wir zu erreichen hoffen, wenn wir die Exposition vollkommen ausschalten könnten. Würden alle Raucher dazu bewegt werden, das Rauchen aufzugeben: Wie hoch wäre dann die zu erwartende Reduktion der Lungenkrebsraten? Aus praktischer programmatischer Sicht dürfte das attributable Risiko relevanter sein als das relative Risiko. Das relative Risiko ist ein Maß für die Stärke der Assoziation und für die Möglichkeit eines Kausalzusammenhangs; das attributable Risiko hingegen zeigt das Präventionspotential auf, für den Fall, dass die Exposition beseitigt werden kann.

Der Kliniker interessiert sich hauptsächlich für das attributable Risiko: Wenn beispielsweise ein Arzt einem Patienten rät, mit dem Rauchen aufzuhören, sagt er ihm damit, dass hierdurch das Risiko einer koronaren Herzkrankheit (KHK) gesenkt wird. Dieser Ratschlag beinhaltet die Einschätzung des Arztes, dass sich das Risiko des Patienten um einen bestimmten Anteil mindert, sobald er aufhört zu rauchen. Diese Risikoreduktion motiviert den Arzt, den Ratschlag zu erteilen. Obwohl der Arzt häufig den genauen Wert des attributablen Risikos nicht kennt, bezieht er sich in der Tat auf ein attributables Risiko in einer exponierten Gruppe (Raucher), zu der der Patient gehört. Stillschweigend stellt sich die Frage: Wie hoch ist in einem Kollektiv von Rauchern der Anteil der KHK, der auf das Rauchen zurückzuführen ist und folglich wie hoch wäre der vermeidbare KHK-Anteil, wenn nicht mehr geraucht würde? Das attributable Risiko nennt uns das Präventionspotential.

Wäre die Inzidenz einer Erkrankung Resultat eines einzelnen Faktors, betrüge das attributable Risiko 100 Prozent. Dies ist jedoch, wenn überhaupt, selten der Fall. Sowohl die Berechnung als auch das Konzept des attributablen Risikos impliziert, dass die Gesamtinzidenz einer Krankheit nicht durch einen einzelnen spezifischen Faktor bedingt ist, da auch einige nicht-exponierte Personen erkranken können. Abbildung 11–2 rekapituliert dieses Konzept.

Das attributable Risiko in der Gesamtbevölkerung

Wenden wir uns einer etwas anderen Frage zum attributablen Risiko zu. Nehmen wir an, wir wüssten, wie das Rauchen aus der Welt zu schaffen sei: Wir teilen einer Bürgermeisterin mit, dass wir über eine hoch effektive Methode verfügen, um das Rauchen in der Gemeinde zu eliminieren und wir bitten sie, Mittel zur Unterstützung unseres Programms bereitzustellen. Die Bürgermeisterin zeigt sich über diese Nachricht sehr erfreut, fragt uns aber: „Welche Auswirkungen wird Ihr Anti-Raucher-Programm auf die Inzidenzraten des Lungenkrebses in unserer Stadt haben?" Diese Frage unterscheidet sich von der zuvor diskutierten. Denn wenn wir über Lungenkrebsraten in der Gesamtbevölkerung einer Stadt sprechen, und nicht nur über die Raten bei exponierten Personen, sprechen wir über eine Bevölkerung, die sowohl aus Rauchern als auch aus Nichtrauchern besteht. Die Bürgermeisterin fragt also nicht, welchen Effekt wir bei den Rauchern erzielen werden, sondern vielmehr welche Auswirkungen auf die Gesamtbevölkerung der Stadt zu erwarten sind, in der Raucher und Nichtraucher leben.

Gehen wir dieser Frage weiter nach. Zusätzlich zu der Annahme, dass wir ein tolles Anti-Raucher-Programm haben, nehmen wir weiterhin an, dass jeder in der Stadt raucht (Gott behüte!). Nun aber wollen wir das attributable Risiko berech-

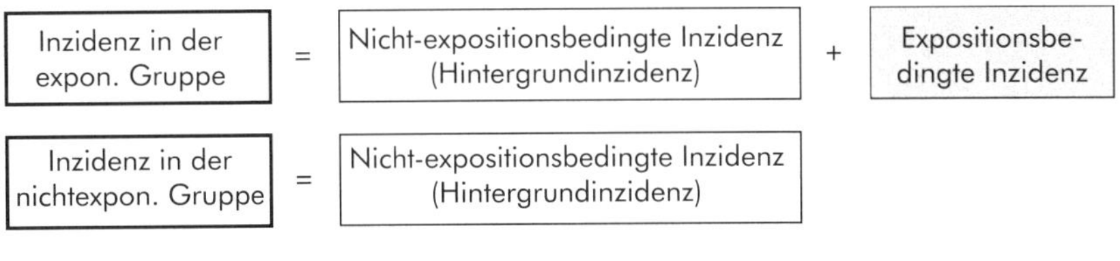

| Inzidenz in der expon. Gruppe | = | Nicht-expositionsbedingte Inzidenz (Hintergrundinzidenz) | + | Expositionsbedingte Inzidenz |

| Inzidenz in der nichtexpon. Gruppe | = | Nicht-expositionsbedingte Inzidenz (Hintergrundinzidenz) |

Abbildung 11–2. Das Konzept des attributablen Risikos.

nen. Natürlich würde, da jeder in der Stadt raucht, das attributable Risiko für die Gesamtbevölkerung der Stadt genauso hoch sein, wie das attributable Risiko einer exponierten Population. Wenn jeder raucht, zeigt uns das attributable Risiko für exponierte Personen an, auf welche Erfolge wir mit unserem Anti-Raucher-Programm in der Gesamtbevölkerung hoffen können.

Nehmen wir nun den Idealfall an und niemand in der Stadt würde rauchen. Wie groß wäre das Potenzial zur Vorbeugung von Lungenkrebs, wenn wir unser vollkommen effektives Programm auf die gesamte Bevölkerung anwenden würden? Die Antwort lautet Null. Da niemand in der Stadt exponiert ist, würde eine Programm zur Beseitigung der Exposition keine Auswirkung auf das Lungenkrebsrisiko haben. Somit stehen wir vor einem Spektrum möglicher Auswirkungen, welches von einem Maximum (wenn jeder raucht) bis Null reicht (wenn niemand raucht). Im wirklichen Leben liegt die Antwort irgendwo in der Mitte, da einige Teile der Bevölkerung rauchen, andere nicht. Die Gruppe der Letzteren (Nichtraucher) wird natürlich keinen Vorteil aus einem Anti-Raucher-Programm ziehen, ganz gleich wie wirkungsvoll dieses sein mag.

Bis zu diesem Punkt haben wir das Konzept und die Berechnung des attributablen Risikos für eine *exponierte Gruppe* besprochen. In einem Kollektiv von Rauchern beispielsweise wäre zu fragen, inwieweit Lungenkrebserkrankungen dem Rauchen zuzuschreiben sind und folglich, wie viele Erkrankungen vermieden werden könnten, wenn die Raucher ihre Gewohnheit aufgeben würden. Um jedoch die Frage der Bürgermeisterin zu beantworten, welche Auswirkungen das Stop-Smoking-Programm auf die Gesamtbevölkerung der Stadt haben wird, müssen wir das *attributable Risiko für die Gesamtbevölkerung* berechnen: Welcher Anteil der Inzidenz einer Erkrankung in einer *Gesamtbevölkerung* (mit Exponierten und Nicht-Exponierten) kann einer bestimmten Exposition zugeschrieben werden? Wie sähe die Gesamtwirkung eines Präventiv-Programms auf die Bevölkerung aus? Um das attributable Risiko in der Gesamtbevölkerung zu berechnen, nutzen wir einen ähnlichen Rechenweg wie bei exponierten Gruppen, doch hier starten wir mit der *Inzidenz in der Gesamtbevölkerung* und subtrahieren davon wiederum das Hintergrundrisiko oder die Inzidenz bei den nicht-exponierten Personen. Die expositionsbedingte* Inzidenz in der Gesamtbevölkerung kann mit der Formel 11.3 berechnet werden.

Formel 11.3

$$\left(\begin{array}{c}\text{Inzidenz in der}\\ \text{Gesamtbevölkerung}\end{array}\right) - \left(\begin{array}{c}\text{Inzidenz in der nicht-}\\ \text{exponierten Gruppe}\\ \text{(Hintergrundrisiko)}\end{array}\right)$$

Wenn wir diesen Term eher als den *Anteil* der expositionsbedingten Inzidenz in der *Gesamtbevölkerung* ausdrücken wollen, können wir die Formel 11.3 durch die Inzidenz in der Gesamtbevölkerung dividieren:

Formel 11.4

$$\frac{\left(\begin{array}{c}\text{Inzidenz in der}\\ \text{Gesamtbevölkerung}\end{array}\right) - \left(\begin{array}{c}\text{Inzidenz in der nicht-}\\ \text{exponierten Gruppe}\end{array}\right)}{\text{Inzidenz in der Gesamtbevölkerung}}$$

Das attributable Risiko in der Gesamtbevölkerung ist ein wertvolles Konzept für den Public-Health-Praktiker. Hier stellt sich die Frage: Welcher *Anteil* der Lungenkrebserkrankungen in der Gesamtbevölkerung ist dem Rauchen zuzuschreiben? Diese Frage könnte auch anders formuliert werden: Wenn das Rauchen aus der Welt geschafft wäre, wie vielen Lungenkrebserkrankungen in der Gesamtbevölkerung (die sich aus Rauchern und Nichtrauchern zusammensetzt) wären damit vorgebeugt? Die Antwort: die dem attributablen Risiko *in der Gesamtbevölkerung* entsprechende Anzahl (wie zuvor besprochen).**

Aus Sicht des öffentlichen Gesundheitswesens (Public Health) handelt es sich hierbei um eine zentrale Frage, die von Politikern und Förderern präventiver Programme gestellt wird. Sie möchten

---

* Die Inzidenz in der Bevölkerung, die auf die Exposition zurückzuführen ist, kann auch wie folgt berechnet werden: (Attributables Risiko in der exponierten Gruppe) × (Anteil der exponierten Bevölkerung).

** Einen alternativen Rechenweg für das attributable Risiko in der Gesamtbevölkerung stellt die Formel nach Levin dar; sie findet sich im Anhang dieses Kapitels.

wissen, welchen Nutzen ein vorgeschlagenes Programm für die Gesamtbevölkerung mit sich bringen wird. Wie wird sich die Belastung des Gesundheitssystems und die Krankheitslast auf die Gesamtbevölkerung auswirken und nicht nur auf exponierte Personen? Wenn beispielsweise alle Raucher in der Bevölkerung mit dem Rauchen aufhörten, was würde sich dann an der Inzidenz von Lungenkrebs in der gesamten Bevölkerung (zu der Raucher wie Nichtraucher gehören) ändern?

Ein Beispiel für die Berechnung des attributablen Risikos in einer exponierten Gruppe

In diesem Abschnitt berechnen wir Schritt für Schritt das attributable Risiko in einer exponierten Gruppe und in der Gesamtbevölkerung. Dabei verwenden wir das vorhergehend besprochene Beispiel einer prospektiven Studie über Rauchen und KHK. Die entsprechenden Daten sind nochmals in Tabelle 11–1 aufgelistet.

Die Inzidenz der KHK in der exponierten Gruppe (Raucher), die der Exposition zuzuschreiben ist, wird nach Formel 11.1 berechnet:

Formel 11.1

$$\left(\begin{array}{c}\text{Inzidenz in der}\\ \text{exponierten Gruppe}\end{array}\right) - \left(\begin{array}{c}\text{Inzidenz in der nicht-}\\ \text{exponierten Gruppe}\end{array}\right)$$

$$= \frac{28{,}0 - 17{,}4}{1.000} = \frac{10{,}6}{1.000}$$

Was bedeutet das? Es sagt uns, dass 10,6 der 28/1000 inzidenten Fälle bei Rauchern der Tatsache zuzuschreiben sind, dass diese rauchen. Anders ausgedrückt, hätten wir eine effektive Raucher-Entwöhnungskampagne zur Verfügung, dürften wir hoffen, 10,6 der

$$\frac{28}{1.000}$$

neu auftretenden (inzidenten) KHK-Fälle bei Rauchern vorbeugen zu können.

Dies kann auch als ein Anteil – eine Proportion – ausgedrückt werden. Die Proportion der Gesamtinzidenz bei den exponierten Personen, die der Exposition anzulasten ist, kann berechnet werden, indem wir die Formel 11.1 durch die Inzidenz in der exponierten Gruppe dividieren (Formel 11.2):

Formel 11.2

$$\frac{\left(\begin{array}{c}\text{Inzidenz in der}\\ \text{exponierten Gruppe}\end{array}\right) - \left(\begin{array}{c}\text{Inzidenz in der nicht-}\\ \text{exponierten Gruppe}\end{array}\right)}{\text{Inzidenz in der exponierten Gruppe}}$$

$$= \frac{28{,}0 - 17{,}4}{28{,}0} = \frac{10{,}6}{28{,}0} = 0{,}379 = 37{,}9\%$$

Somit können 37,9 Prozent der KHK-Erkrankungen bei Rauchern dem Rauchen zugeschrieben werden und vermutlich durch Nichtrauchen vorgebeugt werden.

Ein Beispiel für die Berechnung des attributablen Risikos in der Gesamtbevölkerung

Anhand desselben Beispiels wollen wir jetzt das attributable Risiko für die Gesamtbevölkerung berechnen. Hier fragen wir uns: Was hoffen wir,

Tabelle 11–1. Rauchen und Koronare Herzkrankheit (KHK): Eine hypothetische Kohortenstudie mit 3.000 Zigarettenrauchern und 5.000 Nichtrauchern

	Erkranken an KHK	Erkranken nicht an KHK	Gesamt	Jährliche Inzidenz pro 1.000
Rauchen Zigaretten	84	2.916	3.000	28,0
Rauchen nicht	87	4.913	5.000	17,4

$$\text{Inzidenz bei Rauchern} = \frac{84}{3.000} = 28{,}0 \text{ pro } 1.000$$

$$\text{Inzidenz bei Nichtrauchern} = \frac{87}{5.000} = 17{,}4 \text{ pro } 1.000$$

mit unserem Anti-Raucher-Programm *in der Gesamtpopulation* (d. h. in der ganzen Bevölkerung, die aus Rauchern wie aus Nichtrauchern besteht) erreichen zu können?

Wir erinnern uns, dass die dem Rauchen (der Exposition) zuzuschreibende Inzidenz in der Gesamtbevölkerung berechnet werden kann, indem wir das Hintergrundrisiko (d. h. die Inzidenz bei Nichtrauchern oder Nicht-Exponierten) subtrahieren von der Inzidenz in der Gesamtbevölkerung:

Formel 11.3

$$\left(\begin{array}{c}\text{Inzidenz in der}\\\text{Gesamtbevölkerung}\end{array}\right) - \left(\begin{array}{c}\text{Inzidenz in der nicht-}\\\text{exponierten Gruppe}\end{array}\right)$$

Um die Formel 11.3 berechnen zu können, müssen wir *entweder* die Inzidenz der Erkrankung (KHK) in der Gesamtbevölkerung kennen (was häufig nicht der Fall ist), *oder* wir müssen alle der drei folgenden Größen kennen, aus denen wir dann die Inzidenz in der Gesamtbevölkerung berechnen können:

1. Die Inzidenz bei Rauchern
2. Die Inzidenz bei Nichtrauchern
3. Der Anteil der Raucher in der Gesamtbevölkerung

In diesem Beispiel wissen wir, dass die Inzidenz bei Rauchern 28,0 pro 1.000 beträgt und sich die Inzidenz bei den Nichtrauchern auf 17,4 pro 1.000 beläuft. Dennoch wissen wir nicht, wie hoch die Inzidenz in der Gesamtbevölkerung ist. Nehmen wir an, wir hätten aus irgendeiner anderen Quelle erfahren, dass der Anteil der Raucher in der Bevölkerung 44 Prozent beträgt (und damit der Anteil der Nichtraucher 56 Prozent). Die Inzidenz in der Gesamtbevölkerung lässt sich somit wie folgt errechnen:

$$\left(\begin{array}{c}\text{Inzidenz bei}\\\text{Rauchern}\end{array}\right) \times \left(\begin{array}{c}\text{\%-Anteil der Raucher}\\\text{in der Bevölkerung}\end{array}\right) +$$
$$\left(\begin{array}{c}\text{Inzidenz bei}\\\text{Nichtrauchern}\end{array}\right) \times \left(\begin{array}{c}\text{\%-Anteil der Nichtraucher}\\\text{in der Bevölkerung}\end{array}\right)$$

(Wir rücken damit einfach die Berechnung der Inzidenz innerhalb der Gesamtbevölkerung in den Vordergrund und berücksichtigen dabei den Anteil der Raucher und der Nichtraucher an der Gesamtbevölkerung).

So können wir die Inzidenz innerhalb der Gesamtbevölkerung in diesem Beispiel wie folgt berechnen:

$$\left(\frac{28,0}{1.000}\right) \times (0,44) + \left(\frac{17,4}{1.000}\right) \times (0,56) = \frac{22,1}{1.000}$$

Wir haben nun alle notwendigen Werte zur Berechnung nach der Formel 11.3 zusammengetragen und können das attributable Risiko in der Gesamtbevölkerung berechnen:

Formel 11.3

$$\left(\begin{array}{c}\text{Inzidenz in der}\\\text{Gesamtbevölkerung}\end{array}\right) - \left(\begin{array}{c}\text{Inzidenz in der nicht-}\\\text{exponierten Gruppe}\end{array}\right)$$
$$= \frac{22,1}{1.000} - \frac{17,4}{1.000} = \frac{4,7}{1.000}$$

Was lernen wir daraus? Welcher Anteil des Gesamtrisikos der KHK in dieser Bevölkerung (die aus Rauchern und Nichtrauchern besteht), ist dem Rauchen zuzuschreiben? Stünde uns für diese Bevölkerung ein wirkungsvolles Präventionsprogramm (Raucherentwöhnung) zur Verfügung: Welche Senkung der KHK-Inzidenz in der gesamten Bevölkerung (zu der sowohl Raucher als auch Nichtraucher gehören) können wir dann bestenfalls erwarten?

Ziehen wir es vor, die *Proportion* der Inzidenz in der *Gesamtbevölkerung* zu berechnen, die der Exposition zuzuschreiben ist, so müssen wir nur Formel 11.3 durch die Inzidenz in der Gesamtbevölkerung dividieren (Formel 11.4):

Formel 11.4

$$\frac{\left(\begin{array}{c}\text{Inzidenz in der}\\\text{Gesamtbevölkerung}\end{array}\right) - \left(\begin{array}{c}\text{Inzidenz in der nicht-}\\\text{exponierten Gruppe}\end{array}\right)}{\text{Inzidenz in der Gesamtbevölkerung}}$$
$$= \frac{22,1 - 17,4}{22,1} = 21,3\%$$

Also können 21,3 Prozent der KHK-Inzidenz in dieser Bevölkerung dem Rauchen zugeschrieben werden. Würde ein effektives Präventionsprogramm das Rauchen beseitigen, könnten wir im besten Fall hoffen, eine Senkung der KHK-Inzidenz in der Gesamtbevölkerung (mit Rauchern und Nichtrauchern) um 21,3 Prozent zu erreichen.

Das attributable Risiko ist ein entscheidendes Konzept für fast alle Bereiche des öffentlichen Gesundheitswesens und der klinischen Praxis. Dies gilt insbesondere, wenn es um Fragen zu den Potenzialen präventiver Maßnahmen geht. McGinnis und Foege[1] schätzten beispielsweise die tatsächlichen Todesursachen in den USA im Jahr 1990. Für diese Schätzzahlen wurden veröffentlichte Daten genutzt und Berechnungen des attributablen Risikos, wie auch andere Ansätze, angewandt. Die Schätzwerte sind in Tabelle 11–2 aufgelistet. Die Autoren konnten die Ursachen bei etwa der Hälfte aller Todesfälle benennen; Tabak-Konsum und Ernährungs-Bewegungs-Muster machten 33 Prozent aus.

Es ist ebenfalls von Interesse, dass in der Rechtsprechung, in der zunehmend Umweltdelikte eine Rolle spielen, das Konzept des attributablen Risikos Bedeutung erlangt hat. Eines der juristischen Kriterien, welches dazu dient, ein Unternehmen für Umweltverschmutzung verantwortlich zu machen, ist beispielsweise die Frage, ob es „mehr als wahrscheinlich" ist, dass dieses Unternehmen die Verschmutzung verursacht hat. Es wurde vorgeschlagen, dass ein attributables Risiko über 50 Prozent als quantitative Festlegung des juristischen Begriffes „mehr als wahrscheinlich" gelten kann.

Vergleich von relativem Risiko und attributablem Risiko

In den Kapiteln 10 und 11 wurden mehrere Maße für Risiko und Überschussrisiko vorgestellt. Das relative Risiko und die Odds-Ratio sind wichtige Maße für die Stärke eines Zusammenhangs,

Tabelle 11–2. Tatsächliche Todesursachen in den USA, 1990

Ursache	Todesfälle	
	Geschätzte Anzahl*	Prozent aller Todesfälle
Tabak	400.000	19
Ernährungs- und Bewegungs-angewohnheiten	300.000	14
Alkohol	100.000	5
Mikroben	90.000	4
Giftstoffe	60.000	3
Handwaffen	35.000	2
Sexualverhalten	30.000	1
Strassenverkehr	25.000	1
Illegale Drogen	20.000	<1
Gesamt	1.060.000	50

* Synoptische Näherungswerte aus Studien, die verschiedene Methoden zur Ableitung von Schätzungen verwendeten, von Zählungen (z. B. Handwaffen) bis hin zu bevölkerungsbezogenen Berechnungen des attributaren Risikos (z. B. Tabak). Zahlen über 100.000 wurden auf die nächstliegenden 100.000 gerundet; über 50.000 auf die nächsten 10.000; unter 50.000 wurden gerundet auf die nächsten 5.000.

Data from Mc Ginnis JM, Foege WH: Actual causes of death in the United States. JAMA 270:2207–2212, 1993.

der wiederum wichtig ist für die Ableitung kausaler Schlüsse. Das attributable Risiko ist ein Maß für den Anteil des Erkrankungsrisikos, der einer bestimmten Exposition zuzuschreiben ist. Folglich hilft das attributable Risiko die Frage zu beantworten, inwieweit einer Krankheit vorgebeugt werden kann, wenn ein effektives Mittel zur Elimination der in Frage stehenden Exposition verfügbar ist. Also ist das relative Risiko ein wertvolles Maß bei Studien zu Krankheitsätiologien, während das attributable Risiko hauptsächlich in der

Tabelle 11–3. Lungenkrebs- und KHK-Mortalität bei britischen Ärzten: Raucher versus Nichtraucher

	Altersstandardisierte Sterberaten pro 100.000		Relatives Risiko	Attributables Risiko	% Attributables Risiko
	Raucher	Nichtraucher			
Lungenkrebs	140	10	14,0	130	92,9
Koronare Herzkrankheit	669	413	1,6	256	38,3

Data from Doll R, Peto R: Mortality in relation to smoking: Twenty years' observations on male British doctors. Br Med J 2:1525–1536, 1976.

klinischen Praxis und im Public-Health-Bereich Anwendung findet.

Tabelle 11–3 zeigt ein Beispiel aus einer Studie von Doll und Peto[2], welche Lungenkrebs-Mortalität und KHK bei Rauchern und Nichtrauchern in Beziehung setzt und einen anschaulichen Vergleich des relativen Risikos mit dem attributablen Risiko anhand des Datensatzes liefert.

Betrachten wir zunächst die Daten zu Lungenkrebs. (Hier verwenden wir die Mortalität als Ersatz für das Risiko.) Wir sehen, dass das Mortalitätsrisiko für Raucher 140 beträgt und 10 für Nichtraucher. Das relative Risiko können wir berechnen als

$$\frac{140}{10} = 14$$

Wenden wir uns nun den KHK-Daten zu. Die KHK-Mortalitätsrate beträgt 669 bei den Rauchern und 413 bei den Nichtrauchern. Daraus ergibt sich ein relatives Risiko von

$$\frac{699}{413} = 1{,}6$$

Damit liegt das relative Risiko für Rauchen und Lungenkrebs wesentlich höher als für Rauchen und KHK.

Bei der Betrachtung des attributablen Risikos bei Rauchern stellt sich uns die Frage: Welchen Anteil des Gesamt-Risikos bei Rauchern können wir dem Rauchen zuschreiben? Um das attributable Risiko zu berechnen, subtrahieren wir das Hintergrundrisiko – das Risiko für die nicht-exponierte Gruppe (Nichtraucher) – von dem Risiko für die exponierte Gruppe (Raucher). Verwenden wir die Daten für Lungenkrebs, ergibt sich: 140–10 = 130.

Zur Berechnung des attributablen Risikos für KHK und Rauchen subtrahieren wir das Risiko der nicht-exponierten Gruppe (Nichtraucher) von dem Risiko der exponierten Gruppe (Raucher), 669 – 413 = 256. Das bedeutet, dass von den insgesamt 669 Todesfällen bei Rauchern pro 100.000 dem Rauchen 256 attribuiert werden können.

Ziehen wir es vor, das attributable Risiko für Lungenkrebs und Rauchen als eine Proportion auszudrücken (d. h. den Anteil des Lungenkrebsrisikos bei Rauchern, der dem Rauchen zugeschrieben werden kann), dividieren wir das attributable Risiko durch das Risiko für Raucher:

$$\frac{140 - 10}{140} = 92{,}9\,\%$$

Wollen wir auch das attributable Risiko für KHK und Rauchen lieber als eine Proportion ausdrücken (also als den Anteil des KHK-Risikos bei Rauchern, der dem Rauchen zuschreibbar ist), dividieren wir das attributable Risiko (669–413) durch das Risiko bei Rauchern,

$$\frac{669 - 413}{669} = 38{,}3\,\%.$$

Was lernen wir aus der Tabelle? Erstens sehen wir einen enormen Unterschied zwischen dem relativen Risiko für Lungenkrebs und KHK im Verhältnis zum Rauchen – 14,0 für Lungenkrebs gegenüber 1,6 für KHK (d. h. zwischen Rauchen und Lungenkrebs besteht eine wesentlich stärkere Assoziation als zwischen Rauchen und KHK). Dennoch ist das attributable Risiko annähernd doppelt so groß für die KHK (256) wie für Lungenkrebs (130). Wenn wir das attributable Risiko als eine Verhältniszahl ausdrücken, sehen wir,

Tabelle 11–4. Zusammenfassung: Berechnungen des Attributablen Risikos

	In der Exponierten-Gruppe		In der Gesamtpopulation	
Inzidenz, die der Exposition zuzuschreiben ist	(Inzidenz in Exponierten-Gruppe)	− (Inzidenz in der Gruppe Nicht-Exponierter)	(Inzidenz in Gesamt-population)	− (Inzidenz in der Nicht-Exponierten-Gruppe)
Anteil der Inzidenz, der der Exposition zuzuschreiben ist	$\dfrac{\text{(Inzidenz in Exponierten-Gruppe)} - \text{(Inzidenz in der Gruppe Nicht-Exponierter)}}{\text{Inzidenz in Exponierten-Gruppe}}$		$\dfrac{\text{(Inzidenz in Gesamt-population)} - \text{(Inzidenz in der Nicht-Exponierten-Gruppe)}}{\text{Inzidenz in Gesamtpopulation}}$	

dass 92,9 Prozent der Todesfälle an Lungenkrebs bei Rauchern dem Rauchen zuzuschreiben sind (und damit potenziell vermeidbar wären, wenn das Rauchen eliminiert würde) im Vergleich zu lediglich 38,3 Prozent der KHK-Todesfälle bei Rauchern, die dem Rauchen angelastet werden können.

Also ist das relative Risiko für Lungenkrebs wesentlich größer als für KHK, und das attributable Risiko, als Proportion ausgedrückt, ist ebenfalls deutlich größer für Lungenkrebs.

Wenn jedoch ein effektives Anti-Raucher-Programm heute verfügbar wäre und es gelänge, das Rauchen zu eliminieren, wäre die präventive Wirkung größer bei der Mortalität von Lungenkrebs oder von KHK? Bei genauer Betrachtung der Tabelle sehen wir, dass unter Ausschaltung des Rauchens 256 Todesfällen durch KHK pro 100.000 vorgebeugt werden könnten im Gegensatz zu lediglich 130 Todesfällen bei Lungenkrebs. Dies trotz der Tatsache, dass das relative Risiko bei Lungenkrebs höher ist und trotz der Tatsache, dass der dem Rauchen zuzuschreibende Anteil der Todesfälle bei Lungenkrebs größer ist. Wie kommt das? Dies resultiert aus der Tatsache, dass die Ausgangshöhe der Mortalität bei KHK wesentlich größer ist als bei Lungenkrebs (669 verglichen mit 140) und, dass das attributable Risiko (also die Differenz zwischen dem Gesamtrisiko bei Rauchern und dem Hintergrundrisiko) deutlich größer für KHK ist als für Lungenkrebs.

ZUSAMMENFASSUNG

In diesem Kapitel haben wir das Konzept des attributablen Risikos eingeführt und erörtert, wie es berechnet und interpretiert wird. Das attributable Risiko wird zusammengefasst in den vier Rechenwegen, die in Tabelle 11–4 zu sehen sind.

Die Konzepte des relativen Risikos und des attributablen Risikos sind von grundlegender Bedeutung, will man Ursachen von Krankheiten und Präventionspotenziale verstehen. Es wurden bisher mehrere Risikomaße besprochen: 1. das absolute Risiko, 2. das relative Risiko, 3. Odds-Ratios und 4. das attributable Risiko. Im nächsten Kapitel wollen wir uns nochmals kurz mit Studiendesigns und Risikokonzepten befassen, bevor wir mit einer Diskussion darüber fortfahren, wie mittels Überschussrisiko kausale Schlüsse gezogen werden können.

LITERATUR

1. McGinnis JM, Foege WH: Actual causes of death in the United States. JAMA 270:2207–2212, 1993.
2. Doll R, Peto R: Mortality in relation to smoking: Twenty years' observations on male British doctors. Br Med J 2:1525–1536, 1976.
3. Levin ML: The occurrence of lung cancer in man. Acta Intern Cancer 9:531, 1953.
4. Leviton A: Definitions of attributable risk. Am J Epidemiol 98: 231, 1973.

Fragen zur Wiederholung des 11. Kapitels

1. Mehrere Studien haben gezeigt, dass etwa 85 Prozent der Lungenkrebsfälle auf das Zigarettenrauchen zurückzuführen sind. Diese Maßzahl ist ein Beispiel für:
   a. Eine Inzidenzrate
   b. Ein attributables Risiko
   c. Ein relatives Risiko
   d. Ein Prävalenzrisiko
   e. Eine proportionale Mortalitätsrate

Die Fragen 2 und 3 beziehen sich auf die folgenden Informationen:

Die Ergebnisse einer Kohortenstudie über 10 Jahre zum Rauchen und der koronaren Herzkrankheit (KHK) sind im Folgenden aufgeführt:

	Ergebnis nach 10 Jahren	
Zu Studienbeginn	Erkrankten an KHK	Erkrankten nicht an KHK
2.000 gesunde Raucher	65	1.935
4.000 gesunde Nicht-Raucher	20	3.980

2. Die KHK-Inzidenz bei Rauchern, die dem Rauchen zugeschrieben werden kann, beträgt: _____

3. Der Anteil der KHK-Gesamtinzidenz bei Rauchern, der dem Rauchen zugeschrieben werden kann, beträgt: _____

Die Fragen 4 und 5 basieren auf den unten stehenden Angaben:

Bei einer Kohortenstudie über Rauchen und Lungenkrebs fand sich eine Lungenkrebsinzidenz bei Rauchern von 9/1.000 und eine Inzidenz bei Nichtrauchern von 1/1.000. Aus einer anderen Quelle wissen wir, dass 45 Prozent der Gesamtbevölkerung Raucher sind.

4. Die Lungenkrebsinzidenz in der Gesamtbevölkerung, die dem Rauchen zuzuschreiben ist, beträgt: _____

5. Der Anteil des Risikos für die Gesamtbevölkerung, der dem Rauchen zuzuschreiben ist, beträgt: _____

Anhang

Levins Formel für das attributable Risiko der Gesamtbevölkerung

Eine andere Möglichkeit, diesen Anteil für die Gesamtbevölkerung zu berechnen, bietet die Anwendung der Levinformel[3]:

$$\frac{p(r-1)}{p(r-1)+1}$$

wobei p der Anteil der Bevölkerung mit einem bestimmten Merkmal oder einer Exposition ist und r das relative Risiko (oder die Odds-Ratio) darstellt.

Leviton[4] zeigte, dass Levins Formel[3] und die folgende Formel mathematisch identisch sind:

$$\frac{\left(\begin{array}{c}\text{Inzidenz in der}\\\text{Gesamtbevölkerung}\end{array}\right) - \left(\begin{array}{c}\text{Inzidenz in der nicht-}\\\text{exponierten Gruppe}\end{array}\right)}{\text{Inzidenz in der Gesamtbevölkerung}}$$

Kapitel 12

Eine Pause zur Wiederholung: Vergleich von Kohorten- und Fall-Kontroll-Studien

An diesem Punkt der Diskussion machen wir eine Pause, um einige der Inhalte aus Abschnitt II zu rekapitulieren. Da die Darstellung schrittweise vorangeht, ist es wichtig, dass der Leser den Stoff bis hierher verstanden hat.

Zunächst wollen wir den Aufbau sowie das Design der Kohorten- und der Fall-Kontroll-Studie vergleichen, siehe Abbildung 12–1. Der größte Unterschied zwischen den beiden Studientypen liegt darin, dass bei einer Kohortenstudie exponierte und nicht-exponierte Menschen und bei einer Fall-Kontroll-Studie erkrankte Personen (Fälle) mit Gesunden (Kontrollen) verglichen werden.

Tabelle 12–1 zeigt einen detaillierten Vergleich des Designs einer Fall-Kontroll-Studie, einer prospektiven Kohortenstudie und einer retrospektiven (historischen) Kohortenstudie. Wenn wir der Besprechung in Abschnitt II gefolgt sind, dürften die Inhalte von Tabelle 12–1 leicht zu verstehen sein.

Wie in Tabelle 12–1 zu sehen ist, haben Fall-Kontroll-Studien eine Reihe Vorteile: Sie sind relativ preiswert durchzuführen und es bedarf nur einer relativ kleinen Zahl von Probanden. Außerdem eignen sie sich für Erkrankungen, die insgesamt eher selten auftreten. Denn würde man eine Kohortenstudie unter diesen Bedingungen durchführen wollen, müsste man eine enorme Anzahl von Menschen untersuchen und nachbeobachten, um genügend Fälle für eine Studie zu bekommen. Bei Fall-Kontroll-Studien können wir, wie aus Tabelle 12–2 hervorgeht, mehr als einen möglichen ätiologischen Faktor untersuchen und Wechselwirkungen zwischen den Faktoren erforschen, da wir von Fällen und Kontrollen ausgehen.

Da für Fall-Kontroll-Studien häufig Daten über vergangene Ereignisse oder Expositionen erforderlich sind, stoßen wir häufig auf Schwierigkeiten, die mit der Verwendung solcher Daten einhergehen (inklusive der Möglichkeit eines Recall-Bias). Darüber hinaus hatten wir bereits im Detail besprochen, dass die Auswahl einer geeigneten Kontrollgruppe zu den schwierigsten methodischen Problemen der Epidemiologie zählt. Zusätzlich können wir bei den meisten Fall-Kontroll-Studien ohne ergänzende Informationen keine

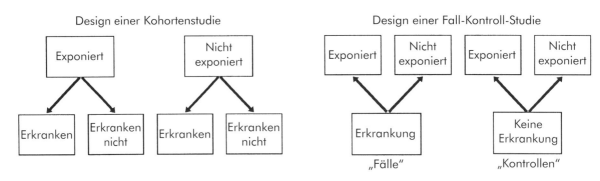

Abbildung 12–1. Design von Kohortenstudien und Fall-Kontroll-Studien.

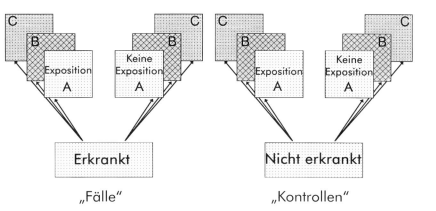

Abbildung 12–2. Untersuchung mehrerer Expositionen in einer Fall-Kontroll-Studie.

Krankheitsinzidenzen in der Gesamtbevölkerung oder in exponierten bzw. nicht-exponierten Gruppen berechnen.

Wenn wir eine Kohortenstudie beginnen, ausgehend von exponierten und nicht-exponierten Gruppen, können wir lediglich eine spezifische Exposition untersuchen, in der sich die beiden Gruppen unterscheiden. Doch können wir mehrere Ergebnisse („Outcomes") oder verschiedene Krankheiten in Beziehung zu der uns interessierenden Exposition untersuchen, wie in Abbildung 12–3 gezeigt wird.

Dennoch ist es möglich, multiple Expositionen im Rahmen einer Kohortenstudie zu erforschen, wenn die Auswahl der Studienbevölkerung auf der Basis eines Faktors erfolgt, der in keiner Beziehung zu der Exposition steht, wie etwa der Wohnort. So konnten beispielsweise in der Framingham-Studie viele Expositionsfaktoren untersucht werden, wie Gewicht, Blutdruck, Cholesterinspiegel, Rauchen und körperliche Aktivität.

Bei Kohortenstudien *kann* die Inzidenz von Erkrankungen sowohl bei Exponierten als auch bei Nicht-Exponierten berechnet werden; wir können daher das relative Risiko direkt berechnen. Bei prospektiven Kohortenstudien mag die Möglichkeit des Recall-Bias und anderer Bias-Formen geringer und die Validität der Einschätzung von Expositionen größer sein. Bei retrospektiven Kohortenstudien, für die Daten aus der Vergangenheit nötig sind, können diese Probleme bedeutsam sein. Kohortenstudien sind gut geeignet, wenn die in Frage stehende Exposition selten ist.

Bei einem Fall-Kontroll-Design ist es unwahrscheinlich, eine ausreichend große Zahl exponierter Personen zu identifizieren, wenn wir es mit einer seltenen Exposition zu tun haben.

Insbesondere simultan prospektive Kohortenstudien werden uns eher bessere Daten über zeitliche Bezüge zwischen Exposition und Ergebnis (Outcome) liefern – also, ging die Exposition der Erkrankung voraus? Zu den Nachteilen der Ko-

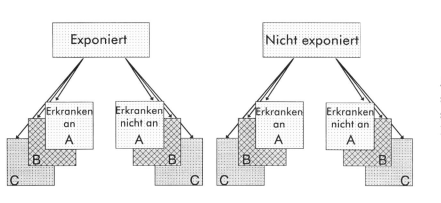

Abbildung 12–3. Untersuchung mehrerer Ergebnisse (Outcome) in einer Kohortenstudie.

Tabelle 12–1. Vergleich zwischen Fall-Kontroll- und Kohortenstudien

	Fall-Kontrollstudien	Kohortenstudien	
		Prospektiv	Retrospektiv
A. Studiengruppe	Erkrankte Personen (Fälle): $(a + c)$	Exponierte Personen: $(a + b)$	Exponierte Personen: $(a + b)$
B. Vergleichsgruppe	Nicht erkrankte Personen (Kontrollen): $(b + d)$	Nicht exponierte Personen: $(c + d)$	Nicht exponierte Personen: $(c + d)$
C. Ergebnis-/Outcome-Maße	Anteil exponierter Fälle $\left(\dfrac{a}{a + c}\right)$ und Anteil exponierter Kontrollpersonen $\left(\dfrac{b}{b + d}\right)$	Inzidenz bei Exponierten $\left(\dfrac{a}{a + b}\right)$ und Inzidenz bei den Nicht-Exponierten $\left(\dfrac{c}{c + d}\right)$	Inzidenz bei Exponierten $\left(\dfrac{a}{a + b}\right)$ und Inzidenz bei den Nicht-Exponierten $\left(\dfrac{c}{c + d}\right)$
D. Risiko-Maße	— — Odds-Ratio Attributables Risiko*	Absolutes Risiko Relatives Risiko Odds-Ratio Attributables Risiko	Absolutes Risiko Relatives Risiko Odds-Ratio Attributables Risiko
E. Zeitliche Beziehung zwischen Exposition und Erkrankung	Manchmal schwer herzuleiten	Leicht herzuleiten	Manchmal schwer herzuleiten
F. Mehrere Assoziationen	Möglichkeit, Zusammenhänge zwischen einer Erkrankung und mehreren Expositionen oder Faktoren zu untersuchen	Möglichkeit, Zusammenhänge zwischen einer Exposition und mehreren Erkrankungen zu untersuchen**	Möglichkeit, Zusammenhänge zwischen einer Exposition und mehreren Erkrankungen zu untersuchen**
G. Zeitaufwand pro Studie	Relativ gering	Im Allgemeinen groß, da Studienpersonen nachuntersucht (Follow-up) werden müssen	Kann gering sein
H. Kosten der Studie	Relativ kostengünstig	Teuer	Im Allgemeinen preiswerter als eine prospektive Studie
I. Erforderliche Studienpopulation	Relativ klein	Relativ groß	Relativ groß
J. Mögliches Bias	Einschätzung der Exposition	Einschätzung des Outcomes	Anfällig für Bias bei der Einschätzung von Expositionen wie von Outcomes

	Fall-Kontrollstudien	Kohortenstudien	
		Prospektiv	Retrospektiv
K. Am besten geeignet, wenn	Erkrankung selten ist Die Exposition bei Erkrankten häufig ist	Exposition selten ist Erkrankung bei Exponierten häufig ist	Exposition selten ist Erkrankung bei Exponierten häufig ist
L. Probleme	Auswahl passender Kontrollpersonen häufig schwierig Unvollständige Informationen über Expositionen	Auswahl nicht-exponierter Vergleichsgruppe oft schwierig Änderungen von Kriterien und Methoden im Laufe der Zeit	Auswahl nicht-exponierter Vergleichsgruppe oft schwierig Änderungen von Kriterien und Methoden im Laufe der Zeit

* Vorausgesetzt, zusätzliche Informationen sind verfügbar.
** Es ist auch möglich, mehrere Expositionen zu untersuchen, wenn die Studienpopulation im Hinblick auf einen Faktor ausgewählt wurde, der in keiner Beziehung zur Exposition steht.

hortenstudien gehört die Tatsache, dass große Studienpopulationen nötig sind, die über einen längeren Zeitraum beobachtet werden müssen (Follow-Up), was im Allgemeinen einen beträchtlichen finanziellen Aufwand mit sich bringt. Außerdem besteht hier eine größere Gefahr eines Bias bei der Bewertung des Outcomes. Schließlich können sich Kohortenstudien im Verlauf als undurchführbar erweisen, wenn die zu untersuchende Erkrankung selten ist.

Das Design der eingebetteten Fall-Kontroll-Studie verbindet Elemente sowohl der Kohorten- als auch der Fall-Kontroll-Studien und bietet damit einige Vorteile: Die Möglichkeit des Recall-Bias ist ausgeschlossen, da die Expositionsdaten vor dem Erkrankungsbeginn gesammelt werden. Diese Expositionsdaten werden eher den vorklinischen Zustand widerspiegeln, da sie Jahre vor der Diagnose einer Krankheit erhoben wurden. Schließlich sind die Kosten niedriger als bei einer Kohortenstudie, weil Labortests nur bei den Personen durchgeführt werden, die später als Fälle oder als Kontrollen ausgewählt werden.

Zu guter Letzt hatten wir das Design von Querschnittsstudien besprochen, bei denen Daten über Expositionen und Krankheits-Outcome bei jeder Studienperson gleichzeitig erhoben werden. Diese Daten können somit analysiert werden, indem man die Krankheitsprävalenz bei exponierten Personen mit denen von nicht-exponierten Personen vergleicht, oder indem man die Prävalenz der Exposition bei Erkrankten mit der bei Gesunden vergleicht. Obgleich Querschnittsdaten häufig durch Umfragen und Erhebungen (engl. survey) gewonnen werden und sehr hilfreich sein können, erlauben sie uns jedoch oftmals nicht, einen zeitlichen Zusammenhang zwischen Exposition und der Entwicklung einer Krankheit herzustellen. Folglich taugen sie nur begrenzt für Aussagen über kausale Beziehungen. Trotzdem können sie richtungsweisende Beiträge liefern für weitere Forschungen mit Kohorten-, Fall-Kontroll- und eingebetteten Fall-Kontroll-Studien.

Kapitel 13

Von Zusammenhängen zu Ursachen: Aus epidemiologischen Studien Schlüsse ziehen

In den vorhergehenden Kapiteln hatten wir das Design epidemiologischer Studien behandelt, mit deren Hilfe untersucht wird, ob zwischen Exposition und Erkrankung ein Zusammenhang besteht (Abb. 13–1). Daraufhin sprachen wir verschiedene Risikomaße an, die dazu verwendet werden, einen Risikoüberschuss zu quantifizieren. Stellen wir fest, dass eine Exposition mit einer Erkrankung assoziiert ist, fragen wir als Nächstes, ob die beobachtete Assoziation einen ursächlichen Zusammenhang widerspiegelt (Abb. 13–2). Obwohl sich die Abbildungen 13–1 und 13–2 auf eine umweltbedingte Exposition beziehen, könnten hier genauso gut ein oder mehrere genetische Merkmale angeführt werden oder eine Kombination aus umweltbedingten und genetischen Faktoren. Wie wir im 15. Kapitel sehen werden, befassen sich Studien zur Krankheitsätiologie im Allgemeinen mit dem Beitrag genetischer und umweltbedingter Faktoren und deren Wechselwirkungen.

In diesem Kapitel soll die Ableitung kausaler Schlussfolgerungen in der Epidemiologie behandelt werden. Wir beginnen mit der Frage: Welche Ansätze zur Erforschung von Krankheitsursachen stehen uns zur Verfügung?

STUDIENANSÄTZE ZUR KRANKHEITSÄTIOLOGIE

Wenn wir untersuchen wollen, ob eine bestimmte Substanz bei Menschen karzinogen ist, wäre ein erster Schritt zur Untersuchung der Wirkung ein Tierexperiment, bei dem man die Versuchstiere unter kontrollierten Laborbedingungen dem Karzinogen aussetzt. Auch wenn es uns solche *Tier*experimente ermöglichen, die Expositionsdosis und andere Umwelt-Bedingungen präzise zu steuern, und die Zahl der Ausscheidenden in der Follow-up-Phase auf ein Minimum zu begrenzen, stehen wir doch am Ende der Studie vor dem Problem, diese Daten über Gattungen von Tierpopulationen auf menschliche Bevölkerungen extrapolieren zu müssen. Bestimmte Erkrankungen beim Menschen sind bei Tieren weder aufgetreten noch konnten sie künstlich hervorgeru-

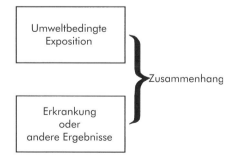

Abbildung 13–1. Zusammenhang zwischen Exposition und Erkrankung.

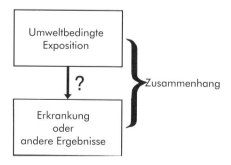

Abbildung 13–2. Ist der Zusammenhang zwischen Exposition und Erkrankung kausal?

fen werden. Es ist ebenfalls problematisch, Dosierungen bei Tieren auf Dosierungen beim Menschen zu übertragen, jede Spezies unterscheidet sich in ihren Reaktionsweisen. Obwohl solche toxikologischen Studien sehr aufschlussreich sein können, hinterlassen sie dennoch eine quälende Ungewissheit darüber, ob die Tierbefunde auf den Menschen übertragbar sind.

Wir können auch *In-vitro*-Verfahren, wie etwa Zellkulturen oder Organkulturen, anwenden. Da es sich hierbei um künstliche Systeme handelt, stehen wir erneut vor dem Problem, von einem artifiziellen System auf den intakten, menschlichen Organismus schließen zu müssen.

Um vor diesem Hintergrund bei einer Substanz eine mögliche pathogene Wirkung beim Menschen ableiten zu können, müssen wir *Beobachtungen in menschlichen Bevölkerungen* vornehmen. Aus ethischen und praktischen Gründen können wir Menschen nicht durch randomisierte Zuteilung einer vermutlich karzinogenen Exposition aussetzen, vielmehr sind wir auf nicht-randomisierte Beobachtungen angewiesen, wie wir sie bei Fall-Kontroll- und Kohortenstudien machen.

ANSÄTZE ZUR ÄTIOLOGIEFORSCHUNG IN MENSCHLICHEN BEVÖLKERUNGEN

Die Epidemiologie schlägt ihr Kapital aus so genannten „ungeplanten" oder „natürlichen" Experimenten. (Man könnte denken, dieser Satz beinhalte einen begrifflichen Widerspruch, da mit dem Wort „Experiment" eine geplante Exposition einhergeht.) Was wir aber unter einem *ungeplanten* oder *natürlichen* Experiment verstehen, ist etwas anderes: Wir ziehen Nutzen aus den Erfahrungen von Gruppen, die nicht für Studienzwecke exponiert waren, wie etwa Berufskohorten in bestimmten Industrien, Personen, die einer toxischen Chemikalie ausgesetzt waren (wie etwa die Opfer der Explosion in Bhopal, Indien) oder Menschen, die andere toxische Expositionen erleiden mussten (wie etwa die Einwohner von Hiroshima und Nagasaki nach dem Bombenabwurf 1945 atomarer Strahlung ausgesetzt waren). Jede dieser Gruppen kann mit einer nicht-exponierten Gruppe verglichen werden, um festzustellen, ob ein erhöhtes Risiko für eine unerwünschte Wirkung bei exponierten Menschen besteht.

Studien an Menschen folgen häufig dem in Abbildung 13–3 gezeigten Ablauf.

Der erste Schritt kann dabei die *klinische Beobachtung* am Krankenbett sein. Als zum Beispiel der Chirurg Alton Ochsner beobachtete, dass quasi jeder Patient, der von ihm wegen einer Lungenkrebserkrankung operiert worden war, in der Anamnese Rauchgewohnheiten angegeben hatte, gehörte er zu den ersten, die eine mögliche kausale Beziehung vermuteten[1]. Der zweite Schritt besteht darin, *Routinedaten ausfindig* zu machen, mit deren Analyse die Fragestellung erhellt werden könnte. Darauf aufbauend können wir *neue Studien* durchführen, wie Kohorten- und Fall-Kontroll-Studien, die im 8. und 9. Kapitel besprochen wurden. Sie sind speziell darauf ausgerichtet, festzustellen, ob ein möglicher Zusammenhang zwischen Exposition und Erkrankung besteht und ob ein Kausalzusammenhang vorliegt.

Der erste Schritt bei neuen Studien zur Erforschung von Zusammenhängen besteht gewöhnlich darin, eine *Fall-Kontroll-Studie* durchzuführen. Wenn beispielsweise Ochsner seinem Verdacht hätte nachgehen wollen, dass ein Zusammenhang zwischen Zigarettenrauchen und Lungenkrebs besteht, hätte er die Raucher-Anamnesen einer Gruppe seiner Lungenkrebs-Patienten mit denen einer Patientengruppe ohne Lungenkrebs vergleichen können: eine Fall-Kontroll-Studie.

Liefert eine Fall-Kontroll-Studie Hinweise auf eine verdächtige Exposition, könnten wir als Nächstes eine Kohortenstudie durchführen (z. B.

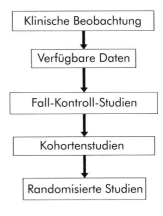

Abbildung 13–3. Eine häufige Abfolge von Untersuchungen in menschlichen Populationen.

Vergleich von Rauchern und Nichtrauchern und Bestimmung der Lungenkrebsraten in jeder Gruppe). Obwohl eine randomisierte Studie in seltenen Fällen als nächster Schritt erfolgen könnte, wird diese im Allgemeinen nur bei möglichen Medikamenten-Wirkstoffen verwendet.

Für die Durchführung von Studien und die Evaluierung der Befunde wird ein zweistufiges Vorgehen verwendet. In der Praxis entwickelt sich häufig ein interaktiver Prozess, der nach einem bestimmten Verfahren abläuft:

1. Wir bestimmen, ob ein Zusammenhang zwischen einer Exposition oder einem Merkmal und einem Erkrankungsrisiko besteht. Hierfür bedienen wir uns:
    a. Studien zu Gruppenmerkmalen: Korrelationsstudien
    b. Studien zu individuellen Merkmalen: z. B. Fall-Kontroll-Studien und Kohortenstudien
2. Wird ein Zusammenhang deutlich, stellen wir fest, ob die beobachtete Assoziation möglicherweise kausal ist.

AGGREGATIVE STUDIEN (KORRELATIONSSTUDIEN)

Den ersten Ansatz zur Klärung der Frage, ob eine Assoziation besteht oder nicht, könnten Studien zu Gruppenmerkmalen liefern, die als Korrelationsstudien bezeichnet werden. Abbildung 13–4 zeigt die Relation zwischen der Inzidenz von Brustkrebs und dem Konsum von Fett in Nahrungsmitteln nach Ländern.

Steigt die Fettaufnahme, steigt auch die Brustkrebsinzidenz. Wir wären also versucht, zu folgern, dass Fett in Nahrungsmitteln ein ursächlicher Faktor für Brustkrebs sein könnte. Worin aber liegt das Problem bei dieser Art von Studien? Nehmen wir beispielsweise die Schweiz, in der eine hohe Brustkrebsinzidenz und ein hoher Durchschnittsverbrauch von Nahrungsmittelfett vorliegen. Wir wissen nun aber nicht, ob die *einzelnen Frauen* in diesem *Land*, die an Brustkrebs erkrankten, auch tatsächlich große Fettmengen konsumiert hatten. Alles, was uns zur Verfügung steht, sind *Durchschnittswerte* des Konsums von Nahrungsmittelfetten sowie die Brustkrebsinzidenz in jedem Land. Umgekehrt wäre es vor dem Hintergrund dieser Graphik vorstellbar, zu behaupten, dass diejenigen, die an Brustkrebs erkrankten, sehr wenig Fett aßen. Ob diese Behaup-

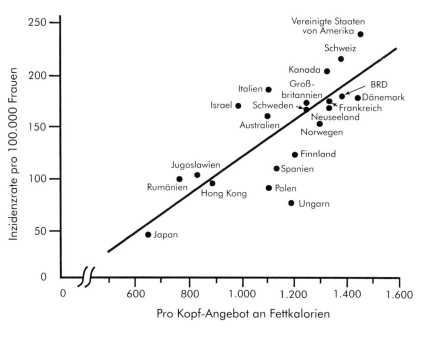

Abbildung 13–4. Korrelation zwischen Fettverzehr und Brustkrebs nach Ländern. (From Prentice RL, Kakar F, Hursting S et al.: Aspects of the rationale for the Women´s Health Trial. J Natl Cancer Inst 80:802–814, 1988)

tung wahr ist, geht aus Abbildung 13–4 alleine nicht hervor. Denn hier werden von Durchschnittswerten des Landes Rückschlüsse auf einzelne Bewohner gezogen. Dabei wird in keiner Weise die Variabilität zwischen Individuen berücksichtigt bezüglich des tatsächlichen Fettkonsums. Dies wird als ökologischer Trugschluss („ecologic fallacy") bezeichnet – wir schreiben Mitgliedern einer Gruppe Merkmale zu, die sie als Einzelpersonen nicht besitzen. Dieses Problem entsteht bei Korrelationsstudien (engl. ecologic study), da nur gruppenbezogene Daten vorliegen; nicht zur Verfügung stehen uns dagegen Daten über Exposition und Ergebnis bei einzelnen Menschen in der Bevölkerung.

Tabelle 13–1 zeigt die Daten einer Studie, die in Nordkalifornien durchgeführt wurde, um einen möglichen Zusammenhang zwischen pränataler Influenzaexposition und der späteren Entwicklung einer akuten lymphozytären Leukämie bei Kindern zu untersuchen. Die hier präsentierten Daten zeigen die Inzidenzraten bei Kindern, die während eines Grippeausbruchs nicht in utero waren, und bei Kindern, die sich während eines Grippeausbruchs in utero befanden – im ersten, zweiten und dritten Trimenon der Schwangerschaft. Unter den Zahlen sind die relativen Risiken aufgeführt, wobei das Risiko gleich 1 gesetzt ist für Kinder, die während des Ausbruches nicht in utero waren und alle übrigen Daten stehen hierzu in Relation. Die Daten weisen für Kinder während des ersten Schwangerschaftstrimenons zur Zeit eines Grippeausbruchs ein hohes relatives Leukämierisiko auf.

Welches Problem liegt hierbei vor? Die Autoren selbst schrieben hierzu: „Die beobachtete Assoziation besteht zwischen Schwangerschaften während einer Grippeepidemie und nachfolgender Leukämieerkrankung bei Kindern aus diesen Schwangerschaften. Es ist nicht bekannt, ob eine der Mütter dieser Kinder während ihrer Schwangerschaft an Grippe erkrankt war." Was uns fehlt, sind individuelle Daten zur Exposition. Man könnte nun fragen, warum die Untersucher nicht die nötigen Expositionsdaten beschafft haben.

Wahrscheinlich benutzten die Untersucher Geburtsurkunden und Daten aus einem Krebsregister; beides Datenformen, die relativ leicht zu bekommen sind. Für diesen Ansatz waren weder Nachuntersuchungen noch der direkte Kontakt mit einzelnen Personen erforderlich.

Wären wir von diesen aggregierten Daten beeindruckt, würden wir eine Studie durchführen wollen, um einen möglichen Zusammenhang zwischen pränataler Grippe und Leukämie zu erforschen.

Haben Korrelationsstudien angesichts dieser Probleme überhaupt einen Wert? Ja, denn sie können Forschungsrichtungen anregen, die versprechen, Licht in die Sache zu bringen und mögliche Beziehungen zu erhellen. Alleine betrachtet können sie jedoch keine kausalen Zusammenhänge nachweisen.

Nachdem wir die Grenzen von Korrelationsstudien, die aggregierte Daten verwenden, erkannt haben, wenden wir uns nun Studien anhand von individuellen Merkmalen zu: Fall-Kontroll- und Kohortenstudien. Da Epidemiologen allgemein Daten in Tabellen darstellen und sich auf Merkmale von Gruppen beziehen, wurde behauptet, dass die Daten aller epidemiologischen Studien aggregierte Daten seien. Das ist falsch. Denn was unterscheidet Fall-Kontroll- und Kohortenstudien von Korrelationsstudien? Beide beziehen sich zwar auf Gruppen von Individuen, bei Fall-Kontroll- und Kohortenstudien haben wir aber für jede Person Informationen über die Exposition (vorhanden oder nicht und häufig auch deren Höhe) und über den Krankheitsausgang (erkrankte eine Person an der zu untersuchenden Krankheit oder blieb sie gesund). Bei Korrelationsstudien

Tabelle 13–1. Jahresdurchschnittswerte der rohen Inzidenzraten und der relativen Risiken für Akute Lymphozytische Leukämie nach Kohorten und Trimenon der Grippe-Exposition bei Kindern unter 5 Jahren, San Franzisco/Oakland (1969–1973)

	Keine Grippe-Exposition	Grippe-Exposition			
		Trimenon			
		Erstes	Zweites	Drittes	Gesamt
Inzidenzrate pro 100.000	3,19	10,32	8,21	2,99	6,94
Relative Risiken	1,0	3,2	2,6	0,9	2,2

Adapted from Austin DF, Karp, S, Dworsky R, Henderson BE: Excess leukemia in cohorts of children born following influenza epidemics. Am J Epidemiol 10:77–83, 1977.

stehen uns nur Daten von Gruppen zur Verfügung.

ARTEN VON ZUSAMMENHÄNGEN

Echte oder falsche Zusammenhänge

Wenden wir uns den Arten von Zusammenhängen zu, die wir in einer Kohortenstudie oder Fall-Kontroll-Studie beobachten können. Wenn wir einen Zusammenhang feststellen, müssen wir als Erstes fragen, ob es sich um einen wahren (realen) oder um einen falschen (scheinbaren) Zusammenhang handelt. Wenn wir beispielsweise eine Studie so konzipieren, dass bei der Auswahl der Kontrollen eher nicht-exponierte Personen bevorzugt werden, könnten wir einen Zusammenhang zwischen Exposition und Erkrankung beobachten (höhere Exposition bei Fällen als bei Kontrollen), der in Wahrheit durch das Studiendesign zustande gekommen ist. Wir erinnern uns, dass diese Frage im 9. Kapitel aufgeworfen wurde anlässlich einer Studie zu Kaffeekonsum und Pankreaskrebs. Hier wurde angedeutet, dass die für die Studie ausgewählten Kontrollen möglicherweise einen niedrigeren Kaffeekonsum aufwiesen, als der Durchschnitt in der Bevölkerung.

Echte Zusammenhänge deuten

Wenn der beobachtete Zusammenhang real ist, ist er dann auch kausal? Abbildung 13–5 zeigt zwei Möglichkeiten. Abbildung 13–5A zeigt einen kausalen Zusammenhang: Wir beobachten einen Zusammenhang zwischen Exposition und Erkrankung, wie durch die Klammer angezeigt wird. Die Exposition löst die Entstehung der Krankheit aus, wie durch den Pfeil angedeutet ist. Abbildung 13–5B zeigt die gleiche beobachtete Beziehung zwischen Exposition und Erkrankung, doch hängen beide nur aufgrund ihrer Beziehung zu einem dritten Faktor zusammen, den wir *Faktor X* nennen wollen. Dieser Zusammenhang ist das Ergebnis von Confounding und ist somit nicht kausal. Confounding wird im 14. Kapitel eingehend besprochen.

Im 9. Kapitel erörterten wir diese Frage im Rahmen der McMahon´schen Studie zu Kaffee und Pankreaskrebs. McMahon beobachtete einen Zusammenhang zwischen Kaffeekonsum und dem Erkrankungsrisiko für Pankreaskarzinome. Wie in Abbildung 13–6 zu sehen ist, war eine Beziehung zwischen Zigarettenrauchen und Pankreaskrebs bekannt; Kaffeetrinken und Zigarettenrauchen sind eng assoziiert (wenige Raucher trinken keinen Kaffee). Wie wahrscheinlich ist es, dass der beobachtete Zusammenhang zwischen Kaffeetrinken und Pankreaskrebs eine Kausalbeziehung war? Oder könnte der Zusammenhang dadurch bedingt sein, dass Kaffeekonsum und Zigarettenrauchen assoziiert sind, und dass Zigarettenrauchen ein bekannter Risikofaktor für die Entstehung von Pankreaskrebs ist?

Die gleiche Frage wird durch den beobachteten Zusammenhang zwischen einem erhöhten Serumcholesterinspiegel und dem Risiko einer korona-

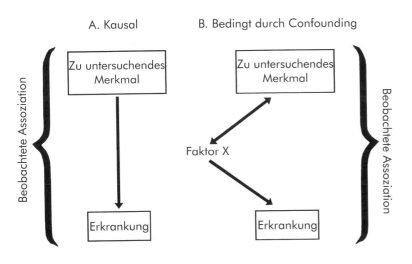

Abbildung 13–5. Arten von Assoziationen.

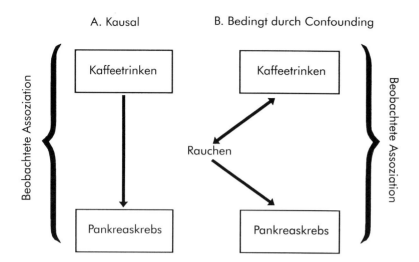

Abbildung 13–6. Interpretation eines beobachteten Zusammenhangs zwischen Kaffeetrinken und Bauchspeicheldrüsenkrebs.

ren Herzkrankheit (KHK) veranschaulicht, wie in Abbildung 13–7 gezeigt. Ist die Cholesterinerhöhung ein Kausalfaktor für ein erhöhtes KHK-Risiko, oder ist der beobachtete Zusammenhang durch Confounding bedingt? Anders ausgedrückt: Beobachten wir einen Zusammenhang zwischen erhöhtem Cholesterin und KHK, weil beide mit einem Faktor X (wie etwa einem besonderen genetischen Profil) in Beziehung stehen, der sowohl erhöhte Cholesterinwerte, als auch ein erhöhtes KHK-Risiko verursacht?

Ist diese Unterscheidung wirklich von Bedeutung und welchen Unterschied macht sie? Diese Unterscheidung hat enorme Auswirkungen, sowohl aus klinischer Sicht als auch vom Standpunkt des öffentlichen Gesundheitswesens her gesehen. Handelt es sich um einen kausalen Zusammenhang, werden wir das KHK-Risiko erfolgreich mindern können, wenn wir den Cholesterinspiegel senken. Ist der Zusammenhang aber durch Confounding bedingt, das erhöhte KHK-Risiko wird also durch den Faktor X verursacht, werden Veränderungen der Cholesterin-Serumkonzentrationen keine Auswirkung auf das KHK-Risiko haben. Somit ist es äußerst wichtig, zwischen einem kausalen Zusammenhang und einem durch Con-

Abbildung 13–7. Interpretation eines beobachteten Zusammenhangs zwischen erhöhten Cholesterinwerten und erhöhtem Risiko einer Koronaren Herzkrankheit (KHK).

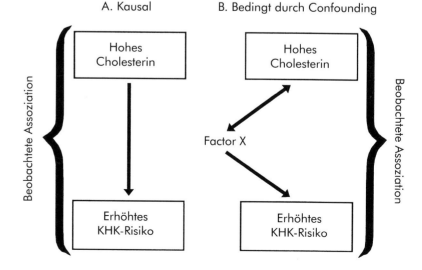

Kapitel 13 · Von Zusammenhängen zu Ursachen: Aus epidemiologischen Studien Schlüsse ziehen 225

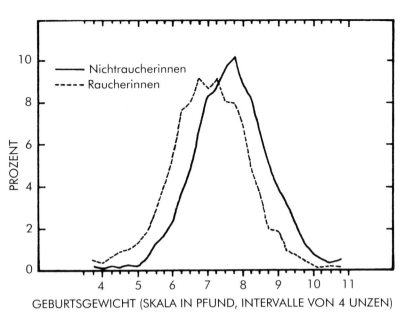

Abbildung 13–8. Prozentuale Verteilung des Geburtsgewichts nach Müttern, die während der Schwangerschaft nicht rauchten und Müttern, die mindestens eine Packung Zigaretten täglich rauchten. (From U.S. Department of Health, Education and Welfare: The Health Consequences of Smoking. Washington, DC, Public Health Service, 1973, p. 105.)

founding bedingten (nicht kausalen) Zusammenhang unterscheiden zu können.

Betrachten wir ein weiteres Beispiel. Seit langem ist bekannt, dass Zigarettenrauchen bei schwangeren Frauen assoziiert ist mit einem niedrigen Geburtsgewicht ihrer Säuglinge. Wie in Abbildung 13-8 zu sehen, resultiert der Effekt in dieser Gruppe nicht bloß aus den Geburten einiger weniger „leichtgewichtiger" Babys. Vielmehr ist bei den Babys, die von Raucherinnen geboren wurden, die gesamte Kurve der Gewichtsverteilung nach links verschoben. Die Abnahme des Geburtsgewichtes ist auch nicht auf kürzere Schwangerschaften zurückzuführen. Wie Abbildung 13–9 zeigt, sind die Babys von Raucherinnen in jedem Gestationsalter kleiner als die Babys von Nichtraucherinnen. Auch finden wir hier eine Dosis-Wirkungsbeziehung (Abb. 13-10). Je mehr eine Frau raucht, desto größer ist das Risiko für sie, ein Baby mit niedrigem Geburtsgewicht zur Welt zu bringen.

Abbildung 13–9. Mittleres Geburtsgewicht bezogen auf die Schwangerschaftswoche nach Rauchgewohnheiten der Mütter (From U.S. Department of Health, Education and Welfare: The Health Consequences of Smoking. Washington, DC, Public Health Service, 1973, p. 104.)

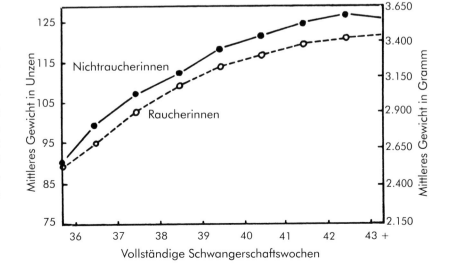

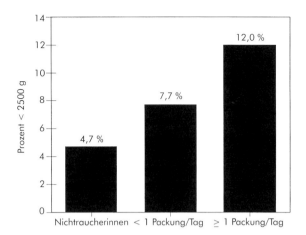

Abbildung 13–10. Anteil von Schwangerschaften (n = 50.267) mit Kindern unter 2.500 g Gewicht nach Kategorien gerauchter Zigaretten. (Redrawn from Ontario Department of Health: Second Report of the Perinatal Mortality Study in Ten University Teaching Hospitals. Toronto, Ontario Department of Health, Ontario Perinatal Mortality Study Committee, vol I, 1967, p. 275.)

Über viele Jahre herrschte Streit über die Interpretation dieses Zusammenhangs. Viele glaubten, diese Assoziation spiegele eine kausale Beziehung wider. Andere wiederum, darunter auch einer der führenden Statistiker, Jacob Yerushalmy, glaubten, diese Beziehung sei durch Confounding (Verwechslung, Vermischung) zustande gekommen. Er schrieb hierzu:

Ein Vergleich von Rauchern und Nichtrauchern zeigt, dass sich die beiden Gruppen deutlich in vielen Umwelt-, Verhaltens- und biologischen Variablen unterscheiden. Zum Beispiel ist es weniger wahrscheinlich, dass Raucherinnen Kontrazeptiva einnehmen und eine Schwangerschaft planen. Raucher trinken eher Kaffee, Bier und Whiskey und Nichtraucher eher Tee, Milch und Wein. Der Raucher wird seinen Gewohnheiten eher exzessiv frönen als dies der Nichtraucher tut. Im Allgemeinen zeigen sich Nichtraucher maßvoller als Raucher, die zu einem extremeren und sorgloseren Lebenswandel neigen. Auch sind einige biologische Unterschiede zwischen den beiden festgestellt worden: Nur weiße Raucherinnen zeigen eine höhere Zwillingsrate und ihr Menarchealter liegt niedriger als bei Nichtraucherinnen.[4]

Angesichts dieser zahlreichen Unterschiede zwischen (weiblichen) Rauchern und Nichtrauchern glaubte Yerushalmy, dass nicht das Rauchen das niedrige Geburtsgewicht direkt verursachte, sondern dass das niedrige Geburtsgewicht eher den *anderen Merkmalen der Raucher* zuzuschreiben war. Interessant ist eine Studie von Yerushalmy, die er damals durchführte, um seinen Standpunkt zu untermauern (Abb. 13–11).[4]

Yerushalmy untersuchte die Geburten in einem Kollektiv von Frauen, die bereits mehrere Schwangerschaften hatten (das Studienkollektiv). Die Rate der Kinder mit niedrigem Geburtsgewicht betrug in dem Studienkollektiv 5,3 Prozent bei Frauen, die während ihrer Schwangerschaften nie geraucht hatten. Für die Raucherinnen hingegen, die während jeder ihrer Schwangerschaften geraucht hatten, belief sich die Rate auf annähernd 9 Prozent. Als er die Schwangerschaften von Frauen untersuchte, die zunächst Nichtraucherinnen waren und später im Verlauf anfingen zu rauchen, fand er eine fast gleiche Rate des niedrigen Geburtsgewichtes, wie in der Gruppe der Raucherinnen, die in sämtlichen Schwangerschaften geraucht hatten. Bei Frauen, die zu Studienbeginn Raucher waren und im Verlauf zu Nichtrauchern wurden, fand er eine ähnliche Rate wie bei den nichtrauchenden Frauen, die bei keiner Schwangerschaft geraucht hatten.

Aufgrund dieser Daten folgerte Yerushalmy, dass nicht das Rauchen, sondern vielmehr eines der anderen Charakteristika der Raucherinnen zu dem niedrigen Geburtsgewicht geführt hatte. Heute ist allgemein akzeptiert, dass Rauchen eine Ursache des niedrigen Geburtsgewichtes ist. Die kausale Natur dieser Beziehung konnte auch durch randomisierte Studien belegt werden, bei denen die Häufigkeit von niedrigem Geburtsgewicht gesenkt werden konnte, indem Programme zur Raucherentwöhnung bei schwangeren Frauen gestartet wurden. Obwohl die Fragen zu diesem Thema im Großen und Ganzen gelöst sind, ist es doch aufschlussreich, wenn man sich mit dieser Studie und dem darüber entfachten Streit beschäftigt, denn sie erhellen beispielhaft

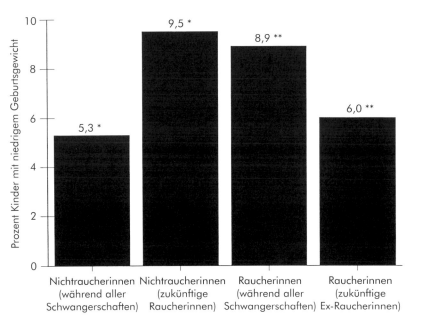

Abbildung 13-11. Anteil von Kindern mit niedrigem Geburtsgewicht nach dem Raucher-Status der Mütter. Zeichen: *, p < 0,01; **, p < 0,02.) (Redrawn from Yerushalmy J: Infants with low-birth weight born before their mothers started to smoke cigarettes. Am J Obstet Gynecol 112:277–284, 1972.)

die nötigen Überlegungen zur Unterscheidung von kausalen und nicht-kausalen Zusammenhängen.

ARTEN KAUSALER BEZIEHUNGEN

Kausale Beziehungen können entweder direkter oder indirekter Natur sein (Abb. 13–12). Bei einer direkten Verursachung löst Faktor A die Erkrankung B ohne Zwischenschritt aus. Bei einer indirekten Beziehung verursacht Faktor A die Erkrankung B nur über einen oder mehrere zwischengeschaltete Schritte. In der menschlichen Biologie sind fast immer Zwischenschritte bei kausalen Prozessen vorhanden. Für kausale Zusammenhänge sind vier Möglichkeiten zu unterscheiden: 1. notwendig und hinreichend, 2. notwendig und nicht hinreichend, 3. hinreichend aber nicht notwendig und 4. weder hinreichend noch notwendig.

Notwendig und hinreichend

Bei der ersten Form einer kausalen Beziehung ist der Faktor, der zur Erkrankung führt, sowohl notwendig, als auch hinreichend. Ohne den Faktor wird sich die Krankheit niemals entwickeln (der Faktor ist notwendig), und bei Vorliegen des Faktors entsteht die Krankheit in jedem Fall (der Faktor ist hinreichend) (Abb. 13–13). Diese Situation ist, wenn sie überhaupt einmal eintritt, äußerst selten. So wird beispielsweise bei den meisten Infektionskrankheiten ein bestimmter Personenkreis exponiert sein, bei einigen dieser Personen tritt die Erkrankung auf, bei anderen wiederum nicht. Die Mitglieder eines Haushaltes, in dem ein Tuberkulosepatient lebt, werden nicht alle von dem Indexfall angesteckt werden. Bei gleicher Expositionsdosis sind Unterschiede des Immunstatus, der genetisch bedingten Anfälligkeit und andere Merkmale anzunehmen, von denen abhängt, wer

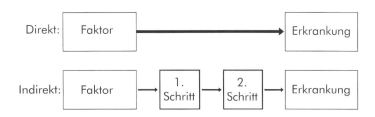

Abbildung 13-12. Direkte versus indirekte Verursachung von Erkrankungen.

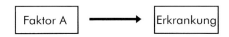

Abbildung 13–13. Arten kausaler Zusammenhänge: I. Ein Faktor ist sowohl notwendig, als auch hinreichend.

erkrankt und wer nicht. Ein Eins-zu-Eins-Verhältnis von Exposition zur Erkrankung, das Folge einer notwendigen und hinreichenden Beziehung ist, tritt wenn überhaupt selten auf.

Notwendig aber nicht hinreichend

Ein weiteres Modell postuliert notwendige Faktoren, die an sich nicht hinreichend sind, um eine Krankheit auszulösen (Abb. 13–14). Hier sind mehrere Faktoren erforderlich, die meist in einer bestimmten Zeitfolge gestaffelt sind. Krebsentstehung etwa wird als eine mehrstufige Entwicklung betrachtet, die einen Initiator und einen Promotor beinhaltet. Krebs entsteht erst dann, wenn der Promotor durch einen Initiator in Gang gesetzt wurde. Wirken Promotor oder Initiator isoliert, wird es zu keiner Krebserkrankung kommen.

Auch bei der Tuberkulose ist das Tuberkelbakterium ein notwendiger Faktor, der aber nicht unbedingt hinreichend eine Wirkung bei jeder infizierten Person entfalten muss.

Hinreichend aber nicht notwendig

In dieser Modellvorstellung kann der Faktor die Erkrankung auslösen, doch auch andere Faktoren sind dazu alleine in der Lage (Abb. 13–15). Radioaktive Strahlung etwa oder Benzolexposition können jeweils isoliert Leukämie hervorrufen, ohne Vorliegen des anderen Faktors. Auch in dieser Situation muss nicht bei jedem Menschen, der einer Strahlungs- oder einer Benzolexposition ausgesetzt war, eine Leukämie auftreten. Obgleich nicht beide Faktoren erforderlich sind, mögen andere Kofaktoren dies sein. Das Kriterium *hinreichend* wird also selten von einem einzelnen Faktor erfüllt.

Weder hinreichend noch notwendig

Das vierte Modell beinhaltet einen Faktor, der alleine weder hinreichend noch notwendig ist (Abb. 13–16). Hierbei handelt es sich um ein komplexes Modell, das möglicherweise am genauesten die kausalen Beziehungen darstellt, die bei den meisten chronischen Krankheiten wirken.

EVIDENZ FÜR EINE KAUSALE BEZIEHUNG

Vor vielen Jahren, als die größten Krankheitsprobleme des Menschen infektiöser Natur waren, stellte sich die Frage, welche Beweise (engl. evidence) nötig wären, um zu belegen, dass Organismen Krankheiten auslösen. Im Jahr 1840 brachte Henle Postulate über Krankheitsursachen heraus,

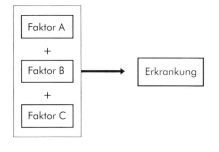

Abbildung 13–14. Arten kausaler Zusammenhänge: II. Jeder Faktor ist eine notwendige, aber nicht hinreichende Ursache.

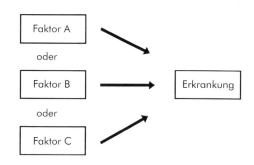

Abbildung 13–15. Arten kausaler Zusammenhänge: III. Jeder Faktor ist hinreichend, aber nicht notwendig.

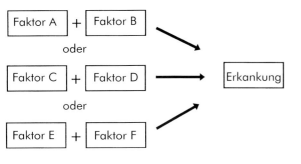

Abbildung 13–16. Arten kausaler Zusammenhänge: IV. Jeder Faktor ist weder hinreichend, noch notwendig.

die 1880 von Koch erweitert wurden.[5] Diese Postulate zu den Krankheitsursachen lauten wie folgt:

1. Das Agens liegt bei der Krankheit immer vor.
2. Das Agens liegt bei keiner anderen Krankheit vor.
3. Das Agens, das bei einem Erkrankten isoliert und über mehrere Generationen gezüchtet wurde, löst die Krankheit (im Tierexperiment) aus.

Koch fügte hinzu: „Auch wenn eine Infektionserkrankung nicht auf Tiere übertragbar ist, beweist das „regelmäßige" und „ausschließliche" Vorhandensein des Agens (Postulate 1 und 2) eine kausale Beziehung."[5]

Obwohl diese Postulate nicht perfekt waren, erwiesen sie sich bei Infektionserkrankungen als sehr brauchbar. Als nun zur Mitte des 20. Jahrhunderts nicht–infektiöse Erkrankungen offensichtlich zunehmende Bedeutung erlangten, kam die Frage auf, welche eindeutigen Hinweise es auf die Ursache einer Krankheit gibt, die im Allgemeinen nicht–infektiösen Ursprungs ist. Bei diesen Krankheiten lagen keine Erreger vor, die man hätte züchten und auf Tiere übertragen können. Insbesondere seitdem ein möglicher Zusammenhang zwischen Rauchen und Lungenkrebs vermutet und erforscht wurde, berief der amerikanische Gesundheitsminister ein Expertenkomitee zur Bewertung der Beweislage ein. Das Komitee entwickelte einen Richtlinienkatalog, der im Laufe der Jahre überarbeitet wurde.[6]

Eine modifizierte Liste dieser Richtlinien mit kurzen Kommentaren wird im folgenden Textabschnitt vorgestellt.

RICHTLINIEN ZUR BEURTEILUNG, OB EINE BEZIEHUNG KAUSAL IST

1. Zeitlicher Zusammenhang

Wenn ein Faktor als Ursache einer Krankheit verdächtigt wird, muss selbstverständlich die Exposition durch den Faktor vor Beginn der Erkrankung erfolgt sein. Abbildung 13–17 zeigt die Zahl der Todesfälle pro Tag und die mittlere Konzentration von Staubpartikeln in der Luft Londons zu Beginn des Dezembers 1952.[7] Wir beobachten: Einen Anstieg der Partikelkonzentration, gefolgt von einem Anstieg der Mortalität. Und eine Abnahme der Partikelkonzentration gefolgt von einer Abnahme der Mortalität. Dieses Muster lieferte einen deutlichen Hinweis darauf, dass der

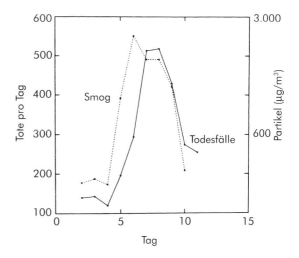

Abbildung 13–17. Mittlere Konzentrationen von Luftschwebstoffen (µg/m³) von vier innerstädtischen Luftmessstationen in London und Anzahl von Todesfällen pro Tag, die im Verwaltungsbezirk London zu Beginn des Dezember 1952 gezählt wurden. (From Schwartz J: Air pollution and daily mortality: A review and meta analysis. Environ Res 64:36–52, 1994.)

Mortalitätsanstieg durch die verstärkte Luftverschmutzung bedingt ist. Dieses Beispiel veranschaulicht den Nutzen aggregativer Daten (ecologic data) bei der Erforschung zeitlicher Zusammenhänge. Weitere Untersuchungen zeigten, dass die erhöhte Mortalität fast ausschließlich auf respiratorisch und kardiovaskulär bedingte Todesfälle zurückzuführen war, die am häufigsten bei älteren Menschen eintraten.

Meist ist es einfacher, eine zeitliche Beziehung im Rahmen einer prospektiven Kohortenanalyse herzustellen, als durch eine Fall-Kontroll-Studie oder eine retrospektive Kohortenstudie. Bei den beiden letztgenannten Studienarten müssen Expositionsdaten mitunter aus „historischen" Berichten gewonnen oder rekonstruiert werden, die zeitliche Zuordnung kann dadurch ungenau sein.

Nicht nur der zeitliche Zusammenhang zwischen Exposition und Erkrankung ist von Bedeutung, wenn die Abfolge dieser beiden Ereignisse geklärt werden soll. Wichtig ist auch, die Länge des Intervalls zwischen Exposition und Erkrankungsbeginn zu betrachten. Asbest etwa wurde eindeutig mit einem erhöhten Lungenkrebsrisiko in Verbindung gebracht, die Latenzzeit zwischen Exposition und Erkrankung beträgt mindestens 15 bis 20 Jahre. Wenn also Lungenkrebs in einem Zeitraum von 3 Jahren nach der Asbestexposition auftritt, kann sicher gefolgert werden, dass die Krebserkrankung nicht aus dieser Exposition resultierte.

2. Stärke des Zusammenhangs

Sie wird durch das relative Risiko (oder die Odds-Ratio) gemessen. Je stärker ein Zusammenhang, desto wahrscheinlicher ist es, dass es sich um eine kausale Beziehung handelt.

3. Dosis-Wirkungsbeziehung

Mit Anstieg der Expositionsdosis steigt auch das Erkrankungsrisiko. Abbildung 13–18 zeigt das Beispiel einer Dosis-Wirkungsbeziehung für Zigarettenrauchen und Lungenkrebs. Liegt eine Dosis-Wirkungsbeziehung vor, ist dies ein starker Hinweis auf eine kausale Beziehung. Findet sich jedoch keine Dosis-Wirkungsbeziehung, ist damit eine kausale Beziehung nicht notwendigerweise ausgeschlossen. Bei einigen Fällen, in denen ein Schwellenwert besteht, wird die Erkrankung bis zum Erreichen einer bestimmten Expositionshöhe nicht auftreten (Schwellenwert); wird dieses Niveau überschritten, kann die Krankheit auftreten.

4. Replizierbarkeit der Befunde

Handelt es sich um eine kausale Beziehung, so würden wir erwarten, diese auch in anderen Studien und in anderen Studienkollektiven vorzufinden. Die Wiederholbarkeit von Befunden ist gerade in der Epidemiologie von besonderer Bedeutung. Sobald wir eine Assoziation beobachten, müssen wir davon ausgehen, diese auch regel-

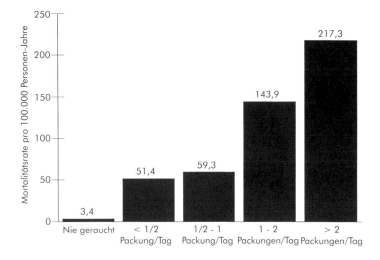

Abbildung 13–18. Altersstandardisierte Sterberaten durch gesicherte Fälle von Bronchialkarzinomen (ausschließlich Adenokarzinomen) nach Höhe des Zigarettenkonsums. (Adapted from Hammond EC, Horn D: Smoking and death rates: Report on 44 months of follow-up of 187.783 men: II. death rates by cause. JAMA 166:1294–1308, 1958. Copyright 1958, American Medical Association.)

mäßig in Untergruppen der Studienpopulation anzutreffen, es sei denn, es besteht ein klarer Grund, der ein anderes Ergebnis erklärt.

5. Biologische Plausibilität

Dieser Begriff nimmt Bezug auf den gegenwärtigen Stand der wissenschaftlichen Erkenntnisse. Hier lassen sich Beispiele anführen, um zu demonstrieren, dass manchmal epidemiologische Beobachtungen der biologischen Erkenntnis vorausgingen. Wie in einem früheren Kapitel besprochen wurde, beobachtete Gregg einen Zusammenhang zwischen Röteln und kongenitalen Katarakten, bevor man teratogene Viren entdeckt hatte. Ähnlich wurde die Rolle hoher Sauerstoffkonzentrationen bei der retrolentalen Fibroplasie erkannt, ohne dass hier biologisch-wissenschaftliche Kenntnisse diesen Zusammenhang hätten untermauern können. Nichtsdestoweniger suchen wir nach Übereinstimmungen zwischen epidemiologischen Befunden und biologischem Erkenntnisstand. Wenn dies nicht möglich ist, gestaltet sich die Interpretation der Bedeutung einer Assoziation mitunter schwierig. Wir werden dann höhere Ansprüche an die Studienbedingungen stellen, etwa in Bezug auf den Umfang der Population oder auf die Signifikanz der beobachteten Unterschiede, und wir würden die Studie von anderen Untersuchern in anderen Populationen wiederholen lassen wollen.

6. Berücksichtigung alternativer Erklärungen

Wir haben das Problem der Deutung einer beobachteten Assoziation anhand der Frage besprochen, ob der Zusammenhang kausaler Natur ist oder aus Confounding-Faktoren resultierte. Wollen wir beurteilen, ob eine berichtete Assoziation kausal ist, müssen wir prüfen, in welchem Umfang die Untersucher mögliche Alternativerklärungen berücksichtigt haben, und in welchem Maße diese als ernst zu nehmende Erwägungen ausgeschlossen werden konnten.

7. Beendigung einer Exposition

Wenn sich ein Faktor als Ursache einer Erkrankung herausstellt, wäre zu erwarten, dass das Erkrankungsrisiko sinkt, sobald die Exposition dieses Faktors abnimmt oder entfällt. Abbildung 13–19 zeigt entsprechende Daten für Zigarettenrauchen und Lungenkrebs.

Das Eosinophilie-Myalgie-Syndrom (EMS), das bereits erwähnt wurde, erreichte im Jahr 1989 epidemische Ausmaße. Das Krankheitsbild ist gekennzeichnet durch schwerste Muskelschmerzen und eine ausgeprägte Eosinophilie. Es stellte sich heraus, dass dieses Syndrom in Zusammenhang mit L-Tryptophanpräparaten steht. Im November 1989 startete die „Drug and Food Administration" einen landesweiten Rückruf der freiverkäuflichen L-Tryptophan-Präparate mit der Folge, dass die Zahl der monatlich gemeldeten EMS-Fälle

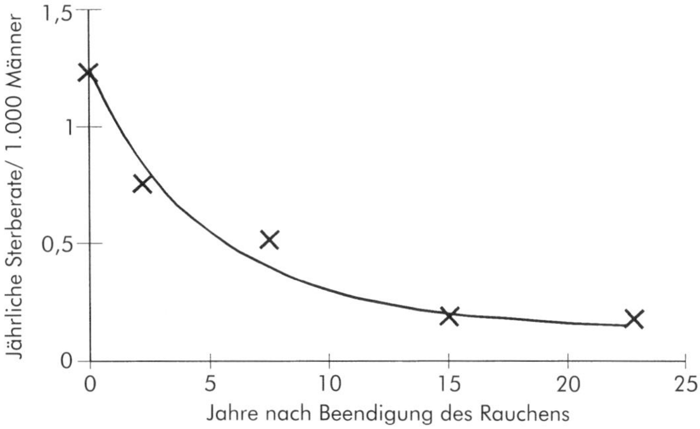

Abbildung 13–19. Auswirkungen der Beendigung einer Exposition: Nach Alter und Höhe des Zigarettenkonsums standardisierte Lungenkrebs-Sterberaten bei Männern, die weiterhin rauchen und Männern, die das Rauchen über unterschiedlich lange Zeiträume aufgegeben haben. Die entsprechende Rate bei Nichtrauchern betrug 0,07 pro 1.000. (Adapted from Doll R, Hill AB: Mortality in relation to smoking: Ten years' observations of British doctors. Br Med J 1:1399–1410, 1964.)

dramatisch zurückging (Abb. 13–20). Dies ist ein weiteres Beispiel für den Rückgang der Inzidenz, der in Zusammenhang mit dem Ende einer Exposition steht. Dies wiederum bekräftigt die kausale Schlussfolgerung im Hinblick auf die Exposition.

Wenn Daten über das Ende der Exposition vorliegen, können diese wichtige Hinweise auf eine kausale Beziehung liefern. In manchen Fällen kann jedoch ein irreversibler Erkrankungsprozess ausgelöst worden sein, die Erkrankung kann sich manifestieren, auch wenn die Exposition beseitigt wurde. Ein Emphysem bildet sich nicht zurück, wenn der Patient aufhört zu rauchen, aber immerhin wird das Fortschreiten verlangsamt.

8. Spezifität des Zusammenhangs

Hiermit wird angezeigt, dass eine spezifische Exposition nur mit einer Erkrankung assoziiert ist. Dies ist die schwächste Richtlinie und sollte möglicherweise von der Liste gestrichen werden. Zigarettenhersteller haben darauf hingewiesen, dass die dem Zigarettenrauchen angelasteten Erkrankungen nicht die Forderungen dieser Richtlinie erfüllen, da das Rauchen mit Krebserkrankungen der Lunge, des Pankreas und der Blase in Verbindung gebracht wird, ebenso wie mit Herzerkrankungen, Emphysemen und anderen Leiden.

Die Möglichkeit verschiedener Wirkungen eines Faktors ist alles andere als verwunderlich: Unabhängig von dem Gewebe, in dem sich eine Zelle befindet, haben alle Zellen gleiche Eigenschaften, wozu ihre DNA, RNA und die verschiedenen subzellulären Strukturen gehören. Ein einzelnes Agens kann seine Wirkung in verschiedenen Geweben entfalten. Darüber hinaus stellen Zigaretten keineswegs einen Einzelfaktor dar, sondern vielmehr eine Mischung zahlreicher Inhaltsstoffe – folglich sind auch zahlreiche Wirkungen zu erwarten.

Wird die Spezifität eines Zusammenhangs nachgewiesen, stützt dies eine kausale Schlussfolgerung. Wie bei der Dosis-Wirkungsbeziehung kann bei fehlender Spezifität keinesfalls ein kausaler Zusammenhang ausgeschlossen werden.

9. Übereinstimmung mit anderen Erkenntnissen (Konsistenz)

Bei Vorliegen einer kausalen Beziehung würden wir erwarten, dass dieser Befund mit anderen Daten vereinbar ist. Abbildung 13–21 zeigt beispielsweise Daten zu Lungenkrebsraten bei Männern und Frauen und Daten zum Zigarettenrauchen bei Männern und Frauen.

Wir sehen eine Übereinstimmung bei der Richtung der Kurvenverläufe mit einem Anstieg der Lungenkrebsraten infolge eines erhöhten Zigarettenkonsums bei Frauen und Männern.

Diese Daten sind zu erwarten, wenn ein kausaler Zusammenhang zwischen Rauchen und Lun-

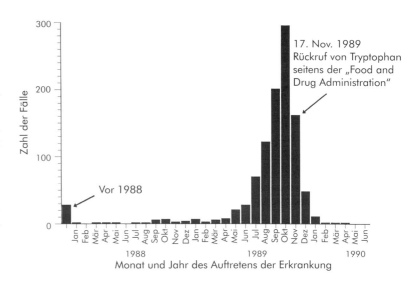

Abbildung 13–20. Meldungen zum Erkrankungsbeginn nach Monat und Jahr bei Fällen von Eosinophilie-Myalgie-Syndromen aus dem Bericht der „Centers for Disease Control and Prevention", Atlanta mit Stand vom 10. Juli 1990. (Adapted from Swygert LA, Maes EF, Sewell LE et al.: Eosinophilia-myalgia syndrome: Results of national surveillance. JAMA 264:1698–1703, 1990. Copyright 1990, American Medical Association.)

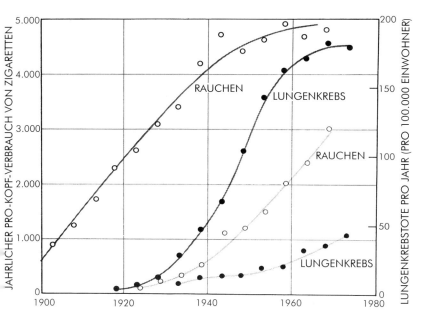

Abbildung 13–21. Parallele Trends zwischen Zigarettenkonsum und Lungenkrebs bei Männern (steilere Kurven) und bei Frauen in England und Wales. (From Cairns J: The cancer problem. Sci Am 235:64–72, 77–78, 1975.)

genkrebs belegt ist. Auch wenn diese Übereinstimmung nicht vorläge, könnte die Hypothese nicht vollends verworfen werden. Wir müssten beispielsweise im Falle steigender Lungenkrebsraten bei nachlassendem Zigarettenkonsum erklären, wie diese Beobachtung mit einer kausalen Hypothese in Einklang gebracht werden kann.

ABLEITUNG VON KAUSALSCHLÜSSEN: DREI BEISPIELE

Helicobacter pylori and peptische Ulzera

Obwohl die vorhergehenden Richtlinien eine quantitative Einschätzung nicht zulassen und auch keine Aussage darüber erlauben, ob ein Zusammenhang kausal ist oder nicht, können sie dennoch sehr hilfreich sein, wie das folgende Beispiel zeigen soll: Peptische Ulzera wurden lange Zeit den Wirkungen der Magensäure zugeschrieben. Eine Anfälligkeit (Suszeptibilität) für die Wirkungen der Magensäure wurde dabei in Verbindung mit Zigarettenrauchen, Alkoholkonsum und der Einnahme nichtsteroidaler Entzündungshemmer gebracht. Die Therapie richtete sich in erster Linie auf die Hemmung der Säuresekretion und den Schutz der Magenschleimhaut vor der Säure.

1982 erschienen Studien, die eine Infektion mit *Helicobacter pylori* – ein gramnegatives, bewegliches Stäbchenbakterium – in Zusammenhang mit der chronisch aktiven Gastritis brachten. Zusätzlich konnte nun auch eine Verbindung mit einer peptisch-ulzerativen Erkrankung nachgewiesen werden. In Tabelle 13–2 werden die Beweise hierfür entsprechend einiger der besprochenen Richtlinien zum Nachweis der Pathogenese aufgezeigt.

Wie sich hier zeigt, können diese Richtlinien äußerst hilfreich bei der Beurteilung des Stellenwertes einer nachgewiesenen kausalen Beziehung sein. Obgleich die Daten über Helicobacter pylori und dem Ulkus duodeni noch begrenzt sind, weisen die verfügbaren Befunde deutlich auf einen ursächlichen Zusammenhang hin.

Alter bei Beginn des Alkoholkonsums und lebenslanger Alkoholabusus

Grant und Dawson[8] veröffentlichten 1997 Daten über die Beziehung zwischen dem Alter beim ersten Alkoholkonsum und der Lebenszeitprävalenz für Alkoholabhängigkeit und Abusus. Sie analysierten Daten von 27.616 Alkoholikern und Ex-Alkoholikern, die 1992 im Rahmen des „National Longitudinal Alcohol Epidemiologic Sur-

Tabelle 13–2. Bewertung der Evidenz, die auf eine verursachende Wirkung des *Helicobacter pylori* bei der Pathogenese des Ulkus duodeni deuten

1. Zeitlicher Zusammenhang
   - *H. pylori* weist einen deutlichen Zusammenhang zur chronischen Gastritis auf. Etwa 11 Prozent der Patienten mit einer chronischen Gastritis entwickeln im Laufe von 10 Jahren einen Ulkus duodeni.
   - In einer Studie, bei der 454 Patienten endoskopisch untersucht wurden, erkrankten im Laufe von 10 Jahren 34 von 321 *H.-pylori*-positiven Patienten (11 Prozent) an einem Duodenalulkus gegenüber 1 von 133 *H.-pylori*-negativen Patienten (0,8 Prozent).
2. Stärke des Zusammenhangs.
   - *H. pylori* wird bei mindestens 90 Prozent der Patienten mit duodenalen Ulzera gefunden. In zumindest einer Bevölkerungsgruppe, bei der Berichten zufolge keine duodenalen Ulzera vorkommen – einem in Nordaustralien isoliert lebenden Aborigine-Stamm –, konnte das Bakterium noch nie nachgewiesen werden.
3. Dosis-Wirkungsbeziehung
   - Die Dichte der Magenschleimhautbesiedlung mit *H. pylori* pro mm^2 liegt bei Patienten mit Duodenalulkus höher, als bei Patienten ohne Ulkus. Vergleiche hierzu vorhergehenden Punkt 2.
4. Replizierbarkeit der Befunde
   - Viele der Beobachtungen bezüglich *H. pylori* konnten wiederholt repliziert werden.
5. Biologische Plausibilität
   - Obwohl man sich anfangs kaum vorstellen konnte, dass ein den Magen infizierendes Bakterium Geschwüre im Duodenum verursacht, wird heute anerkannt, dass *H. pylori* Bindungsstellen an Antrumzellen hat, mit denen es in den Zwölffingerdarm gelangt.
   - *H. pylori* ruft auch Entzündungsmediatoren hervor.
   - *H. pylori*-infizierte Mucosa ist geschwächt und damit leichter durch die schädlichen Wirkungen der Magensäure angreifbar.
6. Betrachtung alternativer Erklärungen
   - Daten weisen darauf hin, dass Rauchen das Risiko duodenaler Ulzera bei *H. pylori*-infizierten Patienten erhöhen kann, stellt aber keinen Risikofaktor für Patienten dar, bei denen *H. pylori* eradiziert wurde.
7. Beendigung der Exposition
   - Die Eradikation von *H. pylori* zeigt ebenso gute Heilungsraten des Ulkus duodeni wie die Behandlung mit Histaminrezeptor-Antagonisten.
   - Die Langzeit-Rezidivrate des Ulkus belief sich auf Null, nachdem *H. pylori* mit einer Dreifach-Antibiotikatherapie eradiziert wurde, gegenüber Rückfallraten von 60–80 Prozent, die häufig bei Patienten beobachtet wurden, die mit Histaminrezeptor-Antagonisten behandelt wurden.
8. Spezifität des Zusammenhangs
   - Die Prävalenz von *H. pylori* bei Patienten mit Duodenaluezera beträgt 90–100 Prozent. Dennoch wird es auch bei Patienten mit Magengeschwüren und sogar bei Gesunden vorgefunden.
9. Übereinstimmung mit anderen Erkenntnissen
   - Die Prävalenz von *H. pylori*-Infektionen ist bei Männern und Frauen gleich hoch. Die Inzidenz des Zwölffingerdarmgeschwürs, von der früher angenommen wurde, sie sei bei Männern höher als bei Frauen, war in den letzten Jahren gleich verteilt.
   - Es wird angenommen, dass die Prävalenz der Ulkuskrankheit in der zweiten Hälfte des 19. Jahrhunderts einen Höhepunkt erreichte, und die Prävalenz des *H. pylori* könnte zu dieser Zeit aufgrund der ärmlichen Lebensumstände wesentlich höher gewesen sein als heute. Diese Überlegung wird auch durch aktuelle Beobachtungen gestützt, wonach die *H. pylori*-Prävalenz in Entwicklungsländern wesentlich höher ist.

Data from Megraud F, Lamouliatte H: Helicobacter pylori and duodenal ulcer: Evidence suggesting causation. Dig Dis Sc 37:769–772, 1992: and De Cross AJ, Marshall BJ: The role of Helicobacter pylori in acid-peptic disease. Am J Med Sci 306:381–391 1993.

vey" befragt wurden. Die Raten der Lebenszeitprävalenzen für *Abhängigkeit* sanken von über 40 Prozent bei Personen, die im Alter von 14 Jahren oder jünger zu trinken begonnen hatten, auf etwa 10 Prozent bei jenen, die mit 20 Jahren oder älter begonnen hatten zu trinken (Abb. 13–22). Der Kurvenverlauf in Abbildung 13–22 suggeriert eine Dosis-Wirkungs-Beziehung, wie dies für die längere Dauer des Rauchens und ein erhöhtes Lungenkrebsrisiko beobachtet wurde. Die Daten scheinen jedoch auch auf eine Phase besonders hoher Suszeptibilität hinzuweisen: Die Zeit der Vorpubertät und frühen Pubertät ist eine Phase in der ein erhöhtes Risiko besteht, Alkoholprobleme zu entwickeln; daher sollten Interventionen auf diese Gruppe gerichtet werden, in der Hoffnung, den Beginn des Alkoholkonsums zu verzögern. Will man diesen Ansatz verfolgen, mus

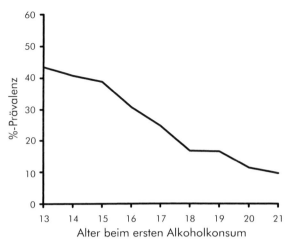

Abbildung 13-22. Beziehung zwischen Alter beim ersten Alkoholkonsum und der Lebenszeit-Prävalenz des Alkoholabusus. (Adapted from Grant BF, Dawson DA: Age at onset of alcohol and its association with DSM-IV alcohol abuse and dependence: Results from the National Longitudinal Alcohol Epidemiologic Survey. J Substance Abuse 9:103–110, 1997.)

die Voraussetzung erfüllt sein, dass die Beziehung zwischen frühem Alkoholkonsum und darauf folgenden lebenslangen Abusus kausal ist, so dass eine Verzögerung des ersten Alkoholkonsums das Risiko einer lebenslangen Alkoholabhängigkeit mindert. Eine weitere mögliche Erklärung könnte sein, dass die für eine lebenslange Abhängigkeit prädestinierten Personen tendenziell früher mit dem Trinken beginnen, wobei aber das frühere Einstiegsalter nicht notwendigerweise eine Ursache der späteren Abhängigkeit ist. Daher sind weitere Untersuchungen erforderlich, um den beobachteten interessanten Zusammenhang zu erklären. Wir werden im 15. Kapitel auf dieses Beispiel zurückkommen.

Östrogene und vermindertes Alzheimer-Risiko

Die Schlussfolgerung, dass ein beobachteter Zusammenhang kausal ist, wird bekräftigt, wenn verschiedene Arten der Evidenz aus unterschiedlichen Quellen diese Überlegung unterstützen. Wichtig für Kausalschlüsse ist daher nicht so sehr die Anzahl der Richtlinien, die vorhanden sind, sondern vielmehr eine Einschätzung des Gesamtbildes an beobachteter Evidenz, das Ausdruck einer oder mehrerer Richtlinien sein kann.

Ein interessantes Beispiel für solch ein Gesamtbild finden wir bei Studien, die nahe legen, dass die Einnahme von Östrogenen Frauen vor dem Risiko einer Alzheimer Demenz (AD) schützen kann. Dieser Zusammenhang wurde in den letzten Jahren von mehreren Studien nahe gelegt. Obwohl die Ergebnisse nicht völlig übereinstimmten (konsistent waren), stammt die Evidenz, die für den Zusammenhang spricht, aus verschiedenen Studientypen. Zum Beispiel berichteten Henderson et al.[9] von einer *Fall-Kontroll*-Studie, die zeigte, dass Frauen mit AD mit signifikant geringerer Wahrscheinlichkeit Östrogene eingenommen hatten als Frauen, die nicht an der AD erkrankt waren. Tang et al.[10] führten eine *Kohortenstudie* an 1.124 älteren Frauen durch, die initial nicht an AD erkrankt waren. Insgesamt berichteten 156 Frauen (13,9 Prozent), nach Einsetzen der Menopause, Östrogene eingenommen zu haben (Abb. 13-23). Bei dem Vergleich der Frauen, die Östrogene einnahmen mit denen, die kein Östrogen einnahmen, war das Alter bei Beginn der AD in der Östrogen-Gruppe signifikant höher, als in der Gruppe der Frauen, die kein Östrogen einnahmen. Das relative AD-Risiko war in der Östrogen-Gruppe signifikant niedriger, als in der anderen Gruppe, selbst nach der Standardisierung für relevante Variablen (Tabelle 13-3). Frauen, die Östrogen länger als ein Jahr eingenommen hatten, wiesen ein geringeres Risiko auf, als jene, die Östrogene über kürzere Zeiträume eingenommen hatten. Es traten keine Fälle bei den Frauen auf, die bei Eintritt in die Studie bereits Östrogene verwendeten.

Evidenz für eine Bedeutung von Östrogenen bei bestimmten Aspekten kognitiver Funktionen würde die Plausibilität eines solchen Zusammen-

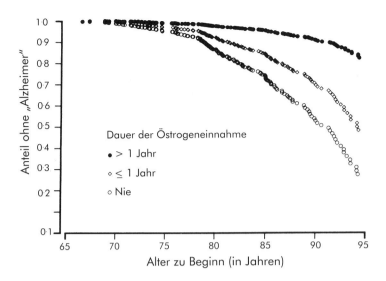

Abbildung 13–23. Überlebensanalyse Verteilungskurve der Anteile der Personen bezogen auf das Alter, die nicht an Alzheimer erkranken, abhängig von der Dauer der Östrogeneinnahme. (From Tang MX, Jacobs D, Stern Y et al: Effect of oestrogen during menopause on risk and age at onset of Alzheimer's disease. Lancet 348: 429–432, 1996.)

hangs unterstützen. Sherwin and Tulandi[11] untersuchten in einer randomisierten Studie die Wirkungen von Östrogenen auf kognitive Funktionen bei jungen Frauen. Prospektive Studien bei Frauen in der Menopause bedingt durch chirurgische Eingriffe wiesen darauf hin, dass die Zufuhr von Östrogenen spezifische Teile des Gedächtnisses förderten; die Ergebnisse hätten jedoch konfundiert sein können durch die postoperative Erholung und das Altern. Um die Wirkungen von Östrogen aufzuklären, untersuchten die Autoren junge Frauen mit einzelnen Leiomyomen (benignen Tumoren des Uterus), die für operative Eingriffe vorgesehen waren. Bei diesen Patientinnen wird häufig zunächst eine medikamentöse Hemmung der Ovarialhormone durchgeführt, um die Größe der Leiomyome zu reduzieren und damit die Operation zu erleichtern. Da es unter dieser Behandlung zu den Symptomen eines Östrogenmangels kommen kann, werden den Patientinnen oft Östrogene in niedriger Dosierung – so genannte adjuvante Östrogene – zur Vermeidung dieser Symptome verabreicht. Dieses Vorgehen – Hormonsuppression bei gleichzeitiger Östrogenzufuhr – erlaubte es den Untersuchern, mögliche psychotrope Effekte von Östrogenen zu isolieren und zu analysieren.

Das Design dieser Studie ist in Abbildung 13–24 zu sehen. Nach ihrer Zustimmung wurden die Frauen einer Reihe neuropsychologischer Tests

Tabelle 13–3. Relatives Risiko einer Alzheimer-Erkrankung (AE) im Zusammenhang mit der Einnahme von Östrogenen nach der Menopause

	Anzahl der Frauen mit dem Risiko	AE		Keine AE	Adjustiertes Relatives Risiko (95%-KI)
		Anzahl	%	Anzahl	
Keine Östrogene eingenommen	968	158	16,3	810	1,0
Östrogene eingenommen	156	9	5,8	147	0,4 (0,22 – 0,85)
Gesamt	1.124	167	14,9	957	

Adjustiert nach Unterschieden in Bildung, ethnischer Herkunft und Apolipoprotein-E-Genotyp.
Adapted from Tang MX, Jacobs D, Stern Y et al: Effect of oestrogen during menopause on risk and age at onset of Alzheimer's disease. Lancet 348:429–432, 1996.

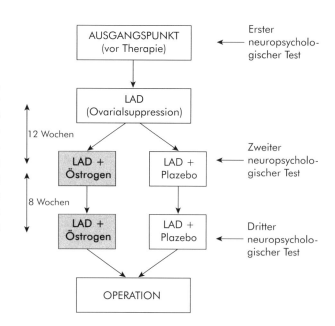

Abbildung 13–24. Design einer randomisierten, plazebo-kontrollierten Studie über Östrogenvergabe an junge Frauen, deren Ovarialhormone medikamentös supprimiert werden, zur Beurteilung der Östrogenwirkung auf kognitive Leistung. (Adapted from Sherwin BB, Tulandi T: „Add-back" estrogen reverses cognitive deficits induced by a gonadotropin-releasing hormone agonist in women with leiomyomata uteri. J Clin Endocrinol Metab 81: 2545–2549, 1996 © The Endocrine Society.)

unterzogen. Anschließend erhielten sie alle 4 Wochen Leuprolidazetat-Depot (LAD), einen Ovarialhemmer, für eine Dauer von 12 Wochen, wonach die neuropsychologischen Tests erneut durchgeführt wurden. Dann wurden die Frauen randomisiert zwei Gruppen zugewiesen: Eine Gruppe nahm weiterhin über 8 Wochen Ovarialhemmer plus Östrogene ein, während die andere Gruppe Ovarialhemmer plus Plazebo einnahm. Die Studie wurde doppelblind durchgeführt. Am Ende der achtwöchigen randomisierten Behandlung wurden die neuropsychologischen Tests ein drittes Mal vorgenommen.

Ein Ergebnis der Studie finden wir in Abbildung 13–25. Dort sind die durchschnittlichen Punktwerte aus dem „Wechsler-Memory-Scale-Test" für die drei Testphasen aufgeführt: Die Ausgangswerte vor Behandlungsbeginn, nach 12 Wochen Suppressionsbehandlung und nach 8 weiteren Wochen der Behandlung „Suppression plus Östrogene" oder „Suppression plus Plazebo". Bei diesem Test werden den Probandinnen 10 Wortpaare in zufälliger Folge vorgelesen und anschlie-

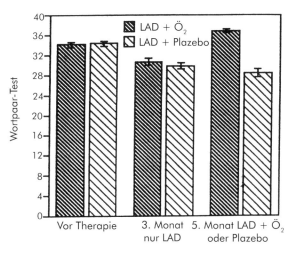

Abbildung 13–25. Mittelwerte ± Standardfehler der Mittelwerte von Wortpaar-Tests im Rahmen der „Wechsler-Memory-Scale" bei Frauen, die Leuprolidazetat-Depot (LAD) zur Ovarialhemmung + Östrogene erhielten, verglichen mit Frauen, die Leuprolidazetat-Depot (LAD) zur Ovarialhemmung + Plazebo erhielten. Ergebnisse zu Studienbeginn, nach 12 Wochen Ovarialsuppression (vor der Randomisierung) und 8 Wochen nach Randomisierung und Östrogen- oder Plazebogabe. (From Sherwin BB, Tulandi T: „Add-back" estrogen reverses cognitive deficits induced by gonadotropin-releasing hormone agonist in women with leiomyomata uteri. J Clin Endocrinol Metab 81:2545–2549, 1996. © The Endocrine Society.)

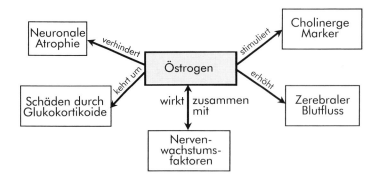

Abbildung 13–26. Östrogenwirkungen im Gehirn (From Burns A, Murphy D: Protection against Alzheimer's Disease? Lancet 348:420–421, 1996.)

ßend werden sie gebeten, das passende Wort zu jedem Stichwort zu nennen. Wie in der Abbildung zu sehen ist, sanken die Punktewerte nach 3-monatiger ovarialer Suppression in beiden Gruppen signifikant ab. Dieser Trend wurde in der Gruppe, die Östrogene erhielt, umgekehrt, nicht aber in der Plazebo-Gruppe. Diese und andere Ergebnisse der Studie stützen die Vorstellung, dass Östrogene eine Rolle bei bestimmten kognitiven Funktionen bei Frauen spielen und ihnen somit ein protektiver Effekt gegenüber AD zukommen könnte. Burns und Murphy[12] prüften bekannte biologische Wirkmechanismen von Östrogenen im Hirn, durch die ein Schutz vor AD erfolgen könnte; Mechanismen, die mit der biologischen Plausibilität eines solchen Zusammenhangs übereinstimmen (Abb. 13–26). Somit ergibt sich ein Mosaik von Evidenz aus Studien, die verschiedene Designs verwendeten – Fall-Kontroll-, Kohorten- und randomisierte Studien – die eine protektive Rolle der Östrogene im Hinblick auf AD unterstützen, obgleich das Bild noch lückenhaft ist.

ÄNDERUNGEN DER RICHTLINIEN ZU KAUSALSCHLÜSSEN

1986 berief der „U.S. Health Service" eine Gruppe von 19 Experten ein, um die wissenschaftliche Grundlage der pränatalen Versorgung und ihrer Inhalte zu untersuchen. Dabei sollte die Frage beantwortet werden: Bei welcher der in der pränatalen Versorgung durchgeführten Maßnahmen konnte wissenschaftlich ein Nutzen für das Outcome nachgewiesen werden? Der Report des Expertengremiums erschien 1989 und diente als Grundlage eines umfassenden Berichtes.[13] Schon zu Beginn der Beratungen wurde deutlich, dass Fragen zu Ursachen im Zentrum der Aufgaben stehen würden, und dass Richtlinien nötig sein würden, um den Zusammenhang zwischen Maßnahmen der Schwangerenbetreuung und deren Auswirkungen auf die Gesundheit von Müttern und ihren Neugeborenen einschätzen zu können. Ein Unterausschuss beurteilte die gängigen Richtlinien (die wir im vorangegangenen Text besprochen haben) und legte eine Vorgehensweise fest, nach der Evidenz zu verwenden und zu werten sei. Dazu gehörte 1. die Einstufung der Beweise im Hinblick auf die Qualität der jeweiligen Quellen und 2. die Bewertung der Beweise von kausalen Beziehungen unter Verwendung standardisierter Richtlinien.[14] Diese Empfehlungen sind auszugsweise in Tabelle 13–4 aufgeführt.

Obwohl die überarbeiteten Richtlinien natürlich aus Teilen der ursprünglichen Fassung bestehen, setzen sie doch vernünftige Prioritäten bei deren Gewichtung. Sie definieren also einen Ansatz zur Betrachtung von Ursachen, der möglicherweise weit über Fragen der Effizienz der Schwangerenbetreuung hinaus Anwendung finden wird.

SCHLUSSFOLGERUNGEN

Obwohl Ursachenrichtlinien häufig als *Kriterien* betrachtet werden, trifft der Begriff nicht ganz zu. Zwar mag es erstrebenswert sein, kausale Ableitungen auf eine feste quantitative und strukturelle Basis zu stellen, doch gegenwärtig fehlen uns hierfür die nötigen Informationen. Die vorangegangenen Listen sollten daher nur als Richtlinien betrachtet werden, die nur in Verbindung mit überlegtem Urteil bei der Entscheidung über Erkrankungsursachen wertvoll sind.

Tabelle 13–4. Vorgehen bei der Verwendung der Evidenz zur Entwicklung von Empfehlungen bezüglich der Effektivität pränataler Interventionen

Stufe I: Einstufung der Hinweise/Evidenz nach der Qualität ihrer Quelle. *(In jeder Kategorie werden die Studien in absteigender Folge ihrer Qualität aufgeführt).*	Stufe II. Richtlinien zur Bewertung der Evidenz für einen kausalen Zusammenhang. *(In jeder Kategorie sind die Studien in absteigender Folge nach ihrer Priorität angeordnet).*
1. Versuchsarten (geplante Interventionen mit gleichzeitiger Zuweisung einer Behandlung und keiner Behandlung). a. Randomisiert, doppelblind, plazebokontrolliert mit ausreichender Power und angemessener Analyse. b. Randomisiert, aber ohne Blindversuch. c. Nicht-randomisierte Studien mit guter Kontrolle von Confoundingfaktoren, die im Hinblick auf andere Aspekte sauber durchgeführt werden. d. Randomisiert, aber mit Schwächen bei der Durchführung oder der Analyse (unzureichende Power, größere Verluste beim Follow-up, suspekte Randomisierung, Analyse mit Ausschlusskriterien). e. Nichtrandomisierte Versuche mit Schwächen bei der Durchführung oder der Analyse. 2. Kohorten- oder Fall-Kontroll-Studien a. Hypothesenformulierung vor der Auswertung, gute Daten, Confounder werden berücksichtigt. b. Wie oben, aber keine Hypothesenformulierung vor der Analyse. c. Post hoc mit Problemen bei den Daten oder bei der Analyse. 3. Zeitreihenstudien a. Analysen, bei denen Confounding berücksichtigt wird. b. Analysen, die Confounding nicht in Betracht ziehen. 4. Fallserien-Studien: Serien von Fallberichten ohne definierte Vergleichsgruppe. Fragen, die bei der Beurteilung der Beweislage beachtet werden müssen, sind unter anderem: die Präzision der Definition des zu messenden Ergebnisses (outcome); die Genauigkeit, mit der die Methodik beschrieben wurde; Angemessenheit des Stichprobenumfangs und die Genauigkeit, mit der die Merkmale des Studienkollektivs und der zu evaluierenden Intervention beschrieben wurden. Eine Studie kann auf vorbildliche Weise geplant und durchgeführt worden sein (interne Validität), aber wenn das untersuchte Kollektiv ungewöhnlich oder in hohem Maße selektiert ist, können die Ergebnisse nicht verallgemeinert werden (externe Validität).	1. Hauptkriterien a. Zeitlicher Zusammenhang: Eine Intervention kann nur dann als Beweis für eine Risikosenkung einer Erkrankung oder Anomalie betrachtet werden, wenn diese Intervention vor dem Zeitpunkt des Auftretens der Erkrankung oder Anomalie durchgeführt wurde. b. Biologische Plausibilität: ein biologisch plausibler Mechanismus sollte erklären können, warum das Zustandekommen eines solchen Zusammenhangs erwartet werden kann. c. Konsistenz: Einzelne Studien sind meist nicht ausreichend. Studienergebnisse, die in verschiedenen Bevölkerungen und von verschiedenen Untersuchern reproduziert wurden, haben mehr Gewicht als solche, bei denen dies nicht der Fall war. Wenn sich Befunde aus verschiedenen Studien nicht decken, so muss dieser Mangel an Übereinstimmung erklärt werden. d. Alternative Erklärungen (Confounding): Der Grad, zu dem alternative Erklärungen erforscht wurden, stellt ein wichtiges Kriterium bei der Beurteilung von Ursachen dar. 2. Andere Überlegungen a. Dosis-Wirkungsbeziehung: Wenn ein Faktor tatsächlich Ursache einer Erkrankung ist, wird gewöhnlich (aber nicht unabänderlich) das Risiko um so größer sein, je größer die Exposition durch den Faktor ist. Diese Dosis-Wirkungsbeziehung wird nicht immer zu beobachten sein, da viele wichtige biologische Zusammenhänge dichotom sind und erst ab einem Schwellenwert sichtbare Wirkungen hervorrufen. b. Stärke des Zusammenhangs: Die Stärke eines Zusammenhangs wird gewöhnlich durch das Ausmaß gemessen, zu dem das relative Risiko oder die Chance (Odds) von Eins abweichen; entweder größer 1 (im Falle krankmachender Expositionen), oder kleiner 1 (im Falle vorbeugender Maßnahmen). c. Beendigungswirkungen: Wenn eine Intervention eine förderliche Wirkung hatte, sollte diese Wirkung erlöschen, sobald die Intervention beendigt, also der Bevölkerung vorenthalten wird (es sei denn ein bleibender Effekt besteht fort).

Adapted from Gordis L, Kleinmann JC, Klerman LV et al.: Criteria for evaluating evidence regarding the effectiveness of prenatal interventions. In Merkatz IR, Thompson JE (eds): New Perspectives on Prenatal Care. New York, Elsevier, 1990, pp 31–38.

Im folgenden Kapitel werden wir mehrere zusätzliche Fragen ansprechen, die für die Ableitung kausaler Schlussfolgerungen bei epidemiologischen Studien berücksichtigt werden müssen.

LITERATUR

1. DeBakey M, Ochsner A: Primary pulmonary malignancy. Surg Gynecol Obstet 68:562, 1939.
2. Prentice RL, Kakar F, Hursting S, et al: Aspects of the rationale for the Women's Health Trial. J Natl Cancer Inst 80:802–814, 1988.
3. Austin DF, Karp S, Dworsky R, Henderson BE: Excess leukemia in cohorts of children born following influenza epidemics. Am J Epidemiol 101:77–83, 1977.
4. Yerushalmy J: Infants with low birth weight born before their mothers started to smoke cigarettes. Am J Obstet Gynecol 112:227–284, 1972.
5. Evans AS: Causation and Disease: A Chronological Journal, New York, Plenum, 1993, pp 13–39.
6. United States Department of Health, Education and Welfare. Smoking and Health: Report of the advisory Committee to the Surgeon General. Washington, DC, Public Health Service, 1964.
7. Schwartz J: Air pollution and daily mortality: A review and meta analysis. Environ Res 64:36–52, 1994.
8. Grant BF, Dawson DA: Age at onset of alcohol use and its association with DSM-IV alcohol use and dependence: Results from the National Longitudinal Alcohol Epidemiologic Survey. J Substance Abuse 9:103–110, 1997.
9. Henderson BE, Paganini-Hill A, Emanuel C, et al: Estrogen replacement therapy in older women. Arch Neurol 51:896–900, 1994.
10. Tang MX, Jacobs D, Stern Y, et al: Effect of oestrogen during menopause on risk and age at onset of Alzheimer's disease. Lancet 348:429–432, 1996.
11. Sherwin BB, Tulandi T: „Add-back" estrogen reverses cognitive deficits induced by a gonadotropin-releasing hormone agonist in women with leiomyomata uteri. J Clin Endocrinol Metab 81:2545–2549, 1996.
12. Burns A, Murphy D: Protection against Alzheimer's disease? Lancet 348:420–421, 1996.
13. Merkatz IR, Thompson JE (eds): New Perspectives on Prenatal Care. New York, Elsevier, 1990.
14. Gordis L, Kleinman JC, Klerman LV, et al: Criteria for evaluating evidence regarding the effectiveness of prenatal interventions. *In* Merkatz IR, Thompson JE (eds): New Perspectives on Prenatal Care. New York, Elsevier, 1990, pp 31–38.

Fragen zur Wiederholung des 13. Kapitels

1. Bei einer großangelegten Fall-Kontroll-Studie zu Pankreaskrebs stellte sich heraus, dass 17 Prozent der Patienten zum Zeitpunkt der Diagnose Diabetiker waren, im Vergleich zu 4 Prozent einer gut gematchten Kontrollgruppe (nach Alter, Geschlecht, ethnischer Zugehörigkeit und verschiedenen weiteren Merkmalen), die zur gleichen Zeit auf Diabetes untersucht wurde, als in der Fallgruppe die Fälle diagnostiziert wurden.
Daraus wurde geschlussfolgert, dass der Diabetes eine ursächliche Rolle beim Pankreaskarzinom spielt. Diese Folgerung:
    a. Ist richtig
    b. Könnte falsch sein, weil es keine Kontroll- oder Vergleichsgruppe gibt
    c. Könnte falsch sein, da es versäumt wurde, die zeitliche Abfolge zu Beginn der Diabeteserkrankung und Pankreaskarzinom aufzuzeigen
    d. Könnte falsch sein, weil die Ermittlung von Diabetes eher unvollständig in der Fallgruppe der Pankreaskrebspatienten erfolgte
    e. Könnte falsch sein, weil die Ermittlung des Pankreaskarzinoms bei Nicht-Diabetikern vollständiger erfolgte

2. Ein Untersucher erforschte Fälle von Spontanaborten bei 27.000 Schwangerschaften und klassifizierte die Mütter danach, ob sie innerhalb der letzten vier Wochen vor der Geburt Geschlechtsverkehr hatten oder nicht. Es zeigte sich, dass 11 Prozent der Mütter mit Spontanabort in diesem Zeitraum Geschlechtsverkehr gehabt hatten, hingegen nur 2,5 Prozent der Mütter mit normaler Geburt.
Es wurde geschlossen, dass sexueller Verkehr im Monat vor der Geburt den Tod der Föten verursachte. Diese Folgerung:

a. Könnte falsch sein, da die Mütter, die Geschlechtsverkehr im letzten Schwangerschaftsmonat hatten, sich auch in anderen wichtigen Merkmalen von den Müttern unterscheiden könnten, die keinen Sex in dieser Zeit hatten
b. Könnte falsch sein, da es keine Vergleichsgruppe gibt
c. Könnte falsch sein, da Prävalenzraten verwendet werden, obwohl es sich um Inzidenzen handelt
d. Könnte falsch sein, da ein ausreichend hohes Niveau der statistischen Signifikanz nicht erreicht wird
e. *b* und *c* treffen zu

3. Jedes der folgenden Kriterien ist wichtig, wenn man Kausalschlüsse ziehen will, *außer*:
   a. Übereinstimmung mit vorbestehenden Erkenntnissen
   b. Dosis-Wirkungsbeziehung
   c. Übereinstimmung von Zusammenhängen in verschiedenen Studien
   d. Stärke des Zusammenhangs
   e. prädiktiver Wert

4. Der Begriff des ökologischen Trugschlusses bezieht sich auf:
   a. Einschätzung einer Exposition in einer großen Gruppe, anstatt in vielen kleinen Gruppen
   b. Einschätzung des Ergebnisses in einer großen Gruppe, anstatt in vielen kleinen Gruppen
   c. Zuschreibung von Gruppenmerkmalen zu jeder einzelnen Person dieser Gruppe
   d. Untersuchung vielmehr von Korrelationen zwischen Exposition und Ergebnis, als von zeitlichen Verläufen
   e. Unfähigkeit, zeitliche Bezüge zwischen Expositionen und Ergebnissen zu untersuchen

Die Fragen 5 und 6 basieren auf den folgenden Annahmen:

Die Faktoren A, B oder C können jeder für sich, ohne die beiden anderen Faktoren, eine bestimmte Erkrankung verursachen, doch nur dann, wenn ihnen die Exposition durch einen Faktor X folgt.

Lediglich Faktor X exponiert zu sein, löst keine Erkrankung aus, aber die Krankheit tritt niemals ohne die Exposition mit Faktor X auf.

5. Faktor X ist:
   a. Eine notwendige und ausreichende Ursache
   b. Eine notwendige aber nicht ausreichende Ursache
   c. Eine ausreichende aber nicht notwendige Ursache
   d. Weder notwendig noch ausreichend
   e. Keine Aussage trifft zu

6. Faktor A ist:
   a. Eine notwendige und ausreichende Ursache
   b. Eine notwendige aber nicht ausreichende Ursache
   c. Eine ausreichende aber nicht notwendige Ursache
   d. Weder notwendig noch ausreichend
   e. Keine Aussage trifft zu

Kapitel 14

Mehr über kausale Schlussfolgerungen: Bias, Confounding und Interaktionen

In diesem Kapitel setzen wir die Diskussion über Krankheitsentstehung fort, die wir im 13. Kapitel begonnen hatten. Wir wollen uns dabei auf drei Punkte konzentrieren, die bei Schlussfolgerungen im Hinblick auf (Krankheits-)Ursachen von Bedeutung sind: Bias (Verzerrung von Daten), Confounding (verfälschende Einflüsse, Verwechselungen) und Interaktionen (Wechselwirkungen).

BIAS

Bias wurde bereits in den vorangegangenen Kapiteln besprochen, da es ein Hauptproblem bei eigentlich jeder Art von epidemiologischen Studiendesigns ist. Daher beschränken wir uns auf einige wenige zusätzliche Erläuterungen.

Was verstehen wir unter Bias? Bias wurde definiert als „jeder systematische Fehler im Design, bei der Durchführung oder der Analyse einer Studie, der zu einer falschen Einschätzung der Auswirkung einer Exposition auf das Erkrankungsrisiko führt."[1]

Selektionsfehler

Welche Formen von Bias finden wir in epidemiologischen Studien? Die erste ist die des *Selektionsfehlers* (selection bias). Wenn Fälle und Kontrollpersonen oder Exponierte und Nicht-Exponierte so ausgewählt wurden, dass eine scheinbare Beziehung zu beobachten ist – selbst wenn in Wirklichkeit kein Zusammenhang zwischen Exposition und Erkrankung besteht – resultiert die scheinbare Beziehung aus dem Selektionsfehler.

Eine Möglichkeit, wie es zu Selektionsfehlern kommen kann, besteht in dem Nicht-Antworten von potenziellen Probanden einer Studie. Wenn wir beispielsweise die mögliche Beziehung zwischen einer Exposition und einer Erkrankung untersuchen wollen, und die Antwortrate der Erkrankten, die exponiert waren, höher liegt als die von Erkrankten, die nicht exponiert waren, könnte eine scheinbare Assoziation beobachtet werden, auch wenn in Wirklichkeit keine Assoziation besteht.

Menschen, die bei einer Studie nicht antworten, unterscheiden sich im Allgemeinen von denen, die antworten, in vielen Merkmalen: demographisch, sozioökonomisch, kulturell sowie im Hinblick auf Lebensführung und medizinische Aspekte. Eine Studie, die versuchte Nicht-Antworter zu beschreiben, wurde von Ronmark et al. 1999 vorgestellt.[2] Im Zuge einer Prävalenzstudie zu Asthma, chronischer Bronchitis und respiratorischen Symptomen untersuchten sie die Merkmale von Nicht-Antwortern und die Gründe für das Nicht-Antworten. Hierbei wurden 9.132 Einwohner Schwedens gebeten, an der Studie teilzunehmen. Die Daten wurden aus postalisch verschickten Fragebögen gewonnen und die Antwortrate lag bei 85 Prozent. Einige Nicht-Antworter wurden stichprobenmäßig ausgewählt, telefonisch kontaktiert und anhand desselben Fragebogens interviewt. Die Autoren fanden bei den Nicht-Antwortern einen signifikant höheren Anteil an Rauchern und Schwerarbeitern als bei den Antwortern. Zusätzlich fanden sich bei den Nicht-Antwortern signifikant höhere Prävalenzraten für keuchende Atmung, chronischen Husten, Auswurf, Anfälle von Atemnot, Asthma und den Gebrauch von Asthma-Medikamenten als bei den Antwortern.

Da in vielen Studien keine Informationen von Nicht-Antwortern zu erhalten sind, kann ein ernster Selektionsfehler vorliegen, der nur schwer einzuschätzen ist. Daher ist es wichtig, den Anteil von Nicht-Antwortern so niedrig wie möglich zu halten. Zusätzlich sollten alle Personen, die nicht geantwortet haben, anhand jeder verfügbaren Information so weit wie möglich charakterisiert werden, um Unterschiede zu Antwortern feststellen und mögliche Auswirkungen der fehlenden Antworten auf die Studienergebnisse einschätzen zu können.

Wichtig ist es auch, den Unterschied zwischen der *Auswahl von Studienprobanden* und dem *Selektionsfehler* im Hinterkopf zu behalten. Bei praktisch jeder Studie, die in menschlichen Populationen durchgeführt wird, werden die Studienteilnehmer aus einer größeren Population ausgewählt. Die Art der Auswahl kann einen Einfluss auf die *Möglichkeit der Verallgemeinerung* und die *externe Validität* der Studie ausüben, muss aber nicht unbedingt die Validität der Vergleiche innerhalb der Studie, die *interne Validität* beeinflussen. Andererseits kann ein *Selektionsfehler* entstehen, wenn ein systematischer Fehler bei der Auswahl einer oder mehrerer Studiengruppen gemacht wird, die es zu vergleichen gilt. Solch eine Verzerrung (Bias) kann zu Odds-Ratios oder relativen Risiken führen, die falsche Schätzwerte darstellen, und folglich ungültige Schlussfolgerungen im Hinblick auf Zusammenhänge zwischen Exposition und Erkrankung nach sich ziehen. Ein Selektionsfehler ist daher ein Fehler bei der Auswahl einer oder mehrerer Gruppen innerhalb einer Studie, der die interne Validität der Studie sowie die Richtigkeit der Schlussfolgerung stark beeinflussen kann. Doch die grundlegende Notwendigkeit, die bei Design und Durchführung jeder Studie entsteht, eine Studienpopulation aus einer größeren Bezugspopulation auswählen zu müssen, sollte nicht mit Selektionsbias verwechselt werden, das aus einem systematischen Fehler bei der Aufnahme von Personen in eine oder mehrere Studiengruppen resultiert, wie etwa Exponierte und Nicht-Exponierte, Fälle und Kontrollpersonen.

Ein interessantes Beispiel für Selektionsbias wurde 1974 mit der Veröffentlichung von Daten vorgeführt, die einen Zusammenhang zwischen der Einnahme von Reserpin (ein zu dieser Zeit übliches Antihypertensivum) und einem erhöhten Brustkrebsrisiko suggerierten. In ein und derselben Ausgabe der Zeitschrift Lancet wurden im September 1974 drei Artikel veröffentlicht, die diesen Zusammenhang unterstützten.[3–5] Die drei Artikel berichteten von Studien aus Boston, Helsinki und Großbritannien.

Betrachten wir einen dieser Artikel, der das angesprochene Problem veranschaulicht. Heinonen et al.[5] berichteten von einer gematchten Fall-Kontroll-Studie mit Chirurgie-Patientinnen in Helsinki: Frauen mit Brustkrebs wurden verglichen mit Frauen ohne Brustkrebs im Hinblick auf die Einnahme von Reserpin. Frauen, bei denen kürzlich Brustkrebs diagnostiziert worden war, wurden anhand des Krankenhaus-Entlassungsregisters und der dortigen Operationspläne identifiziert. Sie dienten als „Fälle" und jede Patientin wurde nach Alter und Jahr der Operation gematcht mit einer Kontrollperson, die für einen elektiven Eingriff aufgrund einer gutartigen Erkrankung aufgenommen wurde. Für die Analyse standen insgesamt 438 Fall-Kontroll-Paare zur Verfügung. Wie in Tabelle 14–1 zu sehen ist, nahm bei 45 Paaren der „Fall" Reserpin ein, die Kontrollperson nicht, und bei 23 Paaren verwendete die Kontrollperson Reserpin und der Fall nicht. Daraus resultierte eine Odds-Ratio der gematchten Paare von 45/23 oder 1,96.

Tabelle 14–1. Ergebnisse einer „Matched-Pairs"-Analyse einer Fall-Kontroll-Studie zu Reserpin-Einnahme und Brustkrebs

Brustkrebsfälle	Kontrollgruppe	
	Reserpin eingenommen	Kein Reserpin eingenommen
Reserpin eingenommen	8	45
Kein Reserpin eingenommen	23	362

Matched-Pairs-Odds-Ratio = $\frac{45}{23}$ = 1,96

Adapted from Heinonen OP, Shapiro S. Tuominen L, Turunen MI: Reserpine use in relation to breast cancer. Lancet 2:675–677, 1974.

Dabei wurde ein Problem bei der Auswahlmethode von Kontrollpersonen erkannt. Bei der Auswahl der Kontrollpersonen schlossen die Autoren Frauen mit den folgenden Operationen aus: Cholezystektomie, Thyreoidektomie bei Thyreotoxikose, Eingriffe bei Nierenerkrankungen sowie Herzoperationen, Sympathektomie oder Angioplastien. Sie wurden ausgeschlossen, weil zu dieser Zeit Reserpin eines der Medikamente war, das häufig zur Behandlung dieser Erkrankungen eingesetzt wurde, die jene Operationen erforderlich gemacht hatten. Die Autoren befürchteten, dass wenn Patientinnen mit jenen Erkrankungen in diese Fall-Kontroll-Studie aufgenommen worden wären, die Prävalenz der Reserpin-Einnahme in der Kontrollgruppe künstlich hoch ausfiele, mit der Folge, dass auch bei einer höheren Reserpin-Einnahme in der Brustkrebs-Gruppe dieser Unterschied nicht entdeckt werden könnte. Indem sie versuchten, dieser Befürchtung entgegenzuwirken, erzeugten die Autoren unglücklicherweise ein neues Problem, da diese Ausschluss-Methode nicht gleichzeitig in der Fallgruppe angewandt wurde. Dadurch, dass Patientinnen mit diesen Erkrankungen von der Kontrollgruppe ausgeschlossen wurden, schufen sie eine Kontrollgruppe, in der die Prävalenz der Reserpin-Einnahme künstlich niedriger lag, da eine große Gruppe potenzieller Reserpin-Nutzerinnen nicht eingeschlossen worden war. Auch wenn in Wirklichkeit die Reserpin-Einnahme bei Frauen, die an Brustkrebs erkrankten, nicht erhöht war, könnte diese Studie einen Unterschied in der Reserpin-Einnahme zwischen Fällen und Kontrollen nur aufgrund des Auswahlverfahrens der Kontrollpersonen aufzeigen.

Diese Art des Selektionsbias oder -fehlers wurde *Ausschluss*-Bias genannt.[6] Es resultiert daraus, dass Untersucher unterschiedliche Einschlusskriterien auf Fälle und Kontrollen anwenden bezüglich der Krankheitsbilder, die in die Studie aufgenommen werden sollen und denjenigen, die ausgeschlossen werden. Horwitz und Feinstein[6] versuchten, die Studie zu wiederholen: Für 257 Brustkrebspatientinnen und 257 Kontrollen wurde die Odds-Ratio zunächst für alle Frauen berechnet und anschließend nach Ausschluss aller Frauen mit einer kardiovaskulären Vorgeschichte in der Kontrollgruppe. Die Odds-Ratio für alle Frauen betrug 1,1, während die Berechnung nach Ausschluss der Frauen mit kardiovaskulären Erkrankungen sich auf eine Odds-Ratio von 2,5 erhöhte. Dieses Ergebnis spricht für die Annahme, dass die scheinbare Beziehung zwischen der Verwendung von Reserpin und Brustkrebs in der Helsinki-Studie aus einem Selektionsbias resultierte, der entstand durch verschiedene Auswahlkriterien bei Kontrollpersonen für die Studie. Eine weitere Studie, die sich mit Kaffeekonsum und Pankreaskrebs beschäftigte, wies ein ähnliches Problem auf und wurde im 9. Kapitel besprochen.

Informationsbias

Informationsbias kann entstehen, wenn die Methoden, mit denen Informationen über Studienteilnehmer gewonnen werden, unzulänglich sind, so dass einige der Informationen über Expositionen und/oder Erkrankungen (bzw. Outcome) im Ergebnis unkorrekt sind.

Da die Methoden der Datenerhebung mitunter ungenau sind, kann es passieren, dass wir Personen falsch klassifizieren und sich dadurch ein *Klassifikationsfehler* (misclassification bias) einschleicht. Bei einer Fall-Kontroll-Studie beispielsweise können einige erkrankte Personen (Fälle) als Kontrollen und einige Gesunde (Kontrollen) als Fälle eingestuft werden. Dies kann sich aus mangelnder Sensitivität oder Spezifität der verwandten diagnostischen Tests ergeben oder auch aus fehlerhaften Informationen in den medizinischen Berichten resultieren. Eine weitere mögliche Falschklassifizierung kann sich durch unsere Einschätzung des Expositionsstatus einer Person ergeben: Wir gehen davon aus, dass eine Person exponiert war, auch wenn dies nicht der Fall ist oder wir glauben, dass eine Person nicht exponiert war, obwohl sie in Wirklichkeit einer Exposition ausgesetzt war. Wenn die Daten über Expositionen beispielsweise von Befragungen stammen, kann die befragte Person eine Exposition nicht wahrgenommen haben oder irrtümlicherweise denken, dass keine Exposition vorlag. Wenn die Daten aus alten Berichten und Befunden stammen, können die Informationen lückenhaft oder ungenau sein.

Ein Klassifikationsfehler kann in zwei Formen auftreten: als *differenzierter* und *undifferenzierter* Fehler. Bei differenzierter Missklassifikation unterscheiden sich die Fehlerraten in den verschiedenen Studiengruppen. Es kann zum Beispiel eine Falschklassifizierung der Exposition vorliegen, so dass die Fälle häufiger als exponiert eingestuft werden als die Kontrollpersonen. Dies hatten wir am Beispiel des Recall-Bias gesehen, als wir Fall-Kontroll-Studien besprachen (9. Kapitel).

Frauen, die ein missgebildetes Kind geboren hatten, neigten dazu, sich häufiger an leichte Infektionserkrankungen während ihrer Schwangerschaft zu erinnern als Mütter von gesunden Kindern.

Hier bestand also die Tendenz zu einer differenzierten Fehlklassifizierung in Bezug auf vorgeburtliche Infektionen, wobei häufiger nicht-exponierte Fälle als exponiert fehlklassifiziert wurden, als dies bei der Kontrollgruppe der Fall war.

Als Ergebnis fand sich eine offensichtliche Beziehung zwischen Missbildungen und Infektionen, obgleich eine solche nicht existiert. Also kann ein differenzierter Klassifizierungsfehler entweder zu einer sichtbaren Beziehung führen, auch wenn diese nicht existiert, oder zu einer fehlenden Beziehung, obwohl diese in Wirklichkeit besteht.

Im Gegensatz hierzu resultiert die undifferenzierte Fehlklassifizierung aus dem Grad der Ungenauigkeit, mit der die Informationen aus einer jeden Studiengruppe gewonnen werden – sowohl bei Fällen und Kontrollen als auch bei Exponierten und Nicht-Exponierten.

Dieser Klassifizierungsfehler hat nichts zu tun mit dem Expositionsstatus oder mit Fällen und Kontrollgruppen. Es handelt sich hierbei lediglich um ein Problem der *Methode*, mit der die jeweiligen *Daten erhoben* werden. Gewöhnlich bewirkt ein undifferenzierter Klassifizierungsfehler, dass das relative Risiko oder die Odds-Ratio verwässert und gegen 1,0 verschoben werden. Mit anderen Worten: es wird unwahrscheinlicher, eine tatsächlich vorhandene Beziehung zu entdecken.

Dies liegt auf der Hand: Nehmen wir an, es bestünde in Wirklichkeit ein starker Zusammenhang zwischen einer Exposition und einer Erkrankung – das heißt, Kranke sind häufiger dieser Exposition ausgesetzt als Personen ohne die Erkrankung. Irrtümlich haben wir nun einige Erkrankte in unsere Kontrollgruppe eingeschlossen und einige Gesunde in die Fallgruppe. Damit haben wir einige Personen bezüglich ihrer Diagnose fehlklassifiziert. In diesem Fall werden unsere Kontrollpersonen keine so niedrige Expositionsrate aufweisen, wie zu erwarten wäre (da einige Kranke irrtümlicherweise in diese Gruppe aufgenommen wurden) und bei unseren Fällen wird sich keine besonders hohe Expositionsrate zeigen (da einige Gesunde fälschlicherweise in die Fallgruppe geraten sind). Als Ergebnis wird ein geringerer Unterschied der Expositionen zwischen unseren Fällen und unseren Kontrollen zu finden

sein, als tatsächlich zwischen Erkrankten und Gesunden existiert.

Einige der Quellen von Informationsbias bei epidemiologischen Studien sind in Tabelle 14–2 aufgeführt.

Tabelle 14–2. Einige Arten von Informationsbias und ihre Quellen

Bias bei der Auswertung von Befunden und Berichten
Interview-Bias
Bias aufgrund von Ersatz-Interviews
Surveillance-Bias
Recall-Bias
Berichts-Bias

Das Bias kann eingeführt werden durch die Art und Weise, wie Informationen aus medizinischen, betriebsärztlichen oder anderen Berichten entnommen werden oder durch die Art, wie Interviewer ihre Fragen stellen. Bias kann auch aus *Ersatz-Interviews* resultieren. Was heißt das? Nehmen wir an, wir führten eine Fall-Kontroll-Studie über Pankreaskarzinome durch. Die Letalitätsrate bei dieser Krankheit ist sehr hoch und die Überlebenszeit kurz. Wenn wir nun beginnen, die Fälle zu befragen, müssen wir feststellen, dass viele der Patienten bereits verstorben sind und die Übrigen zu krank sind, um befragt zu werden. Also wenden wir uns an eines der Familienmitglieder, um Informationen über das Berufsleben und weitere Expositionen, über die Ernährung und andere Merkmale des Falles zu erhalten. Bei dem interviewten Angehörigen handelt es sich meist um den Partner oder um ein Kind. Bei der Befragung von Ersatzpersonen ergeben sich mehrere Probleme. Erstens könnten ihnen keine genauen Informationen über die Anamnese des Falles vorliegen. Eine Frau etwa wird nicht genau wissen, welchen Expositionen ihr Mann bei der Arbeit ausgesetzt war. Kinder wissen meist weniger als die Partner. Zweitens gibt es Hinweise, dass wenn eine Frau nach dem Tod ihres Mannes über dessen Arbeit und Lebensweise berichtet, sie dazu neigt, seine berufliche Stellung und seinen Lebensstil anzuheben oder zu beschönigen: Sie könnte ihm eine höhere berufliche Stellung zuweisen, als er im tatsächlichen Leben inne hatte. Sie könnte aber auch aus einem Raucher oder Trinker posthum einen Nichtraucher und soliden Ehemann machen.

Wenn man eine Population über einen bestimmten Zeitraum beobachtet, wird die Ermittlung von Krankheitsfällen besser sein als in der Normalbevölkerung und kann somit zu einem *Überwachungsbias* (surveillance bias) führen, das wiederum einen Schätzfehler bei dem relativen Risiko oder der Odds-Ratio nach sich zieht. So konzentrierte sich zum Beispiel vor einigen Jahren das wissenschaftliche Interesse auf den möglichen Zusammenhang zwischen der Einnahme oraler Kontrazeptiva und der Entstehung einer Thrombophlebitis.

Man vermutete, dass Ärzte die Patientinnen, denen orale Kontrazeptiva verschrieben wurden, wesentlich besser überwachten, als dies bei anderen Patientinnen der Fall war. Folglich konnten Ärzte besser Fälle einer Thrombophlebitis in der Gruppe der Patientinnen erkennen, die orale Kontrazeptiva einnahmen (und damit enger überwacht wurden) als bei anderen Patientinnen, die weniger genau überwacht wurden. Hieraus folgt, dass nur durch eine bessere Ermittlung der Thrombophlebitisfälle bei Frauen, die orale Kontrazeptiva erhielten, ein Zusammenhang zwischen Thrombophlebitis und der Verwendung oraler Kontrazeptiva beobachtet werden kann, auch wenn keine tatsächliche Assoziation besteht.

Im 9. Kapitel haben wir das *Recall-Bias* bei Fall-Kontroll-Studien besprochen. Bei dieser Bias-Form findet sich ein besseres Erinnerungsvermögen (engl.: recall) bei Fällen verglichen mit den Kontrollpersonen. Ein Fall kann sich mitunter an eine bestimmte Information, wie etwa eine potenziell bedeutsame Exposition erinnern, während die Kontrollperson sie vergessen hat. Eine ähnliche Form ist das *Berichts-Bias* (engl.: reporting bias), bei der eine Person nicht daran interessiert ist aufgrund von Einstellungen, Glaubensfragen und Wahrnehmung von einer ihr bewussten Exposition zu berichten. Wenn diese lückenhafte „Berichterstattung" häufiger bei den Fällen oder den Kontrollen auftritt, kann ein Bias resultieren. Dazu folgt ein Beispiel.

Wynder et al.[7] prägten den Begriff des „Wunsch-Bias", das entsteht, wenn Patienten bei der Beantwortung der Frage „Warum ich?" versuchen, zu beweisen, dass die Erkrankung nicht durch sie verschuldet wurde.

Diese werden also bestimmte Expositionen verleugnen, die mit ihrem Lebensstil einhergehen (wie Rauchen oder Trinken); wenn sie auf eine Klage aus sind, werden sie berufsbedingte Expositionen überbetonen. Wunsch-Bias kann als eine Form von Berichts-Bias betrachtet werden.

Ein Punkt, den man hierbei festhalten sollte ist, dass *Bias aus einem Fehler im Design oder bei der Durchführung einer Studie resultiert.* Daher sollten unsere Bemühungen darauf abzielen, Bias zu vermeiden oder zu verringern oder, als Mindestforderung, Bias zu erkennen und bei der Interpretation der Befunde einer Studie zu berücksichtigen. Dennoch werden die notwendigen Daten, die dazu dienen, Art und Ausmaß des Bias dokumentieren und einschätzen zu können, nicht immer verfügbar sein.

Betrachten wir ein Beispiel. Eine Studie über Abtreibung und Brustkrebsrisiko gab Untersuchern die Möglichkeit, das Ausmaß und die mögliche Rolle eines Informationsbias zu bewerten – das Berichts-Bias. Die Beziehung zwischen Abtreibung und Brustkrebsrisiko war in den letzten Jahren von großem Interesse gewesen. Obwohl im Allgemeinen von keinem Zusammenhang zwischen *spontanen* Aborten und Brustkrebsrisiko berichtet wurde, sind die Daten vermischt im Hinblick auf die mögliche Beziehung zwischen Abtreibung und Brustkrebs. Es wurde vermutet, dass Berichts-Bias bei den Fall-Kontroll-Studien eine Rolle gespielt haben könnte, die einen positiven Zusammenhang gefunden hatten in dem Sinne, dass gesunde Kontrollpersonen häufiger nicht gewillt waren, über eine Abtreibung zu berichten, als Frauen mit Brustkrebs.

Rookus und Leeuwen[8] stellten eine Fall-Kontroll-Studie aus den Niederlanden vor, in der ein adjustiertes relatives Gesamtrisiko von 1,9 für Abtreibung und Brustkrebs bei Frauen, die geboren hatten, gefunden wurde. (Es fand sich kein Zusammenhang bei Nulliparen, also Frauen, die nicht geboren hatten.) Die Autoren verglichen anschließend die Ergebnisse aus zwei Regionen des Landes: Die südöstliche Region, in der ein größerer Anteil der Bevölkerung katholisch und eher konservativ ist und die westliche Region, einschließlich Amsterdam, in der liberalere Einstellungen gegenüber Abtreibung vorherrschen. Dieser Unterschied in den Einstellungen spiegelt sich in der Tatsache wider, dass die Abtreibungsraten im Südosten schon immer niedriger waren als im Westen der Niederlande. Wie wir in Tabelle 14–3 sehen, fanden die Autoren einen wesentlich stärkeren Zusammenhang zwischen eingeleiteter Abtreibung und Brustkrebs im konservativen Südosten (geschätztes adjustiertes relatives Risiko = 14,6) als im liberaleren Westen (geschätztes adjustiertes relatives Risiko = 1,3). Dies lässt vermuten, dass in dieser Studie das Gesamtergebnis über einen Zusammenhang zwischen Brustkrebs und Abtreibung weitgehend darauf zurückzuführen ist, dass die Kontrollpersonen im Südosten Abtreibungen eher verschwiegen. Da diese Studie im Rahmen einer bevölkerungsbezogenen Fall-Kontroll-Studie über orale Kontrazeptiva und Brustkrebsrisiko erfolgte, war es möglich, weitere Hinweise auf ein Berichts-Bias zu finden, um die regionalen Unterschiede erklären zu können. Als bei dieser Kontrazeptiva-Studie die Angaben der Frauen mit den Verschreibungen ihrer Ärzte verglichen wurden, stellte sich heraus, dass Kontrollpersonen im Südosten die Dauer ihrer Einnahme von oralen Kontrazeptiva um 6 Monate kürzer berichteten als die Kontrollpersonen im Westen.

Tabelle 14–3. Relative Risiken* (RR) und 95-prozentige Konfidenzintervalle (KI) für Brustkrebs im Alter zwischen 20–45 Jahren in Beziehung zu gewollten Schwangerschaftsabbrüchen, die von Frauen aus allen Regionen und aus den westlichen und südöstlichen Regionen der Niederlande berichtet wurden

	Nicht-adjustiertes RR	Adjustiertes RR**	95% KI
Alle Regionen	1,8	1,9	1,1–3,2
Westliche Regionen	1,2	1,3	0,7–2,6
Südöstliche Regionen	12,3	14,6	1,8–120

* Schätzwerte der Relativen Risiken wurden mit Methoden der logistischen Regression für gematchte Paare berechnet.
** Adjustiert nach spontanen oder gewollten Abtreibungen, nach Alter bei erster ausgetragener Schwangerschaft, Zahl der ausgetragenen Schwangerschaften, Wochen des Stillens, Familienanamnese für Brustkrebs und Gebrauch injizierbarer Kontrazeptiva.
Adapted from Rookus MA, van Leeuwen FE. Induced abortion and risk for breast cancer: Reporting bias in a Dutch case-control study. J Natl Canc Inst 88:1759–1764, 1996.

Confounding

In vielen epidemiologischen Studien begegnen wir dem Problem, dass wir eine tatsächliche Beziehung beobachten und versucht sind, daraus auf einen Kausalzusammenhang zu schließen, obgleich die Beziehung nicht kausaler Natur ist. Dies führt uns zu dem Thema „*Confounding*" (Störgröße), eines der wichtigsten Probleme bei empirischen epidemiologischen Studien.

Was aber verstehen wir unter dem Begriff *Confounding*? Bei einer Studie darüber, ob Faktor A die Erkrankung B verursacht, möge ein Faktor X die Rolle des Confounders spielen, vorausgesetzt, dass folgende Punkte gegeben sind:

1. Faktor X ist als Risikofaktor der Erkrankung B bekannt.
2. Faktor X steht in Zusammenhang mit Faktor A, ist aber keine Folge von Faktor A.

Erinnern wir uns an das Beispiel aus dem 9. Kapitel, bei dem es um Kaffeetrinken und Pankreaskarzinome ging. Dabei war das Rauchen ein Confounder, denn wir interessierten uns eigentlich für einen möglichen Zusammenhang zwischen dem Kaffeekonsum (Faktor A) und der Erkrankung an einem Pankreaskarzinom (Erkrankung B). Für das Rauchen (Faktor X) galt aber gleichzeitig Folgendes:

1. Es ist ein bekannter Risikofaktor für Pankreaskrebs.
2. Es steht in Zusammenhang mit dem Kaffeetrinken, resultiert aber nicht daraus.

Wenn also ein Zusammenhang zwischen Kaffeetrinken und Pankreaskrebs beobachtet wird, kann dies 1. dafür sprechen, dass Kaffee tatsächlich Pankreaskarzinome verursacht oder 2., dass Kaffeetrinken und Pankreaskrebs ein Ergebnis des Confoundings durch Zigarettenrauchen ist (d. h. wir beobachten eine Beziehung zwischen Kaffeetrinken und Pankreaskarzinomen, weil das Zigarettenrauchen ein Risikofaktor für Pankreaskarzinome ist und weil Zigarettenrauchen mit Kaffeetrinken assoziiert ist) (Abb. 14–1).

Wann immer wir einen Zusammenhang beobachten, müssen wir uns fragen, ob dieser ursächlicher Natur ist (siehe Abb. 14–1, *A*) oder ob er aus

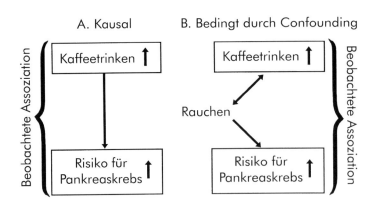

Abbildung 14-1. Der Zusammenhang zwischen Kaffeetrinken und Pankreaskrebs.

dem Confounding durch einen dritten Faktor resultiert, der sowohl ein Risikofaktor für die Erkrankung als auch ein Begleitumstand der in Frage stehenden Exposition ist (siehe Abb. 14-1, *B*).

Betrachten wir einmal ein hypothetisches Beispiel: Tabelle 14-4 zeigt Daten aus einer ungematchten Fall-Kontroll-Studie über eine Exposition und eine Erkrankung, bei der 100 Fälle und 100 Kontrollpersonen untersucht wurden.

Tabelle 14-4. Hypothetisches Beispiel von Confounding in einer nicht-gematchten Fall-Kontrollstudie: I. Zahl exponierter und nicht-exponierter Fälle und Kontrollpersonen

Exponiert	Fälle	Kontrollen
Ja	30	18
Nein	70	82
Gesamt	100	100

$$\text{Odds-Ratio} = \frac{30 \times 82}{70 \times 18} = 1{,}95$$

Nun berechnen wir eine ungematchte Odds-Ratio von 1,95. Dabei stellt sich die Frage, ob diese Beziehung zwischen der Exposition und der Erkrankung kausal ist oder ob sie aus Unterschieden in der Altersverteilung resultieren könnte. (Spielt bei der beobachteten Beziehung das Alter eine Rolle als Confounder?) Die erste Frage, die es in diesem Zusammenhang zu stellen gilt, lautet: Gibt es eine Beziehung zwischen Fällen oder Kontrollen und dem Alter? Die Antwort ergibt sich aus der Analyse in Tabelle 14-5.

Tabelle 14-5. Hypothetisches Beispiel von Confounding in einer nicht-gematchten Fall-Kontrollstudie: II. Altersverteilung von Fällen und Kontrollpersonen

Alter (Jahre)	Fälle	Kontrollen
< 40	50	80
≥ 40	50	20
Gesamt	100	100

Wir sehen, dass 80 Prozent der Kontrollen jünger als 40 Jahre sind, verglichen mit nur 50 Prozent bei den Fällen. Damit hängt ein höheres Lebensalter mit der Tatsache zusammen, ein Fall (also erkrankt) zu sein, und ein jüngeres Lebensalter mit der Tatsache, eine Kontrollperson (also gesund) zu sein.

Die nächste Frage ist: Hängt das Alter mit der Tatsache zusammen, ob eine Person exponiert war oder nicht?

Tabelle 14-6 betrachtet die Beziehung von Alter zur Exposition bei allen 200 untersuchten Personen, unabhängig von ihrem Fall-Kontroll-Status. Wir sehen, dass 130 Personen jünger als 40 Jahre alt waren (die 50+80 in der oberen Zeile der Tabelle 14-5), von denen 13 (10 Prozent) exponiert waren. Unter den 70 Personen, die älter als 40 Jahre waren, befanden sich 35 (50 Prozent) Exponierte. Damit besteht ein klarer Zusammenhang zwischen Alter und Exposition. Nun wissen wir, dass das Alter mit dem Fallstatus zusammenhängt (die Fälle waren älter als die Kontrollen). Wir wissen auch, dass das Exponiertsein mit einem höheren Lebensalter verknüpft ist.

Tabelle 14–6. Hypothetisches Beispiel von Confounding in einer nicht-gematchten Fall-Kontrollstudie: III. Beziehung zwischen Exposition und Alter

Alter (Jahre)	Gesamt	Exponiert	Nicht-exponiert	%-Exponiert
<40	130	13	117	10
≥40	70	35	35	50

Tabelle 14–7. Hypothetisches Beispiel von Confounding in einer nicht-gematchten Fall-Kontrollstudie: IV. Berechnung der Odds-Ratio nach Alters-Strata

Alter (Jahre)	Exponiert	Fälle	Kontrollen	Odds Ratio
<40	Ja	5	8	
	Nein	45	72	$\frac{5 \times 72}{45 \times 8} = \frac{360}{360} = 1{,}0$
	Gesamt	50	80	
≥40	Ja	25	10	
	Nein	25	10	$\frac{25 \times 10}{25 \times 10} = \frac{250}{250} = 1{,}0$
	Gesamt	50	20	

Wie in Abbildung 14–2 zu sehen ist, stellt sich die Frage: Ist die Beziehung zwischen Exposition und Erkrankung kausal (siehe Abb. 14–2, A) oder können wir nur deshalb einen Zusammenhang sehen, weil ein Altersunterschied besteht zwischen Fällen und Kontrollen, und weil das Alter ebenfalls mit dem Exponiertsein zusammenhängt (vergleiche Abb. 14–2, B)? Verursacht die Exposition die Erkrankung (d. h. bedingt sie, ob eine Person ein Fall oder eine Kontrollperson ist) oder resultiert die Beobachtung aus dem Confounding durch einen dritten Faktor (hier durch das Alter)?

Wie können wir diese Frage klären? Eine Möglichkeit sehen wir in Tabelle 14–7. Wir führen hier eine stratifizierte Analyse der Personen nach zwei Altersgruppen durch: Personen jünger als 40 und älter als 40 Jahre. Für jedes Stratum wird eine Vierfeldertafel gebildet und die Odds-Ratio berechnet. Wenn wir die Odds-Ratio getrennt für die jüngeren und die älteren Personen berechnen, finden wir eine Odds-Ratio von 1,0 in jedem Stratum. Der einzige Grund für die ursprüngliche Odds-Ratio von 1,95 in Tabelle 14–4 liegt in der unterschiedlichen Altersverteilung zwischen Fällen und Kontrollen. In diesem Beispiel ist also das Alter ein „Confounder".

Wie begegnen wir dem Problem des Confoundings? Wie in Tabelle 14–8 zu sehen ist, können wir das Confoundingproblem entweder bei der Planung und Durchführung berücksichtigen oder bei der Datenauswertung. Bei der *Planung und Durchführung* können wir Fälle und Kontrollen in passende Zweiergruppen einteilen (Matching), wie wir es im 9. Kapitel besprochen hatten (entweder durch Gruppenmatching oder durch Einzelmatching in Bezug auf den Faktor, den wir als möglichen Confounder vermuten). In diesem Beispiel könnten wir also nach dem Alter „matchen", um jegliche Altersunterschiede zwischen Fällen und Kontrollen auszuschließen. Wenn wir dann eine Assoziation beobachten, wissen wir, dass diese nicht auf einen Unterschied der Altersverteilung zurückzuführen ist.

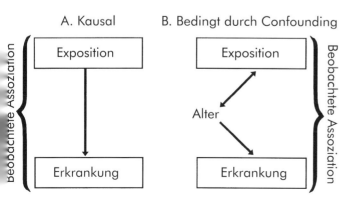

Abbildung 14–2. Schematische Darstellung zu der Frage eines möglichen Confoundings.

Tabelle 14–8. Ansätze zum Umgang mit Confounding

Bei Design und Durchführung der Studie:
1. Individuelles Matching
2. Gruppenmatching
Bei der Datenanalyse
1. Stratifizierung
2. Adjustierung (Standardisierung)

Es gibt zwei Möglichkeiten, die Frage des Confoundings bei der *Datenanalyse* anzugehen: durch Stratifizierung oder Adjustierung. Besprechen wir zunächst kurz die Stratifizierung, die gerade bei dem hypothetischen Beispiel vorgeführt wurde. Nehmen wir an, wir wollten den Zusammenhang zwischen Rauchen und Lungenkrebs untersuchen. Wir wollen herausfinden, ob das beobachtete, erhöhte Lungenkrebsrisiko bei Rauchern möglicherweise auf Confounding durch Luftverschmutzung und/oder Verstädterung zurückzuführen ist.

Vielleicht beobachten wir einen Zusammenhang zwischen Rauchen und Lungenkrebs nicht weil Rauchen Lungenkrebs verursacht, sondern weil Luftverschmutzung Lungenkrebs auslöst und in luftverschmutzten Gegenden (also urbanisierten Regionen) häufiger geraucht wird. Vielleicht leben Raucher nun einmal nur in Städten.

Wie nähern wir uns diesem Problem? Ein Ansatz besteht darin, die Daten nach dem Grad der Verstädterung zu stratifizieren – nach Land, Stadt und Großstadt. Dann berechnen wir die Lungenkrebsraten bei Rauchern und Nichtrauchern in jedem Stratum der Urbanisierung (Tabelle 14–9). Wenn der Zusammenhang zwischen Rauchen und Lungenkrebs tatsächlich Folge des Rauchens ist, und nicht etwa auf einen Confoundingeffekt durch Verschmutzung und/oder Urbanisierung zurückzuführen ist, dann sollte in jedem Stratum des Verstädterungsgrades die Inzidenz von Lungenkrebs größer bei Rauchern als bei Nichtrauchern sein. Dann wäre klar, dass der beobachtete Zusammenhang zwischen Rauchen und Lungenkrebs nicht durch den Grad der Urbanisierung bedingt sein dürfte.

Nun könnten wir über die Einteilung in Raucher und Nichtraucher hinaus auch die Zahl der gerauchten Zigaretten in unsere Auswertung aufnehmen.

Tabelle 14–9. Ein Beispiel für Stratifizierung: Lungenkrebsraten nach Raucherstatus und Grad der Verstädterung

Grad der Verstädterung	Krebsraten	
	Nichtraucher	Raucher
Keine		
Leichtgradig		
Kleinstadt		
Großstadt		
Gesamt		

In Tabelle 14–10 wurde die Rubrik „Zigarettenrauchen" durch die Kategorie der Menge der gerauchten Zigaretten ausgeweitet. Auch hier können wir die Inzidenz für jedes einzelne Kästchen der Tabelle ausrechnen. Wenn die beobachtete Beziehung zwischen Zigarettenrauchen und Lungenkrebs nicht auf Confounding durch Verstädterung und/oder Luftverschmutzung zurückzuführen ist, würden wir ein Dosis-Wirkungsmuster in jedem Verstädterungs-Stratum erwarten.

Tabelle 14–10. Ein Beispiel für eine weitere Stratifizierung: Lungenkrebsraten nach Raucherstatus und Grad der Verstädterung

Grad der Verstädterung	Krebsraten			
	Nichtraucher	Raucher		
		1/2 Pckg/Tag	1 Pckg/Tag	≥2 Pckg/Tag
Keine				
Leichtgradig				
Kleinstadt				
Großstadt				
Gesamt				

Abbildung 14–3 zeigt tatsächliche altersstandardisierte Mortalitätsraten für Lungenkrebs bezogen auf 100.000 Lebensjahre, unterteilt nach Stadt-, Land- und Raucherkategorien. Für jeden Urbanisierungsgrad werden die entsprechenden Mortalitätsraten von Lungenkrebs bei Rauchern durch graue Balken dargestellt. Die Mortalitäts-

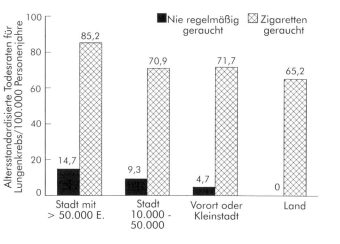

Abbildung 14–3. Altersstandardisierte Sterberaten für Lungenkrebs pro 100.000 Lebensjahre klassifiziert nach Stadt-Land und nach Raucher-Kategorien. (Adapted from Hammond EC, Horn D: Smoking and death rates: report on 44 months of follow-up of 187.783 men: II. Death rates by cause. JAMA 166:1294–1308, 1958. Copyright 1958, American Medical Association.)

raten bei Nichtrauchern werden durch schwarze Balken angezeigt. Aus diesen Daten wird ersichtlich, dass in jedem Stratum der Verstädterung die Lungenkrebs-Mortalität bei Rauchern größer ist als bei Nichtrauchern. Damit kann die beobachtete Beziehung zwischen Rauchen und Lungenkrebs nicht dem Verstädterungsgrad zugeschrieben werden. Indem wir jedes Stratum einzeln untersuchen, halten wir den Faktor Urbanisierung konstant und finden dennoch eine deutlich höhere Lungenkrebsmortalität bei Rauchern als bei Nichtrauchern.

Gleichzeitig ist es interessant, die Daten für Nichtraucher zu untersuchen (durch die schwarzen Balken dargestellt). Wenn wir die Balkenenden mit einer Linie verbinden, erkennen wir, dass die Inzidenz von Lungenkrebs bei Nichtrauchern mit dem Grad der Urbanisierung ansteigt. Somit existiert bei Nichtrauchern eine Dosis-Wirkungs-Beziehung zwischen Lungenkrebs und dem Grad der Verstädterung. Wie wir jedoch gesehen haben, kann diese Beziehung nicht die Assoziation zwischen Rauchen und Lungenkrebs erklären, da sich diese Assoziation auf jeder Stufe der Urbanisierung findet.

Abbildung 14–4 zeigt die Beziehung zwischen Rauchen, (Alkohol-) Trinken und Speiseröhrenkrebs. Dabei werden vier Straten der Rauchmen-

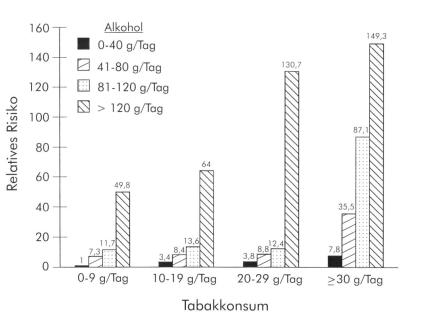

Abbildung 14–4. Relatives Risiko, an Speiseröhrenkrebs zu erkranken, in Bezug auf Rauch- und Trinkgewohnheiten. (Adapted from Tuyns AJ, Pequignot G, Jensen OM: Esophageal cancer in Ile-et-Vilaine in relation to levels of alcohol and tobacco consumption: Risks are multiplying. Bull Cancer 64:45–60, 1977.)

ge aufgeführt. In jedem „Stratum des Rauchens" ist das Risiko von Speiseröhrenkrebs im Hinblick auf die konsumierte Alkoholmenge aufgetragen. Was sehen wir? Je mehr eine Person raucht, desto höher sind die Raten von Speiseröhrenkrebs. In jedem Stratum des Rauchens findet sich jedoch eine Dosis-Wirkungs-Beziehung zwischen Speiseröhrenkrebs und der Menge getrunkenen Alkohols. Daher können wir dem Rauchen nicht auch noch die Alkoholwirkungen bei der Entstehung von Speiseröhrenkrebs zuschreiben. Sowohl Rauchen als auch Alkoholkonsum haben getrennte Auswirkungen auf das Erkrankungsrisiko bei Speiseröhrenkrebs.

Interessanterweise können wir in dieser Darstellung von Daten keinen Vergleich zwischen Rauchern und Nichtrauchern, Trinkern und Abstinenten anstellen, da die Autoren die Gruppe von Rauchern, die 0 bis 9 g Tabak pro Tag rauchten, zusammenfassten und auch Abstinenzler mit Gelegenheitstrinkern in eine Gruppe nahmen. Dadurch stehen uns keine Raten für Personen zur Verfügung, die weder Alkohol noch Tabakrauch exponiert waren. Es wäre besser gewesen, die Daten von nicht-exponierten Personen getrennt zu sammeln, um damit das relative Risiko auf der Grundlage von Nicht-Exponierten-Raten berechnen zu können.

Noch zwei Schlussbemerkungen zum Confounding: 1. Wenn wir einen Confounder erkannt haben, werden wir dies gemeinhin als ein Problem betrachten und nach Wegen suchen, mit dem Confounding umzugehen. Manchmal kann die Entdeckung eines Confounders sehr hilfreich sein. Denn selbst, wenn die scheinbare Beziehung zwischen Faktor A (an dem wir in erster Linie interessiert sind) und Erkrankung B tatsächlich durch irgendeinen konfundierenden dritten Faktor X bedingt ist, so dass Faktor A nicht mit Erkrankung B in kausalem Zusammenhang steht, kann das Screening nach Faktor A dennoch sinnvoll sein, da wir Personen mit einem erhöhten Erkrankungsrisiko identifizieren können und dadurch gezielte präventive und therapeutische Interventionen ermöglicht werden. Somit kann auch ein durch Confounding bedingter Zusammenhang hilfreich beim Bevölkerungs-Screening sein, auch wenn es uns nicht gelingt, das spezifische auslösende Agens zu erkennen.

2. Handelt es sich beim Confounding nicht um einen Fehler der Studie, sondern vielmehr um ein vorhandenes Phänomen, das im Laufe der Studie erkannt wird und verstanden werden muss. Während das Bias aus einem Fehler bei der Studiendurchführung resultiert, stellt Confounding einen wertvollen Befund dar, der die Beziehung zwischen verschiedenen Faktoren und dem Erkrankungsrisiko beschreibt.

Confounding bei der Interpretation von Studienergebnissen nicht zu berücksichtigen, ist jedoch ein Fehler bei der Durchführung einer Studie und kann zu verzerrten Schlussfolgerungen führen.

Interaktion

Bis zu diesem Punkt wurde bei der Diskussion allgemein davon ausgegangen, dass ein einzelner Faktor die Ursache einer Erkrankung ist. Obwohl diese Vorstellung für Lehrzwecke sinnvoll ist, haben wir es im wirklichen Leben selten mit einzelnen Ursachen zu tun. In den vorhergehenden Beispielen zu der Beziehung zwischen Lungenkrebs, Rauchen und dem Grad der Urbanisierung sowie zu dem Verhältnis von Speiseröhrenkrebs zu Rauchen und Trinken, haben wir bereits gesehen, dass mehr als nur ein Faktor bei der Krankheitsentstehung eine Rolle spielen kann. In diesem Abschnitt fragen wir nun: Wie interagieren mehrere Faktoren bei der Entstehung einer Krankheit?

Was genau meinen wir mit dem Begriff *Interaktion*? MacMahon[9] definierte Interaktion wie folgt: „Wenn sich die Inzidenzrate einer Erkrankung in Gegenwart von zwei oder mehreren Risikofaktoren von der Inzidenzrate unterscheidet, die als Resultat ihrer einzelnen Wirkungen zu erwarten gewesen wäre." Die Wirkung kann größer sein als erwartet (positive Interaktion, Synergismus) oder geringer als erwartet (negative Interaktion, Antagonismus). Wir müssen also festlegen, welches Ergebnis wir von den einzelnen Wirkungen der Expositionen *erwarten*.

Abbildung 14–5 zeigt einen Algorithmus, mit dem man die Möglichkeit der Interaktion erforschen kann.

Bei der Sichtung der Daten stellt sich uns zunächst die Frage, ob ein Zusammenhang zwischen einer Exposition und einer Erkrankung zu beobachten war. Wenn ja, ist dieser durch Confounding bedingt? Entscheiden wir, dass Confounding *nicht*

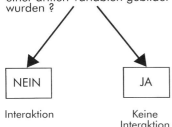

Abbildung 14–5. Fragen im Hinblick auf eine mögliche Interaktion.

beteiligt, der Zusammenhang also kausal ist, fragen wir, ob der Zusammenhang in jedem der Straten, die auf der Grundlage einer dritten Variablen gebildet wurden, gleich stark ist. Ist beispielsweise der Zusammenhang zwischen Rauchen und Lungenkrebs in allen Straten gleich stark, die nach dem Grad der Urbanisierung gebildet wurden? Wenn der Zusammenhang in allen Straten gleich eindeutig ist, besteht keine Interaktion. Finden sich hingegen in verschiedenen Straten, die z. B. nach dem Alter gebildet wurden, Zusammenhänge von unterschiedlicher Stärke (wenn etwa die Beziehung bei älteren Leuten stärker ist als bei jungen Leuten), wurde somit eine Interaktion zwischen Alter und Exposition bei der Krankheitsverursachung beobachtet. Wäre keine Interaktion vorhanden, würden wir erwarten, dass der Zusammenhang in jedem Stratum gleich groß ist.

Tabelle 14–11. Inzidenzraten für Gruppen, die keinem, einem oder zwei Risikofaktoren exponiert sind (hypothetische Daten)

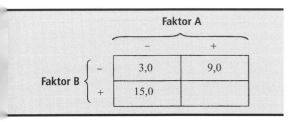

Betrachten wir die Interaktion noch etwas genauer. Tabelle 14–11 zeigt in einem hypothetischen Beispiel die Inzidenz bei Personen, die entweder einem der beiden Risikofaktoren (A und B) ausgesetzt waren, beiden zugleich oder aber keinem von beiden.

Bei Personen ohne jegliche Exposition beträgt die Inzidenz 3,0. Personen, die nur Faktor A ausgesetzt waren, haben eine Inzidenz von 9,0. Bei Personen, die Faktor B ausgesetzt waren, nicht aber Faktor A, beläuft sich die Inzidenz auf 15,0. Dies sind die getrennt betrachteten Wirkungen der einzelnen Faktoren.

Wie hoch wäre erwartungsgemäß die Inzidenz bei Personen, die beiden Faktoren A und B ausgesetzt waren (rechts unten in der Tabelle), wenn dabei das Risiko aus den voneinander unabhängigen Wirkungen beider Faktoren resultierte? Die Antwort ergibt sich aus dem Modell, das wir hierbei zugrunde legen. Nehmen wir an, dass bei zwei Expositionen die Wirkung der einen zu der Wirkung der zweiten Exposition *addiert* wird – d. h. wir haben es mit einem *additiven* Modell zu tun. Welche Zahl wäre dann in dem Feld rechts unten in der Tabelle zu erwarten? Als Beispiel wollen wir die Personen ohne Exposition nehmen, deren Risiko bei Abwesenheit beider Expositionen 3,0 beträgt. Wie wirkt sich nun eine Exposition durch Faktor A auf ihr Risiko aus? Sie addiert den Wert von 6,0 zu 3,0 und ergibt ein Risiko von 9,0. Wenn Faktor A ein Risiko von 6,0 zu dem Risiko, das ohne Faktor A besteht, additiv beiträgt, sollte dieser Faktor die gleiche Wirkung bei Personen entfalten, die Faktor B ausgesetzt sind und bei denen, die Faktor B nicht ausgesetzt sind. Da durch Faktor A 6,0 zu 3,0 hinzugefügt werden, wäre zu erwarten, dass er auch zu der Rate von 15,0 bei den gegenüber Faktor B exponierten Personen den Wert von 6,0 hinzufügt, sobald diese zusätzlich einer Exposition durch Faktor A ausgesetzt sind. Es wäre also zu erwarten, dass die Wirkungen der Exposition durch beide Faktoren eine Inzidenz von 21,0 ergeben würde.

Wir können dies auch anders betrachten: Wenn Faktor B einen Wert von 12,0 zu der Inzidenz von 3,0 bei Personen ohne jegliche Exposition hinzufügt, würden wir davon ausgehen, dass Faktor B den Wert 12,0 zu jeder Risikogruppe beitragen wird, einschließlich der Personen, die nur Faktor A ausgesetzt sind und bei denen die Inzidenz 9,0 beträgt. Daher würden sich die Expositionswirkungen der Faktoren A und B addieren: 9,0 + 12,0 = 21,0. (Erinnern wir uns daran, dass der Wert 3,0 dem Hintergrundrisiko entspricht, das ohne Vorhandensein der Faktoren A oder B besteht. Um die kombinierten Wirkungen von A und B zu berechnen, genügt es nicht, 9,0 und 15,0 zu addieren – wir dürfen keinesfalls das Hintergrundrisiko [3,0] doppelt zählen). Auf der linken Seite der Tabelle 14–12 sehen wir die vervollständigte Tabelle, ausgehend von den Teildaten in Tabelle 14–11.

Wir müssen bedenken, dass, wenn wir über Risikodifferenzen sprechen, wir über attributable Risiken diskutieren. Dies wird auf der rechten Seite von Tabelle 14–12 verdeutlicht. Wenn wir Personen ohne Exposition untersuchen, sind diese einem Hintergrundsrisiko ausgesetzt, das attributable Risiko aber – d. h. das Risiko, das der Exposition gegenüber Faktor A oder B zuzuschreiben ist – beträgt 0. Wie bereits angeführt wurde, führt die Exposition durch Faktor A alleine zu einem Risikozuwachs von 6,0, die Exposition bei Faktor B zu einem additiven Wert von 12,0. Wie groß wird das attributable Risiko für beide Expositionen zusammen sein? Die Antwort lautet: 18,0 – d. h. 18 mehr als das Hintergrundrisiko. Das additive Modell wird in Tabelle 14–13 nochmals zusammengefasst.

Was geschieht, wenn das additive Modell keine korrekte Beschreibung der Expositionseffekte zweier voneinander unabhängiger Faktoren liefert? Vielleicht hat eine zweite Exposition keine additive Wirkung zu dem Effekt der ersten Exposition, sondern multipliziert vielmehr die Wirkung der ersten Exposition. Wenn eine bestimmte Ex-

position das Risiko einer Person verdoppelt, würden wir erwarten, dass sie dies unabhängig davon tut, ob die Person einer anderen Exposition ausgesetzt war. Wenn beispielsweise die Wirkung von Alkohol darin bestünde, das Risiko für eine bestimmte Krebserkrankung zu verdoppeln, wäre zu erwarten, dass diese Risikoverdopplung sowohl bei Rauchern als auch bei Nichtrauchern erfolgt. Das passende Modell zur Erklärung der Wirkung zweier voneinander unabhängiger Faktoren könnte daher eher ein *multiplikatives* als ein additives sein.

Kehren wir nochmals zu unseren Ausgangsdaten über Risiken zurück; Risiken, die ohne eine der beiden Expositionen bestehen oder aus der Exposition durch die Faktoren A und B resultieren. Tabelle 14–14 zeigt diese Daten.

Wie wir sehen, verdreifacht sich das Risiko unter Exposition durch Faktor A, verglichen mit dem Risiko bei Abwesenheit von Faktor A (9,0 gegenüber 3,0). Was würden wir also in dem rechten unteren Feld der Tabelle erwarten, wenn beide Expositionen präsent sind? Da bei Abwesenheit

Tabelle 14–12. Inzidenzraten und attributable Risiken für Gruppen, die keinem, einem oder zwei Risikofaktoren exponiert sind (hypothetische Daten in einem additiven Modell: I)

		Inzidenzraten		Attributable Risiken	
		Faktor A		Faktor A	
		−	+	−	+
Faktor B	−	3,0	9,0	0	6
	+	15,0	21,0	12	

Tabelle 14–13. Inzidenzraten und attributable Risiken für Gruppen, die keinem, einem oder zwei Risikofaktoren exponiert sind (hypothetische Daten in einem additiven Modell: II)

		Inzidenzraten		Attributable Risiken	
		Faktor A		Faktor A	
		−	+	−	+
Faktor B	−	3,0	9,0	0	6
	+	15,0	21,0	12	18

Tabelle 14–14. Inzidenzraten für Gruppen, die keinem, einem oder zwei Risikofaktoren exponiert sind (hypothetische Daten)

		Faktor A	
		−	+
Faktor B	−	3,0	9,0
	+	15,0	

von Faktor B, Faktor A das Risiko von 3,0 verdreifacht hat, könnten wir auch erwarten, dass sich das Risiko von 15,0 verdreifacht, das beobachtet wird, wenn eine Exposition durch Faktor B erfolgt. Wäre dies der Fall, beliefen sich die Effekte beider Expositionen auf 45,0. Auch hier ist ein anderer Rechenweg möglich. Faktor B multipliziert das Risiko um 5 (15,0 verglichen mit 3,0), wenn Faktor A fehlt. Wir würden erwarten, dass die gleiche Wirkung auch bei Anwesenheit von Faktor A auftritt. Da sich das Risiko bei Anwesenheit von Faktor A auf 9,0 beläuft, wäre bei gleichzeitiger Wirkung von Faktor B ein Risiko von 45,0 (9,0 multipliziert mit 5) zu erwarten (Tabelle 14–15).

Auf der linken Seite von Tabelle 14–15 ist die vollständige Tabelle zu sehen. Unsere Diskussion eines multiplikativen Modells läuft tatsächlich auf die eines *relativen Risikomodells* hinaus. Dieses finden wir auf der rechten Seite der Tabelle. Welchen Wert erwarten wir für das leere Feld?

Wenn wir nun das Hintergrundrisiko 3,0 gleich 1,0 setzen und alle anderen Werte der Tabelle mit dieser Referenz vergleichen, zeigt sich, dass Faktor A das Risiko bei Abwesenheit von Faktor B verdreifacht und sich somit ein relatives Risiko von 3 ergibt. Faktor B verfünffacht das Risiko, woraus bei Fehlen von Faktor A und alleiniger Exposition durch Faktor B ein relatives Risiko von 5 resultiert. Wenn beide Faktoren zusammenwirken, erwarten wir ein relatives Risiko von 15 (45/3, wie links in der Tabelle zu sehen ist) (Tabelle 14–16).

Wir haben nun zwei Modelle betrachtet: das additive und das multiplikative. Dennoch bleibt die Frage: Welches Bild würden wir erwarten, wenn voneinander unabhängige Effekte zweier Risikofaktoren wirken? Erwarten wir ein additives oder ein multiplikatives Modell?

Die Antwort ist nicht einfach. Beim Wirken zweier Faktoren und einer Inzidenz von 21,0 wäre das Ergebnis mit einem additiven Modell vereinbar. Bei einer Inzidenz von 45,0 passt das Ergebnis zu einem multiplikativen Modell. Wenn z. B. die Inzidenz als Resultat zweier Faktoren 60,0 beträgt, wäre selbst der Rahmen eines multiplikativen Modells deutlich überschritten und damit von einer Interaktion auszugehen – das bedeutet, dass ein Effekt vorliegt, der größer ist als die voneinander unabhängigen Effekte zweier Faktoren. Wenn jedoch eine Inzidenz von 30,0 vorliegt, ist dies weniger als von einem multiplikativen und mehr als von einem additiven Modell zu erwarten wäre. Wiederum stellt sich die Frage: Ist dies mehr als wir von den unabhängigen Wirkungen der beiden Faktoren erwarten würden? Die Antwort wird ohne zusätzliche Informationen nur schwer zu geben sein: Informationen über die Krankheitsbiologie, die beteiligten Pathomechanismen und Faktoren, die auf zellulärer und molekularer Ebene wirken. Die meisten Experten nehmen jeden Effekt, der einen additiven Wert übersteigt, als Beweis für eine positive Interaktion, die auch als *Synergismus* bezeichnet wird. Diese Meinung beruht jedoch häufig auf statistischen Erwägungen, wohingegen die Gültigkeit des Modells idealerweise auf wissenschaftlichen Kenntnissen basieren sollte. Ein Modell kann von Erkrankung zu Erkrankung und von Exposition zu Exposition variieren.

Gehen wir nun zu einigen Beispielen über. In einer Kohortenstudie zu Rauchen und Lungen-

Tabelle 14–15. Inzidenzraten und relative Risiken für Gruppen, die keinem, einem oder zwei Risikofaktoren exponiert sind (hypothetische Daten in einem multiplikativen Modell: I)

		Inzidenzraten			Relative Risiken	
		Faktor A			Faktor A	
		−	+		−	+
Faktor B	−	3,0	9,0	−	1	3
	+	15,0	45,0	+	5	

Tabelle 14–16. Inzidenzraten und relative Risiken für Gruppen, die keinem, einem oder zwei Risikofaktoren exponiert sind (hypothetische Daten in einem multiplikativen Modell: II)

		Inzidenzraten			Relative Risiken	
		Faktor A			Faktor A	
		−	+		−	+
Faktor B	−	3,0	9,0	−	1	3
	+	15,0	45,0	+	5	15

krebs untersuchten Hammond und Mitarbeiter[10] das Lungenkrebsrisiko bei 17.800 Asbest-Arbeitern in den USA und bei 73.763 Männern, die keine Asbest-Exposition hatten, bezüglich ihrer Rauchgewohnheiten. Tabelle 14–17 zeigt die Ergebnisse der Todesfälle durch Lungenkrebs im Verhältnis zur Exposition. Wäre der Zusammenhang zwischen Rauchen und Asbestexposition additiv, würden wir für die Rauch- und Asbestexponierten (unteres Feld rechts) ein Risiko von 58,4 + 122,6 − 11,3 also 169,7 erwarten. (Das Hintergrundrisiko von 11,3 wird subtrahiert, um es nicht doppelt zu zählen.) Offensichtlich liegt der beobachtete Wert von 601,6 wesentlich höher als der additive Erwartungswert. Tatsächlich kommen die Daten in der Tabelle einem multiplikativen Modell sehr nahe, so dass von einem Synergismus zwischen der Asbestexposition und dem Rauchen auszugehen ist.

Tabelle 14–17. Lungenkrebstote (pro 100.000) bei Personen mit und ohne Exposition gegenüber Zigarettenrauchen und Asbest

Zigaretten-rauchen	Asbest-Exposition	
	Nein	Ja
Nein	11,3	58,4
Ja	122,6	601,6

Adapted from Hammond EC, Selikoff IJ, Seidmann H: Asbestos exposure, cigarette smoking and death rates. Ann NY Acad Sci 330:473–490, 1979.

Ein zweites Beispiel sehen wir in Tabelle 14–18, in der das relative Risiko von Mundhöhlenkrebs bei An- oder Abwesenheit zweier Expositionen aufgeführt ist: Rauchen und Alkoholkonsum. Für Personen, die keine der beiden Expositionen haben, wird das Risiko gleich 1,0 gesetzt. Gibt es Hinweise für eine Interaktion? Welches Risiko würden wir erwarten, wenn ein multiplikativer Effekt vorliegt? Wir würden ein Risiko erwarten von 1,53 × 1,23 oder 1,88. Offensichtlich liegt der beobachtete Wert von 5,71 über dem multiplikativen Effekt und deutet auf das Vorliegen einer Interaktion hin.

Schauen wir uns nun detailliertere Daten über diesen Zusammenhang an, wobei wir Dosisangaben zu Alkoholkonsum und Rauchen verwenden (Tabelle 14–19).

Tabelle 14–18. Relative Risiken* von Mundhöhlenkrebs nach Vorhandensein oder Nichtvorhandensein zweier Expositionen: Rauchen und Alkoholkonsum

		Rauchen	
		Nein	Ja
Alkohol	Nein	1,00	1,53
	Ja	1,23	5,71

* Risiken werden in Bezug auf ein Risiko von 1,00 ausgedrückt, das für Personen gilt, die weder geraucht noch getrunken haben.
From Rothmann K, Keller A: The effect of joint exposure to alcohol and tobacco on risk of cancer of the mouth and pharynx. J Chron Dis 25:711–716, 1972.

Wiederum wird das Risiko von Abstinenzlern (die weder Rauchen noch Trinken) auf 1,0 festgelegt. Bei denjenigen, die am meisten trinken und rauchen findet sich ein Risiko von 15,50. Handelt es sich hier um eine Interaktion? Die Daten scheinen dies zu unterstützen. Die höchsten Werte von Rauchern, die nicht trinken und von Trinkern, die nicht rauchen, liegen bei 2,43 und 2,33 respektive. Der Wert von 15,5 übersteigt deutlich 5,66 – das Produkt, welches für ein multiplikatives Modell zu erwarten wäre.

Tabelle 14–19. Relative Risiken* von Mundhöhlenkrebs nach Expositionshöhe für Alkohol und Rauchen

Alkohol-konsum (Unze/Tag)	Zigarettenäquivalente pro Tag			
	0	< 20	20–39	≥ 40
0	1,00	1,52	1,43	2,43
< 0,4	1,40	1,67	3,18	3,25
0,4–1,5	1,60	4,36	4,46	8,21
> 1,5	2,33	4,13	9,59	15,50

* Risiken beziehen sich auf ein Risiko von 1,00 bei Personen, die niemals geraucht oder getrunken haben.
From Rothmann K, Keller A: The effect of joint exposure to alcohol and tobacco on risk of cancer of the mouth and pharynx. J Chron Dis 25:711–716, 1972.

Dennoch sollte ein Problem bei diesen Daten erwähnt werden. Wir sehen, dass jede Kategorie für Rauchen und Trinken obere und untere Grenzen hat, ausgenommen die obersten Kategorien, die nach oben hin unbegrenzt sind. Das hohe Risiko von 15,5 könnte daher kommen, dass ein oder mehrere extreme Ausreißer vorliegen – entweder außergewöhnlich starke Raucher oder Trinker.

Gibt es eine Möglichkeit, dieses Problem zu vermeiden, ohne auf die hier gezeigten Daten verzichten zu müssen? Wir könnten die rechte Spalte und die unterste Zeile außer Acht lassen und nur die resultierende 3 × 3-Feldertafel betrachten. Jetzt sind alle Kategorien nach oben und unten begrenzt. Handelte es sich um ein multiplikatives Modell, würden wir ein Risiko von 1,43 × 1,60 oder 2,29 erwarten, anstelle von tatsächlich beobachteten 4,46. Hier liegt also immer noch ein Hinweis auf Interaktion vor, der jedoch viel schwächer ist, als der aus der kompletten Tabelle mit den nach oben unbegrenzten Höchstkategorien berechnete Wert. Dies lässt vermuten, dass das Problem der nach oben offenen Kategorien tatsächlich zu dem hohen Wert von 15,5 aus der 4 × 4- Tabelle beigetragen hat.

Wie wir gesagt haben, sollte die Entscheidung darüber, ob ein additives oder multiplikatives Modell in einer vorgegebenen Situation am besten geeignet ist, von der Biologie der Erkrankung abhängig gemacht werden. Tabelle 14–20 zeigt interessante Daten zu den Krebsrisiken durch Rauchen und Strahlung in zwei verschiedenen Bevölkerungsgruppen: Uranarbeiter (links) und Überlebende eines Atombombenabwurfes (rechts). Jede Tabelle zeigt hohe und niedrige Belastungen durch Rauchen und Strahlung.

Tabelle 14–20. Relative Risiken von Lungenkrebs nach Expositionen Rauchen und Strahlung in zwei Populationen

Höhe der Strahlung	Uranminen-Arbeiter (Stärke des Rauchens)		Atombomben-Überlebende (Stärke des Rauchens)	
	Niedrig	Hoch	Niedrig	Hoch
Niedrig	1,0	7,7	1,0	9,7
Hoch	18,2	146,8	6,2	14,2

From Blot WJ, Akiba S, Kato H: Ionizing radiation and lung cancer: A review including preliminary results from a case-control study among A-bomb survivors. *In* Prentice RL, Thompsom DJ (eds): Philadelphia, Atomic Bomb Survivor Data: Utilization and Analysis. Society for Industrial and Applied Mathematics, 1984, pp 235–248.

Welches Modell legt die linke Tabelle nahe? Natürlich einen multiplikativen Zusammenhang; 146,8 liegt nahe bei dem Produkt aus 7,7 × 18,2. Die rechte Tabelle lässt ein additives Modell vermuten; 14,2 liegt nahe an der Summe von 9,7 + 6,2–1,0. Obwohl wir es hier mit Daten zu Strahlung und Rauchen in zwei Populationen zu tun haben, zeigen die Expositionen in dem einen Umfeld einen additiven Zusammenhang und in dem anderen einen multiplikativen. Ob dies daraus resultiert, dass sich die Strahlenbelastung durch Uranminen von der Belastung durch eine Atombombe unterscheidet, wissen wir nicht. Eine solche Hypothese ist nicht weit hergeholt; wir wissen, dass sogar bei den über Hiroshima und Nagasaki abgeworfenen Atombomben unterschiedliche Strahlenbelastungen freigesetzt wurden und dass sich die Dosis-Wirkungskurven für Krebs in den beiden Städten voneinander unterschieden. Auf jeden Fall stellt die Tatsache, dass zwei angeblich gleichartige (oder zumindest ähnliche) Expositionen in unterschiedlichen Umgebungen verschiedene Wechselwirkungen aufweisen, eine faszinierende Beobachtung dar, die genauer erforscht werden muss.

Schließlich sehen wir ein deutliches Beispiel für Interaktion zwischen Aflatoxin und der chronischen Hepatitis B sowie der Erkrankung an Leberkrebs (Tabelle 14–21). In dieser Studie multiplizierte eine Hepatitis-B-Infektion allein das Leberkrebsrisiko um den Faktor 7,3. Eine Aflatoxinbelastung allein multiplizierte das Risiko um den Faktor 3,4. Wenn allerdings beide Expositionen vorlagen, schnellte das relative Risiko auf 59,4 empor und überstieg damit weit den Erwartungswert aus einem additiven Modell. Die Beobachtung eines solchen Synergismus ist nicht nur für die klinische Medizin und das Öffentliche Gesundheitswesen von großer Bedeutung, sondern gibt richtungsweisende Anregungen für die Erforschung der Ätiologie und Pathogenese des Leberkarzinoms.

Ergebnisse aus Interaktion oder Synergismus können auch praktische politische Auswirkungen haben, wozu Fragen gehören wie z. B. wer für eine Erkrankung verantwortlich ist und wer Opfern Entschädigungen zu zahlen hat. In diesem Kapitel haben wir beispielsweise die Beziehung von Rauchen und Asbest-Exposition bei der Krebsentstehung diskutiert, eine Beziehung, die eindeutig stark interaktiv bzw. synergistisch ist. Klagen gegen Asbesthersteller reichen bis in die 70er Jahre zurück und die Gerichte haben hohe Entschädigungen zugesprochen. 1998, in Zeiten zunehmender Gerichtsverfahren gegen Unternehmen der Tabakindustrie, formierte sich eine Koalition aus Asbestopfern und -herstellern, die den Kongress aufforderte, große Geldmittel aus den landesweiten Tabakabgaben bereitzustellen, um Krebspatienten zu entschädigen, deren Erkrankung durch die kombinierte Exposition aus Rauchen und Asbest verursacht wurde. Diese Forderung wurde mit Blick auf die synergistische Beziehung zwischen diesen Expositionen gerechtfertigt. Gegner der Forderung behaupteten, dass die Antragsteller im Grunde nur die Asbesthersteller davon befreiten, ihre Verpflichtungen zu zahlen, weil sie glaubten, dass es einfacher sein könnte, von der Tabakindustrie größere Entschädigungssummen als von den Asbestproduzenten zu bekommen. Die Antragsteller gingen also eine Allianz mit Asbestherstellern ein, die zuvor verantwortlich für ihre Erkrankungen gemacht worden waren. Die Grundlage für dieses Vorgehen war der gut dokumentierte Synergismus von Asbest und Tabakkonsum bei der Krebsverursachung.

Tabelle 14–21. Relative Risiken* von Leberkrebs für Personen mit einer Aflatoxin- und/oder chronischen-Hepatitis-B-Exposition: ein Beispiel für Interaktion

	Aflatoxin-negativ	Aflatoxin-positiv
HBsAg**-negativ	1,0	3,4
HBsAg-positiv	7,3	59,4

* Adjustiert nach Zigarettenrauchen.
** Abkürzung: HBsAG = Hepatitis B surface antigen.
From Qian GS, Ross RK, Yu MC, et al: A follow-up study of urinary markers of aflatoxin exposure and liver cancer risk in Shanghai, People's Republic of China. Cancer Epidemiol Biomarkers Prev 3:3–10, 1994.

SCHLUSSFOLGERUNG

In diesem Kapitel haben wir die Konzepte Bias, Confounding und Interaktion in Beziehung zu der Ableitung von Kausalschlüssen betrachtet. Bias spiegelt Schwächen im Design und/oder bei der Durchführung von Studien wider und beeinträchtigt natürlich die Validität der Ergebnisse. Bias oder Verzerrungen müssen geschätzt und wenn möglich, ausgeräumt werden. Confounding und Interaktion beschreiben andererseits die Realität von Wechselwirkungen zwischen bestimmten Faktoren und Ergebnissen. Confounding und Interaktion kennzeichnen praktisch jede Untersuchung zu Ätiologien, da bei den meisten Ursachen die Beziehungen zwischen multiplen Expositionen und multiplen, potenziellen ätiologischen Faktoren eine Rolle spielen. Diese Beziehungen sind insbesondere dann von Bedeutung, wenn die Rolle genetischer oder umweltbedingter Faktoren bei der Verursachung von Erkrankungen untersucht wird und die Zuordnung der Verantwortung für Gesundheitsschäden bei umweltbedingten Expositionen vorgenommen wird. Die Bewertung des spezifischen Beitrags von Erb- und Umweltfaktoren wird im 15. Kapitel behandelt.

Literatur

1. Schlesselman JJ: Case-Control Studies: Design, Conduct, and Analysis. Oxford University Press, New York, 1982.
2. Ronmark E, Lundqvist A, Lundback B, Nystrom L: Non-responders to a postal questionnaire on respiratory symptoms and diseases. Eur J Epidemiol 15:292–299, 1999.
3. Boston Collaborative Drug Surveillance Program: Reserpine and breast cancer. Lancet 2:669–671, 1974.
4. Armstrong B, Stevens B, and Doll R: Retrospective study of the association between use of rauwolfia derivatives and breast cancer in women. Lancet 2:672–675, 1974.
5. Heinonen OP; Shapiro S, Tuominen L, Turunen MI: Reserpine use in relation to breast cancer. Lancet 2:675–677, 1974.
6. Horwitz RI; Feinstein AR: Exclusion bias and the false relationship of reserpine and breast cancer. Arch Intern Med 145:1873–1875, 1985.
7. Wynder EL; Higgins IT, Harris RE: The wish bias. J Clin Epidemiol 43:619–621, 1991.
8. Rookus MA, van Leeuwen FE: Induced abortion and risk for breast cancer: Reporting (recall) bias in a Dutch case-control study. J Natl Cancer Inst 88:1759–1764, 1996.
9. MacMahon B: Concepts of multiple factors. *In* Lee DH, Kotin P (eds): Multiple Factors in the Causation of Environmentally Induced Disease. New York, Academic Press, 1972.
10. Hammond EC, Selikoff IJ, Seidman H: Asbestos exposure, cigarette smoking and death rates. Ann NY Acad Sci 330:473–490, 1979.

Fragen zur Wiederholung des 14. Kapitels

1. Mit welchen(m) der folgenden Ansätze kann Confounding gehandhabt werden:
   a. Individuelles Matching
   b. Stratifizierung
   c. Gruppenmatching
   d. Adjustierung
   e. Alle Ansätze treffen zu

2. Es wurde angeregt, dass Ärzte Frauen, die orale Kontrazeptiva einnehmen, häufiger oder genauer untersuchen sollen, als Frauen, die dies nicht tun. Wenn dem so ist und ein Zusammenhang beobachtet wird zwischen Venenentzündung (Phlebitis) und der Einnahme von oralen Kontrazeptiva, so kann dieser Zusammenhang bedingt sein durch:
   a. Auswahl-Bias
   b. Interviewer-Bias
   c. Surveillance-Bias (Überwachungs-Bias)
   d. Non-Response-Bias
   e. Recall-Bias

Die Fragen 3 bis 6 beziehen sich auf die unten stehenden Angaben:

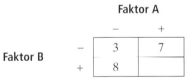

3. Füllen Sie das oben stehende leere Feld aus und verwenden Sie dabei das additive Modell für Interaktionen: _____

4. Füllen Sie das oben stehende leere Feld aus und verwenden Sie dabei das multiplikative Modell für Interaktionen: _____

Rechnen Sie die Zahlen in der obigen Tabelle um in die attributablen Risiken für das additive Modell und in die relativen Risiken für das multiplikative Modell:

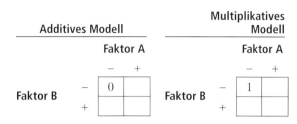

5. Tragen Sie in das Feld rechts unten das attributable Risiko bei Vorliegen beider Faktoren A und B (additives Modell) ein: _____

6. Tragen Sie in das Feld rechts unten das relative Risiko bei Vorliegen beider Faktoren A und B (multiplikatives Modell) ein: _____

Die 7. Frage basiert auf den folgenden Informationen:

Eine Fall-Kontroll-Studie berichtete von der Beziehung zwischen Strahlenexposition und Schilddrüsenkrebs, mit 50 Fällen von Schilddrüsenkrebs und 100 „Kontrollen" mit Hernien, die im gleichen Zeitraum in ein Krankenhaus aufgenommen worden waren. Bei Befragung der Fälle stellte sich heraus, dass 20 von ihnen in der Vergangenheit einer Röntgenstrahlentherapie ausgesetzt waren, eine Angabe, die durch Anamnese und medizinische Aufzeichnungen gestützt wurde. Die Kontrollpersonen wurden nicht interviewt, doch die Sichtung ihrer Krankenhausakten ergab, dass nur 2 von ihnen in der Vergangenheit einer Röntgenstrahlentherapie ausgesetzt waren.

7. Welche Biasquelle liegt nach den oben stehenden Angaben mit der geringsten Wahrscheinlichkeit bei dieser Studie vor?
   a. Recall-Bias
   b. Verzerrung durch mangelnde Repräsentativität der Kontrollen für die gesunde Allgemeinbevölkerung
   c. Bias aufgrund unterschiedlicher Methoden, die Exposition bei Fällen und Kontrollen zu ermitteln

d. Bias durch das Ausscheiden einzelner Personen aus der Kontrollgruppe im Laufe der Zeit

e. Auswahlbias hinsichtlich der Exposition gegenüber einer Röntgenstrahlentherapie in der Vergangenheit

Kapitel 15

Identifizierung der Rolle von genetischen und umweltbedingten Faktoren bei der Entstehung von Krankheiten

In den vorhergehenden Kapiteln haben wir in erster Linie die ätiologische Rolle von Umweltfaktoren besprochen. Doch um Erkrankungen vorzubeugen, müssen wir das Wechselspiel zwischen genetischer Empfänglichkeit (Suszeptibilität) und der Exposition durch Umweltfaktoren betrachten. Menschen unterscheiden sich natürlich in ihren Körpermerkmalen, ihrer Persönlichkeit und in anderen Eigenschaften voneinander. Sie unterscheiden sich aber auch in ihrer genetisch festgelegten Suszeptibilität für bestimmte Erkrankungen. Wenn wir die Ätiologie einer Erkrankung untersuchen, stellen wir offen oder stillschweigend die Frage: Inwieweit ist die Erkrankungshäufigkeit oder -inzidenz auf genetische Faktoren und inwieweit auf Umweltfaktoren zurückzuführen?

Natürlich erkrankt nicht jeder Mensch, der einem umweltbedingten Risikofaktor ausgesetzt ist. Selbst wenn das relative Risiko bei einem spezifischen Faktor und einer Erkrankung sehr groß ist, beinhaltet doch der Begriff des attributablen Risikos die Botschaft, dass das Auftreten einer Erkrankung insgesamt nicht nur auf eine spezifische Exposition, die in Frage steht, zurückzuführen ist. So wurde beispielsweise der Zusammenhang zwischen Rauchen und Lungenkrebs deutlich demonstriert. Dennoch erkrankt nicht jeder Raucher an Lungenkrebs und gleichzeitig erkranken auch einige Nichtraucher. Entweder bedarf es eines zusätzlichen Kofaktors in der Umwelt neben dem Zigarettenrauchen, oder einzelne Personen unterscheiden sich in ihrer genetischen Anfälligkeit. Viele Menschen verfallen bei Krankheiten, die primär genetischen Ursprungs sind, leicht in eine fatalistische Grundhaltung. Doch auch bei Erkrankungen, die primär genetisch bedingt sind, wirken häufig unzählige Umweltfaktoren zusammen. Die Phenylketonurie zum Beispiel ist durch einen genetisch determinierten Mangel an Phenylalaninhydroxylase bedingt. Der Stoffwechsel des betroffenen Kindes ist nicht in der Lage, die essentielle Aminosäure Phenylalanin abzubauen. Die Ansammlung von Phenylalanin führt nun zu einer irreversiblen geistigen Retardierung. Können wir dieser genetischen Anomalie vorbeugen? Nein, das können wir nicht. Können wir die Wahrscheinlichkeit senken, mit der es bei einem betroffenen Kind zu einer geistigen Retardierung kommt? Ja, wir können dies erreichen, indem wir die Phenylalaninexposition bei dem Kind vermeiden oder verringern, etwa durch eine phenylalaninarme Diät. In diesem Beispiel können die schädlichen Folgen einer Erbkrankheit vermieden werden, indem die Umwelt der betroffenen Person dahingehend kontrolliert wird, dass es zu keiner Krankheitsmanifestation kommen kann. Sowohl aus klinischer Sicht als auch vom Public-Health-Standpunkt aus ist es wichtig, sich der Wechselbeziehungen zwischen genetischen und umweltbedingten Faktoren bewusst zu sein, die bei der Entstehung und Manifestation von Erkrankungen eine Rolle spielen.

Ein weiteres Beispiel ist das Down-Syndrom, bei dem eine Trisomie des Chromosoms 21 in einer der beiden folgenden Formen auftritt: Entweder kommt es zur Non-Disjunction, d. h. die Chromosomen trennen sich nicht während der Zellteilung (Meiose). Oder es wird eine Translokation (Chromosomenaberration) des Chromosoms 21 zusammen mit einem normalen Chromosom 21 eines gesunden Genträgers übertragen. Non-Disjunction tritt häufiger bei älteren Frauen auf. Ein Down-Syndrom aufgrund von Non-Disjunction betrifft also häufiger Babys, deren Mütter bei der Schwangerschaft älter als 35 Jahre alt sind. Warum ist die Wahrscheinlichkeit einer Non-Disjunction bei Babys, deren Mütter älter als 35 sind, größer als bei Babys von jüngeren Frauen? Irgendetwas muss für das erhöhte Risiko verantwortlich sein – möglicherweise eine Häufung umweltbedingter Schädigungen oder andere Veränderungen in Zusammenhang mit dem biologischen Altern.

Indem wir sagen, dass das Down-Syndrom erblich bedingt ist, erklärt sich noch nicht die altersgebundene Änderung des Risikos, eine Tatsache, die die wechselseitige Beziehung zwischen Genen und Umweltfaktoren widerspiegelt.

Die Interaktion genetischer und umweltbedingter Faktoren wurde vor vielen Jahren von Lancelot Hogben treffend beschrieben:

> ... unsere Gene können keine Ziegel ohne Stroh machen (*d. h. von nichts kommt nichts*). Die individuellen Unterschiede bei Frauen und Männern sind teilweise auf die Tatsache zurückzuführen, dass sie unterschiedliche Gene von ihren Eltern erhalten, teilweise darauf, dass die gleichen Gene in verschiedenen Häusern leben.[1]

In diesem Kapitel werden wir einige der Methoden diskutieren, die von Epidemiologen verwandt werden, um zu klären, inwieweit Gene und Umweltfaktoren zur Entstehung von Krankheiten beitragen. Die Diskussion behandelt die Anwendung klassischer epidemiologischer Methoden, ebenso wie neuere Ansätze, die durch Fortschritte in der Gentechnologie und der Molekularbiologie ermöglicht wurden.

BEZIEHUNGEN ZU BEKANNTEN GENETISCHEN ERKRANKUNGEN

Wenn wir herausfinden wollen, ob bei einer bestimmten Erkrankung eine bedeutsame genetische Komponente beteiligt ist, könnten wir zunächst fragen, ob diese mit anderen Erkrankungen assoziiert ist, von denen man weiß, dass sie genetisch bedingt sind. So wissen wir beispielsweise, dass Kinder mit einem Down-Syndrom ein hohes Leukämierisiko haben.

Es ist bekannt, dass bei Männern mit einem Klinefelter-Syndrom (XXY-Syndrom) eine hohe Inzidenz von Brustkrebs vorliegt. Wenn wir einen solchen Zusammenhang zwischen einer uns interessierenden Krankheit und einer Erkrankung mit bekannter genetischer Ätiologie finden, beweist dies nicht, dass diese Krankheit genetisch bedingt ist. Doch weist dies daraufhin, dass die Krankheit zumindest teilweise, oder einige der Krankheitsfälle wahrscheinlich durch genetische Faktoren bedingt sind.

Ein ähnlicher Ansatz zur Untersuchung einer Erkrankung, die sowohl in erblicher als auch in nicht-erblicher Form auftritt, besteht darin, die für die erbliche Form verantwortlichen Gene zu identifizieren, in der Hoffnung, damit einen Hinweis auf die Rolle genetischer Faktoren bei der nicht-hereditären Form zu finden.

1994 entdeckten Miki und Mitarbeiter ein Gen, welches für die meisten Fälle erblich bedingter Brustkrebserkrankungen sowie für Ovarialkarzinome verantwortlich zu sein schien: *BRCA1* (*Breast Cancer 1*).[2]

Studien über Brustkrebs-Stammbäume, die nicht mit *BRCA1* zusammenhängen, führten später zu der Entdeckung der *BRCA2*-Gene. Während das relative Risiko, früh an Brustkrebs zu erkranken, bei Frauen mit BRCA2 erhöht ist, liegt es unter dem Risiko von Frauen mit *BRCA1*. Obwohl bei beiden Gruppen das Risiko für Ovarialkarzinome erhöht ist, scheint es bei Frauen mit *BRCA2* niedriger zu sein als bei Frauen mit *BRCA1*. Geringe Risikoerhöhungen wurden bei BRCA2-Stammbäumen auch für Prostata- und Pankreaskrebs beobachtet. Etwa die Hälfte aller erblichen Brustkrebsfälle (5 Prozent aller Brustkrebsfälle) resultieren wahrscheinlich aus Mutationen auf *BRCA1* oder *BRCA2*. Bei Ashkenazi-Jüdinnen scheinen zwei Mutationen auf *BRCA1* und eine auf *BRCA2* für etwa 25 Prozent der Frühformen von Brustkrebs verantwortlich zu sein.

Mit der Isolierung dieser Kandidaten-Gene konnten die Aussichten auf ein besseres Verständnis der genetischen Faktoren bei sporadisch auftretenden (nicht-hereditären) Fällen von Brustkrebs deutlich erhöht werden.[2]

Im Gegensatz zu Mutationen anderer Tumor-Suppressor-Gene, werden *BRCA1*- und *BRCA2*-Mutationen nur selten bei nicht-hereditären Formen von Brustkrebs beobachtet, was darauf hindeutet, dass sich die genetischen Pfade oder

Mechanismen bei hereditärem Brustkrebs von denen bei nicht-hereditären Formen unterscheiden.

Es wurde geschätzt, dass das Risiko, im Laufe des Lebens an Brustkrebs zu erkranken, bei Frauen mit einer *BRCA1*- oder *BRCA2*-Mutation zwischen 50 und 85 Prozent rangiert, verglichen mit 12 Prozent in der Allgemeinbevölkerung. Bis zu 40 Prozent der Frauen mit einer *BRCA1*-Mutation und 20 Prozent der Frauen mit einer *BRCA2*-Mutation werden an Ovarialkrebs erkranken, verglichen mit 1,5 Prozent in der Allgemeinbevölkerung. Die Ergebnisse über *BRCA1* und *BRCA2* führten zu dem Vorschlag, genetische Tests für bestimmte Hoch-Risiko-Gruppen zu empfehlen, wie etwa Ashkenazi-Juden. Jedoch wirft dies viele ethische und politische Fragen auf, die durch die Tatsache weiter verkompliziert wurden, dass im Laufe der Zeit die Risikoschätzungen für diese Mutationen niedriger ausfielen, als die ursprünglich berichteten; ein möglicher Grund könnte darin liegen, dass die ersten Schätzungen in Hoch-Risiko-Familien erhoben wurden, die eine eindeutige Familienanamnese aufwiesen, einschließlich mehrerer betroffener Familienmitglieder und häufig auch frühem Erkrankungsalter. Die neuen niedrigeren Schätzwerte stammten aus Studien an weniger stark selektierten Populationen und aus einer Bevölkerungsstudie aus Washington DC.[3] Bevor also das Screening nach diesen Mutationen bei Ashkenazi-Jüdinnen, bei denen keine Familienanamnese für Brustkrebs vorliegt, empfohlen werden kann, müssen bessere Daten über die Höhe der Risiken bei diesen Mutationen vorliegen, die aus Populationen stammen, die nicht auf der Basis der Familienanamnese ausgewählt wurden.

1995 entdeckten Savitsky und Mitarbeiter, die zusammen in einem Team unter Shiloh forschten, das defekte Gen, welches die schwere und seltene autosomal rezessive Krankheit Ataxia telangiectatica (AT) verursacht.[4] Das als ATM bezeichnete Gen (für AT, mutiert) könnte ebenfalls die wichtigste Ursache für die erbliche Form von Brustkrebs sein. Diese Möglichkeit beruht auf epidemiologischen Befunden, die in Studien an Verwandten von AT-Patienten erhoben wurden. Diese Befunde deuten daraufhin, dass das Brustkrebsrisiko bei Trägerinnen des AT-Genes um ein Fünffaches erhöht ist. Die Identifizierung des ATM-Genes ermöglicht Studien über dessen Rolle bei Fällen von hereditärem Brustkrebs, die nicht in Verbindung mit anderen Brustkrebsgenen, wie dem BRCA1, gebrachte werden konnten. Obwohl die AT eine seltene Erkrankung ist, tragen etwa 0,5 Prozent bis 1,4 Prozent der Bevölkerung ein defektes Gen, so dass dieses Gen bei bis zu 8 Prozent aller Brustkrebserkrankungen verantwortlich sein könnte.[5]

VERWENDUNG GENETISCHER MARKER

Genetische Marker sind Gene oder Genprodukte, die mit Labormethoden beurteilt werden können. Die Übertragung eines Markers von den Eltern auf den Sprössling kann beobachtet werden und die chromosomale Lage genetischer Marker ist häufig bekannt. Aufgrund revolutionärer Fortschritte in der Molekularbiologie (Tabelle 15–1), können heute viele genetische Marker im Labor getestet werden.

Tabelle 15–1. Beispiele von Typen genetischer Marker, die bei Studien über Zusammenhänge zwischen Allelen und Erkrankungen verwendet werden

A.	Analyse von Genprodukten oder ihrer phänotypischen Ausprägung
	1. Blutgruppen
	2. „Human Leucocyte Antigens" (HLA-System)
	3. Proteinpolymorphismen
B.	Analyse von DNS-Polymorphismen
	1. Allelvarianten von Genen
	2. „Restriction Fragment Length Polymorphisms" (RLFPs)
	3. „Variable Tandem Repeats" (VTRs)

Adapted from Khoury MJ, Beaty TH, Cohen BH: Fundamentals of Genetic Epidemiology. New York, Oxford University Press, 1993.

Wodurch sind die Assoziationen zwischen Erkrankungen und bestimmten genetischen Markern determiniert? Beispielsweise wurde berichtet, dass Pankreaskrebs mit der Blutgruppe A assoziiert sei. Wie würden wir eine Studie konzipieren, um festzustellen, ob Pankreaskrebs tatsächlich im Zusammenhang mit der Blutgruppe A steht? Wir würden zunächst die Blutgruppenverteilung bei einer Gruppe von Patienten mit Pankreaskarzinomen ermitteln (Fälle). Doch wie erhalten wir den Erwartungswert für die Prävalenzrate der Blutgruppe A in der allgemeinen Bevölkerung, aus der diese Fälle stammen? Hierbei handelt es sich wieder um das schwierige Problem der Auswahl von Kontrollen, das wir bereits besprochen hatten.

Bei Untersuchungen wurden Blutspender und Blutbanken zu Vergleichszwecken genutzt, doch schon vor 20 Jahren bestanden beträchtliche auswahlbedingte Verzerrungen (Selektions- oder Auswahlbias) innerhalb der Gruppen von Blutspendern und Nichtspendern – der Kreis der Blutspender war also nicht repräsentativ für die Allgemeinbevölkerung. Heute, in Zeiten des HI-Virus´ (Human Immunodeficiency Virus) und AIDS (Aquired Immunodeficiency Syndrome) als bedeutendes Gesundheitsproblem, finden wir ein noch größeres Selektionsbias bei den Blutspendern, so dass Ergebnisse aus Studien mit dieser Gruppe noch schwieriger zu interpretieren sind. Dieses Selektionsproblem bei der Rekrutierung von Spendern für Blutgruppenstudien dürfte jedoch weniger ausschlaggebend bei der Untersuchung von Serumproteinen und DNS-Polymorphismen sein. Eine weitere Möglichkeit zur Untersuchung einer möglichen Assoziation zwischen einer bestimmten Blutgruppe und Pankreaskarzinomen besteht darin, eine Fall-Kontroll-Studie zum Pankreaskrebs durchzuführen, wobei die Blutgruppe eine der zu untersuchenden „Expositionen" ist. Bei einer solchen Studie ist die richtige Auswahl von Kontrollen besonders wichtig. Bei der Beurteilung einer Liste von Assoziationen zu Blutgruppen, sollten wir uns fragen: Auf welche Weise wurden die Schlüsse im Hinblick auf diese Assoziationen gezogen und welche Vergleichsgruppen wurden verwandt, um die Erwartungswerte zu erzeugen? Besonderes wissenschaftliches Interesse fanden auch die HLA-Typen (Humane Leukozyten-Antigene), die ebenfalls genetisch festgelegt sind. Für bestimmte Erkrankungen konnte eine Assoziation mit bestimmten HLA-Antigenen nachgewiesen werden, wie in Tabelle 15–2 zu sehen ist.

Bei der ankylosierenden Spondylitis etwa findet sich ein starker Zusammenhang mit HLA-B 27. Das Interesse an diesen Assoziationen ist natürlich groß. Einmal, weil eine solche Beziehung beteiligte pathogenetische Mechanismen erhellen kann und, zum andern, weil hieraus die Möglichkeit erwächst, HLA als Marker zur Identifizierung von Bevölkerungsgruppen mit einem erhöhten Risiko einsetzen zu können. Darüber hinaus stellt sich die Frage: Wenn die ankylosierende Spondylitis mit einem bestimmten HLA-Antigen im Zusammenhang steht, das genetisch determiniert ist, können wir dann daraus folgern, dass die ankylosierende Spondylitis selbst auch genetisch determiniert ist?

ERKRANKUNGSALTER

Epidemiologische Beobachtungen können hilfreich sein bei der Aufklärung biologischer Mechanismen. Ein Beispiel ist das Erkrankungsalter. Betrachten wir das Retinoblastom, einen Tumor des Auges bei Kindern. Dieser Tumor tritt in zwei Formen auf: einseitig und beidseitig. Die einseitige Form (in etwa 60 Prozent der Fälle) zeigt gewöhnlich eine geringe Erblichkeit mit schwach ausgeprägten familiären Mustern, während die beidseitige Form (40 Prozent) eine starke familiäre Prädisposition aufweist und häufig von den Eltern auf deren Kinder übertragen wird.

Kinder, die ein Retinoblastom überleben, haben ein erhöhtes Risiko an einem zweiten Primärtumor an anderer Stelle zu erkranken. Gewöhnlich handelt es sich dabei um das Osteosarkom (einen Knochentumor). Bei einer großen Zahl von Patienten, die ein hereditäres Retinoblastom überlebten, erkrankten mehr als 50 Prozent in den folgenden 30 Jahren an einem zweiten Primärtumor, wovon die meisten Osteosarkome waren. Zunächst glaubte man, diese Tumoren seien infolge der Bestrahlungstherapie aufgetreten, doch es stellte sich heraus, dass diese Tumoren an Stellen wachsen, die weit von dem Bestrahlungsfeld entfernt sind, so dass eine Grunddisposition für die Erkrankung an einem Osteosarkom anzunehmen ist. Darüber hinaus finden sich in manchen Familien von Retinoblastompatienten Verwandte, die an einem Osteosarkom erkrankt sind, ohne je ein Retinoblastom gehabt zu haben. Diese Beobachtungen legen nahe, dass hier ein spezifisches, genetisch determiniertes Empfänglichkeitsmuster für bestimmte Tumoren vorliegt. Natürlich sind diese Fragen von großer Bedeutung wenn wir Studien zur Erforschung solcher Erkrankungen planen.

Bei der Untersuchung des Erkrankungsalters von familiären und nicht-familiären Tumoren sehen wir, dass nicht-familiäre Tumoren im Laufe

Tabelle 15–2. Assoziationen bei HLA-Erkrankungen

Erkrankung und HLA-Typ	Ethnie	Patienten (% Positive)	Kontrollen (%)	Odds Ratio*
Ankylosierende Spondylitis				
B27	Weiße	89	9	69,1
B27	Asiaten	85	15	207,9
B27	Farbige	58	4	54,4
Idiopathische Hämochromatose				
A3	Weiße	72	28	6,7
B7	Weiße	48	26	2,9
B14	Weiße	19	6	2,7
Insulin-abhängiger Diabetes mellitus				
B8	Weiße	40	21	2,5
B15	Weiße	22	14	2,1
DR3	Weiße	52	22	3,8
DR4	Weiße	74	24	9,0
DR2	Weiße	4	29	0,1
Rheumatoide Arthritis				
DR4	Weiße	68	25	3,8
Zöliakie				
B8	Weiße	68	22	7,6
DR3	Weiße	79	22	11,6
DR7	Weiße	60	15	7,7
Multiple Sklerose				
B7	Weiße	37	24	1,8
DR2	Weiße	51	27	2,7
Narkolepsie				
DR2	Weiße	100	22	129,8
DR2	Asiaten	100	34	358,1

* Die Odds-Ratios sind kombinierte Schätzwerte aus einer Reihe von Studien und können nicht direkt aus der Tabelle berechnet werden.
Data from Tiwari JL, Terasaki PI: HLA and Disease Associations. New York, Springer-Verlag, 1985; and from Thomson G, Robinson WP, Kuhner MK, et al: Genetic heterogeneity, modes of inheritance and risk estimates from a joint study of Caucasians with insulin dependent diabetes mellitus. AM J Hum Genet 43:799–816, 1988 (as cited in Thomson G: HLA disease associations: Models for insulin-dependent diabetes mellitus and the study of complex human genetic disorders. Ann Rev Genet 22:31–50, 1988).

des Kindesalters auftreten, während familiäre Tumoren fast immer in der frühkindlichen Phase entstehen (Abb. 15–1).

Gewöhnlich ist dies auch bei anderen Erkrankungen zu beobachten: Wenn eine Erkrankung sowohl in genetischer als auch in nicht-genetischer Form auftritt, so entwickelt sich die genetische Form in einem wesentlich jüngeren Alter als die nicht-genetische Form. Diese Beobachtung erscheint logisch, da für das Auftreten einer nicht primär erblichen Erkrankung eine Häufung umweltbedingter Schädigungen und Expositionen erforderlich ist, die sich erst in einem längeren Zeitraum entwickeln kann. Folglich dauert es länger, bis diese Erkrankungen entstehen als dies bei Erbkrankheiten der Fall ist.

Das Retinoblastom wurde eingehend erforscht. 1971 untersuchte Knudson klinische und

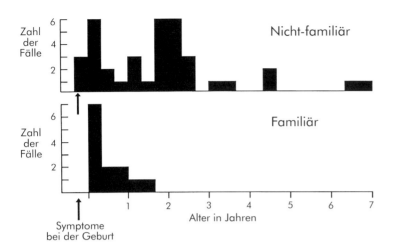

Abbildung 15–1. Retinoblastom: Alter bei Beginn der Symptomatik. (Adapted from Aherne GE, Roberts DF: Retinoblastoma: A clinical survey and its genetic implications. Clin Genet 8: 275–290, 1975.)

epidemiologische Informationen über das Retinoblastom – insbesondere die Altersverteilung des Tumors – und brachte eine These hervor, die später als „Two-Hit"-Hypothese bei der Entstehung des Retinoblastoms bekannt wurde[6] (Abb. 15–2).

Nach diesem Modell sind zwei Mutationen innerhalb einer Retinazelle erforderlich, um zum Krebswachstum zu führen. Bei der genetisch determinierten Form des Retinoblastoms kommt das betroffene Kind mit einer Mutation der Keimzellen zur Welt. Daher bedarf es nur einer weiteren (somatischen) Mutation für die Krebsentstehung. Bei der nicht-familiären Form hingegen wird das Kind ohne eine Keimzellmutation geboren. Folglich entsteht ein Retinoblastom erst auf dem Boden zweier Mutationen innerhalb einer somatischen Retinazelle. Dies aber sind sehr seltene Ereignisse, folglich treten Fälle genetisch determinierter Retinoblastome in einem jüngeren Lebensalter auf als die nicht-genetischen Formen. Somit können epidemiologische Beobachtungen zum Erkrankungsalter in Verbindung gebracht werden mit aktuellen wissenschaftlichen Hypothesen zur Krebsentstehung.

Für das Retinoblastom konnte ein Zusammenhang mit einer Deletion eines Einzelbandes auf dem langen Arm des Chromosoms 13 (13q14) gezeigt werden. Cavenee und Mitarbeiter (1983) schlugen vor, dass möglicherweise eine Homozygotie bei den mutierten Allelen auf dieser Bande nötig sei, um zu einem Retinoblastom zu führen. Dies entspräche in der Tat einem Verlust der normalen Tumorsuppressoraktivität an diese Lokalisation.[7] Ein Gen, das sowohl für die Entstehung des Retinoblastoms als auch des Osteosarkoms

Abbildung 15–2. „Zwei-Treffer"-Modell (Two-hit model) für die Entstehung von Retinoblastomen. (Adapted from Knudson AG Jr: The genetics of childhood cancer. Cancer 35 (suppl 3):1022–1026, 1975. Copyright © 1975 American Cancer Society. Adapted by permission of Wiley-Liss, Inc., a subsidiary of John Wiley & Sons, Inc.)

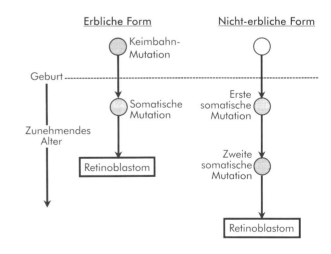

verantwortlich ist, konnte 1988 identifiziert und isoliert werden.[8]

Ein weiteres Beispiel für unterschiedliche Altersverteilungen bei genetischen und nicht-genetischen Erkrankungsformen zeigt Abbildung 15–3. Hier sehen wir die kumulative Altersverteilung einmal bei Patienten mit einem Basaliom (bösartiger Hautkrebs) oder einem Plattenepithelkarzinom in der US-amerikanischen Bevölkerung und zum anderen bei 94 Patienten mit einem Basaliom, die zusätzlich unter einer erblichen Krankheit leiden – Xeroderma pigmentosaum – die aufgrund eines Defekt des DNS-Reparatursystems für Krebserkrankungen prädisponiert. Das Erkrankungsalter ist natürlich niedriger bei den Patienten mit der genetisch determinierten Form der Erkrankung. Childs und Scriver analysierten das Erkrankungsalter bei vielen erblichen und nicht-erblichen Erkrankungen und stießen dabei auch auf die Tatsache, dass bei Erbleiden die Patienten früher erkranken.[9] Vermutlich entwickeln sich Krankheiten bei genetisch bedingt anfälligen Menschen relativ schnell; daher das junge Erkrankungsalter. Eine Ansammlung umweltbedingter Schädigungen im Laufe der Zeit ist die Voraussetzung für die Entstehung einer bleibenden Erkrankung.

FAMILIENSTUDIEN

Wenn eine Erkrankung gehäuft in Familien auftritt, was können wir daraus folgern im Hinblick auf den jeweiligen Beitrag genetischer und umweltbedingter Faktoren zu deren Entstehung? Eine familiäre Häufung könnte das Ergebnis genetischer Determinierung sein. Doch wäre eine solche Häufung auch zu beobachten, wenn die Krankheit umweltbedingt ist? Ja, denn bestimmte Umweltexpositionen betreffen ganze Familien. An diesem Punkt wollen wir die Methoden untersuchen, mit denen familiäre Häufungen von Erkrankungen erforscht werden, und wir werden die Möglichkeiten der Interpretation von Daten aus diesen Studien beleuchten.

Erkrankungsrisiko bei Verwandten ersten Grades

Wenn bei jemandem eine bestimmte Erkrankung diagnostiziert wurde, sollte auch bei erst-

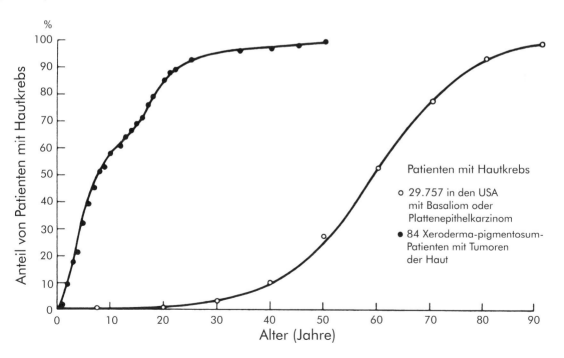

Abbildung 15–3. Kumulative Altersverteilung von Patienten mit Hautkrebs. (From Kraemer KH, Lee MN, Scotto J: Early onset of skin and oral cavity neoplasms in xeroderma pigmentosum [letter]. Lancet 1:55, 1982.)

und zweitgradigen Verwandten untersucht werden, ob Hinweise für eine überdurchschnittlich hohe Prävalenz vorliegen. Eine erhöhte Prävalenz bei erstgradigen Verwandten würde eine genetische Komponente vermuten lassen, aber nicht beweisen. Es ist auch möglich, Stammbäume zu untersuchen, wie einer in Abbildung 15–4 exemplarisch dargestellt ist: Hier sehen wir eine Familie, bei der Retinoblastome in vier aufeinanderfolgenden Generationen auftreten. Stammbäume vermitteln nicht nur einen visuellen Eindruck der Erkrankungshäufigkeit in einer Familie, sondern können auch dazu dienen, die genetische Komponente bei der Krankheitsentstehung einzuschätzen. Dieser Stammbaum zeigt auch, dass die Erkrankung oder die Empfänglichkeit von nicht betroffenen Personen übertragen werden, aufgrund von anderen Faktoren, welche die Manifestation der Erkrankung beeinflussen können.

Wenn bei der Erkrankung eines Patienten eine eheliche Konkordanz vorliegt – das heißt, dass auch Ehepartner des Patienten erkranken – spielen Umweltfaktoren eine Rolle, da Eheleute normalerweise nicht miteinander verwandt sind (außer in Inzuchtpopulationen).

Anwendung von molekularbiologischen Methoden auf Familienstudien

Wenn eine familiäre Häufung einer Erkrankung zu beobachten ist, können epidemiologische Techniken mit denen der Molekularbiologie gekoppelt werden, um festzustellen, ob ein identifizierbares Hauptgen vererbt wird, das mit einem erhöhten Erkrankungsrisiko verknüpft ist. Techniken zur Untersuchung familiärer Häufungen beinhalten „Segregationsanalysen" und „Linkage Analysen"

Segregationsanalysen (Segregation = Chromosomentrennung) testen, ob ein beobachtetes familiäres Erkrankungsmuster mit dem Mendel'schen Vererbungsmodell vereinbar ist (z. B. die autosomal-dominante Vererbung). Dies geschieht über einen statistischen Test konkurrierender Modelle.[10]

Linkage-Analysen versuchen zu ermitteln, ob Allele (Genpaare) zweier Genloci in einer Familie zusammen abgetrennt und als eine Einheit von den Eltern auf das Kind weitergegeben werden.

Gene, die auf einem Chromosom in enger räumlicher Nähe stehen, werden häufig gemeinsam übertragen bzw. vererbt. Diese Verknüpfung („linkage") kann nur durch Familienstudien ermittelt werden. Wird eine Verknüpfung nachgewiesen, ist dies nicht unbedingt ein Hinweis auf einen kausalen Zusammenhang.

Das oberste Ziel besteht darin, Gene zu identifizieren und zu isolieren, die mit der Anfälligkeit für eine bestimmte Erkrankung assoziiert sind, um somit unser Verständnis der Pathogenese von Krankheiten zu verbessern und um wirksame Präventionsstrategien entwickeln zu können. Bei der Suche nach Genen, die für die Erkrankungsanfälligkeit verantwortlich sind, werden zwei Ansätze verwandt:

1. Suche nach einer Assoziation zwischen einem Allel und einer Erkrankung mit den Methoden der genetischen Marker, wie sie in Tabelle 15–1 aufgelistet sind:

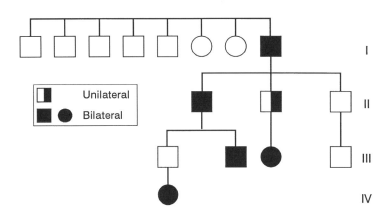

Abbildung 15–4. Stammbaum einer Familie, bei der in vier aufeinanderfolgenden Generationen ein Retinoblastom aufgetreten ist. Symbole: Quadrate = Männer, Kreise = Frauen. (From Migdal C. Retinoblastoma occurring in four successive generations. Br J Ophthalmol 60:151–152, 1976.)

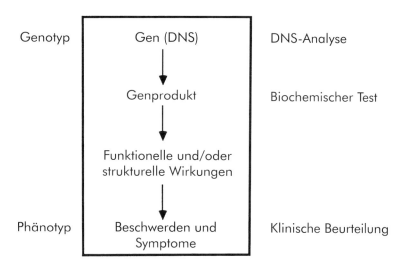

Abbildung 15–5. Ansatzpunkte von Untersuchungen jeder einzelnen Entwicklungsstufe vom Genotyp zum Phänotyp. (From Taylor HA, Schroer RJ, Phelan MC, Schwartz CE: Counseling Aids for Geneticists, ed 2. Greenwood, SC, Greenwood Genetic Center, 1989.)

   a. Analyse von Genprodukten oder deren phänotypischen Expressionen.
   b. Analyse von DNS-Polymorphismen.
Diese beiden Schritte sollten im Zusammenhang mit dem Übergang vom Genotyp zum Phänotyp gesehen werden, wie er schematisch in Abbildung 15–5 dargestellt ist. Häufig können DNS-Sonden verwendet werden, bevor die der Erkrankung zugrundeliegenden Genprodukte bekannt sind.

2. Verwendung von Familienstudien, um eine Verbindung (linkage) oder eine Co-Segregation zwischen einem bestimmten Genlocus und einem möglichen Krankheitslocus zu entdecken.[10] Die kombinierte Vererbung von genetischen Markern und einer Krankheit wird benutzt, um Defektgene auf einem spezifischen Genort zu lokalisieren.

Linkage bringt häufig Klarheiten in die biologischen Mechanismen der Übertragung und der Pathogenese von Erkrankungen. Linkage kann durch statistische Methoden der Linkage-Analyse oder durch verschiedene Labortechniken demonstriert werden.

So wurde beispielsweise das Gen für die polyzystische Niere, eine autosomal-dominante Erkrankung, aufgeschlüsselt. Wie bei der Familie in Abbildung 15–6 zu sehen ist, wurde für das 1-Allel eine Verbindung mit der Entstehung dieser Krankheit nachgewiesen; hiervon betroffen sind der Vater und zwei seiner Kinder. Im Falle der zystischen Fibrose (Abb. 15–7), einer autosomal-rezessiven Erkrankung, ist eine 1–4 Kombination zur Krankheitsexpression erforderlich, die sowohl vom Vater als auch von der Mutter vererbt werden kann. Erkrankt ist also keines der Elternteile, sondern nur das Kind, welches beide Allele erbte.

Zwillingsstudien

Studien an Zwillingen haben in großem Maße zu unserem Verständnis der Einflüsse von Genen und Umweltfaktoren bei der Entstehung menschlicher Krankheiten beigetragen. Wir unterscheiden zwei Arten von Zwillingen: monozygote oder eineiige (identische) und dizygote, bzw. zweieiige Zwillinge. Eineiige Zwillinge stammen aus derselben befruchteten Eizelle und sollen daher 100 Prozent ihres Erbgutes teilen. Zweieiige Zwillinge hingegen sind als gewöhnliche Geschwister zu betrachten, die zufällig zur gleichen Zeit in einem Uterus gereift sind. Wie gewöhnliche Geschwister teilen sie im Durchschnitt 50 Prozent ihres Erbmaterials.

Wenn wir Erkrankungen bei identischen Zwillingen untersuchen, deren Erbgut tatsächlich identisch ist: Wie sehen die möglichen Befunde aus? Beide Zwillinge können die Erkrankung haben, oder beide Zwillinge sind gesund – das heißt, beide Geschwister des Zwillingspaares sind konkordant in Bezug auf die Erkrankung. Möglich wäre auch, dass nur eines der Zwillinge erkrankt

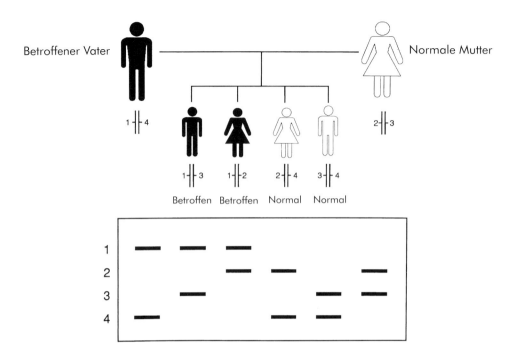

Abbildung 15–6. DNS-Analyse von autosomal-dominanten Erkrankungen. Beispiel: Polyzystische Nieren. (From Taylor HA, Schroer RJ, Phelan MC, Schwartz CE: Counseling Aids for Geneticists, ed 2. Greenwood, SC, Greenwood Genetic Center, 1989.)

und das andere gesund ist. In diesem Fall sind sie *diskordant* in Bezug auf die Erkrankung.

Wenn sich eineiige Zwillinge bezüglich einer Erkrankung *konkordant* verhalten, was bedeutet dies für die Rolle genetischer Faktoren? Könnte die Erkrankung genetischer Natur sein? Ja, denn die Zwillinge haben ein identisches Erbgut. Könnte die Erkrankung durch Umweltfaktoren bedingt sein? Ja, denn es ist allgemein bekannt, dass Eltern von identischen Zwillingen diese häufig in ähnlicher Weise aufwachsen lassen, so dass sie vielen gleichen Umweltfaktoren exponiert sind. Eine Konkordanz bei eineiigen Zwillingen zu beobachten, lässt also nicht darauf schließen, ob eine Erkrankung genetisch oder durch Umwelteinflüsse bedingt ist.

Was aber, wenn eineiige Zwillinge diskordant bezüglich einer Erkrankung sind – das heißt, ein Kind erkrankt, das andere nicht? Ist diese Beobachtung mit der genetischen Hypothese vereinbar? Nein – denn die Zwillinge teilen das gleiche Erbgut, aber haben nicht die gleiche „Krankheitserfahrung", die Erkrankung müsste also in erster Linie umweltbedingt sein. Bei zweieiigen Zwillingen wirken sowohl Umwelt- als auch genetische Faktoren mit. Wenn eine Erkrankung genetischer Natur ist, würden wir eine geringere Konkordanz bei zweieiigen als bei eineiigen Zwillingen erwarten.

Wie berechnen wir die Raten der Konkordanz und der Diskordanz bei Zwillingen? In Abbildung 15–8 finden wir eine Kreuztabelle für die Zwillinge 1 und 2. Die Zahlen in jedem Feld beziehen sich also auf *Zwillingspaare*: somit gibt es *a* Paare (bei denen Zwilling 1 und 2 erkrankt sind); *d* Paare (weder 1 noch 2 sind erkrankt); *b* Paare (bei denen Zwilling 1 gesund ist, Zwilling 2 aber die Erkrankung hat); und *c* Paare (hier ist Zwilling 1 erkrankt, Zwilling 2 aber gesund).

Wenn wir die Konkordanzrate bei Zwillingen berechnen wollen, finden wir, dass die meisten zur Kategorie *d* gehören – das heißt, keines der beiden Kinder leidet unter der Erkrankung. Daher werden wir gewöhnlich die drei anderen Felder betrachten – diejenigen Zwillingspaare, bei denen mindestens eines der Geschwister erkrankt

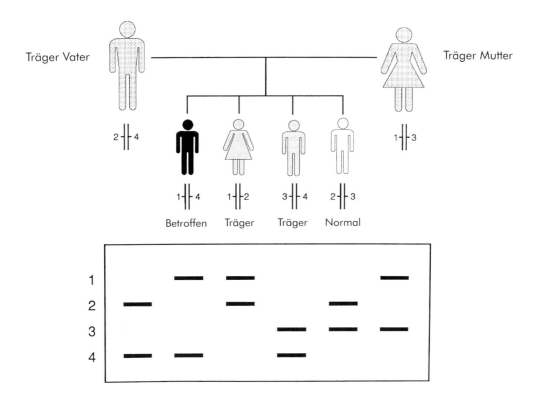

Abbildung 15–7. DNS-Analyse von autosomal-rezessiven Erkrankungen. Beispiel: Zystische Fibrose. (From Taylor HA, Schroer RJ, Phelan MC, Schwartz CE: Counseling Aids for Geneticists, ed 2. Greenwood, SC, Greenwood Genetic Center, 1989.)

ist. Die Konkordanzrate von Zwillingspaaren, bei denen mindestens eines der Geschwister erkrankt ist, berechnet sich wie folgt:

$$\text{Konkordanzrate} = \frac{a}{a + b + c}$$

Genauso können wir die Diskordanzrate für alle Zwillingspaare berechnen, bei denen mindestens ein Geschwister erkrankt ist, gemäß:

$$\text{Diskordanzrate} = \frac{b + c}{a + b + c}$$

In Tabelle 15–3 sind Konkordanzraten bei Leukämie von eineiigen und zweieiigen Zwillingspaaren aufgeführt. Hierbei sehen wir, dass der Prozentsatz konkordanter Paare bei der kongenitalen Leukämie besonders hoch ist, was deutlich auf eine ausgeprägte genetische Komponente bei der

	Zwilling 1	
	Erkrankt	Nicht erkrankt
Zwilling 2 – Erkrankt	a	b
Zwilling 2 – Nicht erkrankt	c	d

Abbildung 15–8. Konkordanz bei Zwillingen für eine dichotome Variable, wie beispielsweise Leukämie.

Tabelle 15–3. Altersverteilung in veröffentlichten klinischen Berichten über Leukämien im Kindesalter bei Zwillingen, 1928–1974

	Monozygote Paare		Dizygote Paare	
	Konkordant	Diskordant	Konkordant	Diskordant
Perinatal-kongenital	14	1	1	1
Alter 2–7 Jahre	6	13	3	5
Alter 7–12 Jahre	1	8	–	1
Alter 12 Jahre und älter	5	14	0	3
Gesamt	26	36	4	10

From Keith L, Brown ER, Ames B, et al: Leukemia in twins: Antenatal and postnatal factors. Acta Genet Med Gemellol 25:336–341, 1976.

Tabelle 15–4. Konkordanz für Alkoholismus bei monozygoten (MZ) und dizygoten (DZ) Zwillingspaaren, durch ein alkoholabhängiges Geschwister identifiziert

Autor (Jahr)	Zahl der Zwillingspaare	Konkordanz		Ratio MZ:DZ Konkordanz
		MZ (%)	DZ (%)	
Kaij (1960)	174	71	32	2,2
Hrubec et al. (1981)	15.924	26	13	2,0
Murray et al. (1983)	56	21	25	0,8
Pickens et al. (1991)	86 (M)	59	36	1,6
	44 (F)	25	5	5,0

Adaped from Lumeng L, Crabb DW: Genetic aspects and risk factors in alcoholism and alcoholic liver disease. Gastroenterology 107:572–578, 1994.

Krankheitsauslösung hinweist, wenn die Leukämie kurz nach der Geburt auftritt.

Wie werden Konkordanzdaten verwendet? Betrachten wir hierzu einige Beispiele. Tabelle 15–4 zeigt Konkordanzraten zu Alkoholismus bei ein- und zweieiigen Zwillingen, wie sie von mehreren Studien berichtet werden.[11–14] Fast alle diese Studien deuten auf höhere Konkordanzraten bei eineiigen als bei zweieiigen Zwillingen hin. Die Ergebnisse einer Einzelstudie mit einer relativ geringen Zahl an Zwillingen stimmten nicht mit denen der anderen Studien überein. Damit weisen die in der Literatur angegebenen Daten allgemein deutlich auf eine genetische Komponente bei der Ätiologie des Alkoholismus hin.

Tabelle 15–5. Konkordanzraten von Anenzephalie und Spina bifida (ASB) im Staat New York, 1955–1974

Inzidenz von ASB	1,3/1.000	
Konkordanzraten		
bei Zwillingen	4/59	(6,8%)
bei Geschwistern	19/1.037	(1,8%)
bei Halbgeschwistern	1/133	(0,8%)

From Janerich DT, Piper J: Shifting genetic patterns in anencephaly and spina bifida. J Med Genet 15:101–105, 1978.

Tabelle 15–5 zeigt Konkordanzraten von Neuralrohrdefekten (Anenzephalie und Spina bifida) im Staat New York. Dabei werden in der Tabelle lediglich Zwillinge angesprochen, ohne eine Unterscheidung zwischen eineiigen und zweieiigen Zwillingen zu machen. Dies kommt daher, dass die Daten aus Geburtsurkunden gezogen wurden, in denen allgemein keine Aussage über die Zygotie gemacht wird. Weder Zwillinge noch deren Familien wurden kontaktiert. Wie bei dieser Studie zu sehen ist, können Routinedaten für bestimmte Untersuchungen hilfreich sein. Da sie aber nicht für Studienzwecke erhoben werden, liefern sie meist keine Details, und ihre Aussagekraft bei Einzelfragen ist somit sehr beschränkt. Es muss betont werden, dass in vielen Zwillingsstudien häufig keine solide Aussage zur Zygotie gemacht wird. Wenn wir Daten wie die in Tabellen 15–3 und 15–4 untersuchen, müssen wir fragen, auf welcher Grundlage die Zwillingspaare als eineiig oder zweieiig etikettiert wurden. (Erinnern wir uns an den bereits diskutierten Vorbehalt: Wenn uns Unterschiede zwischen Gruppen oder Veränderungen im zeitlichen Verlauf demonstriert werden, ist die erste Frage: Sind die Unterschiede real? Wenn wir überzeugt sind, dass ein Unterschied oder eine Veränderung wirklich vorliegt, und kein Artefakt ist, dann und nur dann sollten wir fortfahren, die Befunde zu untersuchen.)

Ein Problem bei der Deutung von Konkordanzdaten besteht in dem *Publikationsbias* – das heißt, ein Selektionsbias durch berichtete Fälle, die schließlich von einem Journal abgedruckt wurden. Wird eine seltene oder ungewöhnliche Erkrankung bei beiden Zwillingen beobachtet, ist dies aus klinischer Sicht bemerkenswert. Ein Kliniker wird also viel eher über ein solches konkordantes Paar berichten, als über ein diskordantes Paar. Auch Journale werden eher Berichte über konkordante Zwillingspaare zur Publikation annehmen, als Berichte über diskordante Paare. Daher können viele diskordante Paare, über die nie berichtet wurde, in Tabellen fehlen, die Daten aus der Literatur zusammenfassen.

Bis hierher haben wir Konkordanz als eine diskrete Variable besprochen, wie Leukämie oder Schizophrenie, vorhanden oder nicht vorhanden. Doch häufig interessieren wir uns für die Konkordanz einer stetigen Variablen, wie Blutdruck etwa. In diesem Fall würden wir die Daten von Zwilling 1 gegen die Daten von Zwilling 2 auftragen und den Korrelationskoeffizienten (r) berechnen, wie in Abbildung 15–9 zu sehen ist: Der Korrelationskoeffizient kann Werte zwischen -1 und +1 annehmen.

Ein Korrelationskoeffizient von +1 entspricht einer vollständigen positiven Korrelation, ein Wert von 0 bedeutet keine Korrelation und -1 entspricht einer vollständigen negativen Korrelation. Wenn wir solche Daten von ein- und zweieiigen Zwillingspaaren in eine Graphik eintragen, wie in Tabelle 15–10 geschehen, würden wir eine stärkere Korrelation bei eineiigen als bei zweieiigen Zwillingen erwarten. Vorausgesetzt, es handelt sich um eine genetisch determinierte Erkrankung.

Tabelle 15–6 zeigt Korrelationskoeffizienten von systolischen Blutdruckwerten bei Verwandten. Der größte Korrelationskoeffizient findet sich bei eineiigen Zwillingen. Die Werte für zweieiige Zwillinge und gewöhnliche Geschwister liegen nahe beieinander. Von Interesse ist dabei auch, dass eigentlich keine Korrelation bei Eheleuten besteht. Eine hohe Korrelation bei Ehe-

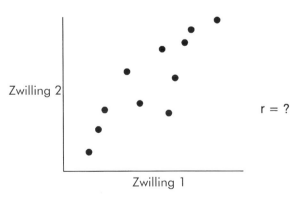

Abbildung 15–9. Konkordanz bei Zwillingen für eine kontinuierliche Variable, wie beispielsweise den systolischen Blutdruck. (Siehe Text.)

Tabelle 15–6. Korrelation zwischen Verwandten im Hinblick auf den systolischen Blutdruck

Verglichene Verwandte	Korrelationskoeffizienten
Monozygote Zwillinge	0,55
Dizygote Zwillinge	0,25
Geschwister	0,18
Eltern-Kind	0,34
Eheleute	0,07

From: Feinleib M, Garrison MS, Borhani N, et al: Studies of hypertension in twins. *In* Paul O (ed): Epidemiology and Control of Hypertension: New York, Grune & Stratton, 1975, pp 3–20.

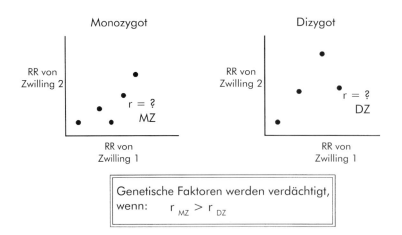

Abbildung 15–10. Konkordanzraten für kontinuierliche Variablen, wie etwa Blutdruckwerte (RR), um die ätiologische Rolle von genetischen Faktoren zu erforschen.

paaren (die biologisch nicht verwandt sind) würde auf die Rolle eines Umweltfaktors hinweisen. (Eine alternative Überlegung wäre, dass Menschen Ehepartner suchen, die ihnen ähnlich sind. Personen mit einer Typ-A-Persönlichkeit beispielsweise würden einen Partner mit einer Typ-A-Persönlichkeit aussuchen. In diesem Fall fänden wir eine hohe Korrelation zwischen Eheleuten, auch wenn die Erkrankung nicht umweltbedingt ist.)

Ein weiteres Beispiel für den Wert von Familien- und Zwillingsstudien bei der Einschätzung des pathogenetischen Beitrags genetischer oder umweltbedingter Faktoren sehen wir im Fall des Morbus Hodgkin. Vor Jahren konnte gezeigt werden, dass die Inzidenz des Morbus Hodgkin bimodal verteilt ist, wenn sie gegen das Alter aufgetragen wird: Ein Häufigkeitsgipfel findet sich im Alter von 20 Jahren, ein zweiter Gipfel im Alter von 70 Jahren[15] (Abb. 15–11). Neuere Daten weisen darauf hin, dass die histologischen Typen der Erkrankung mit dem Alter variieren: Bei den jungen Erwachsenen findet sich hauptsächlich die nodulär-sklerosierende Form, mit steigendem Alter tritt vermehrt der Mischzelltyp auf.[16]

Im Laufe der Jahre erschienen zahlreiche Studien, die sowohl umweltbedingte als auch genetische Faktoren einbezogen. Hinsichtlich der Umwelteinflüsse fand sich ein Zusammenhang zwischen kleiner Geschwisterzahl, höherem sozio-ökonomischen Status und einem erhöhten Risiko an

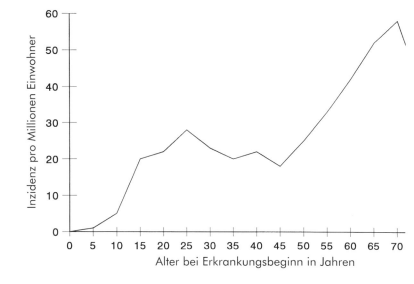

Abbildung 15–11. Inzidenz des Morbus Hodgkin in der weißen Bevölkerung von Brooklyn zwischen 1943 und 1957. (From MacMahon B: Epidemiologic evidence on the nature of Hodgkin's disease. Cancer 10:1045, 1957. Copyright © 1975 American Cancer Society. Reprinted by permission of Wiley-Liss, Inc., a subsidiary of John Wiley & Sons, Inc.)

M. Hodgkin zu erkranken. Dies deutete darauf hin, dass M. Hodgkin möglicherweise eine seltene Folge einer gewöhnlichen Infektionskrankheit im Kindesalter sein könnte.[17] Auch Infektionen mit dem Epstein-Barr-Virus wurden in Betracht gezogen. Gleichzeitig fand man familiäre Häufungen und ein erhöhtes Erkrankungsrisiko bei Verwandten von Hodgkin-Patienten, so dass von dem Vorliegen einer starken genetischen Komponente auszugehen ist.

In einer Studie von 1995 berichteten Mack und Mitarbeiter[18] über die Konkordanz von Hodgkin-Erkrankungen bei eineiigen und zweieiigen Zwillingspaaren, die durch ein erkranktes Geschwister identifiziert wurden. Wie in Tabelle 15–7 gezeigt wird, waren 6 Prozent der eineiigen Zwillinge bezüglich der Hodgkin-Erkrankung konkordant im Vergleich zu 0 Prozent bei den zweieiigen Zwillingen.

Tabelle 15–7. Konkordanzraten für Morbus Hodgkin bei Zwillingspaaren mit einem Betroffenen

Art der Paare	Paarzahl	Konkordante Paare	
		Anzahl	%
Monozygot	179	10	6
Dizygot	187	0	0

Adapted from Mack TM, Cozen W, Shibata DK, et al: Concordance for Hodgkin's disease in identical twins suggesting genetic susceptibility to the young-adult form of the disease. N Engl J Med 332:413–418, 1995.

Im Durchschnitt betrug das Alter bei Diagnosestellung bei den konkordanten Zwillingen 25,5 Jahre. In der Mehrzahl der Fälle lag bei den konkordanten Paaren, über die Informationen verfügbar waren, der nodulär-sklerosierende Subtyp vor. Bei den meisten aktuellen Berichten über mehrere Erkrankungsfälle innerhalb einer Verwandtschaft wurde ebenfalls dieser Subtyp beobachtet. Obgleich diese Daten eine genetische Empfänglichkeit für den M. Hodgkin vermuten lassen, kann die Disposition allein nicht alle Fälle erklären. Die Befunde deuten darauf hin, dass mögliche Interaktionen mit Umweltfaktoren, wie beispielsweise Infektionen, eine Rolle spielen.

Hierzu ein weiteres Beispiel aus der Erforschung des Morbus Parkinson (MP), einer neurodegenerativen Erkrankung, von der eine halbe bis zu einer Million Erwachsene in den USA betroffen sind. Etwa 90 Prozent der Fälle treten nach dem 50. Lebensjahr auf. Die Ätiologie ist genauso wenig bekannt wie die relativen Beiträge von Erb- und Umweltfaktoren. Eine interessante Studie wurde 1999 von Tanner und Mitarbeitern publiziert, die Konkordanz- und Diskordanzraten für den MP bei eineiigen und zweieiigen Zwillingen untersuchten.[19] Fast 20.000 weiße, männliche Zwillinge aus dem Zwillingsregister der „National Academy of Science/National Research Council World War II Veteran Twins Registry" wurden auf MP gescreent, wobei neben der körperlichen Untersuchung eine Fragebogenaktion erfolgte. Die Zygotie wurde durch die Polymerase-Chain-Reaction (PCR) oder durch Fragebogen festgestellt. Da alle Zwillinge untersucht wurden, die im Register aufgelistet waren, wurde die Möglichkeit eines Selektionsfehlers/-bias verringert oder ausgeschlossen.

Von 161 Zwillingspaaren, von denen 71 Paare monozygot und 90 Paare dizygot waren, erkrankte mindestens ein Zwilling an MP. Wie wir in Tabelle 15–8 (oberer Teil) sehen, betrug die Konkordanzrate 15,5 Prozent für eineiige Zwillinge und 11,1 Prozent für zweieiige Zwillinge. Als die Zwillingspaare jedoch nach dem Alter des ersten MP-Erkrankungsfalles stratifiziert wurden, fand sich ein interessanter Unterschied: Wenn der erste Zwilling vor dem 50. Lebensjahr an MP erkrankte, wa-

Tabelle 15–8. Konkordanzraten für Morbus Parkinson (MP) bei Zwillingspaaren mit mindestens einem Betroffenen

Art der Paare	Paarzahl	Konkordante Paare	
		Anzahl	%
Alle Zwillingspaare			
Monozygot	71	11	15,5
Dizygot	90	10	11,1
Erkrankungsbeginn vor dem 50. Lebensjahr			
Monozygot	4	4	100
Dizygot	12	2	16,7
Erkrankungsbeginn nach dem 50. Lebensjahr			
Monozygot	65	7	10,8
Dizygot	76	8	10,5

ren 100 Prozent der eineiigen Zwillingspaare konkordant, verglichen mit nur 16,7 Prozent bei den zweieiigen Paaren (Tabelle 15–8, Mitte). Wenn demgegenüber der erste Zwilling nach dem 50. Lebensjahr an MP erkrankte, fand sich kein Unterschied zwischen den Konkordanzraten der eineiigen und zweieiigen Zwillinge (Tabelle 15–8, unten).

Die Zahl der betroffenen Zwillingspaare war klein und die Studie sollte wiederholt werden, um die Ergebnisse zu überprüfen. Dennoch deuten die Ergebnisse darauf hin, dass genetische Faktoren eine bedeutende Rolle bei der Parkinson-Krankheit spielen, die vor dem 50sten-Lebensjahr auftreten, während bei Erkrankungen nach dem 50sten-Lebensjahr genetische Faktoren weniger wichtig sein dürften und die Rolle von Umweltfaktoren stärker erforscht werden sollte.

Adoptionsstudien

Wir haben gesagt: Ein Problem bei der Deutung von Befunden aus Zwillingsstudien besteht darin, dass selbst eineiige Zwillinge neben der gleichen genetischen Konstitution auch die gleiche Umwelt haben. In solchen Studien fällt es daher schwer, die jeweiligen Einflüsse von genetischen und umweltbedingten Faktoren bei der Krankheitsentstehung voneinander zu trennen und herauszufiltern. Eine Möglichkeit diesem Problem zu entgehen, könnte sein, Zwillingspaare zu suchen, die von unterschiedlichen Familien adoptiert wurden und somit in verschiedenen Umgebungen aufgewachsen sind. Dies ist die Grundlage von *Adoptionsstudien*. Da solche Zwillinge meist schwierig zu finden sind, geht man beim Vergleich adoptierter Zwillinge folgendermaßen vor: Nehmen wir an, wir wollten über eine Studie an Adoptivkindern herausfinden, ob die Schizophrenie primär genetisch oder durch die Umwelt bedingt ist (Tabelle 15–9).

Zunächst könnten wir die Kinder gesunder biologischer Eltern untersuchen, die von schizophrenen Eltern adoptiert und großgezogen werden. Hätte die Erkrankung eine genetische Ursache, wie groß wäre dann das zu erwartende Risiko dieser Kinder, an einer Schizophrenie zu erkranken? Es wäre ähnlich hoch wie das der übrigen Bevölkerung, da von der Umwelt keine Effekte ausgehen würden, die das Risiko erhöhen. Wenn die Erkrankung aber weitgehend durch die Umwelt

Tabelle 15–9. Personen, die in Schizophrenie-Studien von Adoptivkindern verglichen werden

1. Kind normaler Eltern, das von schizophrenen Adoptiveltern groß gezogen wird
2. Kind normaler Eltern, das von normalen Eltern großgezogen wird
3. Kind schizophrener Eltern, das von normalen Adoptiveltern großgezogen wird

verursacht wird, würden wir davon ausgehen, dass das Erkrankungsrisiko bei Kindern erhöht ist, die bei schizophrenen Adoptiveltern aufwachsen. Wir könnten ebenso gut Kinder von normalen biologischen Eltern untersuchen, die bei ebenfalls normalen Adoptiveltern aufwachsen, und wir würden hier die übliche Erkrankungsrate erwarten.

Wir könnten aber auch Kinder von schizophrenen biologischen Eltern untersuchen, die bei normalen Adoptiveltern aufwachsen. In diesem Fall würden wir bei einer genetisch bedingten Ursache davon ausgehen, dass diese Kinder ein erhöhtes Risiko haben. Ist die Erkrankung umweltbedingt, so würden wir ein durchschnittliches Risiko erwarten.

Wenn wir Daten aus Adoptionsstudien interpretieren, sollten wir einige bestimmte Faktoren bedenken. Der erste ist das Alter bei der Adoption. Erfolgte sie beispielsweise in der späten Kindheit, spielt zum Teil die Umgebung bei den biologischen Eltern eine Rolle. Ideal wäre es, Kinder zu untersuchen, die kurz nach der Geburt adoptiert wurden. Ein weiteres komplexes Problem besteht darin, dass einige Kinder nach der Adoption weiterhin mit ihren biologischen Eltern in Kontakt stehen, einschließlich Besuchen und anderen Expositionen mit der Lebenswelt der biologischen Eltern, so dass die Trennung zwischen der Umgebung der Adoptiveltern und der der biologischen Eltern nicht vollständig möglich ist.

In skandinavischen Ländern, in denen exzellente Krankheitsregister und Verknüpfungssysteme existieren, wurden viele gute Adoptionsstudien durchgeführt. Darüber hinaus führen sie Adoptionsregister und Psychiatrieregister. Als Beispiel werden in Tabelle 15–10 Daten einer Schizophrenie-Studie gezeigt, die von Kety und Ingraham durchgeführt wurde. Dabei untersuchten sie die

Tabelle 15–10. Schizophrenie bei biologischen und adoptiven Verwandten von Adoptivkindern, die an Schizophrenie erkrankten (Nationale Adoptivstudie Dänemark)

	Biologische Verwandte			Adoptive Verwandte		
		Schizophrenie			Schizophrenie	
	Gesamt	Anzahl	%	Gesamt	Anzahl	%
Adoptierte, die an Schizophrenie erkrankten (N = 34)	275	14	5	111	0	0
Kontroll-Adoptierte (ohne ernste psychische Erkrankung) (N = 34)	253	1	0,4	124	0	0

From Kety SS, Ingraham LJ: Genetic transmission and improved diagnosis of schizophrenia from pedigrees of adoptees. J Psychiatr Res 26:247–255, 1992.

Schizophrenieraten bei biologischen Verwandten und bei den Angehörigen der Adoptivfamilien.[20] Mit Hilfe von Adoptionsregistern und Psychiatrieregistern identifizierten sie 34 Adoptivkinder, die später schizophren wurden und 34 Adoptivkinder ohne schwerwiegende Geisteskrankheiten. Daraufhin untersuchten sie die Erkrankungsraten bei den biologischen und den adoptiven Verwandten der schizophrenen Adoptivkinder und bei den Adoptivkindern der Kontrollgruppe. Die Schizophrenierate bei den leiblichen Verwandten der schizophrenen Adoptivkinder betrug 5,1 Prozent verglichen mit 0,4 Prozent bei den biologischen Verwandten der Kontrollkinder, die nicht an einer Geisteskrankheit litten. Die Befunde weisen deutlich darauf hin, dass eine signifikante genetische Komponente an der Entstehung der Schizophrenie beteiligt ist.

In Tabelle 15–11 sind Korrelationskoeffizienten von Eltern-Kind-Aggregationen im Hinblick auf den Blutdruck aufgeführt, wobei adoptierte Kinder mit biologischen Kindern verglichen werden. Natürlich sind die Korrelationen zwischen Eltern und ihren adoptierten Kindern wesentlich schwächer (und gehen gegen 0), als die Korrelationen zwischen Eltern und ihren leiblichen Kindern. Dieser Befund weist darauf hin, dass eine genetische Komponente bei der Ausprägung des Blutdrucks eine bedeutende Rolle spielt.

ZEITLICHE TRENDS BEI DER KRANKHEITSINZIDENZ

Wenn wir zeitliche Trends bei Erkrankungen beobachten, wobei die Inzidenz in einem bestimmten Zeitraum entweder steigt oder sinkt, und wir überzeugt sind, dass dieser Trend real ist, beinhaltet diese Beobachtung, dass Umweltfaktoren an der Entstehung von Krankheiten beteiligt sind. Natürlich ändern sich genetische Merkmale in menschlichen Populationen gemeinhin nicht innerhalb eines relativ kurzen Zeitraums.

Tabelle 15–11. Korrelationskoeffizienten für Eltern-Kind-Aggregation des Blutdrucks

	Zwischen Eltern und	
	Biologisches Kind	Adoptiertes Kind
Systolisch	0,32 (p <0,001)	0,09 (n.s.)
Diastolisch	0,37 (p <0,001)	0,10 (n.s.)

Abkürzung: n.s. = nicht signifikant
From Biron P, Mongeau JG, Betrand D: Familial aggregation of blood pressure in 558 adopted children. CMAJ 115:773–774, 1975.

INTERNATIONALE STUDIEN

Abbildung 15–12 zeigt altersstandardisierte Mortalitätsraten für Magenkrebs in verschiedenen Ländern. Wir sehen die höchste Rate in Japan, während die Rate in den USA ziemlich niedrig ist. Sind diese Unterschiede echt? Könnten sie nicht auch durch qualitative Unterschiede in der medizinischen Versorgung bedingt sein oder durch unterschiedliche Möglichkeiten, Zugang zu

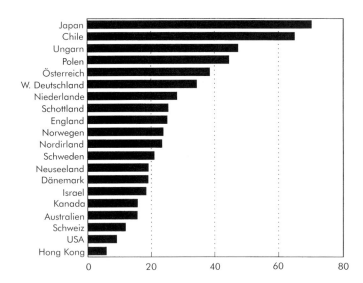

Abbildung 15–12. Altersstandardisierte Sterberaten für Magenkrebs pro 100.000 Männer in 20 Ländern, 1976–1977. (Data from Page HS, Asire AJ: Cancer Rates and Risks, ed 3. Washington, DC, NIH publication no. 85–691, 1985.)

medizinischer Versorgung in den verschiedenen Ländern zu erhalten? Könnten sie nicht auch dadurch zustande kommen, dass in den verschiedenen Ländern Totenscheine unterschiedlich ausgefüllt werden? Die Unterschiede, die wir in Tabelle 15–12 sehen, scheinen real zu sein.

In Abbildung 15–13 sehen wir vergleichbare Daten zu Brustkrebserkrankungen bei Frauen. Hier sehen wir, dass die Mortalitätsrate in Japan zu den weltweit niedrigsten gehört. Sind Unterschiede zwischen den verschiedenen Ländern auf Umwelteinflüsse oder genetische Faktoren zurückzuführen? Wahrscheinlich sind beide Faktoren beteiligt. Wie können wir beim Vergleich international unterschiedlicher Erkrankungsrisiken den relativen Einfluss genetischer und umweltbedingter Faktoren zu identifizieren? Wir können hierfür Untersuchungen an Migranten durchführen – analog zu den eben beschriebenen Adoptionsstudien.

Abbildung 15–13. Altersstandardisierte Sterberaten für Brustkrebs pro 100.000 Frauen in 20 Ländern, 1976–1977. (Data from Page HS, Asire AJ: Cancer Rates and Risks, ed 3. Washington, DC, NIH publication no. 85–691, 1985.)

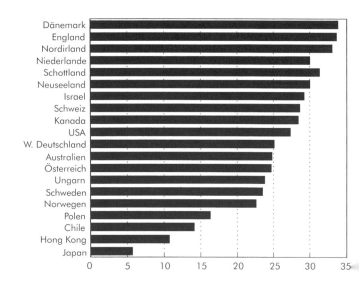

Tabelle 15–12. Standardisierte Mortalitätsratios (SMR) für Magenkrebs bei Japanern, Issei, Nisei und weißen US-Amerikanern

	SMR (%)
Japaner	100
Issei*	72
Nisei*	38
Weiße US-Amerikaner	17

* Issei und Nisei sind Japaner der ersten und zweiten Einwanderergeneration.
From Haenzel W, Kurihara M: Studies of Japanese migrants: I. Mortality from cancer and other disease among Japanese in the United States. J Nat Cancer Inst 40:43–68, 1968.

Migrationsstudien

Betrachten wir einen Japaner, der in Japan aufgewachsen ist, einem Land, in dem das Magenkrebsrisiko hoch ist. Er wandert in die Vereinigten Staaten aus, ein Land mit einer niedrigen Magenkrebsinzidenz. Wie würde sich erwartungsgemäß das Risiko, an Magenkrebs zu erkranken, für diese Person ändern? Wenn die Erkrankung hauptsächlich genetisch bedingt ist, würden wir erwarten, dass das Risiko einer Magenkrebserkrankung hoch bleibt, auch wenn Menschen aus einem Hochrisikoland in ein Land mit einem niedrigen Risiko auswandern. Bei einer umweltbedingten Erkrankung würden wir vermuten, dass sich im Laufe der Zeit das Erkrankungsrisiko einer Gruppe von Auswanderern an jenes des neuen Heimatlandes angleicht, also in unserem Beispiel abnimmt. Tabelle 15–12 zeigt standardisierte Mortalitäts-Ratios (SMRs) von Magenkrebs für in Japan lebende Männer, für in die USA ausgewanderte japanische Männer (Issei), sowie für in den USA geborene Kinder japanischer Immigranten (Nisei) im Vergleich zu den SMRs weißer amerikanischer Männer. Wie wir sehen, verschieben sich die SMRs stetig in Richtung der niedrigeren SMRs von weißen US-Amerikanern. Diese Daten weisen deutlich daraufhin, dass hier eine Umweltkomponente stark beteiligt ist.

Dabei sollten wir im Hinterkopf behalten, dass Migranten und ihre Familien, wenn sie in ihrem neuen Heimatland angekommen sind, nicht sofort die Lebensweise ihres Ursprungslandes abstreifen. Viele Aspekte der heimatlichen Kultur werden beibehalten, einschließlich der Essgewohnheiten und kulinarischen Vorlieben. Die engere Umgebung von Migranten, insbesondere ihr Lebensstil, besteht gewöhnlich aus einer Mischung sozio-kultureller Elemente des Ursprungslandes und des neuen Heimatlandes. Hier spielt natürlich auch das Auswanderungsalter eine große Rolle; wenn wir die Ergebnisse von Migrationsstudien interpretieren wollen, müssen wir wissen, wie lange eine Person im Geburtsland lebte und wie lange im Immigrationsland.

Wenden wir uns nun einem weiteren Beispiel zu. Für das Risiko von Menschen, an Multipler Sklerose zu erkranken, konnte ein Zusammenhang zu dem Breitengrad des Wohnortes gezeigt werden: Je größer die Entfernung vom Äquator, desto größer ist das Risiko. Diese faszinierende Beobachtung löste intensive Forschungen aus, dennoch konnte nicht geklärt werden, in welchem Maße dieser Zusammenhang mit dem Breitengrad bedingt wird durch Umweltfaktoren, und wie wir herausfinden können, welche Umweltfaktoren dabei von Bedeutung sind.

Diese Beobachtung bietet eine exzellente Möglichkeit, Migrantenstudien durchzuführen, um beispielsweise Menschen zu untersuchen, die aus einem Hochrisikoland in eine Niedrigrisikogegend gezogen sind. Ein Land, das sich bestens für eine solche Studie eignet, ist Israel, das von seinem Breitengrad her ein geringes Risiko für Multiple Sklerose hat. Israel erlebte im 20. Jahrhundert eine Folge von Einwanderungswellen. Einige der Einwanderer stammten aus Gegenden mit hohem Risiko, aus Ländern, die auf nördlichen Breitengraden liegen, wie die USA, Kanada und die Staaten Nordeuropas. Andere kamen aus Breiten mit niedrigem Risiko, aus Ländern, die näher am Äquator liegen, einschließlich der Gegenden Nordafrikas und der arabischen Halbinsel.

In Tabelle 15–13 sind Daten zur Inzidenz der Multiplen Sklerose bei Europäern und afro-asiatischen Einwanderern in Israel aufgeführt. (Da es sich um eine seltene Erkrankung handelt, sind die Stichproben relativ klein.)

Betrachten wir zunächst die Erkrankungsraten bei afro-asiatischen Immigranten, die aus einem Landstrich mit niedrigem Risiko in ein anderes Niedrigrisikoland eingewandert sind. Ihr Erkrankungsrisiko bleibt niedrig. Nun untersuchen wir die Daten von europäischen Einwanderern, die aus Ländern mir einem hohen Risiko stammen

Tabelle 15–13. Inzidenz der Multiplen Sklerose (MS) pro 100.000 bei Europäern, Afrikanern und Asiaten, die nach Israel einwanderten, nach Alter bei Immigration

Alter bei Immigration	Inzidenz der MS bei Migranten	
	Europäer	Afrikaner und Asiaten
< 15	0,76	0,65
15–29	3,54	0,40
30–34	1,35	0,26

Adapted from Alter M, Leibowitz V, Speer J: Risk of multiple sclerosis related to age at immigration to Israel. Arch Neurol 15:234–237, 1966.

(Europa), und in ein Land mit einem niedrigen Risiko für die Multiple Sklerose einwandern (Israel). Europäer, die bei der Auswanderung nicht älter als 15 Jahre alt waren (siehe oberste Zeile), weisen eine niedrige Rate auf, die derjenigen von afro-asiatischen Einwanderern ähnelt. Europäer, die hingegen nach dem 15. Lebensjahr auswanderten, tendieren dazu, die hohe Rate ihres Herkunftslandes beizubehalten. Diese Befunde ließen vermuten, dass das Risiko, an Multipler Sklerose zu erkranken, in der Kindheit determiniert wird, und dass der ausschlaggebende Faktor darin zu sehen ist, ob die Kindheit in einem Landstrich mit einem hohen oder mit einem niedrigen Erkrankungsrisiko verbracht wurde. Jemand, der seine Kindheit in einem Niedrigrisikoland verbrachte, wird dieses niedrige Risiko behalten. Eine Person, die ihre Kindheit in einem Hochrisikoland verbrachte, behält dieses hohe Risiko bei, selbst wenn sie später in eine Region mit einem niedrigen Risiko auswandert. Diese Beobachtung legte nahe, dass irgendein Ereignis in der Kindheit, das möglicherweise infektiöser Natur ist, bei der Auslösung der Multiplen Sklerose eine bedeutsame Rolle spielt. Dies regte die Erforschung von „Slow-Virus-Infektionen" an als mögliches ätiologisches Agens bei dieser Erkrankung.

Worin bestehen nun die Schwierigkeiten bei Migrantenstudien? Erstens sind Migranten nicht repräsentativ für die Bevölkerungen ihrer Herkunftsländer. Daher müssen wir fragen, welche Faktoren diese Menschen zum Auswandern bewegten (Selektionsfaktoren)? Menschen, die beispielsweise schwer krank oder behindert sind, werden gewöhnlich nicht auswandern. Auch andere Faktoren, einschließlich sozio-ökonomischer und kultureller Merkmale, beeinflussen die Wahrscheinlichkeit, mit der bestimmte Menschen auswandern und andere nicht.

Folglich müssen wir fragen, ob es vor dem Hintergrund dieses Selektionsproblems legitim ist, die Raten von Issei und Nisei mit denen von einheimischen Japanern zu vergleichen.

Zweitens stellt sich die Frage, wie hoch das Alter zum Zeitpunkt der Emigration war? Wie lange lebten die Migranten in ihrem Ursprungsland, wie lange in dem Einwanderungsland? Drittens legen Auswanderer die Kultur ihres Heimatlandes nicht vollständig ab, nachdem sie ausgewandert sind. All diese Faktoren müssen bedacht werden, wenn man die Ergebnisse von Migrantenstudien interpretieren will. Hier besteht eine sichtbare Parallele zu den Adoptionsstudien, und wie in Tabelle 15–14 zu sehen ist, ähneln sich viele der Probleme, die im Zuge der Interpretation auftreten, bei beiden Studienarten.

Tabelle 15–14. Probleme bei der Interpretation von Ergebnissen aus Adoptions- und Migrationsstudien

• Adoptivkinder sind stark selektiert.	• Migranten sind stark selektiert.
• Das Adoptionsalter variiert.	• Das Migrationsalter variiert.
• Adoptivkinder können in unterschiedlichem Maß mit ihren biologischen Eltern weiterhin in Verbindung stehen.	• Migranten können viele Bestandteile ihres Herkunftsmilieus beibehalten, insbesondere kulturelle Elemente und Teile des Lebensstils.

INTERAKTION GENETISCHER UND UMWELTBEDINGTER FAKTOREN

Wenn sowohl genetische als auch umweltbedingte Faktoren bei der Entstehung von Erkrankungen beim Menschen vorliegen, muss die Natur der Beziehung zwischen diesen beiden Arten von Faktoren erhellt werden. Bestimmte Erkrankungen sind hauptsächlich umweltbedingt, während andere in erster Linie genetischen Ursprungs sind. Dennoch muss auch die Frage der genetischen Empfänglichkeit für Umweltfaktoren angesprochen werden und deren mögliche Interaktion.

Kapitel 15 · Identifizierung d. Rolle v. genetischen v. umweltbedingten Faktoren b. d. Entstehung v. Krankheiten

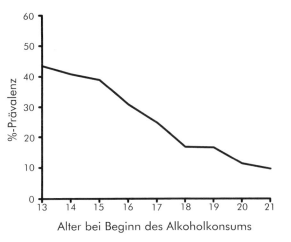

Abbildung 15–14. Lebenszeit-Prävalenz der Alkoholabhängigkeit nach „Einstiegsalter". (Adapted from Grant BF, Dawson DA: Age at onset of alcohol use and its association with DSM-IV alcohol abuse and dependence: Results from the National Longitudinal Alcohol Epidemiologic Survey, J Substance Abuse 9:103–110, 1997. With permission from Elsevier Science.)

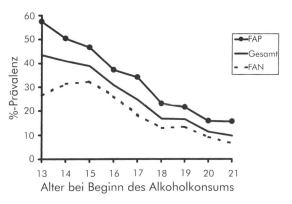

Abbildung 15–15. Lebenszeit-Prävalenz der Alkoholabhängigkeit nach „Einstiegsalter" und Alkohol-Familienanamnese. (FAP: Familienanamnese positiv; FAN: Familienanamnese negativ). (Adapted from Grant BF: The impact of a family history of alcoholism on the relationship between age at onset of alcohol use and DSM-IV alcohol dependence: Results from the National Longitudinal Alcohol Epidemiologic Survey, Alcohol Health Res World 22:144–147, 1998.)

Im 13. Kapitel diskutierten wir die Studie von Grant und Dawson, in der ein Zusammenhang zwischen einem frühen ersten Alkoholkonsum und der Lebenszeit-Prävalenz des Alkohol-Abusus (Abb. 15–14) beschrieben wurde. In Abbildung 15–15 sehen wir, dass – nach Unterteilung der Probanden in jene mit einer positiven Familienanamnese für Alkoholismus und jene mit einer negativen Familienanamnese – der Zusammenhang dennoch bestand, obwohl die Prävalenz bei positiver Anamnese anstieg und bei negativer Anamnese abnahm.[21] Diese Beobachtung legt nahe, dass der registrierte Zusammenhang zwischen Lebenszeit-Risiko des Alkohol-Abusus und Alter des ersten Alkoholkonsums den Einfluss von Umweltfaktoren widerspiegeln kann. Die Auswirkung der Familienanamnese könnte entweder auf eine Interaktion mit genetischen Faktoren hinweisen oder auf den Einfluss der Erziehung, die in Zusammenhang mit der Familienanamnese für Alkoholismus steht.

Fortschritte in der Molekularbiologie haben die Verknüpfung von Epidemiologie und Laborgenetik erleichtert. Zum Beispiel ist seit langem bekannt, dass die Einnahme oraler Kontrazeptiva (OK) bei Frauen das Risiko einer Venenthrombose erhöht. Vandenbroucke und Mitarbeiter[22] untersuchten die Frage, ob die Faktor-V-Leiden-Mutation, von der bekannt ist, dass sie die Thrombosedisposition steigert, bei dem erhöhten Thromboserisiko von Frauen, die OK einnehmen, eine Rolle spielt. Sie führten hierzu eine Fall-Kontroll-Studie an 155 Frauen in der Prämenopause durch, bei denen eine tiefe Beinvenenthrombose aufgetreten war und verglichen diese mit einer Kontrollgruppe von 169 Frauen aus der Bevölkerung.

Wie in Tabelle 15–15 zu sehen ist, nahm das Risiko bei Trägerinnen der Mutation um das 7fache bis 9fache zu, verglichen mit Frauen ohne diese Mutation. Beim Vergleich von Frauen, die weder Trägerinnen der Faktor-V-Leiden-Mutation waren, noch Kontrazeptiva einnahmen, mit Frauen, die sowohl Trägerinnen der Mutation als auch Konsumentinnen von OK waren, fand sich eine fast 30fache Erhöhung des Risikos. Diese Befunde übersteigen leicht die Erwartungswerte, die sich aus einem multiplikativen Modell ergäben und deuten somit auf eine Interaktion hin.

Tabelle 15–15. Geschätzte Bevölkerungs-Inzidenz pro 10.000 Personenjahre der ersten Venenthrombose bei Frauen im Alter zwischen 15 und 49 Jahren nach Vorhandensein einer Faktor-V-Leiden-Mutation und Einnahme von oralen Kontrazeptiva

	Faktor-V-Leiden-Mutation	
	Nicht Vorhanden	Vorhanden
Keine orale Kontrazeptiva eingenommen	0,8	5,7
Orale Kontrazeptiva eingenommen	3,0	28,5

Adapted from Vandenbroucke JP, Koster T, Briët E, et al: Increased risk of venous thrombosis in oral contraceptive users who are carriers of factor V Leiden mutation. Lancet 344:1453–1457, 1994.

In einer Studie von 1995 berichteten Brennan und Mitarbeiter, die in Sidransky's Labor arbeiteten, über den Zusammenhang zwischen Rauchen und Plattenepithelkarzinomen der Kopfhaut und der Nacken-Halsregion.[23] Sie fanden heraus, dass bei Patienten mit invasiv wachsenden Kopf-Hals-Tumoren das Rauchen mit einem deutlichen Anstieg der Mutationen am p53-Gen assoziiert ist, das normalerweise als Tumorsuppressor fungiert. Solche Mutationen tragen mit großer Wahrscheinlichkeit zu der Auslösung und dem Wachstum von Tumoren bei. Die Forscher untersuchten Tumorproben von 127 Patienten mit Kopf-Hals-Tumoren und fanden in 42 Prozent der Fälle p53-Mutationen (54 von 127 Patienten). Bei Patienten, die mindestens eine Schachtel Zigaretten pro Tag über 20 Jahre geraucht hatten, war die Wahrscheinlichkeit von p53-Mutationen zweimal größer als bei nichtrauchenden Patienten. Bei Patienten, die rauchten und täglich mehr als 28 Gramm reinen Alkohol tranken, war die Wahrscheinlichkeit von p53-Mutationen um das 3,5fache erhöht im Vergleich zu Patienten, die weder rauchten noch tranken.

Wie in Abbildung 15–16 zu sehen ist, fanden sich p53-Mutationen bei 58 Prozent der Patienten, die rauchten und mehr als 28 g reinen Alkohol tranken, bei 33 Prozent der Patienten, die rauchten und nicht tranken und bei 17 Prozent der Patienten, die weder rauchten noch tranken. Darüber hinaus schien die Art von Mutationen bei Patienten, die weder rauchten noch tranken, eher endogener als exogener Natur zu sein, d. h. durch umweltbedingte Mutagene verursacht zu sein. Diese Befunde sprechen dafür, dass Zigarettenrauchen das p53-Tumorsuppressorgen inaktivieren könnte und damit eine molekulare Basis für die allgemein anerkannte Beziehung zwischen dem Zigarettenrauchen und Kopf-Hals-Tumoren schafft.

Ein weiterer Schritt bei diesem Ansatz besteht darin, einen spezifischen Gendefekt zu identifizieren, der mit einer bestimmten Umweltexposition assoziiert ist. Beispiel hierfür sind Befunde, die eine Verbindung zwischen einem Defekt des p53-Gens und einer Aflatoxin-Exposition bei Patienten mit hepatozellulären Karzinomen (HCC = hepatocellular carcinoma) aufzeigen. Im 14. Kapitel wurde bereits der positive Synergismus zwischen dem Hepatitis-B-Virus (HBV) und einer Aflatoxin B_1-Exposition bei der Erhöhung des HCC-Risikos besprochen. Um herauszufinden, ob die Häufigkeit einer spezifischen Mutation auf

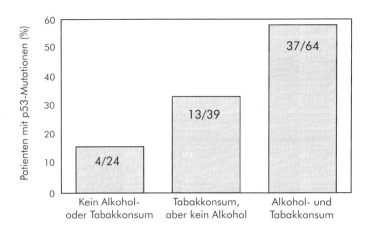

Abbildung 15–16. Zusammenhang zwischen p53-Genmutationen und Zigarettenrauchen sowie Alkoholkonsum bei 129 Patienten mit Plattenepithelkarzinomen im Kopf-Halsbereich (From Brennan JA, Boyle JO, Koch WM et al: Association between cigarette smoking and mutation of the p53 gene in squamous cell carcinoma of the head and neck. N Engl J Med 332:712–717, 1995.)

dem p53-Tumorsuppressorgen (eine „Hot-Spot-Mutation" am Codon 249) mit dem Risiko einer Aflatoxin-Exposition in Verbindung steht, untersuchten Ozturk und Mitarbeiter HCC-Proben aus 14 Ländern.[24] Die Mutation fand sich bei 17 Prozent der Tumorgewebeproben (12/72) aus vier Ländern Südafrikas und der Südostküste Asiens. Doch bei keiner der 95 Proben aus anderen Erdteilen konnte diese Mutation nachgewiesen werden, einschließlich Nordamerika, Europa, dem Mittleren Osten und Japan. Die vier Länder, in denen die Mutation gefunden wurde – China, Vietnam, Südafrika und Mosambik – haben die meisten Fälle von HCC weltweit. In diesen vier Ländern herrscht ein ähnlich feuchtwarmes Klima vor, welches das Wachstum von aflatoxin-produzierendem Schimmel fördert. Die Rate der HBV-Träger lag hoch, unterschied sich aber nicht signifikant in den untersuchten Ländern. Das Risiko einer Aflatoxinexposition hingegen variierte zwischen den Ländern stark, das Vorliegen einer Mutation korrelierte mit dem Risiko einer Aflatoxinexposition.

Weitere Befunde, die diese Ergebnisse stützen, wurden von Aguilar et al. geliefert, die normale Leberproben aus drei geographischen Regionen untersuchten, die sich in dem Risiko einer Aflatoxinexposition unterschieden: vernachlässigbares Risiko (Vereinigte Staaten), niedriges Risiko (Thailand) und hohes Risiko (Qidong, China).[25] Die Häufigkeit von Mutationen verlief parallel der Expositionshöhe durch Aflatoxin B_1 und wies somit darauf hin, dass das Aflatoxin eine Rolle bei der Auslösung und Entwicklung von Leberzelltumoren spielt, möglicherweise bereits in einer frühen Phase.

Also können sich Studien, die epidemiologische und molekulare Methoden verbinden, als besonders wertvoll erweisen, wenn es mit ihnen gelingt, eine ätiologische Rolle von bestimmten Umweltfaktoren nachzuweisen, indem die spezifischen Geneffekte dieser Faktoren aufgedeckt werden. Zusätzlich können solche Studien Hinweise auf biologische Mechanismen liefern, die an der Entwicklung bestimmter Tumoren und anderer Erkrankungen beteiligt sein könnten. Kombinierte epidemiologische und molekularbiologische Studien können auch dazu beitragen, die Wahrscheinlichkeit zu senken, dass eine Erkrankung in erster Linie durch Umweltfaktoren bedingt ist. So wies beispielsweise Harris darauf hin, dass die genaue Kenntnis der p53-Mutation nachzuweisen hilft, dass eine bestimmte Krebserkrankung nicht durch ein Umweltkarzinogen hervorgerufen wurde, sondern durch eine endogene Mutationsauslösung, so wie in der gerade beschriebenen Studie über Patienten mit Tumoren der Kopf-Halsregion, die weder tranken noch rauchten.[26] Keimbahnmutationen auf p53 können auch darauf hindeuten, dass eine Person eine erhöhte Anfälligkeit (Suszeptibilität) für Krebs hat, wie ursprünglich von Knudson im Jahr 1971 vorgeschlagen wurde (wir hatten darüber bereits in diesem Kapitel diskutiert).[6]

Trotz der Begeisterung über die Ergebnisse solcher Studien reicht die Informationsgrundlage von Studien, in denen genetische und umweltbedingte Faktoren einbezogen werden, noch nicht aus, um deren spezifische Beziehung bei der Krankheitsentstehung darzustellen.

ZUSAMMENFASSUNG

In diesem Kapitel wurden einige epidemiologische Ansätze beschrieben, mit denen die relativen Beiträge von Genen und Umwelt bei der Entstehung von Erkrankungen abgeschätzt werden. Die Verbindung zwischen Epidemiologie und Genetik findet in zunehmendem Maße Beachtung, ein neues Fachgebiet hat sich hieraus entwickelt: die *genetische Epidemiologie*.[10] Die meisten epidemiologischen Studien zielen darauf ab, Umweltfaktoren bei Erkrankungen aufzuspüren. Doch wenn wir Studien planen und durchführen und deren Ergebnisse interpretieren wollen, sollten wir im Auge behalten, dass sich Personen, die in epidemiologischen Studien untersucht werden, nicht nur in ihrer Umweltexposition unterscheiden, sondern auch in ihrer genetischen Disposition und Krankheitsanfälligkeit. Daher sollten Familienuntersuchungen bei epidemiologischen Studien über Risikofaktoren wachsende Beachtung finden, einschließlich Fall-Kontroll-Studien und andere Studiendesigns. Schließlich erweisen sich genetische Marker für Krankheitdispositionen, die in Laboratorien entwickelt werden, in zunehmendem Maße als wertvolle Instrumente für epidemiologische Studien, die der Erforschung der Ätiologie menschlicher Erkrankungen dienen.

LITERATUR

1. Hogben L: Nature and Nurture. New York, WW Norton, 1939.
2. Miki Y, Swensen J, Shattuck-Eidens D, et al: A strong candidate for the breast and ovarian cancer susceptibility gene BRCA1. Science 266:66–71, 1994.
3. Struewing JP, Hartge P, Wacholder S, et al: The risk of cancer associated with specific mutations of BRCA1 and BRCA2 among Ashkenazi Jews. N Engl J Med 336:1401–1408, 1997.
4. Savitsky K, Bar-Shira A, Gilad S: A single ataxia telangiectasia gene with a product similar to PI-3 kinase. Science 268:1749–1753, 1995.
5. Nowak R: Discovery of AT gene sparks biomedical research bonanza. Science 268:1700–1701, 1995.
6. Knudson AG Jr: Mutation and cancer: Statistical study of retinoblastoma. Proc Natl Acad Sci USA 68:820–823, 1971.
7. Cavenee WK, Dryja TP, Phillips RA, et al: Expression of recessive alleles by chromosomal mechanisms in retinoblastoma. Nature 305:779–784, 1983.
8. Benedict WF; Fung WT, Murphree L: The gene responsible for the development of retinoblastoma and osteosarcoma. Cancer 62:1691–1694, 1988.
9. Childs B, Scriver CR: Age at onset and causes of disease. Perspect Biol Med 29:437, 1986.
10. Khoury MJ, Beaty TH, Cohen BH: Fundamentals of Genetic Epidemiology. New York, Oxford University Press, 1993.
11. Kaij L: Studies on the Etiology and Sequels of Abuse of Alcohol. Lund, Hakan Ohlssons Boktryckeri, 1960.
12. Hrubec Z, Omenn GS: Evidence of genetic predisposition to alcoholic cirrhosis and psychosis: Twin concordance for alcoholism and its end points by zygosity among male veterans. Alcohol Clin Exp Res 5:207–215, 1981.
13. Murray RM, Clifford C, Gurlin HM: Twin and alcoholism studies. In Galanter M (ed): Recent Developments in Alcoholism, vol 1. New York, Plenum, 1983, pp 25–47.
14. Pickens RW, Svikis DS, McGue M, et al: Heterogeneity in the inheritance of alcoholism: A study of male and female twins. Arch Gen Psychiatry 48:19–28, 1991.
15. Mac Mahon B: Epidemiology of Hodgkin's disease. Cancer Res 26:1189–1200, 1966.
16. Diehl V, Tesch H: Hodgkin's disease: Environmental or genetic? N Engl J Med 332:461–462, 1995.
17. Gutensohn N, Cole P: Childhood social environment and Hodgkin's disease. N Engl J Med 304:135–140, 1980.
18. Mack TM, Cozen W, Shibata DK, et al: Concordance for Hodgkin's disease in identical twins suggesting genetic susceptibility to the young-adult form of the disease. N Engl J Med 332:413–418, 1995.
19. Tanner CM, Ottman R, Goldman SM, et al: Parkinson disease in twins: An etiologic study. JAMA 281:341–346, 1999.
20. Kety SS, Ingraham LJ: Genetic transmission and improved diagnosis of schizophrenia from pedigrees of adoptees. J Psychiatr Res 26:247–255, 1992.
21. Grant BF: The impact of a family history of alcoholism on the relationship between age at onset of alcohol use and DSM-IV alcohol dependence. Alcohol Health Res World 22:144–147, 1998.
22. Vandenbroucke JP, Koster T, Briët E, et al: Increased risk of venous thrombosis in oral-contraceptive users who are carriers of factor V Leiden mutation. Lancet 344:1453–1457, 1994.
23. Brennan JA, Boyle JO, Koch WM, et al: Association between cigarette smoking and mutation of the p53 gene in squamous-cell carcinoma of the head and neck. N Engl J Med 332:712–717, 1995.
24. Ozturk M, Bressac B, Puisieux A, et al: p53 mutation in hepatocellular carcinoma after aflatoxin exposure. Lancet 338:1356–1359, 1991.
25. Aguilar F, Harris CC, Sun T, et al: Geographic variation of p53 mutational profile in nonmalignant human liver. Science 264:1317–1319, 1994.
26. Harris c: p53: At the crossroads of molecular carcinogenesis and risk assessment. Science 262:1080–1081, 1993.

Fragen zur Wiederholung des 15. Kapitels

1. Wenn bei eineiigen Zwillingspaaren eine höhere Konkordanz bei bestimmten Erkrankungen als bei zweieiigen Zwillingspaaren beobachtet wird, deutet dies darauf hin, dass die Erkrankung am wahrscheinlichsten bedingt ist durch:
   a. Ausschließlich Umweltfaktoren
   b. Ausschließlich Erbfaktoren
   c. Fast ausschließlich Erbfaktoren, wobei möglicherweise einige nicht-erbliche Faktoren eine Rolle spielen
   d. Umwelt- und genetische Faktoren annähernd zu gleichen Teilen
   e. Geschlechtsunterschiede bei eineiigen Zwillingen

Frage 2 bezieht sich auf die unten angegebenen Informationen:

In einer Familienstudie zur Schizophrenie wurden die folgenden Konkordanzraten bei verschiedenen Verwandtschaftsgraden beobachtet:

Paar	Konkordanzrate (%)
Ehemann-Ehefrau	5
Eltern-Kind	40
Eineiige Zwillinge	65
Zweieiige Zwillinge	42
Gewöhnliche Geschwister	40

2. Eine vernünftige Schlussfolgerung aus diesen Daten lautet:
   a. Genetische Faktoren sind bei der Ätiologie der Schizophrenie ohne Bedeutung
   b. Die Daten weisen auf eine mögliche bedeutsame genetische Komponente hin
   c. Die Inzidenz der Schizophrenie unter Verwandten ist bei eineiigen Zwillingen am höchsten
   d. Die Prävalenz der Schizophrenie unter Verwandten ist bei eineiigen Zwillingen am höchsten
   e. Die Wahrscheinlichkeit, an einer Schizophrenie zu erkranken, ist bei Zwillingen geringer als bei normalen Geschwistern

Frage 3 bezieht sich auf die unten angegebenen Informationen:

In einer Studie an Japanern, die in die USA eingewandert sind, wurden die folgenden standardisierten Mortalitätsratios (SMRs) für die Erkrankung X gefunden:

Gruppe	SMR (%)
Japaner in Japan	100
Japanische Migranten	105
Kinder, japanischer Abstammung	108
US-Weisse	591

3. Diese Befunde lassen den Schluss zu, dass:
   a. Umweltfaktoren die Hauptdeterminanten dieser SMR sind
   b. Genetische Faktoren die Hauptdeterminanten dieser SMR sind
   c. Umweltfaktoren zusammen mit der Kultur der Einwanderer wahrscheinlich beteiligt sind
   d. Die Einwanderer stark selektiert und nicht repräsentativ für die Bevölkerung ihres Herkunftslandes sind
   e. Internationale Unterschiede bei der Kodierung der Krankheit X auf Totenscheinen einen entscheidenden Einfluss auf diese SMR haben

4. Wenn die Inzidenz einer Erkrankung bei Adoptivkindern untersucht und verglichen wird mit der Inzidenz bei biologischen Verwandten und Adoptivverwandten, sind alle der folgenden Punkte wichtige Einwände und Überlegungen, *außer*:

a. Erkrankungsalter
b. Stärke des Kontaktes, den das Adoptivkind mit seinen biologischen Eltern pflegt
c. Ehestatus der biologischen Eltern
d. Auswahlfaktoren im Hinblick auf die Frage, wer adoptiert wird und wer nicht
e. *c* und *d*

5. Wenn ein Zusammenhang gefunden wird zwischen der Inzidenz einer Erkrankung und einem bestimmten genetisch determinierten Merkmal, gilt:
a. Die Erkrankung ist eindeutig genetisch bedingt
b. Genetische Faktoren sind bei allen Erkrankungsfällen zumindest beteiligt
c. Genetische Faktoren sind bei einigen Erkrankungsfällen zumindest beteiligt
d. Eine Beteiligung von Umweltfaktoren ist ausgeschlossen
e. Ein Auftreten der Erkrankung dürfte wahrscheinlich unvermeidbar sein

Abschnitt III

Epidemiologie bei der Evaluation und Anwendung in der Politik

In Abschnitt II verschafften wir uns einen Überblick über die wichtigsten Arten von Studiendesigns, die in der Epidemiologie Anwendung finden, und wir gingen der Frage nach, wie die Ergebnisse von epidemiologischen Studien verwendet werden, um Zusammenhänge darzustellen und Kausalschlüsse abzuleiten. Obwohl die besprochenen methodischen Fragen interessant und faszinierend sind, rührt doch die Begeisterung in der Epidemiologie größtenteils von der Tatsache her, dass deren Ergebnisse unmittelbar auf gesundheitliche Probleme des Menschen angewendet werden können. Zu den Herausforderungen, die hieraus erwachsen, gehört es daher, gültige Schlussfolgerungen aus den in epidemiologischen Studien erhobenen Daten zu ziehen; diese Befunde und ihre Auslegung Politikern ebenso wie der allgemeinen Öffentlichkeit in angemessener Form zu vermitteln, und ethische Probleme zu erörtern, die sich aus der engen Verbindung zwischen Epidemiologie und menschlicher Gesundheit sowie klinischer und öffentlicher Gesundheitspolitik ergeben.

In diesem Abschnitt wird die Anwendung und der Nutzen der Epidemiologie bei der Evaluierung (Bewertung) von Gesundheitsleistungen (Kapitel 16) und Screeningprogrammen (Kapitel 17) besprochen. Dann wenden wir uns einigen speziellen Fragen zu, die den Einsatz der Epidemiologie in der Politik betreffen (Kapitel 18). Schließlich werden wir einige der wichtigsten ethischen und beruflichen Überlegungen ansprechen, die im Kontext stehen mit der Durchführung epidemiologischer Untersuchungen und der Verwendung von Ergebnissen aus epidemiologischen Studien mit dem Ziel, die Gesundheit der Bevölkerung und die Wirksamkeit der klinischen Versorgung zu verbessern (Kapitel 19).

Kapitel 16

Anwendung der Epidemiologie zur Evaluation von Gesundheitsdiensten

Das vielleicht älteste Beispiel einer Evaluation ist die Schöpfungsgeschichte im Buch Genesis, 1:1–4, die in Abbildung 16–1 im hebräischen Original zu sehen ist. Die Übersetzung mit einigen hinzugefügten Überschriften liest sich wie folgt:

AUSGANGSDATEN
Am Anfang schuf Gott Himmel und Erde. Und die Erde war wüst und leer und die Finsternis herrschte über ihr.

DURCHFÜHRUNG DES PROGRAMMS
Und Gott sagte: „Es werde Licht." Und es ward Licht.

EVALUATION DES PROGRAMMS
Und Gott sah das Licht und sah, dass es gut war.

WEITERE MAßNAHMEN IM RAHMEN DES PROGRAMMS
Und Gott trennte das Licht von der Finsternis.

Dieser Textauszug enthält alle Grundelemente des Evaluationsprozesses: Ausgangsdaten, Durchführung des Programms, Evaluation des Programms und die Durchführung erneuter Maßnahmen aufgrund der Evaluationsergebnisse. Dennoch tauchen zwei Probleme in dieser Beschreibung auf. Erstens werden uns nicht die genauen Kriterien angegeben, nach denen beurteilt wurde, ob das Programm „gut" war. Es wird uns lediglich mitgeteilt, dass Gott sah, dass es gut war. Zweitens steht diese Evaluation beispielhaft für ein häufig beobachtetes Problem: Der Programmleiter beurteilt sein eigenes Programm. Sowohl bewusste als auch unbewusste Verzerrungen (Bias) können bei einer solchen Evaluation auftreten. Selbst wenn der Leiter sein Programm hervorragend durchführt, muss er nicht notwendigerweise auch über die besonderen Fähigkeiten verfügen, die für eine strenge Evaluation des Programms erforderlich wären.

Dr. Wade Hampton Frost, einer der führenden Epidemiologen des frühen 20. Jahrhunderts, behandelte die Frage des Nutzens, den die Epidemiologie bei der Evaluation von Gesundheitsprogrammen hat, anlässlich einer Rede vor der „American Public Health Association" im Jahre 1925.[1] Hier ein Auszug aus seiner Ansprache:

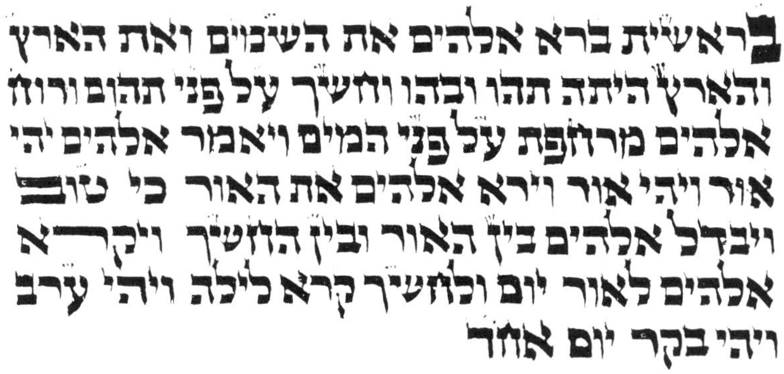

Abbildung 16–1. Die früheste, uns bekannte Evaluation. (Genesis 1:1–4.)

בְּרֵאשִׁית בָּרָא אֱלֹהִים אֵת הַשָּׁמַיִם וְאֵת הָאָרֶץ
וְהָאָרֶץ הָיְתָה תֹהוּ וָבֹהוּ וְחֹשֶׁךְ עַל פְּנֵי תְהוֹם וְרוּחַ
אֱלֹהִים מְרַחֶפֶת עַל פְּנֵי הַמָּיִם וַיֹּאמֶר אֱלֹהִים יְהִי
אוֹר וַיְהִי אוֹר וַיַּרְא אֱלֹהִים אֶת הָאוֹר כִּי טוֹב
וַיַּבְדֵּל אֱלֹהִים בֵּין הָאוֹר וּבֵין הַחֹשֶׁךְ וַיִּקְרָא
אֱלֹהִים לָאוֹר יוֹם וְלַחֹשֶׁךְ קָרָא לָיְלָה וַיְהִי עֶרֶב
וַיְהִי בֹקֶר יוֹם אֶחָד

Der Beamte im Gesundheitsdienst nimmt die Stellung eines Akteurs ein, dem die Öffentlichkeit einen bestimmten Teil ihrer Ressourcen an öffentlichen Geldern und Mitteln anvertraut, auf dass diese so investiert werden, dass sie den besten Ertrag für die Gesundheit einbringen; und bei der Erfüllung dieses Auftrags wird von ihm erwartet, dass er die gleichen allgemeinen Prinzipien befolgt, wie dies von einem Finanzbeamten unter ähnlichen Umständen erwartet würde...

Da sein Kapital gänzlich von der Öffentlichkeit bereitgestellt wird, wird man erwarten dürfen, dass er in der Lage ist, der Öffentlichkeit seine Gründe für jede Investition zu erklären und ihr eine Einschätzung des Ertrags zu liefern, den er erwartet. Er darf es nicht als unvernünftig abtun, wenn die Öffentlichkeit von Zeit zu Zeit einen Rechenschaftsbericht wünscht, um zu erfahren, welcher Gewinn tatsächlich erzielt wurde und inwieweit dieser Gewinn mit den von ihm veranschlagten Schätzungen übereinstimmt. Sicherlich würde jeder Finanzbeamte erwarten, dass sein Urteil auf diese Weise überprüft wird, und er das Vertrauen seines Kunden in dem Maße gewinnt oder verliert, in dem sich seine Einschätzung bewahrheitet oder nicht...

Im Hinblick auf solch einen Rechenschaftsbericht befindet sich der Beamte im Gesundheitswesen in einer schwierigen und möglicherweise peinlichen Lage, denn während er eine recht genaue Aussage darüber machen kann, wie viel Geld und Mühe er bei jeder seiner Maßnahmen verwendet hat, wird er selten, wenn überhaupt, in der Lage sein, im Einzelfall eine ebenso einfache und genaue Bilanz der durch diese Investitionen erzielten Erträge abzugeben. Dies ist, um es klarzustellen, nicht allein seine Schuld. Es liegt in erster Linie an der Art der Dividende, die Bemühungen im öffentlichen Gesundheitswesen abwerfen, und an der Weise, wie diese verteilt wird. Sie werden nicht in Einzelraten einer einheitlichen Währung bezogen, mit einem Warenbegleitschein versehen, so dass Lieferung und Empfang quittiert werden könnten; nein, sie werden unregelmäßig von Tag zu Tag an unbenannte Individuen innerhalb der gesamten Bevölkerung verteilt, die im Einzelfall gar nicht merken, dass sie diese empfangen haben. Hierbei handelt es sich um einen positiven Gewinn an zusätzlichem Leben und verbesserter Gesundheit, wohingegen in den Sterbe- und Erkrankungsstatistiken gewöhnlich nur die partielle und negative Bilanz von Tod und Krankheit bei bestimmten klar definierten Erkrankungsarten registriert wird, hauptsächlich bei den akuten übertragbaren Erkrankungen, die nur einen Bruchteil der Gesamtmorbidität darstellen.[1]

Dr. Charles V. Chapin kommentierte Frosts Ausführungen:

Dr. Frosts ernst zu nehmende Forderung, dass die Vorgänge in der Präventivmedizin auf eine feste wissenschaftliche Basis zu stellen seien, kommt zur rechten Zeit. In der Tat wäre dies zu jedem Zeitpunkt in den letzten 40 Jahren günstig gewesen und es bleibt zu befürchten, dass dies in den kommenden 40 Jahren gleichermaßen erforderlich sein wird.

Chapin unterschätzte 1925 die Anzahl der Jahre; der Bedarf ist heute größer, als er vor 75 Jahren war.

STUDIEN ZUR PROZESS- UND ERGEBNISQUALITÄT

Prozess-Studien

Zu Beginn sollten wir zwischen Prozess- und Ergebnisstudien unterscheiden. Prozess heißt, dass wir entscheiden, was die Bestandteile einer guten Versorgung ausmacht. Solch eine Entscheidung wird häufig von einem Expertengremium getroffen. Daraufhin können wir eine Klinik oder einen medizinischen Dienstleister anhand einschlägiger Berichte beurteilen und feststellen, inwieweit die Versorgung den etablierten Kriterien genügt. So können wir zum Beispiel feststellen, bei wie vielen Prozent der Patienten der Blutdruck gemessen wurde. Das Problem bei dieser Prozessbeurteilung besteht darin, dass sie keine Aussage zulässt, ob es dem Patienten besser geht. Die Überwachung des Blutdrucks alleine garantiert beispielsweise nicht, dass der Blutdruck unter Kontrolle ist. Zweitens beruht die Prozessbewertung auf Expertenmeinungen. Die Kriterien, die bei der Prozessbeurteilung angewendet werden, können sich im Laufe der Zeit ändern, entsprechend der geänderten Expertenmeinung. So schrieb im Jahr 1940 der allgemein akzeptierte Standard in der Versorgung von Frühgeborenen vor, dass diese Kinder mit 100-prozentigem Sauerstoff zu behandeln sind. Im Inkubator war die Aufrechterhaltung dieses Niveaus zu überwachen. Nachdem man die Rolle von hohen Sauerstoffkonzentrationen bei der Erzeugung der retrolentalen Fibroplasie erkannte – einer Erblindung bei Frühgeborenen – wurde diese Konzentration als inakzeptabel verworfen.

Ergebnisstudien

Aufgrund der Grenzen der Prozess-Studien konzentrieren wir uns im Folgenden auf ergebnisbezogene Messungen. *Ergebnis* („*Outcome*") bezeichnet hierbei, ob ein Patient von der erhaltenen medizinischen Versorgung profitierte oder nicht. Gesundheitsergebnisse stellen die Domäne der Epidemiologie dar. Obwohl Mortalität und Morbidität traditionell als Messgrößen des „Outcomes" dienten, wurden in den letzten Jahren in der Ergebnisforschung die in Frage stehenden Messgrößen erweitert um die Zufriedenheit des Patienten, die Lebensqualität, den Grad der Abhängigkeit und der Behinderung sowie ähnliche Maße.

WIRKSAMKEIT, EFFEKTIVITÄT UND EFFIZIENZ

Drei Begriffe, denen wir häufig in der Literatur über die Evaluation im Gesundheitswesen begegnen, lauten *Wirksamkeit*, *Effektivität* und *Effizienz*.

Wirksamkeit

„Wirkt" ein Mittel oder ein Eingriff unter idealen „Laborbedingungen"? Wir testen einen neuen Wirkstoff bei einer Gruppe von Patienten, die einer Krankenhausbehandlung zugestimmt haben und im Therapieverlauf beobachtet werden oder an einer Gruppe von Freiwilligen. Die Wirksamkeit ist also ein Maß in der Situation, in der alle Umstände kontrolliert werden, um die Wirkung des Mittels zu maximieren.

Effektivität

Wenn wir nun das neue Mittel im „richtigen Leben" anwenden, ist es dann immer noch effektiv? Wird beispielsweise der oben erwähnte Impfstoff in der Bevölkerung getestet, werden viele Menschen nicht zum Impftermin erscheinen. Oder ein oral zu verabreichendes Medikament schmeckt so scheußlich, dass es niemand einnimmt (und es damit ineffektiv ist), trotz der Tatsache, dass sich das Medikament unter kontrollierten Bedingungen, bei denen die Einnahme sichergestellt war, als wirksam erwiesen hatte.

Effizienz

Wenn die Wirksamkeit eines Mittels nachgewiesen wurde, stellt sich die Frage: Wie sieht das Kosten-Nutzen-Verhältnis aus? Wäre es möglich, unsere Ziele auf eine billigere und bessere Weise zu erreichen? Kosten beinhalten nicht nur das Geld, sondern auch Beschwerden, Schmerzen, Krankheitstage (Fehlen am Arbeitsplatz), Behinderung und soziale Stigmatisierung.

Konnte bei einer medizinischen Maßnahme kein Wirksamkeitsnachweis erbracht werden, hat es wenig Sinn, die Effizienz zu untersuchen. Denn wenn sie nicht effektiv ist, bietet sich als billigste Alternative an, diese Maßnahme nicht anzuwenden. Mitunter wirkt politischer oder gesellschaftlicher Druck darauf hin, dass ein Programm angestoßen wird, auch wenn es nicht effektiv ist. Dennoch werden wir uns in diesem Kapitel nur auf Evaluationskonzepte konzentrieren, insbesondere auf die Frage der Effektivität bei der Evaluation von Gesundheitsdiensten.

MAßE ZUR ERGEBNISBEWERTUNG

Wenn die Wirksamkeit einer Maßnahme gezeigt werden konnte – d. h., wenn eine präventive oder interventionelle Methode nachweislich wirksam ist, können wir uns der Beurteilung der Effektivität zuwenden. Welche Richtlinien sollten wir anwenden, um ein passendes Maß für die Ergebnis- oder „Outcome-Beurteilung" auszuwählen, das als Indikator der Effektivität dient:

1. Muss die Messung natürlich quantifizierbar sein – das bedeutet, wir müssen in der Lage sein, diese in quantitativen Begriffen ausdrücken zu können.
2. Sollte das Ergebnismaß relativ leicht zu definieren und zu diagnostizieren sein. Wenn es in einer Bevölkerungsstudie angewendet werden soll, würden wir sicherlich keine invasive Methode anwenden wollen, um einen möglichen Nutzen zu beurteilen.
3. Sollte es für eine Standardisierung zu Studienzwecken geeignet sein.
4. Muss die zu untersuchende Bevölkerung (und die Vergleichsgruppe) dasselbe Risiko haben, auf das eine Intervention abzielt und unter diesem Gesichtspunkt evaluiert werden. So hätte es zum Beispiel wenig Sinn, die Effektivität eines Sichelzell-Screeningprogramms in einer weißen Bevölkerung zu testen.

Welche Art der Zielgröße eines Ergebnisses wir auswählen, sollte von der Fragestellung abhängen. Auch wenn dies selbstverständlich erscheint, ist es nicht immer sofort offensichtlich. In Tabelle 16–1 sind mögliche Zielgrößen für die Evaluation der Ergebnisse eines Impfprogramms aufgeführt. Ganz gleich welche Ergebnisse wir auswählen, müssen diese ausdrücklich genannt werden, so dass sich andere Leser unseres Berichtes ein eigenes Urteil über die verwendeten Messverfahren und die Qualität der Daten bilden können. Ob das von uns gewählte Messverfahren tatsächlich sinnvoll und angebracht ist, hängt von klinischen und Public-Health-Aspekten der in Frage stehenden Erkrankung ab.

Tabelle 16–2 zeigt eine mögliche Auswahl von Maßen zur Einschätzung der Effektivität eines Programms, bei dem Abstriche aus den Rachen von Kindern ausgewertet wurden (Rachenkulturprogramm).

Der Umfang der medizinischen Versorgung, die Zahl der abgenommenen Kulturen sowie die Zahl der Klinikbesuche sind traditionelle Favoriten, da sie relativ leicht zu zählen sind und dabei helfen können, Budgeterhöhungen für das Programm im kommenden Jahr zu begründen. Diese Messungen machen jedoch keine Aussage über die Effektivität. Wir müssen uns daher den anderen in der Tabelle angeführten Möglichkeiten zuwenden. Wiederum sollten die am besten geeigneten Maße von der gestellten Frage abhängig gemacht werden. Diese Frage muss spezifisch sein. Es reicht nicht aus zu fragen: Wie gut ist das Programm?

Tabelle 16–1. Einige mögliche Zielgrößen zur Messung eines Impf-Programms

1. Zahl (oder Anteil) der immunisierten Personen
2. Zahl (oder Anteil) der Personen mit einem hohen Risiko, die immunisiert wurden
3. Zahl (oder Anteil) der immunisierten Personen, die eine serologische Antwort zeigen
4. Zahl (oder Anteil) der immunisierten Personen, die später exponiert sind und klinisch nicht erkrankten
5. Zahl (oder Anteil) der immunisierten Personen, die später exponiert sind und weder klinisch noch subklinisch erkranken

Tabelle 16–2. Einige mögliche Zielgrößen zur Messung des Erfolges eines Rachenkultur-Programms

1. Zahl der abgenommenen Kulturen (bei symptomatischen und symptomfreien Kindern)
2. Zahl (oder Anteil) der Kulturen, die für eine Streptokokkeninfektion positiv sind
3. Zahl (oder Anteil) der Personen mit positiven Kulturen, die medizinisch versorgt werden können
4. Zahl (oder Anteil) der Personen mit positiven Kulturen, denen die passende Therapie verschrieben wird und die diese auch befolgen
5. Zahl (oder Anteil) der positiven Kulturen, denen ein Rückfall folgt
6. Zahl (oder Anteil) der positiven Kulturen, denen eine Erkrankung an rheumatischem Fieber folgt

VERGLEICH ZWISCHEN EPIDEMIOLOGISCHEN STUDIEN ZUR KRANKHEITSÄTIOLOGIE UND EPIDEMIOLOGISCHER FORSCHUNG ZUR EVALUATION DER EFFEKTIVITÄT VON GESUNDHEITSDIENSTEN (VERSORGUNGSFORSCHUNG)

In klassischen epidemiologischen Studien zur Ätiologie von Erkrankungen untersuchen wir den möglichen Zusammenhang zwischen einer mutmaßlichen Ursache (die unabhängige Variable) und schädlichen Auswirkungen auf die Gesundheit (die abhängige Variable). Dabei berücksichtigen wir andere Faktoren, einschließlich der gesundheitlichen Versorgung, die den Zusammenhang verändern oder konfundieren können (Abb. 16-2A). Bei der Versorgungsforschung konzentrieren wir uns auf die Gesundheitsdienste als unabhängige Variable, wobei die Senkung von negativen gesundheitlichen Auswirkungen das erwartete Ergebnis (Outcome) und somit die abhängige Variable darstellt, vorausgesetzt, dass die Versorgung effektiv ist. In diesem Kontext werden umweltbedingte und andere Faktoren, welche den Zusammenhang beeinflussen können, ebenfalls berücksichtigt (Abb. 16-2B). Epidemiologische Forschung zur Krankheitsätiologie ebenso wie Versorgungsforschung: beide sprechen somit den möglichen Zusammenhang zwischen einer unabhängigen und einer abhängigen Variablen an und den Einfluss anderer Faktoren auf diesen Zusammenhang. Es überrascht uns daher wenig, dass viele der besprochenen Studiendesigns in beiden Bereichen üblich sind, genauso wie methodische Probleme und mögliche Bias-Formen, die diesen Studientypen anhaften.

EVALUATION MITTELS AGGREGIERTER DATEN

Regelmäßig verfügbare Daten, wie Mortalitäts- oder Krankenhausdaten, werden häufig bei Evaluationsstudien verwendet. Diese Daten können aus verschiedenen Quellen stammen, die sich in wichtigen Aspekten unterscheiden können. Abbildung 16-3 zeigt als Beispiel Entlassungsraten von kurzen Krankenhausaufenthalten in den Vereinigten Staaten, die aus zwei Quellen stammen: dem „National Hospital Discharge Survey (NHDS)", einer amerikanischen Krankenhausstatistik, und dem „National Health Interview Survey (NHIS)", einer landesweiten Befragung.

Obgleich die Trends ähnlich verlaufen, unterscheiden sie sich in der Höhe der Raten. Die NHDS-Erhebung greift auf Krankenhausregister zurück, in denen die Zahl der Entlassungen von Patienten mit kurzem Krankenhausaufenthalt in nicht-staatlichen Häusern verzeichnet ist. Die NHIS-Erhebung verwendet persönliche Befragungen, wobei Menschen dazu neigen, viele der zurückliegenden Krankenhausaufenthalte zu vergessen. Hierbei werden auch Entlassungen aus staatlichen Häusern berücksichtigt, bei denen es sich größtenteils um Einrichtungen für Kriegsveteranen handelt („Veterans Administration Hospitals"). Die NHDS-Erhebung schließt hingegen Patienten ein, die im Krankenhaus verstarben sowie Patienten, die aus Pflegeheimen eingewiesen wurden. Zwei Gruppen also, die nicht in die NHIS-Statistik eingehen. Die NHDS-Untersuchung – nicht aber die der NHIS – zählt zu den Entlassungen auch Patienten, die weniger als einen Tag im Krankenhaus waren. Die Crux bei der Evaluation jeder Art von medizinischer Ver-

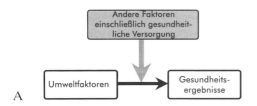
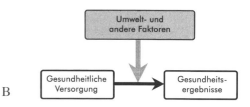

Abbildung 16–2. A, Klassische epidemiologische Ursachenforschung, bei der die Möglichkeit anderer Einflussfaktoren berücksichtigt wird, einschließlich der medizinischen Versorgung. **B,** Klassische Versorgungsforschung im Hinblick auf die Effektivität, bei der mögliche Einflüsse durch umweltbedingte und andere Faktoren berücksichtigt werden.

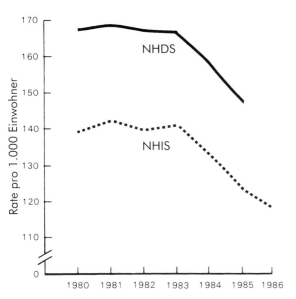

Abbildung 16-3. Enlassungsraten nach kurzem Krankenhausaufenthalt in den USA von 1980–1986: Vergleich des „National Hospital Discharge Survey (NHDS)" [Nationale Erhebung zu Krankenentlassungen] mit dem „National Health Interview Survey (NHIS)" [Nationale Gesundheitsbefragung]. (From Moss AJ, Moien MA: Recent declines in hospitalization: United States, 1982–1986. Data from the National Health Interview Survey and the National Hospital Discharge Survey. NCHS Advance Date, Vital and Health Statistics of the National Center for Health Statistics, no. 140, p.2, 1987.)

sorgung liegt also darin, die zu verwendenden Datenquellen zu kennen und zu verstehen, um einschätzen zu können, wer oder was registriert wurde (oder nicht) und wie die Daten kategorisiert wurden. Dann können wir abschätzen, welchen Einfluss diese Merkmale haben und wie die Validität der erhobenen Daten beschaffen ist, und wir können mögliche Bias-Formen untersuchen. Wenn wir nur an zeitlichen Verläufen interessiert sind – an Trends also – wird diese Frage weniger entscheidend sein; wollen wir aber Absolutwerte betrachten, erhält diese Frage große Bedeutung.

Outcome-Forschung

Der Begriff *Outcome-Forschung* (Outcome = Ergebnis) wurde in den letzten Jahren zunehmend häufiger benutzt, um Studien zu bezeichnen, die die Auswirkungen von zwei oder mehreren gesundheitlichen Versorgungsleistungen – wie etwa Therapien, Organisationsformen von Gesundheitsdiensten, Art und Umfang von Krankenversicherungsleistungen und Vergütung der Dienstleister – auf Ergebnisse der Gesundheit oder der Gesundheitsökonomie untersuchten. Gesundheitliche Zielgrößen können dabei sein: die Morbidität und Mortalität, Maße der Lebensqualität, funktioneller Status, Patientensicht des eigenen Gesundheitszustandes, einschließlich subjektive Wahrnehmung von Beschwerden und die Patientenzufriedenheit. Ökonomische Maße können direkte oder indirekte Kosten widerspiegeln; zu diesen Maßen zählen u. a. die Häufigkeit der Krankenhausaufnahmen, der ambulanten und notfallmedizinischen Leistungen, die Zahl verlorener Arbeitstage, verlorener Tage der Kinderbetreuung und Tage eingeschränkter Aktivität. Folglich ist die Epidemiologie eine von mehreren notwendigen Disziplinen für die Outcome-Forschung.

Die Outcome-Forschung verwendet häufig Daten aus großen Populationen. Es werden umfangreiche Datensätze verwendet, wobei die Daten oft zu Verwaltungs- oder Abrechnungszwecken gesammelt wurden und weniger für Forschungszwecke. Häufig können mehrere große Datensätze, die jeweils Informationen zu verschiedenen Variablen beinhalten, miteinander verknüpft werden, um eine bestimmte Frage zu untersuchen. Der Vorteil, solch große Datensätze zu verwenden, liegt darin, dass sich die Daten auf tatsächlich existierende Populationen beziehen und somit das Problem der „Repräsentativität" oder der „Möglichkeit der Verallgemeinerung" minimiert wird. Da diese Daten bereits vorliegen, wenn eine Studie begonnen wird, können Analysen im Allgemeinen abgeschlossen und Ergebnisse relativ schnell erzielt werden. Angesichts der Größe der verwendeten Datensätze stellt der Stichprobenumfang gewöhnlich kein Problem dar, ausgenommen es sollen kleinere Untergruppen untersucht werden.

Die Nachteile liegen darin begründet, dass die Daten gewöhnlich aus finanziellen und verwaltungstechnischen Gründen gesammelt wurden und für Forschungszwecke wenig geeignet sind; die speziellen Fragen einer Studie können mit diesen Daten häufig nicht beantwortet werden.

Im Allgemeinen können Daten unvollständig sein. Daten zu den unabhängigen und abhängigen Variablen können sehr begrenzt sein. Es können Daten zu klinischen Details fehlen, einschließlich des Schweregrads der Krankheit, und Angaben zu Eingriffen und Diagnoseschlüsseln können widersprüchlich sein. Daten im Hinblick auf mögliche Confounder werden unvollständig sein oder gänzlich fehlen, denn als die Daten erhoben wurden, war meist an das jeweils aktuelle Studienprojekt noch nicht zu denken.

Ein Bereich, in dem bestehende Datenquellen häufig für Evaluationsstudien verwendet werden, ist die pränatale Versorgung. Geburtsunterlagen finden hierbei häufig Verwendung, da sie leicht zugänglich sind und auch bestimmte Daten zur medizinischen Versorgung liefern, wie etwa zum Trimenon der Schwangerschaft, in dem die vorgeburtliche Betreuung begonnen wurde. Dennoch weisen Geburtsunterlagen von Frauen mit einer Hochrisiko-Schwangerschaft öfter Datenlücken auf, als Unterlagen von Frauen mit Niedrigrisiko-Schwangerschaften. Die Datenqualität von Geburtsunterlagen kann darüber hinaus regional und international unterschiedlich sein, was einen Vergleich erschwert.

Ein Beispiel der Outcome-Forschung anhand großer Datensätze ist eine Studie von Gornick et al. über Nutznießer von Medicare (*staatliche Krankenversicherung und Gesundheitsfürsorge für ältere Menschen in den USA, Anm. d. Übers.*).[2] Obwohl im Rahmen von Medicare finanzielle Hindernisse des Zugangs zur Versorgung scheinbar beseitigt wurden, bleiben große Ungleichheiten zwischen Farbigen und Weißen bei der Inanspruchnahme vieler Medicare-Dienste. Die Autoren studierten den Einfluss von ethnischer Gruppe und Einkommen auf die Mortalität und die Nutzung von Gesundheitsdiensten unter Medicare-Versicherten. Dazu verknüpften sie Volkszählungsdaten aus dem Jahr 1990 über das mittlere Einkommen entsprechend der Postleitzahlenbezirke mit Medicare-Verwaltungsdaten des Jahres 1993 von 26,3 Millionen Versicherten im Alter von 65 Jahren und älter. Sie berechneten altersstandardisierte Mortalitätsraten sowie alters- und geschlechtsstandardisierte Raten zu verschiedenen Diagnosen und Prozeduren nach „Rasse" und Einkommen und errechneten schließlich Verhältniszahlen von Farbigen zu Weißen.

Wie in Abbildung 16–4 zu sehen ist, lag die altersstandardisierte Mortalität bei farbigen Männern höher als bei Weißen (Farbige:Weiße-Mortalitätsratio = 1,19), bei farbigen Frauen höher als bei Weißen (Farbige:Weiße-Mortalitätsratio = 1,16). In jeder dieser Untergruppen, ausgenommen der farbiger Frauen, wies die höchste Einkommensgruppe die niedrigsten Mortalitätsraten auf, während in der niedrigsten Einkommensgruppe die höchsten Mortalitätsraten vorlagen. Es wurden viele Verfahren und Diagnosen untersucht. Die Nutzung der Mammographie beispielsweise variierte in erheblichem Maße nach Ethnie und Einkommen (Abb. 16–5). Bei Weißen fanden sich höhere Mammographieraten, doch sowohl bei Weißen als auch bei Farbigen zeigte sich, dass die weniger wohlhabenden Frauen seltener Mammographien hatten machen lassen als die eher Wohlhabenden. Die Häufigkeitsraten von partiellen oder totalen Amputationen der unteren Ex-

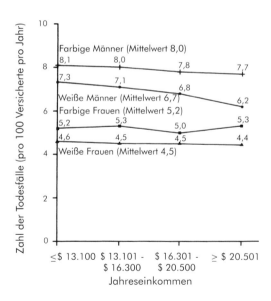

Abbildung 16–4. Mortalitätsraten nach Rasse, Geschlecht und Einkommen im Jahr 1993 bei 65-jährigen und älteren Personen, die eine Medicare-Leistung erhielten. Die Raten sind nach dem Alter der gesamten „Medicare-Population" standardisiert. (From Gornick ME, Eggers PW, Reilly TW, et al.: Effects of race and income on mortality and use of services among Medicare beneficiaries. N Engl J Med 335:791–799, 1996. Copyright © 1996 Massachusetts Medical Society. All rights reserved.)

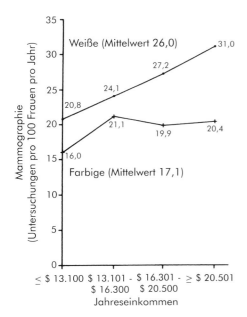

Abbildung 16–5. Mammographie-Raten nach Rasse und Einkommen im Jahr 1993 bei 65-jährigen und älteren Frauen, die eine Medicare-Leistung erhielten. Die Raten sind nach dem Alter der gesamten weiblichen „Medicare-Population" standardisiert. (From Gornick ME, Eggers PW, Reilly TW et al.: Effects of race and income on mortality and use of services among Medicare beneficiaries. N Engl J Med 335:791–799, 1996. Copyright © 1996 Massachusetts Medical Society. All rights reserved.)

die Mortalität und die Nutzung von Gesundheitsdiensten bei Medicare-Versicherten erheblich beeinflussen, und dass eine Medicare-Versicherung allein nicht ausreicht, eine wirksame Nutzung der Gesundheitsfürsorge seitens aller Versicherten voranzubringen. (Dazu mehr im Abschnitt „Rasse und Ethnie in epidemiologischen Studien" im 19. Kapitel).

Mögliche Bias-Formen bei der Evaluation von Gesundheitsdiensten anhand von aggregierten Daten

Studien, die Gesundheitsdienste anhand von aggregierten Daten evaluieren, sind für zahlreiche Bias-Formen anfällig, die ätiologische Studien kennzeichnen, wie sie im 14. Kapitel diskutiert

tremitäten waren bei Farbigen signifikant höher als bei Weißen (Farbige:Weiße-Ratio = 3,64) Abb. 16–6). Bei Farbigen wie bei Weißen waren die höchsten Amputationsraten bei den Ärmsten zu verzeichnen. Diese Daten lassen vermuten, dass diese Versichertengruppen ein höheres Risiko haben, Leistungen zu erhalten, die mit einer nicht optimalen Versorgung chronischer Erkrankungen – wie etwa Diabetes – assoziiert sind. Die Autoren wiesen darauf hin, dass der verwendete Datensatz keinen Aufschluss über den Gesundheitszustand von einzelnen Personen zuließ, ebenso wenig über die Grunderkrankungen der Versicherten, so dass sie davon ausgingen, dass in Fehlen dieser Informationen einige der Schlussfolgerungen einschränkt. Dennoch kamen sie zu dem Schluss, dass Ethnie und Einkommen

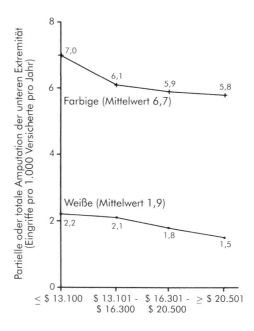

Abbildung 16–6. Amputationsraten von Teilen oder der gesamten unteren Extremität nach Rasse und Einkommen im Jahr 1993 bei 65-jährigen und älteren Männern, die eine Medicare-Leistung erhielten. Die Raten sind nach dem Alter der gesamten männlichen „Medicare-Population" standardisiert. (From Gornick ME, Eggers PW, Reilly TW et al.: Effects of race and income on mortality and use of services among Medicare beneficiaries. N Engl J Med 335:791–799, 1996. Copyright © 1996 Massachusetts Medical Society. All rights reserved.)

wurde. Darüber hinaus sind bestimmte Bias-Formen für spezifische Forschungsfelder und -fragen von Bedeutung. So sind beispielsweise Studien über die Beziehung zwischen pränataler Versorgung und Geburtsausgang für einige wichtige potenzielle Biases anfällig. Diese Studien gehen häufig der Frage nach, ob die pränatale Versorgung, gemessen anhand der Zahl der vorgeburtlichen Arztbesuche, das Risiko von Frühgeburten und eines niedrigen Geburtsgewichts senkt.

Bei solchen Analysen können sich verschiedene Formen von Bias einschleichen. Eine Frau etwa mit einer vorzeitigen Geburt wird, obwohl alles wie bei anderen Geburten verläuft, weniger pränatale Arztbesuche haben (d. h., dass die Frau aufgrund der kürzeren Schwangerschaft ein geringeres „Risiko" hatte für eine pränatale Untersuchung). Das Ergebnis wäre ein Artefakt, nämlich ein (falscher) Zusammenhang zwischen der geringen Anzahl von Schwangerschaftsuntersuchungen und Frühgeburten, der lediglich aus der kürzeren Dauer der Schwangerschaft resultiert. Das Bias kann jedoch auch in die entgegengesetzte Richtung wirken: Eine Frau, die erst im letzten Trimenon zur Schwangerschaftsuntersuchung geht, wird keine Frühgeburt haben, da sie ihre Schwangerschaft bis zum letzten Trimenon ausgetragen hat. Dies würde aber zu der Beobachtung führen, dass ein Zusammenhang zwischen wenigen Schwangerschafts-Untersuchungen und einer geringeren Wahrscheinlichkeit von Frühgeburten besteht. Schließlich werden Frauen, die früher medizinische Komplikationen hatten, ängstlicher sein, so dass sie häufiger zu Schwangerschaftsuntersuchungen gehen, gleichzeitig haben sie wahrscheinlich ein erhöhtes Risiko eines „schlechten" Geburtsausgangs. Ein mögliches Bias kann sich also in beide Richtungen auswirken. Wenn solche Frauen ein hohes Risiko haben, das der Prävention nicht zugänglich ist, kann ein scheinbarer Zusammenhang zwischen häufigeren pränatalen Arztbesuchen und eher schlechtem „Geburts-Outcome" beobachtet werden. Schließlich werden solche Studien häufig durch Selbstselektion verzerrt – d. h., die Frauen, die sich frühzeitig in ihrer Schwangerschaft für eine medizinische Betreuung entscheiden, sind oft besser ausgebildet, stammen aus einer höheren sozioökonomischen Schicht und stehen Gesundheitsdiensten eher positiv gegenüber. Eine Population von Frauen, die von Anfang an ein geringeres Risiko eines schlechten Geburtsausgangs haben „selektieren" sich für eine frühere pränatale Versorgung. Daraus folgt die Möglichkeit, dass ein scheinbarer Zusammenhang zwischen früher pränataler Versorgung und einem niedrigen Risiko eines eher schlechten Schwangerschaftsausgangs entsteht, auch wenn die Versorgung an sich keinen gesundheitlichen Nutzen bringt.

Zwei Indizes, die bei aggregativen Studien über Gesundheitsdienste verwendet werden

Ein Index, der zur Evaluation von Gesundheitsdiensten anhand von aggregativen Studien (Korrelationsstudien) verwendet wird, ist die vermeidbare Sterblichkeit. Analysen der *vermeidbaren Sterblichkeit* beruhen auf der Annahme, dass sich die Rate der „vermeidbaren Todesfälle" umgekehrt verhält zu der Verfügbarkeit, zu den Zugangsmöglichkeiten (Möglichkeit der Inanspruchnahme) und zu der Qualität der medizinischen Versorgung in verschiedenen Ländern und Regionen. Damit würde im Idealfall die vermeidbare Sterblichkeit als ein Maß für die Angemessenheit und die Effektivität der Versorgung in einer bestimmten Region dienen können. Veränderungen im zeitlichen Verlauf könnten aufgezeichnet und mit anderen Regionen verglichen werden. Leider fehlt es an den nötigen Daten über zahlreiche Bedingungen, die für Analysen der vermeidbaren Sterblichkeit empfohlen werden. Zusätzlich werden häufig keine Daten zu Confoundern vorliegen, so dass Schlussfolgerungen immer fraglich bleiben werden.

Als weiterer Ansatz wurden *Gesundheitsindikatoren* verwendet. Hierbei wird angenommen, dass bestimmte Eckdaten aus Meldepraxen etwa das allgemeine Versorgungsniveau widerspiegeln. Veränderungen der Inzidenz unter diesen Verhältnissen werden gegen den Zeitverlauf aufgezeichnet und mit Daten aus anderen Populationen verglichen. Die gefundenen Veränderungen und Unterschiede werden dann in Beziehung zu den Veränderungen im Gesundheitssektor gesetzt und Schlussfolgerungen im Hinblick auf mögliche Ursachen gezogen. Dennoch ist es schwierig herauszufinden, welche Kriterien eine bestimmte Bedingung erfüllen muss, um als aussagefähiger Gesundheits-Indikator dienen zu können.

EVALUATION MITTELS INDIVIDUELLER DATEN

Aufgrund der Grenzen, die Studien mit aggregierten Daten eigen sind, d. h., Studien, bei denen uns weder Daten über die medizinische Versorgung (Exposition) noch über die gesundheitlichen Ergebnisse bei den einzelnen Personen vorliegen, sind generell Studien auf der Basis von individuellen Daten Studien mit aggregierten Daten vorzuziehen. Wenn wir zwei Populationen vergleichen wollen, von denen eine die zu evaluierende Versorgung erhält, die andere nicht, müssen wir die beiden folgenden Fragen stellen, um Rückschlüsse auf die Effektivität der Versorgung ziehen zu können:

1. Sind die beiden Populationen im Hinblick auf bestimmte Merkmale vergleichbar, wie demographische und medizinische Faktoren und Faktoren, die im Zusammenhang mit der Prognose stehen?
2. Sind die Messmethoden in den beiden Gruppen vergleichbar (z. B. diagnostische Methoden und Krankheitsklassifikationen)?

Beide Fragen wurden in den vorhergehenden Kapiteln besprochen, da sie auch bei Fragen zur Ätiologie, Prävention und Therapie von Bedeutung sind; sie müssen daher bei jeder Art von Studie berücksichtigt werden.

Wollen wir Methoden der Epidemiologie anwenden, um eine Ergebnisanalyse im Gesundheitswesen durchzuführen, müssen wir ein wichtiges Thema ansprechen: die „prognostische Stratifizierung". Wenn eine Veränderung der Gesundheitsergebnisse beobachtet wird, nachdem eine bestimmte Art der medizinischen Versorgung angeboten wurde, bedeutet dies zwangsläufig, dass diese Veränderung durch die Art der Versorgung hervorgerufen wurde? Oder könnte sie bedingt sein durch Unterschiede der Prognose auf der Basis vorbestehender Erkrankungen, Unterschiede der Erkrankungsschwere oder aufgrund anderer Begleitumstände, die die Prognose beeinflussen? Um diese Fragen zu klären, ist es erforderlich, im Rahmen von Ergebnisstudien eine prognostische Stratifizierung durchzuführen, indem verschiedene Fälle untersucht werden und eine sorgfältige Darstellung der untersuchten Personen im Hinblick auf die Erkrankungsschwere erfolgt.

Wenden wir uns zunächst einigen Kohortendesigns zu, die bei Evaluationen angewandt werden.

Randomisierte Designs

Randomisierung vermeidet das Problem des Selektionsbias, das entweder durch Selbstselektion des Patienten zustande kommt oder durch die Auswahl des Patienten durch den Anbieter einer medizinischen Leistung. Gewöhnlich erfolgt die Zuordnung zur einen oder anderen Form der Versorgung; normalerweise erhält eine Gruppe die Versorgung, die andere aber nicht (siehe Abb. 16–7). Eine randomisierte Zuteilung von Patienten in eine Gruppe, die keine Versorgung erhält, wird aus vielen, sowohl ethischen als auch praktischen Gründen nicht in Erwägung gezogen.

Das Design der Randomisierung kann auf viele Fragestellungen im Gesundheitswesen angewendet werden. Als Beispiel zeigt Abbildung 16–8 die Ergebnisse einer randomisierten Studie zur ärztlichen Fortbildung. Das evaluierte Programm war dazu bestimmt, die Zahl nicht-indizierter pelvimetrischer Untersuchungen bei Schwangeren zu senken. Eine Gruppe von Krankenhäusern wurde hierbei randomisiert und in einer dieser Krankenhausgruppen erhielten die Ärzte eine intensive Schulung zur angemessenen Verwendung der Pelvimetrie, in der anderen Gruppe nicht. Es ergab

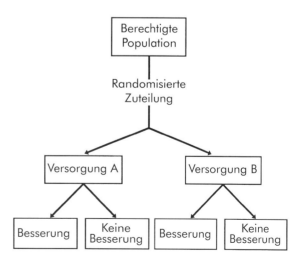

Abbildung 16–7. Design einer randomisierten Studie zum Vergleich von Versorgung A und Versorgung B.

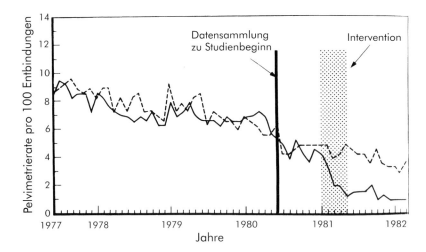

Abbildung 16–8. Pelvimetrie-Raten im zeitlichen Verlauf in den Studien- und den Kontrollgruppen. Durchgezogene Linie: Studiengruppe; gestrichelte Linie: Kontrollgruppe. (From Chassin MR, McCue SM: A randomized trial of medical quality assurance. Improving physicians' use of pelvimetry. JAMA 256:1012–1016, 1986. Copyright 1986, American Medical Association.)

sich ein deutlicher Unterschied bei der Nutzung der Pelvimetrie.

Nicht-randomisierte Designs

Aus mehreren Gründen kann nicht alles, was wir im Gesundheitssektor tun, einer randomisierten Studie unterzogen werden. Erstens erfordern solche Studien häufig eine komplexe und überaus teure Logistik. Da viele verschiedene medizinische Dienstleistungen verwendet werden, ist es nicht machbar, alle einer randomisierten Evaluation zu unterziehen. Zweitens treten häufig ethische Fragen bei der Randomisierung von Evaluationsstudien im Gesundheitswesen auf, so dass die Randomisierung weder für Patienten noch für den medizinischen Leistungsanbieter akzeptabel erscheint. Drittens dauern randomisierte Studien häufig sehr lange; da sich Programme und Gesundheitsprobleme im Laufe der Zeit ändern, werden die schließlich gewonnenen Studienergebnisse nicht mehr vollständig von Interesse sein. Aus diesen Gründen suchen viele Gesundheitsforscher nach anderen Ansätzen, die zumindest in begrenztem Umfang relevante Informationen liefern. Ein heute gebräuchlicher Begriff – Ergebnisforschung („Outcomes Research") – bezeichnet allgemein das Sammeln von Daten aus nicht-randomisierten Studien, die sich häufig großer, bereits existierender Datensätze bedienen.

Vorher-Nachher-Design (Historische Kontrollen)

Ist eine Randomisierung nicht möglich oder aus irgendwelchen Gründen nicht anwendbar, bietet es sich für die Evaluation eines Programms an, Personen zu vergleichen, die eine Versorgung erhielten, bevor ein Programm etabliert wurde (oder bevor eine Maßnahme verfügbar war) mit denjenigen, die die Versorgung in Anspruch nahmen, nachdem das Programm eingeführt wurde oder eine Maßnahme verfügbar war. Worin bestehen die Schwierigkeiten bei diesem Vorher-Nachher-Design?

Erstens sind die in den beiden Phasen erhobenen Daten häufig nicht vergleichbar im Hinblick auf Qualität oder Vollständigkeit. Oft wird nach der Entwicklung eines neuen Gesundheitsprogramms entschieden, dieses zu evaluieren, indem Personen als Kontrollen untersucht werden, die in der Vergangenheit vor Einführung des Programms eine bestimmte Behandlung erhielten. Nun können die Daten von Patienten nach Beginn des Programms mit Hilfe eines ausgetüftelten Instrumentariums erhoben werden, für die Kontrollgruppe stehen hingegen lediglich Daten aus Krankenakten und Registern zur Verfügung, die ursprünglich für klinische und verwaltungstechnische Zwecke vorgesehen waren. Wenn wir nun Ergebnisunterschiede beobachten, wissen wir nicht, ob diese Unterschiede auf den Einfluss des Programms zurückzuführen sind oder auf die

Qualitätsunterschiede der Daten, die aus beiden Zeiträumen stammen.

Zweitens, wenn wir einen Unterschied beobachten – zum Beispiel, sank die Mortalität nach Einführung eines Programms – wissen wir nicht, ob dieser Unterschied auf das Programm selbst zurückzuführen ist oder auf Faktoren, die sich im Verlauf gewandelt haben, wie etwa die Wohnverhältnisse, die Ernährung, andere Aspekte des Lebensstiles oder der medizinischen Versorgung.

Drittens besteht hierbei ein Selektionsproblem. Häufig ist es schwierig herauszufinden, ob eine Population, die nach der Etablierung eines Programms untersucht wird, tatsächlich in Bezug auf andere Faktoren, die einen Einfluss auf das Ergebnis haben könnten, derjenigen ähnelt, die vor Einführung des Programms untersucht wurde.

Sind damit Vorher-Nachher-Studien wertlos? Nein, aber wir müssen uns darüber im Klaren sein, dass sie lediglich Hinweise auf die Effektivität einer Versorgungsmaßnahme liefern, jedoch selten endgültige Resultate.

Ein Vorher-Nachher-Design wurde bei einer Studie verwendet, die die Auswirkungen der Kostenselbstbeteiligung von Patienten in den USA (Medicare prospective payment system [PPS]) auf die Qualität der medizinischen Versorgung untersuchen sollte.[3] Diese Studie wurde wegen der Sorge angeregt, dass diese PPS-Maßnahme, welche die Länge von Krankenhausaufenthalten regeln und Anreize zur Kostensenkung geben sollten, eine nachteilige Auswirkung auf die Versorgungsqualität haben könnte. Das Vorher-Nachher-Design wurde hierfür ausgewählt, da das PPS landesweit eingeführt wurde, so dass ein prospektives Kohortendesign nicht anwendbar war. Die Daten von annähernd 17.000 Medicare-Patienten [*Medicare*: staatliche Krankenversicherung und Gesundheitsfürsorge für ältere Bürger in den USA], die im Zeitraum von 1981 bis 1982 vor Einführung des PPS hospitalisiert waren, wurden mit den Patientendaten aus dem Zeitraum von 1985 bis 1986 nach der Einführung des PPS verglichen. Die Versorgungsqualität wurde für fünf Erkrankungen evaluiert: 1. kongestive Herzinsuffizienz, 2. Herzinfarkt, 3. Pneumonie, 4. zerebrovaskuläre Ereignisse und 5. Hüftfrakturen. Die Ergebnisbefunde wurden nach dem Schweregrad der Erkrankung zum Zeitpunkt der Krankenhauseinlieferung des Patienten adjustiert. Obwohl weder ein Zusammenhang des PPS mit einem Anstieg der 30-Tage-Mortalität, noch der 6-Monats-Mortalität beobachtet wurde, fand sich doch ein Anstieg der Instabilität der Patienten bei Entlassung (definiert als Vorhandensein von Zuständen bei Entlassung, die aus klinischer Sicht vor der Entlassung korrigiert oder nach der Entlassung überwacht werden sollten, da sie andernfalls zu einem schlechten Krankheitsausgang führen).[4] Die Autoren unterstreichen die Tatsache, dass sich auch andere Faktoren in der Zeit vor und nach Einführung des PPS geändert haben können. Obgleich das Vorher-Nachher-Design möglicherweise als einzige Methode für diese Fragestellung geeignet war, ist die Studie nichtsdestoweniger für einige der gerade besprochenen Probleme anfällig.

Gleichzeitiges nicht-randomisiertes Design (Programm-Kein Programm)

Eine Möglichkeit, das Problem der Veränderungen im zeitlichen Verlauf zu vermeiden, besteht im gleichzeitigen Vergleich zweier Populationen, die nicht randomisiert sind, wobei eine Population eine Versorgungsmaßnahme in Anspruch nehmen kann, die andere nicht. Hier handelt es sich in der Tat um eine Kohortenstudie, bei der die zu untersuchende medizinische Versorgung die „Exposition" darstellt. Wie bei jeder Kohortenstudie stellt sich die Frage, wie die Gruppe der Exponierten und der Nichtexponierten auszuwählen ist.

Ein Beispiel einer gleichzeitigen, nicht-randomisierten Studie findet sich bei Jollis und Mitarbeitern, die den Zusammenhang zwischen der Krankenhausmortalität und dem Bedarf an Bypass-Operationen während Index-Hospitalisierungen von Patienten untersuchten, die sich einer perkutanen transluminalen koronaren Angioplastie (PTCA) unterzogen und der Zahl der in dem jeweiligen Haus durchgeführten Angioplastien.[5] Wie in Tabelle 16–3 zu sehen ist, fand sich eine deutliche Dosis-Wirkungsbeziehung, wobei die größte Krankenhausmortalität und der höchste Bedarf an ungeplanten Bypass-Operationen in den Häusern auftraten, in denen die wenigsten Angioplastien pro Jahr durchgeführt wurden.

Der Befund, dass Häuser, in denen mehr Angioplastien durchgeführt werden, eine niedrigere

Kurzzeit-Mortalität aufweisen, zieht wichtige politische Auswirkungen nach sich und spricht für eine Regionalisierung von Angioplastiezentren.

Tabelle 16–3. Mortalität in Krankenhäusern und Häufigkeit von Bypass-Operationen während geplanten stationären Aufenthalten nach hausinternem Umfang von Angioplastien pro Jahr

	Eingriffe		
	< 50/Jahr	50 – 100/Jahr	> 100/Jahr
Mortalität in Krankenhäusern (%)	3,7	3,2	2,7
Bypass-Operationen während der geplanten stationären Aufenthalten (%)	5,3	4,6	3,5

Adapted from Jollis JG, Peterson ED, DeLong ER, et al: The relation between the volume of coronary angloplasty procedures at hospitals treating Medicare beneficaries and short-term mortality. N Engl J Med 331:1625–1629, 1994.

Vergleich von Inanspruchnahme und Nichtinanspruchnahme

Eine Möglichkeit, gleichzeitige nicht-randomisierte Studien durchzuführen, besteht darin, eine Gruppe von Menschen, die eine medizinische Leistung in Anspruch nimmt, mit einer zu vergleichen, die dies nicht tut (Abb. 16–9).

Das Problem der Selbstselektion, das diesem Studientyp anhaftet, ist seit langem bekannt. Vor vielen Jahren berichteten Stine et al. über die Ergebnisse einer Studie zur Schwangerenbetreuung von Müttern, die jünger als 17 Jahre waren und ihre Kinder in Baltimore im Zeitraum von 1960 bis 1961 zur Welt brachten (Tabelle 16–4).[6]

Tabelle 16–4. Beziehung zwischen Neugeborenen-Mortalität und pränataler Versorgung bei Einwohnerinnen von Baltimore unter 17 Jahren, 1960–1961

	Erhielten pränatale Versorgung	Erhielten keine pränatale Versorgung
Zahl der Geburten	1.379	315
Zahl der Todesfälle von Neugeborenen	42	28
Neugeborenen-Todesfälle pro 1.000 Lebendgeburten	30,1	88,9

Adapted from Stine OC, Rider RV, Sweeney E: School leaving due to pregnancy in an urban adolescent population. J Public Health 54:1–6, 1964.

In dieser Studie nahmen 1397 junge Frauen die pränatale Betreuung in Anspruch und 315 nicht. Die Rate der Säuglingssterblichkeit lag bei denen, die an der Schwangerschaftsbetreuung teilnahmen, bei 30,1 pro 1000 und betrug 88,9 bei der anderen Gruppe. Die „Patientinnen" wurden nicht randomisiert, wir können also nicht schlussfolgern, dass die Schwangerenbetreuung die Säuglingssterblichkeit senkte. Denn wir haben es hier mit dem Problem der Selektion oder Auswahl zu tun: Diejenigen Frauen, die die Betreuung in Anspruch nahmen, waren möglicherweise stärker motiviert, da sie sich mit vielen Fragen zu Gesundheit und Vorsorge beschäftigt haben, als die Frauen, die das Betreuungsangebot nicht wahrnahmen. Folglich kann die beobachtete Differenz der Säuglingssterblichkeit in gleichem Maße auf die Merkmale der beiden Gruppen zurückzuführen

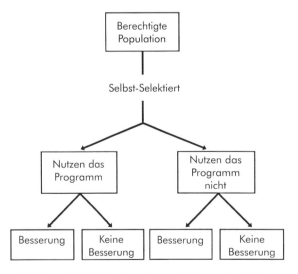

Abbildung 16–9. Design einer nicht-randomisierten Kohortenstudie zum Vergleich von Personen, die an einem Programm teilnehmen und nicht teilnehmen (Inanspruchnehmende und Nichtinanspruchnehmende).

sein, wie auf die angebotene medizinische Versorgung.

Zwar können wir versuchen, dieses Auswahlproblem anzugehen, indem wir das prognostische Profil der beiden Gruppen charakterisieren; so lange die Gruppen nicht randomisiert sind werden uns jedoch Zweifel darüber plagen, ob uns nicht einige wichtige Einflussfaktoren entgangen sind, worin sich Inanspruchnehmende und Nichtinanspruchnehmende unterscheiden, Faktoren, die einen möglichen Einfluss auf den Geburtsverlauf und Geburtsausgang haben könnten.

Vergleich von Zugangsberechtigten mit Nichtberechtigten

Wenn man in einer Studie Inanspruchnahme und Nichtinanspruchnahme vergleicht, so kann das Problem der Selektion auftreten, wie wir gerade gesehen haben. Daher kann es für die Evaluation der Gesundheitsversorgung sinnvoll sein, Personen, die Anspruch auf eine bestimmte Leistung haben mit denen zu vergleichen, die keinen Anspruch darauf haben (Abb. 16–10).

Diesem Ansatz liegt die Annahme zugrunde, dass der Faktor der Zugangsberechtigung oder Nichtberechtigung keinen Einfluss auf die Prognose oder den Krankheitsausgang hat und damit kein Selektionsbias eingeführt wird, das die Schlussfolgerungen aus der Studie beeinträchtigen könnte. Als Kriterien für die Zugangsberechtigung könnten beispielsweise der Arbeitsplatz oder das Wohngebiet dienen. Doch auch bei diesem Design müssen wir auf der Hut vor Faktoren sein, die zu einem Selektionsbias führen könnten. Zum Beispiel steht der Wohnsitz natürlich in Zusammenhang mit dem sozio-ökonomischen Status; eine passende Population von Nichtzugangsberechtigten für den Vergleich zu finden, dürfte nun besonders schwierig sein.

Kombinierte Designs

In Abbildung 16–11A ist zu sehen, allen nichtrandomisierten Studiendesigns, die die Morbidität von Personen, die medizinisch versorgt werden, verglichen mit der Morbidität von Personen, die nicht versorgt werden, liegt die Annahme zugrunde, dass die ursprüngliche Krankheitslast oder Morbidität in den beiden Gruppen (A_1 und B_1) vergleichbar hoch war, bevor Gruppe B die medizinische Leistung erhielt. Wenn dies zuträfe, würden wir den Befund einer geringeren Krankheitslast bei den Empfängern der Versorgungsleistung (B_2) verglichen mit denen, die diese Leistung nicht erhielten (A_2), so interpretieren, dass hierfür wahrscheinlich die erhaltene Versorgung verantwortlich ist.

Dennoch ist es möglich, wie wir in Abbildung 16–11B sehen, dass die Gruppen ursprünglich unterschiedlich waren und sich auch ihre Prognosen unterschieden, ganz gleich, ob sie nun eine Leistung erhielten oder nicht. Wäre dies der Fall, könnte jede zu beobachtende Differenz der Morbidität zum Zeitpunkt T_2 (B_2 niedriger als A_2) lediglich die ursprünglichen Unterschiede zum Zeitpunkt T_1 und damit nicht notwendigerweise die Effektivität der Leistungen widerspiegeln. Ohne Daten zur Morbidität in den beiden Gruppen zum Zeitpunkt T_1 könnte die zuletzt genannte Erklärung der Beobachtung nicht ausgeschlossen werden.

Im Hinblick auf dieses Problem steht uns ein weiterer Ansatz der Programmevaluation zur Verfügung: Bei dem *kombinierten Design* wird das Vorher-Nachher-Prinzip mit der „Programm-Kein Program"-Methode verbunden.

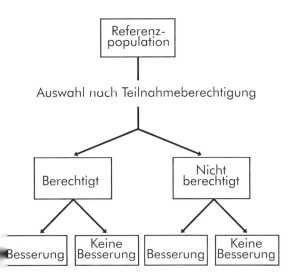

Abbildung 16–10. Design einer nicht-randomisierten Kohortenstudie zum Vergleich von Personen, die für ein Programm zugangsberechtigt sind und nicht zugangsberechtigten Personen.

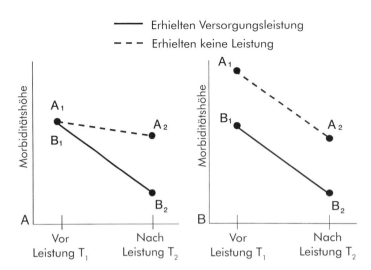

Abbildung 16–11. Zwei mögliche Interpretationen eines beobachteten Unterschieds der Morbidität zwischen Personen, die eine gesundheitliche Versorgungsleistung erhielten und jenen, die diese nicht erhielten.

Dieser Ansatz soll in dem folgenden Beispiel demonstriert werden, bei dem die ambulante Versorgung von Kindern mit Halsschmerzen evaluiert wurde.

Die Studie sollte die Frage klären, wie effektiv die ambulante Betreuung von Kindern mit einer Halsentzündung ist. Hierzu wurde ermittelt, ob diejenigen Kinder, die Anspruch auf diese Leistung hatten, eine niedrigere Inzidenz des rheumatischen Fiebers aufwiesen, als Kinder, die keinen Anspruch hatten.[7] Die Gründe dafür waren folgende: Streptokokken kommen häufig im Rachen von Kindern vor. Unbehandelte „Streptokokkenrachen" können zum rheumatischen Fieber führen. Wenn aber diese „Streptokokkenrachen" ordentlich behandelt werden, kann dem rheumatischen Fieber vorgebeugt werden. Sind diese Programme bei der Behandlung von Streptokokkeninfektionen effektiv, sollten weniger Fälle von rheumatischem Fieber bei den Kindern auftreten, die eine Behandlung erhielten.

In der Mitte der 60er Jahre wurden Programme zur umfassenden Gesundheitsversorgung von Kindern und Jugendlichen in vielen Innenstädten der USA eingeführt, darunter auch in Baltimore. Ob ein Kind für das Programm teilnahmeberechtigt ist oder nicht, wurde nach dem Zensusgebiet des Wohnsitzes des Kindes bestimmt. Eine Häufung von Erkrankungen an rheumatischem Fieber in der Innenstadt von Baltimore konnte bereits nachgewiesen werden.

Es war möglich, verschiedene Untergruppen von Kindern und Jugendlichen aus Baltimore zu identifizieren und zu ermitteln, wie häufig sie wegen akuten rheumatischen Fiebers im Krankenhaus behandelt wurden; diese Zahlen konnten dann mit den Raten aller anderen Fälle in Baltimore verglichen werden. In den Gruppen befanden sich Kinder, die in Zensusgebieten wohnten, die für den umfassenden Gesundheitsschutz teilnahmeberechtigt waren, und Kinder aus Zensusgebieten, die die Berechtigungskriterien nicht erfüllten. Beide Gruppen wurden mit der Stadt Baltimore verglichen.

Abbildung 16–12 zeigt den Vergleich von „Programm-Kein Programm" bezüglich der Inzidenz von rheumatischem Fieber bei schwarzen Kindern. Bei Kindern, die berechtigt waren, an der umfassenden Gesundheitsversorgung teilzunehmen, fand sich eine Inzidenz des rheumatischen Fiebers von 10,6 auf 100.000 gegenüber 14,9 bei den Kindern, die nicht teilnahmeberechtigt waren.

Zwar war im simultanen Vergleich die Inzidenz in der Gruppe der Teilnahmeberechtigten niedriger, der Unterschied war aber nicht dramatisch.

Die nächste Analyse im Rahmen dieses kombinierten Designs untersuchte Änderungen der Inzidenz des rheumatischen Fiebers in beiden Populationen im Laufe der Zeit.

Wie in Abbildung 16–13 zu sehen ist, sanken die Inzidenzraten des rheumatischen Fiebers um 6

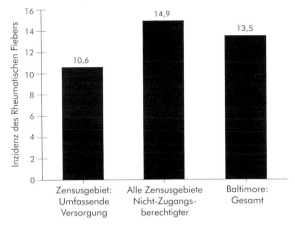

Abbildung 16–12. Umfassender Gesundheitsschutz und Inzidenz des rheumatischen Fiebers pro 100.000 in der farbigen Bevölkerung im Alter von 5 bis 14 Jahren, Baltimore, 1968–1970. (Adapted from Gordis L: Effectiveness of comprehensive-care programs in preventing rheumatic fever. N Engl J Med 289:331–335, 1973.)

Prozent in den teilnahmeberechtigten Zensusgebieten von 1960–1964 (vor Einführung des Programms) bis 1968–1970 (nachdem die Programme etabliert waren). In den nicht-berechtigten Zensusgebieten blieb die Inzidenz des rheumatischen Fiebers im Wesentlichen unverändert (+ 2 Prozent). Also weisen beide Teile des kombinierten Designs darauf hin, dass unter dem Programm eine Abnahme der Inzidenz auftrat.

Da sich in dieser Zeit auch viele Änderungen in den Innenstädten ereignet hatten, konnte nicht sicher gesagt werden, ob die im Rahmen des Programms erfolgte Versorgung tatsächlich für den Rückgang des rheumatischen Fiebers verantwortlich war. Daher wurde eine weitere Analyse durchgeführt. Bei einem Kind kann eine Halsinfektion mit Streptokokken entweder symptomatisch oder asymptomatisch verlaufen. Natürlich würde nur ein Kind mit einer symptomatischen Halsentzündung in eine Klinik gebracht werden. Wenn wir annehmen, dass die Klinikbehandlung verantwortlich für die Senkung der Inzidenz des rheumatischen Fiebers war, würden wir erwarten, dass diese Senkung der Inzidenz nur auf die Kinder beschränkt blieb, die wegen einer symptomatischen Halsentzündung eine Klinik aufsuchten, nicht aber bei asymptomatischen Kindern, die keine klinisch manifeste Infektion aufwiesen.

Wie in Abbildung 16–14 zu erkennen ist, betraf die gesamte Abnahme nur die Kinder, die eine klinisch manifeste Entzündung hatten. Keine Änderung der Inzidenz des rheumatischen Fiebers trat bei den asymptomatischen Kindern mit einer Halsentzündung auf. Diese Befunde stimmen in hohem Maße mit der Vermutung überein, dass die medizinische Versorgung, oder ein anderer damit eng verknüpfter Faktor für den Rückgang der Inzidenz des rheumatischen Fiebers verantwortlich war.

Abbildung 16–13. Umfassender Gesundheitsschutz und Veränderungen der Inzidenz des rheumatischen Fiebers pro 100.000 in der farbigen Bevölkerung im Alter von 5 bis 14 Jahren, Baltimore, 1960–1964 und 1968–1970. (Adapted from Gordis L: Effectiveness of comprehensive-care programs in preventing rheumatic fever. N Engl J Med 289:331–335, 1973.)

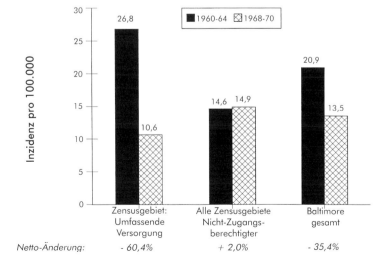

304 Epidemiologie bei der Evaluation und Anwendung in der Politik

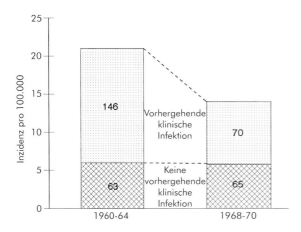

Abbildung 16–14. Veränderungen der Jahres-Inzidenz erster Schübe eines rheumatischen Fiebers in Beziehung zu vorausgegangenen klinisch manifesten Atemwegsinfektionen (Adapted from Gordis L: Effectiveness of comprehensive-care programs in preventing rheumatic fever. N Engl J Med 289:331–335, 1973.)

Fall-Kontroll-Studien

Die Verwendung eines Fall-Kontroll-Designs bei der Evaluation von Gesundheitsdiensten, inklusive Impfstoffen und anderen Formen der Prävention sowie von Screening-Programmen, findet zunehmendes Interesse. Obwohl das Fall-Kontroll-Design ursprünglich bei ätiologischen Studien angewandt wurde, vorausgesetzt es lagen geeignete Daten vor, kann dieses Design ein nützlicher, wenn auch begrenzter, Ersatz für randomisierte Studien sein. Da hierbei eine Definition und Spezifikation von Fällen erforderlich ist, eignet sich dieses Design besonders gut für Präventionsstudien im Hinblick auf bestimmte Erkrankungen. Die „Exposition" ist dann die spezifische Präventions- oder eine andere Gesundheitsmaßnahme, die es zu beurteilen gilt. Wie in den meisten Bereichen der Gesundheitsforschung, spielt die Stratifizierung nach dem Schweregrad der Erkrankung und anderen prognostischen Faktoren eine wesentliche Rolle bei einer angemessenen Interpretation der Ergebnisse. Die methodischen Probleme bei diesen Studien (die ausführlich im 10. Kapitel erörtert wurden) treten auch auf, wenn das Fall-Kontroll-Design für die Evaluation der Effektivität benutzt wird. Insbesondere die Auswahl der Kontrollen und mögliche Confounder müssen bei diesen Studien berücksichtigt werden.

SCHLUSSFOLGERUNGEN

In diesem Kapitel haben wir die Anwendung grundlegender Studiendesigns in der Epidemiologie bei der Evaluation von Gesundheitsdiensten und -leistungen betrachtet. Viele der hierbei aufgeworfenen Fragen ähneln denen bei ätiologischen Studien, obwohl sie mitunter eine andere Ausrichtung und Gewichtung haben.

Bei Studien zu Erkrankungsursachen sind wir in erster Linie daran interessiert, einen möglichen Zusammenhang zwischen einem potenziellen kausalen Faktor und einer bestimmten Erkrankung zu entdecken; Faktoren, wie Gesundheitsdienste etwa, bergen häufig potenzielle Confounder, die wir berücksichtigen müssen. Bei Studien zur Evaluation von Gesundheitsdiensten hingegen sind wir in erster Linie an möglichen Zusammenhängen interessiert zwischen der medizinischen Versorgung oder einer präventiven Maßnahme und dem Gesundheitsergebnis; vorbestehende Erkrankungen und andere prognostische Faktoren und Risikofaktoren werden hier zu möglichen Confoundern, die es zu berücksichtigen gilt. Obwohl nun viele der Fragen zum Design bestehen bleiben, richtet sich das Augenmerk bei der Evaluationsforschung häufig auf andere Fragen der Messung und Bewertung. Die randomisierte Studie bleibt die optimale Methode, um die Effektivität einer Gesundheitsintervention zu zeigen. Vor Beginn jeder Evaluationsstudie im Gesundheitswesen sollten wir uns die Frage stellen, ob es – vor dem Hintergrund des aktuellen Wissensstands – biologisch und klinisch plausibel ist, einen spezifischen Nutzen von der zu evaluierenden Versorgung zu erwarten. Aus praktischen Gründen sind auch nicht-randomisierte Studien notwendig, auch von ihnen können wir profitieren, wenn wir die Evaluation verbessern wollen. Kritiker randomisierter Studien wiesen darauf hin, dass bei diesen Studien nur ein kleiner Teil der Patienten eingeschlossen wird – und eingeschlossen werden kann – die eine Versorgungsleistung im Gesundheitswesen erhielten. Das stimmt zwar, aber das Problem der Möglichkeit der Verallgemeinerung besteht bei jeder Art von Studien, ganz gleich, wie groß die Studienpopulation ist. Während die Methoden klinischer Studien verfeinert werden, brauchen wir auch bessere Methoden, um die Aussagekraft von nicht-randomisierten Studien bei der Evaluation von Gesundheitsdiensten zu erhöhen.

Die Untersuchung einzelner Aspekte der Versorgung, anstelle eines gesamten Versorgungsprogramms, stellt eine wesentliche Aufgabe dar. Wenn auf diesem Wege ein effektives Element in einem Mischmasch vieler Modalitäten erkannt wird, ist es möglich, die anderen zu streichen und die Qualität der Versorgung im Hinblick auf Kosten-Nutzen-Verhältnisse zu verbessern.

Im folgenden Kapitel wird die Diskussion der Evaluation auf einen besonderen Programmtyp ausgeweitet: Krankheits-Screening in menschlichen Bevölkerungen.

LITERATUR

1. Frost WH: Rendering account in public health. Am J Public Health 15:394–398, 1925.
2. Gornick ME, Eggers PW, Reilly TW, et al: Effects of race and income on mortality and use of services among Medicare beneficiaries. N Engl J Med 335:791–799, 1996.
3. Kahn KL, Rubenstein LV, Draper D, et al: The effects of DRG-based prospective payment system on quality of care of hospitalized Medicare patients: An introduction to the series. JAMA 264:1953–1955, 1990.
4. Kosecroff J, Kahn KL, Rogerts WH, et al: Prospective payment system and impairment at discharge: The „quicker and sicker" story revisited. JAMA 265:1980–1983, 1990.
5. Jollis JG, Peterson ED, DeLong ER, et al: The relation between the volume of coronary angioplasty procedures at hospitals treating Medicare beneficiaries and short-term mortality. N Engl J Med 331:1625–1629, 1994.
6. Stine OC, Rider RV, Sweeney I: School leaving due to pregnancy in an urban adolescent population. J Public Health 54:1–6, 1964.
7. Gordis L: Effectiveness of comprehensive-care programs in preventing rheumatic fever. N Engl J Med 289:331–335, 1973.

Fragen zur Wiederholung des 16. Kapitels

1. Alle der folgenden Punkte sind Maße der Prozessqualität in einer Klinik, außer:
   a. Anteil der Patienten, bei denen der Blutdruck gemessen wurde
   b. Anteil der Patienten, bei denen Komplikationen auftreten
   c. Anteil der Patienten, denen geraten wird, das Rauchen aufzugeben
   d. Anteil der Patienten, deren Größe und Gewicht gemessen wird
   e. Anteil der Patienten, deren Rechnung aufgrund finanzieller Not gesenkt wird

Die 2. Frage bezieht sich auf die unten stehenden Informationen

Fall-Sterblichkeitsrate (FSR) pro 100 männliche Krankenhauspatienten, die nicht in einer Koronar-Einheit (KE) versorgt wurden, und pro 100 männliche Patienten, die in einer KE behandelt wurden, nach Schweregrad des Herzinfarktes

Schweregrad	Nicht KE (Zahl der Pat.)			KE (Zahl der Pat.)		
	Gesamt	Gestorben	FSR (%)	Gesamt	Gestorben	FSR (%)
Leicht	60	12	20	10	3	30
Schwer	36	18	50	60	18	30
Schock	4	4	100	30	13	43

Die hier angeführten Ergebnisse beruhen auf einem Vergleich der letzten 100 Patienten, die vor der Etablierung der KE behandelt wurden, mit den ersten 100 in der Koronar-Einheit behandelten Patienten. Alle 200 Patienten wurden im selben Monat eingewiesen.

Wir nehmen an, dass es *nur dieses eine Krankenhaus* in der Stadt gibt und dass sich der Krankheitsverlauf des Herzinfarktes in diesem Zeitraum *nicht veränderte*.

2. Die Autoren folgern, dass die KE für männliche Patienten mit einem schweren Herzinfarkt und für die Patienten mit einer Schocksymptomatik von großem Nutzen war, da die Krankenhaus-FSR, für die KE-Patienten in diesen Kategorien wesentlich geringer war. Diese Folgerung:
   a. Ist korrekt
   b. Könnte falsch sein, da die FSRs benutzt wurden anstelle der Mortalitätsraten.
   c. Könnte falsch sein aufgrund eines Einweisungsbias, wobei Fälle aus weiter entfernt liegenden Häusern in dieses Krankenhaus überwiesen wurden.
   d. Könnte falsch sein aufgrund einer unterschiedlichen Einteilung in klinische Schweregrade vor und nach der Eröffnung der KE.
   e. Könnte falsch sein, da eine mögliche Abnahme der jährlichen Inzidenzrate des Herzinfarktes in den letzten Jahren nicht erkannt wurde.

3. Das Ausmaß, in dem eine spezifische Behandlung, ein Verfahren, Programm oder eine andere Interventionsform tatsächlich das leistet, wozu sie bestimmt ist, wenn sie in einer Gemeinde eingeführt wird, bezeichnet man als:
   a. Wirksamkeit
   b. Effektivität
   c. Effektmodifikation
   d. Effizienz
   e. Keiner der oben stehenden Begriffe trifft zu

4. Das Ausmaß, in dem eine spezifische Behandlung, ein Verfahren, Programm oder eine andere Interventionsform einen Nutzen unter idealen, kontrollierten Bedingungen erbringt, bezeichnet man als:
   a. Wirksamkeit
   b. Effektivität
   c. Effektmodifikation
   d. Effizienz
   e. Keiner der oben stehenden Begriffe trifft zu

5. Eine Hauptschwierigkeit beim Einsatz eines Historischen-Kontroll-Designs zur Evaluation einer Gesundheitsleistung unter Verwendung der Fall-Sterblichkeitsrate (FSR) als Ergebnis besteht darin, dass, wenn die FSR nach Einführung einer Gesundheitsleistung niedriger liegt, dies bedingt ist durch:
   a. Eine niedrigere FSR könnte das Ergebnis eines Wandels der Krankheitsprävalenz sein
   b. Die niedrigere FSR könnte das Ergebnis einer sinkenden Inzidenz sein
   c. Die niedrigere FSR könnte ein indirekter Effekt der neuen Gesundheitsleistung sein
   d. Die FSR könnte durch geänderte Faktoren beeinflusst worden sein, die in keinem Zusammenhang mit der neuen Gesundheitsleistung stehen
   e. Keine Aussage trifft zu

Kapitel 17

Der epidemiologische Ansatz bei der Evaluierung von Screening-Programmen

In Abschnitt II hatten wir Design und Interpretation von Studien besprochen, die darauf abzielen, Risikofaktoren oder ätiologische Faktoren von Erkrankungen zu erkennen, damit diesen vorgebeugt werden kann – *Primärprävention*. In diesem Kapitel werden wir die Früherkennung von Erkrankungen besprechen, die in der Hoffnung durchgeführt wird, die Prognose verbessern zu können – *Sekundärprävention*.

Dieses Kapitel konzentriert sich auf die Verwendung der Epidemiologie bei der Bewertung der Effektivität von Screening-Programmen. Dieses Thema ist sowohl für den Kliniker als auch für den im öffentlichen Gesundheitswesen Tätigen von großer Bedeutung. Denn in zunehmendem Maße wird von Ärzten erwartet, dass sie neben der Diagnostik und Behandlung auch ihre Verantwortung im Bereich der Prävention gegenüber ihren Patienten wahrnehmen.

Im 4. Kapitel wurden die Validität und Reliabilität von Screening-Tests erörtert. In diesem Kapitel besprechen wir einige der methodischen Fragen, die zu beachten sind, wenn Schlussfolgerungen zum möglichen Nutzen dieser Screening-Tests für die untersuchten Personen gezogen werden sollen.

Die Frage, ob Patienten von einer Krankheitsfrüherkennung profitieren, hängt unter anderem von den folgenden Punkten ab:

1. Kann die Erkrankung tatsächlich früh erkannt werden?
2. Wie groß sind Sensitivität und Spezifität des Tests?
3. Wie groß ist der prädiktive Wert des Tests?
4. Wie ernst ist das Problem der falsch-positiven Testergebnisse?
5. Wie hoch sind die Kosten der Früherkennung im Hinblick auf Gelder, Ressourcen und die seelischen Auswirkungen?
6. Werden die Personen durch Screening-Tests geschädigt?
7. Haben Personen, bei denen eine Erkrankung früh erkannt wird, einen Nutzen von der Früherkennung, und besteht ein Gesamtnutzen für alle untersuchten Personen?

In diesem Kapitel gehen wir in erster Linie auf die letzte Frage ein. Einige der anderen Fragen werden nur im Kontext der Hauptfrage angerissen.

Der Begriff der *Krankheitsfrüherkennung* bedeutet, dass eine Erkrankung in einem früheren Stadium erkannt wird, als dies in der routinemäßigen klinischen Praxis der Fall wäre. Das heißt, dass eine Erkrankung in ihrem präsymptomatischen Stadium entdeckt wird, zu einem Zeitpunkt also, zu dem der Patient ohne Symptome oder Krankheitszeichen ist, und daher keinen Grund hat, medizinische Hilfe zu suchen. Dem Screening liegt die Annahme zugrunde, dass eine angemessene Intervention für die gesuchte Erkrankung zur Verfügung steht, und dass diese Intervention effektiver ist, wenn sie in einem frühen Stadium der entdeckten Erkrankung angewendet wird.

Auf den ersten Blick wird uns die Frage überraschend erscheinen, ob Menschen von einer Krankheitsfrüherkennung profitieren. Intuitiv würden wir es für selbstverständlich halten, dass die Früherkennung von Vorteil ist, und dass eine Intervention in einem frühen Erkrankungsstadium wirksamer und/oder einfacher durchzuführen ist als zu einem späteren Zeitpunkt.

In der Tat stehen diese Annahmen für eine „chirurgische" Sichtweise: Beispielsweise sollte jede maligne Läsion in einem Frühstadium erkannt werden, um erfolgreich exzidiert zu werden, bevor es zu einer weiteren Ausbreitung oder gar Fernmetastasierung kommt. Dennoch sollte die intuitive Begeisterung für diese Vorstellung nicht vergessen lassen, dass sich in der gesamten Medizingeschichte feste Überzeugungen als Irrtümer herausstellten, wenn sie nicht durch Daten aus gut geplanten und streng durchgeführten Studien untermauert wurden. Ungeachtet der Attraktivität, welche die Idee der Früherkennung und ihr Nutzen auf uns ausüben mag, sowohl auf den Kliniker, der präventiv und therapeutisch arbeitet, als auch auf Mitarbeiter im Bereich bevölkerungsbezogener Präventions-Programme, muss die Evidenz, die die Validität dieses Konzeptes untermauert, peinlich genau untersucht werden.

Wie bei der Evaluation jeder Form von Gesundheitsdiensten, kann das Screening mit Hilfe von Prozess- oder Ergebnismaßen evaluiert werden. Tabelle 17–1 zeigt eine Liste geeigneter und operationalisierter Maße, inklusive Prozessmaße und Messungen des Nutzens und des Erkenntnisgewinns, den ein Screening-Programm einbringen konnte.

Tabelle 17–1. Beurteilung der Effektivität von Screening-Programmen mit operationalisierten Maßen

1. Anzahl der gescreenten Personen
2. Anteil der gescreenten Zielgruppe und Häufigkeit der Screening-Untersuchungen
3. Entdeckte Prävalenz der präklinischen Erkrankung
4. Gesamtkosten des Programms
5. Kosten pro Fall
6. Kosten pro neu diagnostiziertem Fall
7. Anteil der Personen mit positivem Screening-Ergebnis, der einer abschließenden Diagnostik und Behandlung zugeführt wurde
8. Der prädiktive Wert eines positiven Tests in der gescreenten Bevölkerung

Adapted from Hulka BS: Degrees of proof and practical application. Cancer 62:1775–1780, 1988. Copyright © 1988 American Cancer Society. Reprinted by permission of Wiley-Liss, Inc., a subsidiary of John Wiley & Sons, Inc.

Wir interessieren uns besonders für die Frage, welchen Vorteil Personen haben, die im Rahmen eines Screening-Programms untersucht wurden. Doch wie es auch bei der Evaluation von Gesundheitsdiensten der Fall ist (siehe 16. Kapitel), hat es wenig Sinn, den Screening-Prozess verbessern zu wollen, wenn durch das Screenen kein Vorteil für die Betroffenen entsteht. Daher werden wir einige der Probleme genauer unter die Lupe nehmen, die mit der Frage verknüpft sind, ob gescreente Personen tatsächlich von der Krankheitsfrüherkennung profitieren können (d. h. ob das Ergebnis durch das Screening verbessert werden kann).

Was verstehen wir unter Outcome? Um die Frage des Nutzens für Patienten beantworten zu können, muss zunächst definiert werden, was wir mit Nutzen meinen und welche Ergebnisse als Beweis für den Patientennutzen gelten sollen. Einige der möglichen Ergebnismaße oder -größen, die wir hierzu verwenden können, sind in Tabelle 17–2 aufgeführt.

Tabelle 17–2. Beurteilung der Effektivität von Screening-Programmen unter Verwendung der Outcome-Maße

1. Senkung der Mortalität in der gescreenten Population
2. Senkung der Letalitätsrate bei gescreenten Personen
3. Prozentuale Zunahme der Fälle, die in einem frühen Stadium erkannt wurden
4. Senkung der Komplikation
5. Vermeidung/Minderung der Rezidivrate von Metastasen
6. Verbesserung der Lebensqualität von gescreenten Personen

Der natürliche Krankheitsverlauf

Bevor wir die methodischen Fragen zur Evaluation des Nutzens von Screening-Untersuchungen diskutieren, wollen wir zunächst den natürlichen Verlauf von Erkrankungen im Einzelnen betrachten (vergleiche hierzu die Diskussion im 5. Kapitel).

In Abbildung 17–1A finden wir ein Schema der individuellen Krankheitsentwicklung. An einem bestimmten Punkt setzt der biologische Beginn einer Erkrankung ein. Dies kann eine subzelluläre Veränderung sein, wie etwa eine DNS-Änderung, und dieser Punkt ist meist nicht erkennbar. Zu ei-

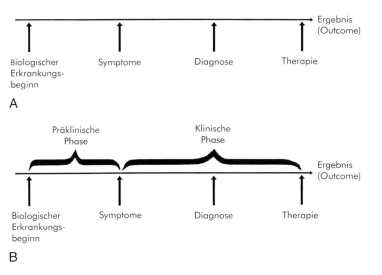

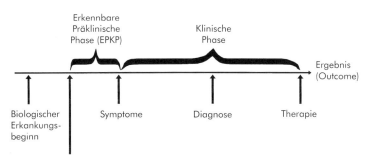

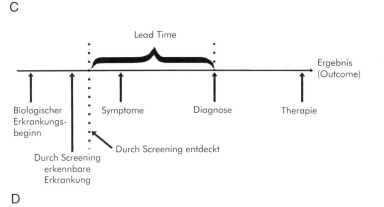

Abbildung 17–1. A, Natürlicher Krankheitsverlauf. **B,** Natürlicher Krankheitsverlauf mit präklinischen und klinischen Phasen. **C,** Natürlicher Krankheitsverlauf mit diagnostizierbarem präklinischem Stadium. **D,** Natürlicher Krankheitsverlauf mit Zeitspanne der Diagnosevorverlagerung (Lead Time).

nem späteren Zeitpunkt wird die Erkrankung symptomatisch oder es entwickeln sich klinische Zeichen – d. h., die Erkrankung erreicht ein klinisches Stadium. Die klinischen Zeichen veranlassen den Patienten, zum Arzt zu gehen, wonach eine Diagnose gestellt und eine angemessene Therapie eingeleitet wird. Das Outcome kann nun die Heilung sein, die Krankheitskontrolle, eine Behinderung oder der Tod des Patienten.

Wie in Abbildung 17–1B zu sehen ist, markiert der Beginn der Symptome einen wichtigen Punkt im natürlichen Verlauf der Erkrankung. Der Zeitraum nach der Entwicklung von Symptomen ist die *klinische Phase der Erkrankung*. Die Zeitspanne vom biologischen Beginn der Erkrankung bis zum Auftreten von Zeichen und Symptomen ist die *präklinische Phase der Erkrankung*.

Wir könnten Erkrankungen früher als bisher erkennen, indem wir über gesundheitliche Aufklärungsprogramme symptomatische Personen ermutigen, eher zum Arzt zu gehen. Die hauptsächliche Herausforderung besteht aber darin, beschwerdefreie Erkrankte zu erkennen. Der Schwerpunkt dieses Kapitels liegt daher auf der Frage: Wie können wir Personen erkennen, die noch keine Symptome haben und sich in der präklinischen Phase einer Erkrankung befinden?

An einem bestimmten Punkt während der präklinischen Phase ist es möglich, die Erkrankung mit geeigneten verfügbaren Tests zu erkennen (Abb. 17-1C). Die Spanne von diesem Punkt bis zum Auftreten von Krankheitszeichen und Symptomen ist die *erkennbare präklinische Phase* der Erkrankung. Wird eine Erkrankung durch Screening erkannt, verschiebt sich der Zeitpunkt der Diagnosestellung in eine frühere Phase des Krankheitsverlaufes. Die Zeitspanne der Diagnosevorverlagerung (engl. lead time) ist definiert als die Zeitspanne, um die der Zeitpunkt der Diagnose durch Screening und Früherkennung nach vorne verschoben werden kann, verglichen mit dem gewöhnlichen Zeitpunkt der Diagnosestellung (Abb. 17-1D).

Ein weiteres wichtiges Konzept bei Screening-Untersuchungen ist das des *kritischen Punktes* im natürlichen Krankheitsverlauf[1] (Abb. 17-2A). Dies ist der Punkt im Krankheitsverlauf, vor dem eine Behandlung wirksamer und/oder einfacher durchführbar ist. Wenn eine Krankheit grundsätzlich heilbar ist, wird eine Heilung vor Erreichen dieses Punktes möglich sein nicht aber danach. Für eine Frau mit Brustkrebs zum Beispiel wäre dieser kritische Punkt der Beginn der Krankheitsausbreitung von der Brust zu den axillären Lymphknoten. Wird die Erkrankung vor diesem Zeitpunkt erkannt und behandelt, ist die Prognose wesentlich besser als nach der Ausbreitung auf die Lymphknoten.

Wie in Abbildung 17-2B zu sehen ist, können mehrere kritische Punkte im Krankheitsverlauf vorhanden sein. Bei dem Beispiel der Frau mit Brustkrebs wäre ein zweiter kritischer Punkt der

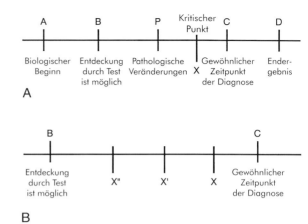

Abbildung 17-2. A, Ein kritischer Punkt im natürlichen Krankheitsverlauf. **B,** Mehrere kritische Punkte im natürlichen Krankheitsverlauf. (Adapted from Hutchison GB: Evaluation of preventive services. J Chron Dis 11:497–508, 1960.)

Zeitpunkt, an dem sich die Erkrankung von den Lymphknoten auf weitere Körperregionen ausbreitet. Die Prognose ist bei diesem isolierten Befall der Lymphknoten immer noch besser, als nach Beginn einer systemischen Metastasierung.

Der kritische Punkt stellt ein theoretisches Konzept dar, denn beim Vorliegen einer tatsächlichen Erkrankung werden wir nicht in der Lage sein, zu erkennen, wann ein kritischer Punkt erreicht ist. Dennoch ist dies eine wichtige Idee des Screening-Konzepts. Denn ohne die Vorstellung eines oder mehrerer kritische Punkte im Krankheitsverlauf, gäbe es natürlich keine rationale Begründung für die Durchführung von Screening- und Früherkennungsuntersuchungen. Früherkennung setzt voraus, dass es einen biologischen Punkt im Krankheitsverlauf gibt, vor dessen Erreichen die Behandlung mehr Erfolg verspricht als danach.

Das Muster der Krankheitsprogression

Wir würden einen möglichen Nutzen durch Screening und Früherkennung erwarten, wenn die beiden folgenden Annahmen zutreffen:

1. Alle oder die meisten klinischen Fälle bei einer Erkrankung durchlaufen zunächst eine erkennbare präklinische Phase.
2. Erfolgt keine Intervention, gehen alle oder die Mehrzahl der Fälle von der präklinischen in die klinische Phase über.

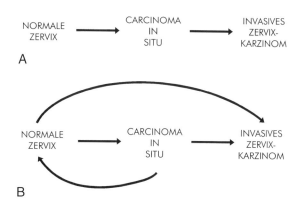

Beide Annahmen sind eigentlich selbstverständlich. Wenn beispielsweise keiner der präklinischen Fälle zu einem klinischen Fall wird, gibt es keinen Grund, Screening-Tests durchzuführen. Wenn keiner der klinischen Fälle zunächst eine präklinische Phase durchläuft, besteht ebenfalls kein Grund für einen Screening-Test. Also sind beide Annahmen wichtige Voraussetzungen für die Einschätzung eines möglichen Nutzens durch Screening. Dennoch sind beide Annahmen fraglich. In bestimmten Situationen wird die präklinische Phase so kurz sein, dass es unwahrscheinlich ist, die Erkrankung in dieser Zeitspanne durch ein periodisch durchgeführtes Screening erkennen zu können. Auch gibt es Hinweise darauf, dass sich spontane Remissionen bei bestimmten Erkrankungen ereignen, so dass nicht jeder präklinische Fall unaufhaltsam und unerbittlich in eine klinische Erkrankung übergeht.

In Abbildung 17–3A ist als Beispiel schematisch der Übergang von der normalen Zervix ohne Befund zum Zervixkarzinom dargestellt. Wir würden erwarten: Wenn das In-Situ-Stadium häufiger erkannt würde, könnte damit die entsprechende Zahl der Fälle invasiv wachsender Karzinome gesenkt werden.

Nun wird die Nutzenevaluation des Zervixkarzinom-Screenings dadurch kompliziert, dass die Erkrankung in einigen Fällen so rasch das In-Situ-Stadium durchläuft und die präklinische Phase so kurz ist, dass beim Screening praktisch keine Möglichkeit besteht, die präklinische Stufe zu erkennen. Zusätzlich weisen Studien zur DNS-Quantifizierung darauf hin, dass intraepitheliale Anomalien der Zervix sowohl als reversible Veränderung als auch als irreversible Vorläufer von invasiven Karzinomen existieren können. Die Daten weisen auch darauf hin, dass mitunter zervikale intraepitheliale Neoplasien, die im Papanicolaou-Abstrich (Pap-Färbung) entdeckt wurden, spontan remittieren, sowohl in einer frühen als auch in einer späteren Phase (Carcinoma in situ). In einer Studie fand sich bei 36 Prozent der Frau-

Abbildung 17–3. A, Natürlicher Krankheitsverlauf des Zervixkarzinoms: I. Fortschreiten von der normalen Zervix zum invasiven Krebswachstum. **B,** Natürlicher Krankheitsverlauf des Zervixkarzinoms: II. Extrem rasches Fortschreiten und Spontanremission.

en mit einem pathologischen Papanicolaou-Befund, die eine Behandlung ablehnten, im Verlauf ein normaler Befund des Pap-Abstriches. Darüber hinaus weisen neueste Daten darauf hin, dass zervikale Neoplasien im In-Situ-Stadium mit verschiedenen Typen von Papillomaviren assoziiert sind. Nur diejenigen Neoplasien, die mit einem bestimmten Papillomavirus in Verbindung stehen, gehen in ein invasives Stadium über; offensichtlich haben wir es hier mit verschiedenen Ursachen und Erkrankungsarten zu tun.

Während also das einfache Modell der Progression von der normalen Zervix zum invasiven Zervixkarzinom, wie in Abbildung 17–3A dargestellt, vermuten lässt, dass die Früherkennung, gefolgt von einer wirksamen Therapie, zu einer entsprechenden Senkung der Zahl invasiver Läsionen führen müsste, dürfte die Darstellung des Krankheitsverlaufes in Abbildung 17–3B die tatsächliche Lage besser wiedergeben.

Die Häufigkeit des Auftretens beider Phänomene, Spontanremission und extrem rasches Fortschreiten, beeinflusst natürlich, in welchem Maße eine Senkung der Zahl invasiver Erkrankungen durch Früherkennung und Intervention zu erwarten wäre. Dies wiederum müssen wir berücksichtigen, wenn wir den Erfolg von Screening-Programmen beurteilen wollen. Obwohl diese Zusammenhänge für das Zervixkarzinom aufgezeigt wurden, sind sie natürlich auch für die Screening-Evaluation bei vielen Erkrankungen relevant.

Methodische Fragen

Bei der Befundinterpretation von Studien zur Nutzenevaluation von Screening-Tests müssen bestimmte methodische Probleme berücksichtigt werden. Die Mehrzahl der Studien über Screening-Programme, die bisher durchgeführt wurden, war nicht randomisiert, da eine randomisierte Verteilung einer Bevölkerung problematisch ist. Hier stellt sich die Frage: Warum können wir nicht einfach eine Gruppe von Personen, die gescreent wurde, untersuchen und ihre Mortalität mit der Mortalität einer Gruppe vergleichen, die nicht gescreent wurde?

Nehmen wir an, wir vergleichen eine Population von Menschen, die hinsichtlich einer bestimmten Erkrankung gescreent wurde, mit einer anderen Population von Menschen, die nicht gescreent wurde. Weiterhin nehmen wir an, dass eine Behandlung zur Verfügung steht, die bei allen Personen angewendet wird, bei denen die Erkrankung erkannt wurde. Wenn wir nun eine niedrigere Mortalität in der Gruppe finden, in der die Erkrankung durch Screening entdeckt wurde, als in der nicht gescreenten Gruppe, können wir dann nicht davon ausgehen, dass Früherkennung und Screening einen Nutzen erbracht haben? Betrachten wir jetzt die methodischen Fragen, die hierbei eine Rolle spielen.

Selektionsbias

Überweisungsbias (Freiwilligenbias)

Wollen wir Schlüsse auf den Nutzen eines Screenings ziehen, sollten wir uns als Erstes fragen, ob möglicherweise ein Selektionsbias im Hinblick auf die Personen, die am Screening teilnahmen und die nicht teilnahmen, vorliegt. Wir hoffen, dass die gescreenten Personen die gleichen Merkmale tragen, wie die Personen, die nicht durch Screening untersucht wurden. Doch in vielen Merkmalen unterscheiden sich Personen, die an einem Screening oder an anderen Gesundheitsprogrammen teilnehmen, von denen, die nicht teilnehmen. In vielen Studien konnte gezeigt werden, dass Freiwillige gesünder sind als die allgemeine Bevölkerung und sich auch eher an medizinische Empfehlungen halten. Wenn zum Beispiel Personen, deren Erkrankung von vornherein eine bessere Prognose hat, zum Screening überwiesen werden oder freiwillig daran teilnehmen, würden wir eine niedrigere Mortalität in der Screening-Gruppe beobachten, selbst wenn die Früherkennung keinen Einfluss auf die Prognose hätte. Natürlich ist es auch möglich, dass sich unter den Freiwilligen viele Personen mit einem hohen Risiko befinden, die an einem Screening-Test teilnehmen, weil sie aufgrund einer positiven Familienanamnese oder aufgrund von Merkmalen ihres Lebensstils besorgt sind. Das Problem hierbei besteht darin, dass wir nicht wissen, in welche Richtung sich ein Selektionsbias auswirken kann und wie dieses unsere Studienergebnisse beeinflussen wird.

Diesem Problem des Selektionsbias, das unsere Auswertung von Befunden beeinflusst, begegnen wir am besten, indem wir einen Vergleich in einer randomisierten experimentellen Studie vornehmen, bei der darauf geachtet wird, dass beide Gruppen im Hinblick auf ihr ursprüngliches Prognoseprofil vergleichbar sind (Abb. 17–4).

Stichproben, die durch die Erkrankungsdauer verzerrt sind (Prognostische Selektion)

Die zweite Form von Selektionsproblemen, die bei der Interpretation von Ergebnissen aus dem

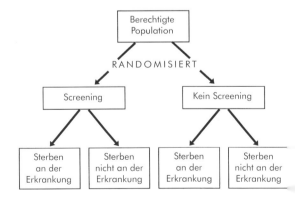

Abbildung 17–4. Design einer randomisierten Studie zum Screening-Nutzen.

Vergleich einer gescreenten und einer nicht-gescreenten Gruppe auftreten kann, ist der Selektionsfehler oder -bias. Dabei ist weniger die Frage von Belang, welche Personen zum Screening kommen, als vielmehr die Frage der Erkrankungsart, die durch das Screening erkannt wird. Die Frage hierbei lautet: Werden durch das Screening selektiv diejenigen Erkrankungsfälle identifiziert, die eine bessere Prognose haben, unabhängig davon, wie früh eine Therapie im natürlichen Krankheitsverlauf begonnen wird? Oder: Wenn das Ergebnis von Personen, bei denen eine Erkrankung durch Screening erkannt wurde besser ist, als das von Personen, deren Erkrankung im normalen klinischen Procedere diagnostiziert wurde, könnte dann das bessere Ergebnis bei den gescreenten Personen dadurch bedingt sein, dass hier selektiv Personen mit einer besseren Prognose entdeckt wurden und somit kein Zusammenhang besteht zwischen dem Zeitpunkt der Diagnose und der Behandlung?

Wie könnte es dazu kommen? Erinnern wir uns an den natürlichen Verlauf von Erkrankungen mit einem präklinischen und einem klinischen Stadium, wie in Abbildung 17–1B dargestellt. Wir wissen, dass sich die klinischen Stadien einer Erkrankung bei verschiedenen Menschen voneinander unterscheiden. So sterben beispielsweise einige Patienten an einem Kolonkarzinom kurz nach der Diagnosenstellung, während andere noch viele Jahre leben. Das klinische Stadium von ein- und derselben Erkrankung kann bei verschiedenen Menschen von unterschiedlicher Dauer sein.

Wie sieht das präklinische Stadium bei diesen Menschen aus? Jeder Patient hat seine eigene Krankheitsgeschichte, die wir in präklinische und klinische Stadien unterteilen (Abb. 17–5) aufgrund des Zeitpunktes, an dem Zeichen und Symptome auftreten. Bei einigen ist der natürliche Verlauf von kurzer Dauer, bei anderen dauert der Verlauf länger. Nun wäre zu vermuten, dass Menschen mit einer langsam progredienten Erkrankung und einem langdauernden klinischen Stadium auch ein langdauerndes präklinisches Stadium aufweisen. Ist im Gegensatz hierzu eine Person an einer rasch progredienten Krankheit mit einem kurzen natürlichen Verlauf erkrankt, wird wahrscheinlich auch das klinische Stadium von kurzer Dauer sein, und die Folgerung erscheint gerechtfertigt, dass das präklinische Stadi-

A. Kurzer natürlicher Krankheitsverlauf:

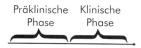

B. Langer natürlicher Krankheitsverlauf:

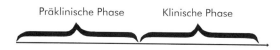

Abbildung 17–5. Kurz- und langdauernde natürliche Krankheitsverläufe: Beziehung zwischen der Länge des klinischen Stadiums und der präklinischen Phase.

um ebenfalls kurz ist. Tatsächlich unterstützen einige Studien die Vorstellung, dass ein langes klinisches Stadium mit einem langen präklinischen Stadium einhergeht und ein kurzes klinisches Stadium mit einem kurzen präklinischen Stadium.

Wir erinnern uns, dass Sinn und Zweck des Screenings darin besteht, eine Erkrankung in ihrem präklinischen Stadium zu erkennen, denn in einem klinischen Stadium hat der Patient Beschwerden und Symptome und wird von selbst zu einem Arzt gehen. Wenn wir ein einmaliges Screening-Programm in einer Bevölkerung durchführen, welche Gruppe von Patienten werden wir dann am ehesten identifizieren? Patienten mit einem kurzen präklinischen Stadium oder Patienten mit einem langen präklinischen Stadium?

Um diese Fragen zu beantworten, betrachten wir eine kleine Population, die im Hinblick auf eine bestimmte Erkrankung gescreent wird (Abb. 17–6). Wie zu erkennen ist, besteht bei jedem Fall ein präklinisches und ein klinisches Stadium. In der Skizze sind präklinische und klinische Stadien von gleicher Länge bzw. Dauer eingezeichnet. Patienten im klinischen Stadium werden im Rahmen der normalen medizinischen Versorgung erkannt. Der Zweck des Screenings besteht also darin, Fälle in einem präklinischen, präsymptomatischen Stadium zu erkennen. Dabei ist zu beachten, dass die Dauer der präklinischen Stadien der hier dargestellten Fälle variieren. Je länger das präklinische Stadium dauert, desto größer ist die Wahrscheinlichkeit, durch Screening

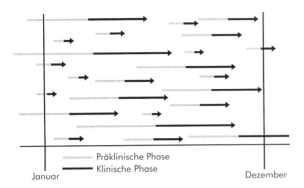

Abbildung 17–6. Hypothetische Population von Individuen mit kurz- und langdauernden natürlichen Krankheitsverläufen.

die Fälle erkennen zu können, die sich noch in einem präklinischen Stadium befinden.

Führen wir zum Beispiel einmal jährlich ein Screening hinsichtlich einer Krankheit durch, deren präklinisches Stadium nur 24 Stunden dauert, wird uns die Mehrzahl der Fälle im präklinischen Stadium entgehen. Dauert die präklinische Phase hingegen 1 Jahr, werden die Fälle in ihrem präklinischen Stadium entdeckt werden. Screening tendiert dazu, selektiv diejenigen Fälle herauszufiltern, bei denen ein längeres präklinisches Erkrankungsstadium besteht. Selbst wenn eine anschließend durchgeführte Behandlung wirkungslos wäre: Das Screening würde selektiv die Fälle mit einem lang dauernden präklinischen Stadium entdecken, die folglich auch ein langes klinisches Stadium aufweisen (d. h. diejenigen mit einer ohnehin besseren Prognose). Diese Menschen hätten auch ohne Screening eine bessere Prognose, auch dann, wenn das Screening selbst keinen Vorteil brächte.

Für dieses Problem gibt es mehrere Lösungsmöglichkeiten. Die erste besteht wiederum in der Durchführung einer randomisierten Studie, bei der versucht wird, alle Gruppen vergleichbar zu halten im Hinblick auf die Dauer des erkennbaren präklinischen Stadiums der Erkrankung. Dies kann mitunter schwierig sein. Zusätzlich sollten die Überlebenszeiten in allen Gruppen untersucht werden – d. h., bei den gescreenten und den nicht-gescreenten Personen. In der Screening-Gruppe sollte die Überlebenszeit für die Personen, deren Erkrankung durch das Screening erkannt wurde berechnet werden, ebenso wie für die Personen bei denen die Erkrankung zwischen den Screening-Untersuchungen diagnostiziert wurde, die so genannten *Intervall-Fälle*. Auf die Bedeutung von Intervall-Fällen werden wir später zurückkommen.

Lead Time Bias

Wenn wir die Überlebenszeiten von Teilnehmern eines Screening-Tests mit den Überlebenszeiten von nicht-gescreenten Personen vergleichen, werden wir einem weiteren Problem begegnen: Dem Bias im Zusammenhang mit der Zeitspanne der Diagnosevorverlagerung – Lead Time Bias. Um wie viel früher kann eine Diagnose gestellt werden, wenn eine Erkrankung durch Screening erkannt wird, verglichen mit der herkömmlichen Zeitspanne bis zur Diagnose, wenn kein Screening durchgeführt worden ist?

Betrachten wir vier Personen mit einer bestimmten Erkrankung, die in Abbildung 17–7 in Form von vier Zeitlinien dargestellt sind. Die erste Linie zeigt den gewöhnlichen Zeitpunkt der Diagnose und den gewöhnlichen Todeszeitpunkt. Die zweite Linie zeigt eine früher gestellte Diagnose bei gleichem Todeszeitpunkt. Hier scheint die Überlebenszeit länger zu sein, da die Spanne zwischen Diagnose und Tod länger ist. Der Patient hat aber keinen Vorteil, da der Todeszeitpunkt nicht verzögert wurde. Die dritte Linie zeigt nur eine früher gestellte Diagnose und eine Verzöge-

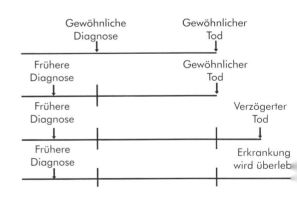

Abbildung 17–7. Mögliche Ergebnisse eines Screening Programmes.

rung des Todeszeitpunktes durch die Erkrankung – offensichtlich ein Vorteil für den Patienten (vorausgesetzt, dass die Lebensqualität gut war). Die vierte und letzte Linie zeigt eine früher gestellte Diagnose, wodurch dem Tod durch diese Krankheit vorgebeugt werden kann.

Wir versuchen also einen Vorteil zu gewinnen, indem der Tod durch eine Erkrankung verzögert oder vermieden wird. Zwar haben wir uns in diesem Kapitel dafür entschieden, die Mortalität unter die Lupe zu nehmen, genauso gut hätten wir jedoch die Morbidität, die Rückfallrate, die Lebensqualität oder die Zufriedenheit des Patienten als Ergebnismaße wählen können.

Lead Time und die Fünf-Jahres-Überlebensrate

Die Fünf-Jahres-Überlebensrate wird häufig als Maß für den Therapieerfolg verwendet, besonders bei der Krebstherapie. Wir wollen nun den möglichen Effekt der „Lead Time" (Zeitspanne der Diagnosevorverlagerung) auf die scheinbare Fünfjahres-Überlebensrate untersuchen.

Abbildung 17–8A zeigt den natürlichen Krankheitsverlauf bei einem hypothetischen Patienten mit Kolonkarzinom, welches im Rahmen der gewöhnlichen klinischen Versorgung diagnostiziert wurde, also nicht durch Screening. Der biologische Beginn der Erkrankung liegt im Jahr 1990. Erste Symptome bemerkte der Patient 1997, woraufhin eine eingehende Diagnostik erfolgte, die zu der Diagnose eines Kolonkarzinomes führte. Die Operation wurde 1997 durchgeführt, der Patient verstarb 2000 an seinem Leiden. Dieser Patient überlebte also drei Jahre und ist somit kein „Fünf-Jahres-Überlebender". Wenn wir von der Fünf-Jahres-Überlebenszeit als Hinweis für den Therapieerfolg ausgehen, liegt bei diesem Patienten ein Therapieversagen vor.

Was wäre mit diesem Patienten geschehen, wenn er in einer Gemeinde gelebt hätte, in der ein Screening-Programm eingeführt wurde (Abb. 17–8B)? Nur für dieses hypothetische Beispiel nehmen wir an, dass Früherkennung keinerlei Nutzen hätte – das heißt, dass der natürliche Krankheitsverlauf beim Kolonkarzinom durch eine frühzeitige Intervention nicht beeinflusst werden könnte. In diesem Fall ist der Patient symptomlos, unterzieht sich aber einem Routinescreening im Jahr 1994, das einen positiven Be-

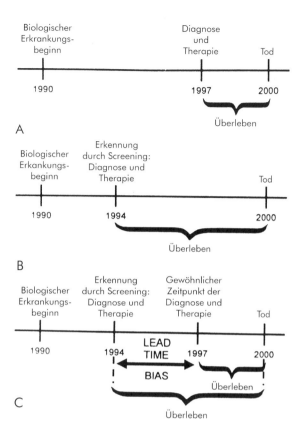

Abbildung 17–8. A, Zeitverschiebungsfehler (lead time bias) und 5-Jahres-Überleben: I. **B,** Zeitverschiebungsfehler und 5-Jahres-Überleben: II. **C,** Zeitverschiebungsfehler und 5-Jahres-Überleben: III.

fund liefert. Im selben Jahr wird eine Operation durchgeführt und im Jahr 2000 stirbt der Patient.

Der Patient hat 6 Jahre überlebt und gehört nun offensichtlich zu den „Fünf-Jahres-Überlebenden". Doch ist er nicht deswegen ein „Fünf-Jahre-Überlebender", weil der Todeszeitpunkt verzögert werden konnte, sondern weil die Diagnose früher gestellt wurde. Vergleichen wir nun dieses Szenario mit dem ohne Screening (siehe Abb. 17–8A), wird deutlich, dass dem Patienten keinerlei Nutzen aus der Früherkennung erwachsen war, dass er also länger gelebt hätte. Vielmehr könnte sich die Früherkennung durch Screening nachteilig auf seine Lebensqualität ausgewirkt haben, durch drei postoperative Jahren, in denen er medizinisch betreut wurde, drei Jahre, die ihm von

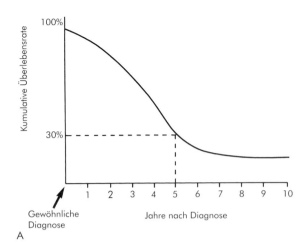

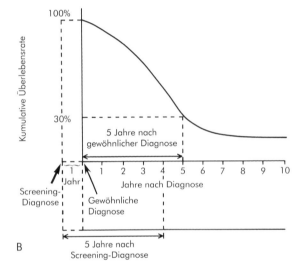

Abbildung 17-9. A, Zeitverschiebung-I: 5-Jahres-Überleben, wenn die Diagnose ohne Screening gestellt wird. **B,** Zeitverschiebung-II: Verschiebung der 5-Jahres-Spanne durch Screening und Früherkennung (lead time). **C,** Zeitverschiebungsfehler-III: Bias bei der Berechnung des Überlebens infolge Früherkennung. (Modified from Frank JW: Occult-blood screening for colorectal carcinoma: The benefits. Am J Prev Med 1:3–9, 1985.)

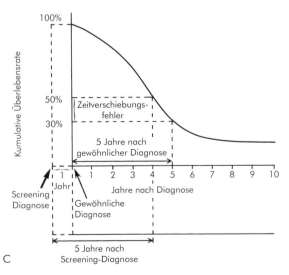

seinem gewohnten Leben verloren gegangen sein könnten. Die Illusion, Überleben lediglich durch frühere Erkennung verbessern zu können, nennen wir „Lead Time"-Bias, wie in Abbildung 17–8C zu sehen ist.

Selbst wenn Früherkennung keinen wirklichen Vorteil bringt, kann uns doch ein Vorteil beim Screening *suggeriert* werden. Auch wenn der Tod nicht hinausgezögert werden kann, scheint durch eine frühere Diagnose die Überlebenszeit verlängert zu sein. Das bedeutet nicht, dass die Früherkennung nutzlos wäre; vielmehr suggeriert die Vorverlagerung des Diagnosezeitpunkts einen Nutzen, auch wenn keiner vorliegt, in der Form verlängerter Überlebenszeiten. Diese Zeitspanne muss daher bei der Interpretation von nicht-randomisierten Studien berücksichtigt werden.

Abbildungen 17–9 zeigt den Effekt, den ein Bias aufgrund des vorgezogenen Diagnosezeitpunktes auf quantitativ geschätzte Überlebenszeiten ausübt.

Abbildung 17–9A zeigt die Situation, bei der kein Screening durchgeführt wird. Fünf Jahre nach der Diagnose beträgt die Überlebensrate 30 Prozent. Wenn wir ein Screening-Programm initiieren, das eine Lead Time von einem Jahr hat, wird der gesamte Rahmen nach links verschoben (Abb. 17–9B). Berechnen wir nun die Überlebensrate für die Spanne von 5 Jahren nach dem neuen Diagnosezeitpunkt (Abb. 17–9C), scheint diese Überlebensrate bei 50 Prozent zu liegen, resultiert aber nur aus dem Lead Time Bias oder Zeitverschiebefehler. Das Problem hierbei: Die bessere Überlebenszeit resultiert nicht daraus, dass Patienten länger leben, sondern aus der Tatsache, dass die Diagnose in dem natürlichen Krankheitsverlauf zu einem früheren Zeitpunkt gestellt wurde.

Folglich müssen wir bei jedem Vergleich zwischen gescreenten und nicht-gescreenten Bevölkerungsgruppen eine geschätzte Zeitverschiebung (Lead Time) berücksichtigen, wenn wir eine Verlängerung der Überlebenszeit herausfinden wollen, die über das Artefakt der Zeitverschiebung hinausgeht. Wenn eine Früherkennung tatsächlich mit einer verbesserten Überlebenszeit einhergeht, sollte die Überlebenszeit in der Screening-Gruppe größer sein als in der nicht-gescreenten Gruppe *samt* der Lead-Time. Daher müssen wir einen Schätzwert dieser Spanne für die gesuchte Erkrankung ermitteln.

Eine weitere Strategie besteht darin, die Mortalität durch die Erkrankung in der gesamten Screening-Gruppe mit der in der nicht-gescreenten Gruppe zu vergleichen, anstatt die Fall-Sterblichkeitsrate nur bei den Personen zu untersuchen, die im Rahmen des Screenings erkannt und diagnostiziert wurden.

Bias durch Überdiagnostik

Ein weiteres potenzielles Bias ist das der Überdiagnostik. Mitunter entwickeln die Initiatoren eines Screening-Programms einen fast grenzenlosen Enthusiasmus für ihr Projekt. Selbst Zytologen, die Pap-Abstriche befunden, können so enthusiastisch werden, dass sie dazu tendieren, Abstriche zu überinterpretieren (d. h., falsch-positive Befunde zu stellen). Wenn sie einen Befund überdiagnostizieren, führt dies dazu, dass gesunde Frauen mit einem positiven Pap-Abstrich in die Gruppe der positiven Befunde eingeteilt werden. Folglich wird die Gruppe anomaler Befunde durch die Befunde gesunder Frauen „verwässert". Wenn gesunde Individuen einer Screening-Gruppe mit größerer Wahrscheinlichkeit irrtümlicherweise als positiv befundet werden als dies bei Gesunden in der nicht-gescreenten Gruppe der Fall ist (z. B. der Befund einer Krebserkrankung gestellt wird, obwohl die Person gesund ist), könnte man den falschen Eindruck gewinnen, dass eine erhöhte Rate erkannter und diagnostizierter Erkrankungen im Frühstadium durch Screening erreicht worden wäre. Zusätzlich würden viele der an sich gesunden Personen, bei denen die Diagnose Krebs gestellt wurde, eine gute Überlebenszeit haben. Die Ergebnisse würden nun zu einem aufgeblähten Schätzwert der Überlebenszeit nach erfolgtem Screening bei den vermuteten Krebspatienten führen. (Eigentlich handelt es sich hierbei um einen Klassifikationsfehler, wie im 14. Kapitel besprochen). Es ist daher von grundlegender Bedeutung, den Diagnoseprozess in solchen Studien strengstens zu standardisieren.

STUDIENDESIGNS ZUR SCREENING-EVALUATION

Nicht-randomisierte Studien

Als wir die methodischen Fragen hinsichtlich nicht-randomisierter Screening-Studien besprachen, haben wir im Wesentlichen nicht-randomisierte Beobachtungsstudien zu gescreenten und nicht-gescreenten Personen diskutiert – ein Kohortendesign (Abb. 17–10).

In den letzten Jahren fand das Fall-Kontroll-Studiendesign als Bewertungsmethode der Effektivität von Screening-Untersuchungen wachsende Beachtung (Abb. 17–11).

Bei diesem Design sind die „Fälle" Patienten mit fortgeschrittenen Erkrankungen – die Art von Erkrankungen, die wir durch Screening hoffen vermeiden zu können.

Es wurden verschiedene Vorschläge für angemessene Kontrollen bei diesen Studien gemacht. Natürlich sollten sie keine Fälle sein – d. h., Menschen ohne eine fortgeschrittene Erkrankung. Obwohl anfangs für Fall-Kontroll-Studien zur Screening-Evaluation als „Kontrollen" Personen verwendet wurden, die in einem frühen Stadium erkrankt waren, nimmt man heute an, dass Personen, die aus der Bevölkerungsgruppe ausgewählt werden, aus der auch die Fälle stammen, als Kontrollen besser geeignet sind. Hierbei wird die Prävalenz von Screening-Untersuchungen in der Anamnese der Fälle und der Kontrollen ermittelt, das Screening wird also als eine „Exposition" betrachtet. Wenn das Screening effektiv ist,

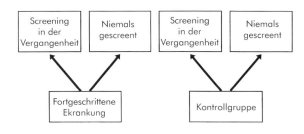

Abbildung 17–11. Design einer Fall-Kontroll-Studie zum Screening-Nutzen.

würden wir erwarten, bei den Kontrollen eine höhere Prävalenz von Screening-Anamnesen zu finden als bei den Personen in einem fortgeschrittenen Krankheitsstadium. Wir können dann die Odds-Ratio berechnen, die einen Wert kleiner 1,0 annimmt, wenn das Screening effektiv ist.

Randomisierte Studien

Bei diesem Studientyp wird eine Bevölkerungsgruppe randomisiert: Die eine Hälfte wird gescreent die andere Hälfte nicht. Studien dieser Art sind schwierig zu organisieren, geschweige denn durchzuführen. Die vielleicht bekannteste randomisierte Screening-Studie ist die zum Mammographie-Screening auf Brustkrebs, die in New York im Rahmen des „Health Insurance Plan (HIP)" – einem Programm der Krankenversicherungen – durchgeführt wurde.[2] Shapiro und Mitarbeiter leiteten eine randomisierte Untersuchung an Frauen, die an dem vorfinanzierten HIP-Programm teilnahmen. Diese Studie, die inzwischen ein Klassiker in der Literatur geworden ist, berichtet über die Evaluation des Nutzens von Screening-Untersuchungen mit Hilfe des randomisierten Studiendesigns: Sie dient als Modell für zukünftige Studien dieser Art.

Die Studie wurde 1963 begonnen. Es sollte hierbei festgestellt werden, ob ein regelmäßiges, periodisches Screening mit einer klinischen Untersuchung sowie einer Mammographie die Brustkrebsmortalität bei Frauen im Alter zwischen 40 und 64 Jahren senken kann. Annähernd 62.000 Frauen wurden in eine Studiengruppe und eine Kontrollgruppe zu je 31.000 Frauen randomisiert eingeteilt (Abb. 17–12). Der Studiengruppe wurde ein Screening angeboten; 65 Prozent der Frau-

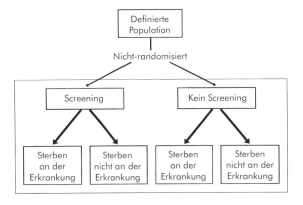

Abbildung 17–10. Design einer nicht-randomisierten Kohortenstudie zum Screening-Nutzen.

en erschienen zu dem ersten Termin. Ihnen wurden zusätzliche Untersuchungen im Abstand von einem Jahr angeboten. Die Mehrzahl dieser Frauen nahm an mindestens einer der drei jährlich angebotenen Screening-Untersuchungen teil. Zum Screening gehörte eine körperliche Untersuchung, eine Mammographie und eine Anamneseerhebung. Die Frauen der Kontrollgruppe erhielten die gewöhnliche medizinische Versorgung, die durch das Programm finanziert wurde. Es wurden zahlreiche Berichte aus dieser außergewöhnlichen Studie veröffentlicht. Nur einige der Ergebnisse wollen wir hier besprechen.

Abbildung 17–13 zeigt die Zahl der Todesfälle durch Brustkrebs und die Mortalitätsraten in der Studiengruppe (Frauen, denen eine Mammographie angeboten wurde) und in der Kontrollgruppe nach einem Follow-up von 5 Jahren.

Dabei ist zu beachten, dass die Daten der Studiengruppe sowohl die von gescreenten Frauen, als auch die von Frauen umfassen, die eine Untersuchung ablehnten. Wir erinnern uns, dass wir im 6. Kapitel das Problem des ungeplanten Crossover bei randomisierten Studien diskutierten. In die-

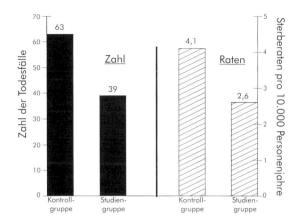

Abbildung 17–13. Zahl der Todesfälle durch Brustkrebs und Mortalitätsraten für Brustkrebs in Kontroll- und Studiengruppen innerhalb von 5 Jahren Follow-up nach Eintritt in die Studie. Die Daten der Studiengruppe umfassen Todesfälle bei gescreenten Frauen und bei Frauen, die das Screening ablehnten. (Data from Shapiro S, Venet W, Strax P et al.: Selection, follow-up, and analysis in the Health Insurance Plan Study: A randomized trial with breast cancer screening. Natl Cancer Inst Monogr 67:65–74, 1985.)

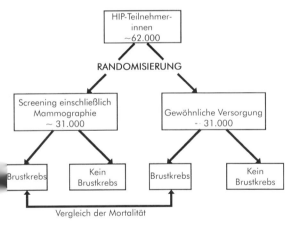

Abbildung 17–12. Design der randomisiert-kontrollierten Studie im Rahmen des „Health Insurance Plan (HIP)", die 1963 begonnen wurde, um die Wirksamkeit des Mammographie-Screenings zu untersuchen. (Data from Shapiro S, Venet W, Strax P, Venet L (eds): Periodic Screening for Breast Cancer: The Health Insurance Plan Project and Its Sequelae, 1963–1986. Baltimore, Johns Hopkins University Press, 1988.)

sem Zusammenhang wurde hervorgehoben, dass das standardisierte Vorgehen bei der Datenanalyse entsprechend der ursprünglichen Randomisierung erfolgen muss – ein Ansatz, den wir als „Intention to treat" kennen. Genau das wurde hierbei getan. Sobald eine Frau einmal der Mammographie randomisiert zugeteilt wurde, blieb sie aus Studiengründen in dieser Gruppe, selbst wenn sie später die Untersuchung ablehnte. Wir sehen, dass die Brustkrebs-Todesfälle in der Kontrollgruppe viel häufiger sind als in der Studiengruppe.

Abbildung 17–14 zeigt die 5-Jahres-Fall-Sterblichkeitsraten der Frauen, die an Brustkrebs erkrankten, in beiden Gruppen.

Die Fall-Sterblichkeit in der Kontrollgruppe betrug 41 Prozent. In der *gesamten* Studiengruppe – also bei den Frauen, die der Mammographie randomisiert zugeteilt wurden, unabhängig davon, ob sie tatsächlich gescreent wurden oder nicht – fand sich eine Sterblichkeitsrate von 26 Prozent. Shapiro und Mitarbeiter teilten diese Gruppe nun auf in diejenigen, die gescreent wurden und diejenigen, die das Screening ablehnten. Bei denen, die ab-

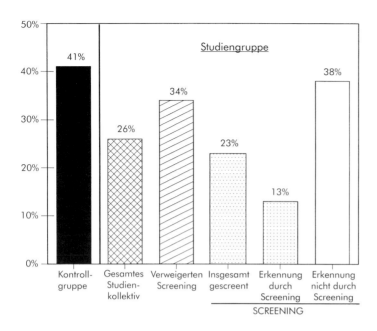

Abbildung 17–14. Fünf-Jahres-Letalitätsraten bei Brustkrebspatientinnen. In die Raten der Patientinnen, bei denen die Erkrankung durch Screening entdeckt wurde, ist eine „lead time" von einem Jahr einberechnet. (Data from Shapiro S, Venet W, Strax P et al.: Ten- to 14-year effect of screening on breast cancer mortality. JNCI 69:349–355, 1982.)

lehnten, betrug die Letalitätsrate 34 Prozent. Bei den gescreenten Frauen lag sie bei 23 Prozent.

Im Anschluss verglichen Shapiro et al. die Überlebensraten der Frauen, bei denen Brustkrebs im Rahmen des Screenings festgestellt wurde, mit denen der Frauen, die zwischen den Screening-Terminen diagnostiziert wurden – d. h., dass beim Screening kein positiver Befund erhoben wurde, doch im Verlauf eines Jahres, vor dem nächsten Screening, traten Symptome auf, die zu der Diagnose Brustkrebs führten. Wäre die Krebserkrankung durch die Mammographie erkannt worden, hätte die Letalitätsrate bei nur 13 Prozent gelegen. Bei einer Diagnose im Intervall, also zwischen zwei Untersuchungen, fand sich eine Letalitätsrate von 38 Prozent. Was könnte diesen Unterschied der Sterblichkeitsraten erklären?

Wahrscheinlich lag bei den Erkrankungen, die zwischen den regelmäßigen Mammographieuntersuchungen entdeckt worden waren, ein rasch fortschreitendes Krebsleiden vor, das bei der regelmäßigen Mammographie nicht erkennbar war, aber vor dem nächsten geplanten Termin nach einem Jahr diagnostiziert wurde, weil es so aggressiv wuchs.

Diese Beobachtungen stützen die Vorstellung, dass ein langes klinisches Stadium mit einem langen präklinischen Stadium assoziiert ist, wie wir bereits in diesem Kapitel besprochen hatten: Frauen, bei denen durch Screening eine Brustkrebsbefund erhoben wurde, wiesen ein langes präklinisches Stadium auf mit einer Letalitätsrate von nur 13 Prozent, was auf ein langes klinisches Stadium hinweist. Die Frauen mit einem initial normalen Mammographiebefund, bei denen die Erkrankung vor dem nächsten Screening-Termin klinisch manifest wurde, hatten ein kurzes präklinisches Stadium und, vor dem Hintergrund der hohen Letalitätsrate in dieser Gruppe, auch ein kurzes klinisches Stadium.

In Abbildung 17–15 sehen wir die Todesfälle beider Gruppen innerhalb von 5 Jahren, die nicht *auf Brustkrebs* zurückzuführen waren. Die Mortalität lag wesentlich höher bei den Frauen, die nicht zum Screening kamen als bei denen, die gescreent wurden. Das Screening richtete sich aber lediglich auf die Erkennung von Brustkrebs: Warum sollten nun unterschiedliche Mortalitätsraten bei Frauen zu verzeichnen sein, die gescreent wurden als bei Frauen, die nicht gescreent wurden für *andere* Todesursachen als Brustkrebs?

Die Antwort ist natürlich: Freiwilligenbias – die gut belegte Beobachtung, dass sich Menschen, die an Gesundheitsprogrammen teilnehmen, in vielen Aspekten von den „Screening-Muffeln" unterscheiden: im Gesundheitszustand, ihren Einstellungen, dem Bildungsniveau, dem sozio-ökonomi-

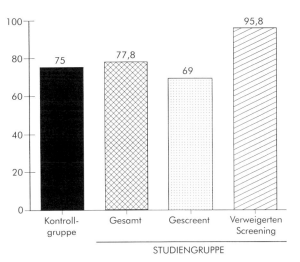

Abbildung 17–15. Mortalität aller Ursachen außer Brustkrebs auf 10.000 Personenjahre, Health Insurance Plan (HIP). (Data from Shapiro S, Venet W, Strax P et al.: Selection, follow-up, and analysis in the Health Insurance Plan Study: A randomized trial with breast cancer screening. Natl Cancer Inst Monogr 67:65–74, 1985.)

und Weißen. Die Daten stimmen mit denen in Abbildung 17–16 überein: Schwarze und Hispano-Amerikaner haben eine schlechtere Prognose als Weiße. Nun sehen wir uns die Kurven für Schwarze und Weiße in der Studiengruppe an, die Überlebenskurven von Frauen also, die am Screening teilnahmen und bei denen keine Unterschiede des Zugangs und der Inanspruchnahme der Versorgung bestanden, da das Screening nach einem vorgeschriebenen Plan erfolgte. Wir sehen, dass sich die Kurven stark überlappen: im Wesentlichen besteht kein Unterschied. Das weist deutlich darauf hin, dass durch das Screening ein ethnischer Unterschied der Überlebensraten beseitigt wurde. Der gewöhnlich beobachtete Unterschied zwischen den „Rassen" bei der Prognose von Brustkrebs ist also tatsächlich dadurch bedingt, dass die schwarze Bevölkerung schlechter Zugang zu medizinischer Versorgung findet oder medizinische Leistungen weniger gut nutzen kann, mit der Folge, dass Diagnose und Behandlung verzögert werden.

schen Status sowie im Hinblick auf andere Faktoren. Dies zeigt wiederum, dass es für die Evaluation von Gesundheitsprogrammen wenig sinnvoll ist, Teilnehmer und Nicht-Teilnehmer miteinander zu vergleichen. Bevor wir die Besprechung der HIP-Studie abschließen, wollen wir kurz vom Thema abschweifen und eine interessante Anwendung der von Shapiro et al. erhobenen Daten betrachten.[3] Abbildung 17–16 zeigt, dass die relativen Überlebensraten bei Brustkrebs in den Vereinigten Staaten für die weiße Bevölkerung besser sind als für die schwarze. Hier wurde die Frage gestellt, ob dies auf einen Unterschied in der Biologie zurückzuführen ist oder auf unterschiedliche Zugangsmöglichkeiten zu medizinischen Leistungen für die weiße und die schwarze Bevölkerung. Dies könnte die Diagnose und Behandlung bei Schwarzen verzögern. Shapiro und seine Mitarbeiter erkannten, dass diese randomisierte Mammographie-Studie eine außergewöhnliche Möglichkeit bietet, dieser Frage nachzugehen. Die Ergebnisse sind in Abbildung 17–17 zu sehen. Betrachten wir zunächst nur die Überlebenskurven der Kontrollgruppe bei Schwarzen

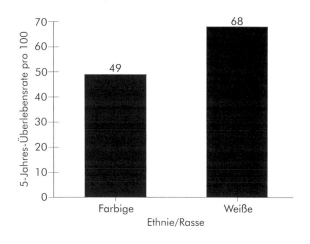

Abbildung 17–16. Relative Fünf-Jahres-Überlebensraten von Brustkrebspatientinnen nach Rasse; Frauen, bei denen Brustkrebs zwischen 1964 und 1973 diagnostiziert wurde (SEER-Programm). (Data from Shapiro S, Venet W, Strax P et al.: Prospects for eliminating racial differences in breast cancer survival rates. Am J Pub Health 72:1142–1145, 1982.)

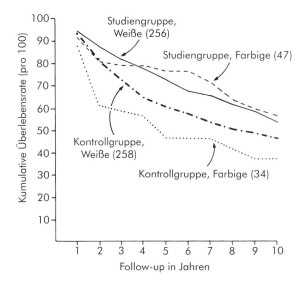

Abbildung 17–17. Kumulative Fall-Überlebensraten in den ersten 10 Jahren nach Diagnose bezüglich Rasse in Studien- und Kontrollgruppen im Rahmen der Health Insurance Plan (HIP)- Studie. (From Shapiro S, Venet W, Strax P et al.: Prospects for eliminating racial differences in breast cancer survival rates. Am J Pub Health 72:1142–1145, 1982.)

Mammographie für Frauen im Alter von 40–49 Jahren

Eine wichtige Kontroverse der letzten Jahre konzentrierte sich auf die Frage, ob Mammographie Frauen in den Vierzigern allgemein empfohlen werden sollte. Die Ergebnisse der Studie von Shapiro und die von anderen Studien wiesen den Nutzen regelmäßiger mammographischer Untersuchungen für 50-Jährige und ältere Frauen nach. Die Daten für Frauen in den Vierzigern sind weniger eindeutig. Bei der Interpretation der Ergebnisse von randomisierten Studien, die in verschiedenen Populationen durchgeführt wurden, treten viele Probleme auf. Obwohl ein Rückgang der Mortalität um 17 Prozent bei den Frauen zwischen 40 und 50 mit jährlicher Mammographie nachgewiesen wurde, kommen die zur Verfügung stehenden Daten im Allgemeinen aus Studien, die nicht speziell dafür geplant waren, einen möglichen Nutzen für diese Altersgruppe abzuschätzen. Weiterhin haben viele Studien Frauen im Alter von Ende 40 aufgenommen und die Möglichkeit eingeräumt, dass sogar bei beobachtetem Nutzen dieser darin begründet sein könnte, dass die Mammographien erst nach dem 50. Lebensjahr erfolgten.

Abbildung 17–18 zeigt ein damit zusammenhängendes Problem: Vergleicht man die Mortalität von getesteten und ungetesteten Frauen, die 50 Jahre und älter sind (Abb. 17–18A), divergieren die Kurven ab etwa vier Jahren nach Beginn der regelmäßigen Mammographie. Die Gruppe der getesteten Frauen zeigt eine niedrigere Mortalität, die dann auch weiter besteht. Wenn also getestete Frauen in den Vierzigern mit ungetesteten Frauen derselben Altersgruppe verglichen werden (Abb. 17–18B), zeigen die Mortalitätskurven für die ersten 11 bis 12 Jahren nach Beginn der regelmäßigen Mammographie keine Unterschiede. Weitere Follow-up-Studien sind notwendig, um zu bestimmen, ob der beobachtete Unterschied in der Mortalitätskurve tatsächlich besteht und die Mammographie für Frauen in ihren Vierzigern einen echten Nutzen darstellt. Diese Kurven zu interpretieren ist schwierig, da die Frauen, die 10 Jahre oder länger beobachtet wurden, das 50. Lebensjahr überschritten haben. Selbst wenn die Mortalität der getesteten Frauen nach 11 Jahren sinkt, könnte der Grund für den hier beobachteten Nutzen darin liegen, dass die Mammographien eher *nach* dem 50. Lebensjahr erfolgten als davor. Weitere Beobachtungen an Frauen in vielen dieser Studien – und neu initiierten Studien, die sich mit Frauen Anfang 40 beschäftigen – könnten zur Klärung dieser Fragen beitragen.

Zervixkarzinom-Screening

Kein Krebs-Screening-Test dürfte so häufig verwendet werden wie der Pap-Abstrich. Man sollte also annehmen, dass überwältigende Beweise dafür vorlagen, dass der Test die Mortalität durch invasive Zervixkarzinome effektiv reduzieren kann. Leider ist nie eine sauber geplante randomisierte, klinisch kontrollierte Studie zum Zervixkarzinom-Screening durchgeführt worden. Möglicherweise wird dies auch nie geschehen, da das Zervixkarzinom-Screening sowohl von den Gesundheitsbehörden als auch von der Öffentlichkeit als effektiv anerkannt wird. Dies jedoch ist ein unglaublicher Zustand, wenn man die immensen Mittel betrachtet, die weltweit für das Zervixkarzinom-Screening investiert werden.

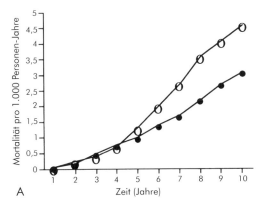
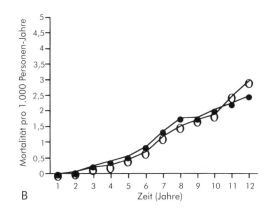

Abbildung 17-18. Kumulative Brustkrebsmortalität bei gescreenten und nicht gescreenten Frauen zwischen 50 und 69 Jahren (**A**) und zwischen 40 und 49 Jahren (**B**). ● = gescreent. O = nicht gescreent. (From Kerlikowske K: Efficacy of screening mammography among women aged 40 to 49 years and 50 to 69 years: Comparison of relative and absolute benefit. Natl Cancer Inst Monogr 22:79–86, 1997. **A** adapted from Tabar L, Fegerberg G, Duffy SW et al.: Update of the Swedish two-country program of mammographic screening for breast cancer. Radiol Clin North Am 30:187–210, 1992. **B** adapted from Nystrom L, Rutqvist LE, Wall S. et al.: Breast cancer screening with mammography: Overview of Swedish randomized trials. Lancet 341:973–978, 1993.)

Heute könnten wir aus ethischen Gründen keine randomisierte Untersuchung des Pap-Tests durchführen, obwohl keine schlüssigen Hinweise für dessen Effektivität vorliegen. Bedingt durch das Fehlen randomisierter Studien wurden einige alternative Methoden verwendet. Das vielleicht am häufigsten verwendete Evaluationsdesign ist der Vergleich von Inzidenz und Mortalität in Bevölkerungsgruppen mit unterschiedlichen Screening-Raten. Ein zweiter Ansatz bestand darin, zu untersuchen, wie sich die Häufigkeit der Diagnose „Carcinoma in situ" im Laufe der Zeit geändert hat. Ein dritter Ansatz war die Durchführung von Fall-Kontroll-Studien, bei denen Frauen mit invasiv wachsenden Zervixkarzinomen mit Frauen einer Kontrollgruppe verglichen werden, und die Häufigkeit der in der Vergangenheit erfolgten Pap-Abstriche in beiden Gruppen untersucht wird. Alle hier vorgestellten Studien sind im Allgemeinen von den methodischen Problemen betroffen, die in diesem Kapitel besprochen wurden.

Trotz dieser Einschränkungen deutet die Beweislage darauf hin, dass Carcinoma in situ möglicherweise zu einem invasiven Karzinom fortschreiten. Folglich würde die Früherkennung des Zervixkarzinoms viele Leben retten, auch wenn dies nicht in dem hohen Maße geschieht, wie es optimistische Schätzungen postulieren. Die Unsicherheit im Blick auf das Zervixkarzinom-Screening rührt daher, dass anfangs keine gut geplanten randomisierten Studien durchgeführt wurden. Diese Beobachtung verdeutlicht, dass in den USA zwar eine Reihe von Kriterien erfüllt werden müssen, bevor ein neues Medikament für die Behandlung von Erkrankungen beim Menschen zugelassen wird; die Maßstäbe aber, die an neue Technologien oder Gesundheitsprogramme angelegt werden, sind weniger streng. In den USA würde kein Medikament zugelassen, das nicht durch randomisierte klinisch kontrollierte Studien evaluiert wurde, doch für die Einführung von Screening-Programmen oder anderen Verfahren ist eine solche Evaluation nicht vorgeschrieben.

Neuroblastom-Screening

Einigen der gerade diskutierten Fragen begegnen wir auch beim Neuroblastom-Screening, einem Tumor bei Kleinkindern. Die Begründung für das Screening nach Neuroblastomen wurde von Tuchman und Kollegen umrissen[4]: 1. Die Ergebnisse haben sich in den letzten Jahrzehnten kaum verbessert. 2. Die Prognose ist bekanntermaßen für die Kinder besser, bei denen sich die

Erkrankung vor Vollendung des ersten Lebensjahres manifestiert. 3. In jedem Alter haben Kinder in einem fortgeschrittenen Krankheitsstadium eine schlechtere Prognose als Kinder im Frühstadium. 4. Bei mehr als 90 Prozent der Kinder mit den klinischen Symptomen eines Neuroblastoms findet sich eine über die Norm erhöhte Ausscheidung von Katecholaminen im Urin. 5. Die Metaboliten können einfach in den Urinproben, die aus Windeln zu gewinnen sind, bestimmt und gemessen werden.

Diese Tatsachen stellen eine überzeugende Begründung für das Neuroblastom-Screening dar. Abbildung 17–19 zeigt Daten aus Japan, wo man sich sehr bemühte, das Neuroblastom-Screening zu etablieren. Hier wurden die Prozentsätze von Kindern unter einem Jahr, bei denen ein Neuroblastom erkannt wurde, vor und nach Einführung des Screenings in Sapporo miteinander verglichen. Diese Daten wurden wiederum mit den Geburtendaten aus Hokkaido verglichen, wo kein Screening-Programm gestartet wurde. Nach Beginn des Screenings konnte in Sapporo ein größerer Prozentsatz von Neuroblastomen bei Kindern unter einem Jahr entdeckt werden als in Hokkaido.

Dennoch tauchen eine Reihe ernster Schwierigkeiten bei der Bewertung der Vorteile des Neuroblastom-Screenings auf. Heute wissen wir, dass das Neuroblastom eine biologisch heterogene Erkrankung ist, die Prognose ist in einigen Fällen von Anbeginn besser als in anderen Fällen. Viele Tumoren haben eine gute Prognose, weil sie spontan abheilen, auch ohne Behandlung. Des Weiteren werden durch das Screening eher langsam wachsende, weniger maligne Tumoren erkannt als aggressive, schnell wachsende Tumore. Damit wird es schwierig zu beweisen, dass das Neuroblastom-Screening tatsächlich von Vorteil ist. Diese Beobachtungen zeigen, wie wichtig die Kenntnis der Biologie und des natürlichen Verlaufes einer Erkrankung ist, die durch Screening früh diagnostiziert werden soll.

PROBLEME BEI DER BEWERTUNG DER SENSITIVITÄT UND DER SPEZIFITÄT VON TESTS

Oft werden neue Screening-Programme initiiert, sobald ein neuer Screening-Test verfügbar ist. Hersteller von Test-Sets, Untersucher oder andere behaupten nun, dass der von ihnen entwickelte Test eine hohe Sensitivität und Spezifität besitzt. Dies kann jedoch aus praktischer Sicht häufig schwierig nachzuweisen sein, wie wir im Folgenden sehen werden.

Abbildung 17–20A zeigt eine Vierfeldertafel, wie wir sie aus vorhergehenden Kapiteln kennen, in der die Wirklichkeit (Erkrankung vorhanden oder nicht vorhanden) den Testergebnissen (positiv oder negativ) gegenübergestellt wird.

Um die Sensitivität und die Spezifität zu berechnen, brauchen wir Angaben in allen vier Feldern. Oft werden aber nur die positiven Testergebnisse (a + b) (sie stehen in der *obersten Reihe* der Abbildung) zur weiteren Prüfung eingesandt.

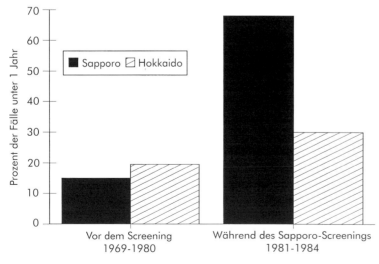

Abbildung 17–19. Anteil von Neuroblastom-Fällen bei Kindern jünger als ein Jahr in Sapporo und Hokkaido, Japan, vor und nach Screening. (From Nishi M, Miyake H, Takeda T, at al: Effects of the mass screening of neuroblastoma in Sapporo City, Cancer 60:433–436, 1987, data from Goodman SN: Neuroblastoma screening data. An epidemiologic analysis. AJDC 145: 1415–1422, 1991. Copyright © 1987 American Cancer Society. Reprinted by permission of Wiley-Liss, Inc., a subsidiary of John Wiley & Sons, Inc.)

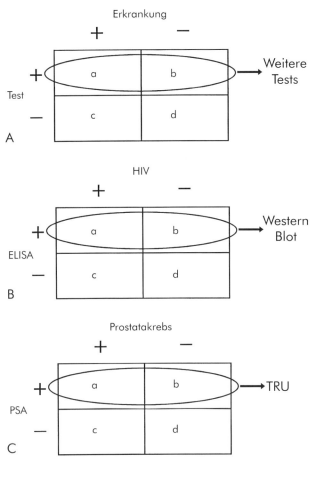

Abbildung 17–20. A, Problem der Bestimmung von Sensitivität und Spezifität aufgrund des begrenzten Follow-up test-negativer Personen. **B,** Problem der Bestimmung von Sensitivität und Spezifität aufgrund des begrenzten Follow-up test-negativer Personen bei ELISA-Tests auf HIV. **C,** Problem der Bestimmung von Sensitivität und Spezifität aufgrund des begrenzten Follow-up test-negativer Personen bei der Untersuchung auf Prostatakrebs mit dem Prostata-spezifischen-Antigen-Test (PSA). TRU = Transrektaler Ultraschall.

Daten von Patienten mit negativen Testresultaten (c + d) sind häufig nicht verfügbar, weil diese Patienten nicht weiter getestet werden. So diente zum Beispiel der Western-Blot-Test, wie in Abbildung 17–20B gezeigt als Goldstandard für die Erkennung der HIV-Infektion (Human Immunodeficiency Virus); Patienten mit einem positiven ELISA-Testergebnis (Enzyme Linked Immunosorbent Assay) werden zum Western-Blot-Test einbestellt.

Da aber Patienten mit einem negativen ELISA-Befund nicht weiter laborchemisch untersucht werden, stehen uns häufig keine Daten aus Routine-Tests für die unteren Felder zur Verfügung, die für die Berechnung der Sensitivität und Spezifität erforderlich sind. Um an diese Daten zu gelangen, ist es notwendig, Proben von negativen ELISA-Tests für weitere Untersuchungen zusammen mit den Proben positiver ELISA-Tests zu fordern.

Noch verwickelter ist die Lage bei der Verwendung des prostata-spezifischen Antigens (PSA), wie in Abbildung 17–20C zu sehen ist. Ursprünglich wurde der Test eingesetzt, um den Behandlungserfolg bei Patienten mit Prostatakrebs zu überwachen, zunehmend wurde er aber für die Erkennung von Prostatakrebs verwendet. Wie sehen aber Sensitivität und Spezifität des Tests bei der Erkennung von Prostatakrebs aus? Männer mit erhöhten PSA-Spiegeln im Blut (positiven Testergebnissen) werden oft zu weiteren Untersuchungen einbestellt, zu denen auch der t**r**ansrektale Ultraschall (TRU) und die Prostatabiopsie gehören. Diese Verfahren sind teuer und für den Patienten schmerzhaft und unangenehm. Wiederum werden *nur* die Personen mit erhöhten PSA-Werten *(a + b)* weiter untersucht, während uns Daten von Patienten mit negativen Testergebnissen *(c + d)* fehlen. Im Gegensatz zu der Situation bei den ELISA- und Western-Blot-Tests wäre es in diesem Fall kaum zu vertreten, einen Menschen mit niedrigen PSA-Werten (Normalbefund) für eine TRU und Biopsie einzubestellen, nur um die Daten in den beiden unteren Feldern zu komplettieren. Mit dem PSA-Test sehen wir ein Paradebeispiel für die Schwierigkeit, Sensitivität und Spezifität eines Tests zu bestimmen.

INTERPRETATION VON STUDIENERGEBNISSEN, DIE KEINEN SCREENING-NUTZEN ZEIGEN

In diesem Kapitel haben wir uns bisher auf die Interpretation von Ergebnissen konzentriert, die einen Unterschied zwischen gescreenten und nicht-gescreenten Gruppen erkennen lassen. Wenn es uns hingegen nicht gelingt, einen Nutzen durch Krankheitsfrüherkennung nachzuweisen, ist jede der folgenden Interpretationen denkbar:

1. Das offensichtliche Fehlen eines Nutzens kann dem natürlichen Krankheitsverlauf eigen sein (z. B. die Erkrankung weist kein diagnostizierbares präklinisches Stadium auf oder nur ein äußerst kurzes diagnostizierbares präklinisches Stadium).
2. Die zur Zeit verfügbare therapeutische Intervention könnte bei einer früheren Verwendung genauso wirksam sein, wie bei einem Einsatz zum Zeitpunkt der herkömmlichen Diagnose.
3. Aus dem natürlichen Verlauf und den zur Zeit verfügbaren Therapien könnte ein Nutzen erwachsen, aber Mängel in der medizinischen Versorgung jener Patienten, bei denen durch Screening ein positiver Befund erhoben wurde, sind verantwortlich für das beobachtete Fehlen eines Nutzens (mit anderen Worten: Die Wirksamkeit ist zwar gegeben, die Effektivität aber ist gering).

KOSTEN-NUTZEN-ANALYSE DES SCREENINGS

Einige Leute betrachten bei Fragen zu Kosten-Nutzen-Analysen lediglich die Kosten, sie meinen: Wenn ein Test billig ist, warum sollte er dann nicht verwendet werden? Obwohl Tests auf okkultes Blut im Stuhl zum Screening nach Kolonkarzinomen mit Filterpapier und Laboruntersuchungen nur wenig kosten, müssen wir bei der Berechnung der Gesamtkosten auch die Kosten der Koloskopie mit einbeziehen, die im Anschluss an die Erstuntersuchung durchgeführt wird; auch sind mögliche Komplikationen zu berücksichtigen, die mitunter bei der Koloskopie auftreten können.

Bei der Kosten-Effektivität-Bilanz spielen nicht nur die finanziellen Kosten eine Rolle, sondern auch die nicht-finanziellen Kosten, die dem Patienten entstehen, wozu Angst und emotioneller Stress sowie Unannehmlichkeiten zu rechnen sind. Ist der Test selbst invasiv? Auch wenn der Test selbst nicht-invasiv ist, stellt sich die Frage, ob bei einem positiven Testergebnis eine invasive Therapie gerechtfertigt ist. Wie sieht es hier mit der Rate falsch-positiver Ergebnisse aus? D. h., wie groß ist der Anteil der Personen, bei denen invasive Untersuchungen durchgeführt und/oder Ängste geschürt werden, obwohl sie in Wirklichkeit nicht an der betreffenden Krankheit leiden? Also gehören zu den Kosten eines Tests nicht nur die Verfahrenskosten, sondern auch sämtliche Kosten der Nachuntersuchung, die durch ein positives Testresultat ausgelöst werden, selbst wenn sich herausstellt, dass ein falsch positives Ergebnis vorliegt. Diese Überlegungen nahmen Einfluss auf die von der „American Cancer Society" benutzten Kriterien im Rahmen der Empfehlungen zu Krebsvorsorgeuntersuchungen (Tabelle 17-3).

Tabelle 17–3. Kriterien der American Cancer Society für Empfehlungen aus dem Jahr 1980 zum Krebs-Check-up

---

1. Es müssen gute Beweise vorliegen, dass jeder empfohlene Test oder jedes Verfahren medizinisch effektiv ist bei der Senkung der Morbidität und Mortalität.
2. Der medizinische Nutzen muss die Risiken übertreffen.
3. Die Kosten für jeden Test oder jedes Verfahren müssen in einem vernünftigen Verhältnis zu dem erwarteten Nutzen stehen.
4. Die empfohlenen Maßnahmen müssen praktikabel und durchführbar sein.

SCHLUSSFOLGERUNGEN

In diesem Kapitel wurden einige der wichtigsten Ursachen von Bias beleuchtet, die wir bei der Beurteilung von Studienergebnissen berücksichtigen müssen, bei denen gescreente und nicht gescreente Bevölkerungsgruppen miteinander verglichen werden. Die Verzerrung durch die Auswahl von Personen für das Screening (Selektionsfehler) und Bias durch prognostische Selektion können in weiten Teilen vermieden werden, indem wir das Design randomisierter, klinisch kontrollierter Studien wählen. Eine vernünftige Schätzung der „Lead-time" (Fehler durch Vorverlagerung des Diagnosezeitpunktes) ist mit ausreichend aussagefähigen Informationen möglich. Nur wenige der zur Zeit verwendeten Methoden der Früherkennung sind bisher einer randomisierten, kontrollierten Studie unterzogen worden, die meisten sind möglicherweise nicht dafür vorgesehen. Dies ergibt sich aus mehreren Faktoren, wie etwa die Schwierigkeit und Kostspieligkeit bei der Durchführung solcher Studien; ethischen Fragen, die mit der randomisierten Zuweisung von Populationen in Behandlungsgruppen und Gruppen, denen Versorgungsleistungen vorenthalten werden, zusammenhängen – Verfahren also, die weithin Verwendung finden und als wirksam betrachtet werden, auch wenn eine solide Beweisgrundlage hierfür fehlt. Folglich sind wir verpflichtet, die Erkenntnisse aus nicht-randomisierten Studien so gut wie möglich zu nutzen. Um dies zu erreichen, müssen wir die in diesem Kapitel besprochenen Biasquellen und möglichen Probleme in unsere Überlegungen mit einbeziehen.

In den Programmansätzen zur Krankheitsfrüherkennung müssen wir in der Lage sein, Gruppen von Menschen mit einem hohen Risiko zu erkennen. Dabei sind nicht nur die Personen gemeint, die das Erkrankungsrisiko haben, sondern auch diejenigen, die „das Risiko" haben, von der Intervention profitieren zu können. Hier handelt es sich um Personenkreise, bei denen Kosten-Nutzen-Rechnungen einen Vorteil ergeben werden. Wir müssen uns bewusst sein, dass auch wenn der Screeningtest selbst nicht invasiv ist (z. B. ein Pap-Abstrich), die aus einem positiven Befund folgende Intervention in hohem Maße invasiv sein kann (z. B. eine Konisation).

Die wichtigste Frage lautet: Wie können wir Entscheidungen treffen, wenn unsere Daten nicht schlüssig, gar widersprüchlich oder unvollständig sind? Dieses Dilemma begegnet uns regelmäßig, sowohl in der klinischen Praxis als auch bei der Gestaltung der Gesundheitspolitik. Für solche Entscheidungen muss zunächst die Gesamtheit relevanter, wissenschaftlicher Hinweise und Erkenntnisse betrachtet werden. Letztendlich wird die Entscheidung für oder wider das Screening nach einer Erkrankung jedoch ein Werturteil sein, bei dem die Inzidenz und der Schweregrad einer Erkrankung einfließen, ebenso wie die Möglichkeit der Früherkennung und des effektiven Intervenierens bei positivem Screeningbefund und schließlich die gesamte Kosten-Nutzen-Rechnung für ein Früherkennungsprogramm.

Um unsere Entscheidungsgrundlagen zu verbessern, bedarf es zusätzlicher Forschung auf dem Gebiet des natürlichen Krankheitsverlaufes und insbesondere im Hinblick auf die Definition der Merkmale von Personen, die das Risiko eines schlechten Krankheitsausganges (Outcome) haben. Bevor neue Screeningprogramme eingeführt werden, sollten wir uns für sauber durchgeführte, randomisierte, klinisch kontrollierte Studien stark machen, so dass wir später nicht aus der Ungewissheit heraus handeln müssen, wenn die Durchführung solcher Versuche faktisch unmöglich geworden ist. In Anbetracht der Tatsache, dass die gängige Praxis in der Medizin und im öffentlichen Gesundheitswesen – einschließlich der Krankheitsfrüherkennung – zum Großteil keiner Überprüfung durch randomisierte Studien unterzogen wurde, und dass Entscheidungen über Früherkennung auf der Grundlage unvollständiger und zweideutiger Daten getroffen werden müssen, ist es für uns als Gesundheitsexperten unabdingbar, die hier beteiligten methodischen Fragen erkennen und verstehen zu können, um die verfügbaren Erkenntnisse im Interesse unserer Patienten so klug und vernünftig wie möglich zu verwenden. Auch die besten Absichten und feurigsten Predigen können strenge wissenschaftliche „Evidenz" nicht ersetzen, Beweise, die den Nutzen von Screening-Untersuchungen untermauern.

Literaturquellen

1. Hutchison, GB: Evaluation of preventive services. J Chron Dis 11:497–508, 1960.
2. Shapiro S, Venet W, Strax P, Venet L (eds): Periodic Screening for Breast Cancer: The Health Insurance Plan Project and Its Sequelae, 1963–1986. Baltimore, Johns Hopkins University Press, 1988.
3. Shapiro S, Venet W, Strax P, et al: Prospects for eliminating racial differences in breast cancer survival rates. Am J Public Health 72:1142–1145, 1982.
4. Tuchman M, Lemieus B, Woods WG: Screening for neuroblastoma in infants: Investigate or implement? Pediatrics 86:791–793, 1990.

Fragen zur Wiederholung des 17. Kapitels

Die Fragen 1 bis 4 beziehen sich auf die unten stehenden Angaben:

In einem Land wurde ein neues Screening-Programm initiiert. Bei diesem Programm wird ein Screeningtest verwendet, der effektiv die Krebserkrankung Z in einem frühen Stadium entdecken kann. Nehmen wir an, es gäbe keine wirksame Behandlung für diesen Krebs, das Programm hätte somit keinen Einfluss auf den natürlichen Verlauf der Erkrankung. Nehmen wir weiterhin an, dass die festgestellten Erkrankungsraten auf der Grundlage aller bekannten Fälle der an Krebs Z Erkrankten berechnet werden und dass sich die Qualität der Todesbescheinigungen mit dieser Ursache nicht geändert hätte.

1. Was wird mit der Schein-*Inzidenzrate* von Krebs Z in dem Land während des ersten Jahres nach Einführung des Programms geschehen?
   a. Die Inzidenzrate wird ansteigen
   b. Die Inzidenzrate wird abnehmen
   c. Die Inzidenzrate wird konstant bleiben

2. Was wird mit der Schein-*Prävalenzrate* von Krebs Z in dem Land während des ersten Jahres nach Einführung des Programms geschehen?
   a. Die Prävalenzrate wird ansteigen
   b. Die Prävalenzrate wird abnehmen
   c. Die Prävalenzrate wird konstant bleiben

3. Was wird mit der Schein-*Letalitätsrate* von Krebs Z in dem Land während des ersten Jahres nach Einführung des Programms geschehen?
   a. Die Letalitätsrate wird ansteigen
   b. Die Letalitätsrate wird abnehmen
   c. Die Letalitätsrate wird konstant bleiben

4. Was wird mit der Schein-*Mortalitätsrate* von Krebs Z in dem Land als Folge des Programms geschehen?
   a. Die „ursachenspezifische Mortalitätsrate" wird ansteigen
   b. Die „ursachenspezifische Mortalitätsrate" wird abnehmen
   c. Die „ursachenspezifische Mortalitätsrate" wird konstant bleiben

5. Der beste Indikator zur Beurteilung, ob ein Früherkennungsprogramm bei Brustkrebs tatsächlich den natürlichen Krankheitsverlauf verbessert, bestünde 15 Jahre nach Beginn des Programms in:
   a. Einer kleineren proportionalen Mortalitätsrate bei Brustkrebs 15 Jahre nach Beginn des Früherkennungsprogramms, verglichen mit der proportionalen Mortalitätsrate vor Beginn des Programms
   b. Einer verbesserten Langzeit-Überlebensrate bei Brustkrebspatientinnen (adjustiert nach der Zeitspanne der Diagnosevorverlagerung
   c. Einer Abnahme der Inzidenzrate von Brustkrebs
   d. Einer Abnahme der Prävalenzrate von Brustkrebs
   e. Keine der oben genannten Aussagen trifft zu

6. Im Allgemeinen sollte Screening unternommen werden nach Erkrankungen mit folgender(n) Eigenschaft(en):

a. Erkrankungen mit einer niedrigen Prävalenzrate in identifizierbaren Untergruppen der Bevölkerung
b. Erkrankungen mit einer niedrigen Letalitätsrate
c. Erkrankungen mit einem natürlichen Verlauf, der durch medizinische Interventionen beeinflusst werden kann
d. Erkrankungen, die leicht zu diagnostizieren sind, wobei die Wirksamkeit der Behandlung jedoch in zahlreichen verschiedenen Untersuchungen nicht eindeutig belegt werden konnte
e. Keine Aussage trifft zu

7. Welche der folgenden Angaben kann *nicht* als ein mögliches Ergebnismaß (Outcome) betrachtet werden, das als Indikator für den Nutzen von Screening-Programmen zur Krankheitsfrüherkennung eingesetzt werden könnte?
a. Senkung der Letalitätsrate bei den gescreenten Personen
b. Senkung der Mortalität in der gescreenten Bevölkerung
c. Senkung der Inzidenz in der gescreenten Bevölkerung
d. Senkung der Komplikationsrate
e. Verbesserung der Lebensqualität bei den gescreenten Personen

Frage 8 beruht auf den folgenden Informationen:
Dieses Diagramm zeigt den natürlichen Krankheitsverlauf der Erkrankung X

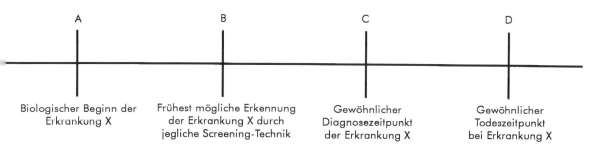

8. Nehmen wir an, dass die Früherkennung der Erkrankung X durch Screening die Prognose verbessert. Um sicherzustellen, dass das Screening-Programm am effektivsten eingesetzt wird: An welchem Punkt des oben dargestellten natürlichen Erkrankungsverlaufes sollte das Programm ansetzen?

a. Zwischen A und B
b. Zwischen B und C
c. Zwischen C und D
d. Irgendwo zwischen A und C
e. Irgendwo zwischen A und D

Kapitel 18

Epidemiologie und Politik

Alle wissenschaftliche Arbeit ist unvollständig – gleich ob sie beobachtend oder experimentell ist. Alle wissenschaftliche Arbeit kann leicht durch fortschreitende Erkenntnis verworfen oder verändert werden. Das gibt uns aber nicht die Freiheit, das vorhandene Wissen zu ignorieren oder die Maßnahmen aufzuschieben, die zur jeweiligen Zeit erforderlich scheinen.[1]

– Sir Austin Bradford Hill
  Ansprache des Vorsitzenden der Royal Society of Medicine
  14. Januar 1965

Eine Hauptaufgabe der Epidemiologie besteht darin, eine Grundlage für die Entwicklung gesundheitspolitischer Strategien zu schaffen, einschließlich der Vorbeugung und der Überwachung von Krankheit. Wie wir in den vorangegangenen Kapiteln gesehen haben, können die Befunde aus epidemiologischen Studien sowohl für die klinische Praxis und die Bevölkerungsgesundheit von Bedeutung sein als auch für einen bevölkerungsbezogenen Ansatz zur Krankheitsverhütung und zur Gesundheitsförderung. Wie wir im 1. Kapitel besprochen hatten, werden die praktischen Anwendungen der Epidemiologie oftmals als so wesentlich für das Fach betrachtet, dass sie in die ureigene Definition der Epidemiologie aufgenommen werden. Aus historischer Sicht wurden epidemiologische Untersuchungen durchgeführt, um auftretenden Herausforderungen zu begegnen, die die Erkrankungen des Menschen und das öffentliche Gesundheitswesen betreffen. In der Tat rührt die Begeisterung für das Fach Epidemiologie in hohem Maße daher, dass epidemiologische Erkenntnisse und Befunde unmittelbar zur Linderung menschlicher Leiden und zur Bekämpfung von Krankheiten angewendet werden können. Dieses Kapitel gibt einen Überblick über einige Fragen und Probleme, die sich ergeben können, wenn die Epidemiologie bei der Formulierung und Beurteilung der Politik Anwendung findet.

EPIDEMIOLOGIE UND PRÄVENTION

Die Bedeutung der Epidemiologie für die Prävention wurde in mehreren der vorangegangenen Kapiteln betont. Sollen Bevölkerungsgruppen mit einem erhöhten Risiko erkannt und die Ursachen für dieses erhöhte Risiko ermittelt werden? Sollen Kosten und Nutzen analysiert werden, die zu erwarten sind, wenn die Exposition durch einen oder mehrere Kausalfaktoren beseitigt oder vermindert wird? Für all diese Aufgaben ist das Verständnis grundlegender epidemiologischer Konzepte erforderlich, ebenso wie die Kenntnis der Interpretationsmöglichkeiten von Befunden aus epidemiologischen Studien. Darüber hinaus ist es überaus wichtig, die Aussagefähigkeit und -stärke von Evidenz beurteilen zu können und alle Grenzen von Schlussfolgerungen und Verallgemeinerungen von Ergebnissen zu erkennen. Somit kann die Epidemiologie als Grundlagenwissenschaft der Prävention betrachtet werden. Wie viele epidemiologische Daten brauchen wir, um eine präventive Maßnahme rechtfertigen zu können? Natürlich ist diese Frage nicht leicht zu beantworten. Einige der hierbei beteiligten Fragen unterscheiden sich, je nachdem ob wir die Primär- oder Sekundärprävention betrachten. Wenn wir uns mit Primärprävention befassen, hängt die Antwort davon ab, wie schwer die Erkrankung ist, wie hoch die dabei entstehenden Kosten sind (Kosten im Sinne von Geld, menschlichem Leid und Verlust an Lebensqualität), wie stark die Hinweise darauf sind, dass ein bestimmter Kausalfaktor oder ätiologische Faktoren der in Frage stehenden Erkrankung beteiligt sind und wie schwer es ist, die Exposition durch diese Faktoren zu verringern oder ganz zu beseitigen.

Bei der Sekundärprävention liegen die Dinge etwas anders. Zwar ist auch hier der Schweregrad der Erkrankung zu berücksichtigen, zusätzlich aber müssen wir uns fragen, ob wir die Erkrankung früher als sonst diagnostizieren können und wie invasiv und teuer eine solche Früherkennung wäre und ob eine erkrankte Person davon profitierte, wenn eine Therapie in einem früheren Stadium als sonst begonnen werden könnte. Die Epidemiologie liefert einen wertvollen Ansatz zur Lösung vieler dieser Schwierigkeiten.

In den letzten Jahren wurde große Aufmerksamkeit darauf gerichtet, das so genannte traditionelle Risikofaktorenmodell der Epidemiologie auszuweiten, in welchem wir die Beziehung eines unabhängigen Faktors wie Exposition zu einem abhängigen Faktor wie Zielkrankheit erforschen (Abb. 18–1).

Es wurde empfohlen, diesen Ansatz in zwei Weisen zu erweitern: 1. Messungen sollten sich nicht nur auf das ungünstige Ergebnis – die Krankheit selbst – beziehen, sondern auch wirtschaftliche, soziale und psychologische Auswirkungen, die sich individuell, familiär und kommunal aus der Krankheit ergeben, einschließen. 2. Ist es klar, dass die Exposition zu einem kausal vermuteten Faktor nicht gleichmäßig in einer Population verteilt ist. Deshalb müssen Determinanten, die bestimmen, ob eine Person überhaupt exponiert ist, erforscht werden, damit die Prävention eine Reduzierung der Exposition bewirken kann (Abb. 18–2). Das vollständige Modell ist sogar noch komplexer als in Abbildung 18–3 zu sehen ist: Die Beziehung wird von Determinanten der Suszeptibilität/Empfindlichkeit des Individuums gegenüber der Exposition beeinflusst; diese beinhalten genetische und andere Faktoren. Obwohl ein so erweiterter Ansatz einleuchtend ist und einen hervorragenden Rahmen liefert, in welchem Probleme der öffentlichen Gesundheit analysiert werden können, bleibt trotzdem die Notwendigkeit, zu zeigen, ob bestimmte Expositionen oder andere unabhängige Variablen mit einem erhöhten Krankheitsrisiko zusammenhängen.

In jedem Fall wird die Entscheidung darüber, wie groß die Datenmenge und welcher Art die Daten sein müssen, von der Gesellschaft gesteuert sein – abhängig von den Werten und Prioritäten, die innerhalb dieser Gesellschaft vorherrschen. Epidemiologie kann zusammen mit anderen Fächern die notwendigen und relevanten wissen-

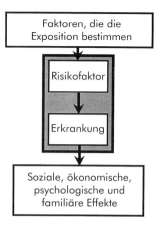

Abbildung 18–2. Schaubild zu einem erweiterten Modell der Risikofaktoren-Epidemiologie, das Determinanten wie Exposition und soziale, psychologische und familiäre Auswirkungen von Erkrankungen berücksichtigt.

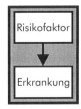

Abbildung 18–1. Schaubild zur klassischen Risikofaktoren-Epidemiologie.

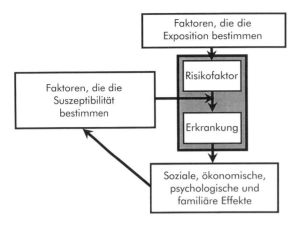

Abbildung 18–3. Schaubild zu einem erweiterten Modell der Risikofaktoren-Epidemiologie, welches zusätzlich Wechselbeziehungen von Faktoren beinhaltet, die die Suszeptibilität (Anfälligkeit) bestimmen.

schaftlichen Daten zu Fragen der Prävention liefern. Bei der endgültigen Entscheidung über die Durchführung eines Präventionsprogramms ist zu hoffen, dass die wissenschaftlichen Befunde verwendet werden. Sie wird jedoch stark von wirtschaftlichen und politischen Überlegungen beeinflusst werden, ebenso wie von den gesellschaftlichen Werten. Es besteht jedoch die Hoffnung, dass gleichzeitig solche Entscheidungen auf einer guten Basis wissenschaftlicher Evidenz begründet sein werden, gewonnen durch die Epidemiologie und andere relevante Fachdisziplinen.

Die Sicherstellung von wissenschaftlicher Evidenz und Risikoabschätzungen reicht hingegen oft nicht aus, um Individuen zu einer veränderten Lebensweise zu bewegen, damit die Prävention greift. Individuen unterscheiden sich häufig darin, wie sehr sie bereit sind, Risiken in vielen Aspekten der Lebensweise, einschließlich der Gesundheit, selbst zu tragen. Zusätzlich können sie sich in diversen Verhaltensweisen unterscheiden, je nach dem ob eine Person mit dem unerwünschten Ergebnis eines Risikos oder mit dem positiven Ergebnis eines Risikos konfrontiert wird (Abb. 18–4). Des Weiteren schieben Individuen oft die Schuld für Gesundheitsprobleme, die sie durch ihre eigene Lebensweise verursacht haben auf etwas anderes. Folglich muss sich die oben erwähnte Risikokommunikation über die Veröffentlichung von Risikodaten hinaus, auf die politischen Entscheidungsträger erstrecken. Sie muss in verständlicher Weise unter Berücksichtigung der Risikowahrnehmung des Einzelnen mit der Öffentlichkeit kommunizieren, damit Individuen im höchsten Maße motiviert werden, Ver

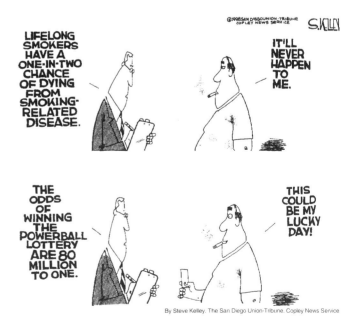

Abbildung 18–4. Was für'n Risiko? Wie der Endpunkt die individuelle Wahrnehmung von Risiken und die Bereitschaft zum Handeln beeinflussen kann. (S. Kelley @ 1998 San Diego Union Tribune. Coplay News Service.)

antwortung zu übernehmen und im Interesse ihrer eigenen Gesundheit zu handeln. Epidemiologen sollten deshalb mit Gesundheitserziehern gemeinsam an der angemessenen Aufklärung der Bevölkerung über Risikoprobleme arbeiten.

ALLGEMEINE PRÄVENTION VERSUS HOCHRISIKOGRUPPEN-PRÄVENTION

Eine wichtige Frage bei der Prävention lautet: Soll die Maßnahme auf Gruppen abzielen, von denen bekannt ist, dass sie ein hohes Risiko haben, oder sollte die primäre Prävention auf die gesamte Bevölkerung ausgedehnt werden? Dieses Problem wurde von Rose im Jahr 1985[2] diskutiert und später von Whelton im Jahr 1994[3] vertieft in Zusammenhang mit der Prävention von Bluthochdruck und der Vorbeugung von Todesfällen durch die koronare Herzkrankheit (KHK).

Epidemiologische Studien haben gezeigt, dass das Risiko, an einer KHK zu sterben stetig wächst mit dem Anstieg sowohl des systolischen als auch des diastolischen Blutdrucks; ein Schwellenwert ist hierbei nicht bekannt. Abbildung 18–5A zeigt die Verteilung der systolischen Blutdruckwerte von 347.978 Männern, die im Rahmen des „Multiple Risk Intervention Trial (MRFIT)" gescreent wurden, also einer Interventionsstudie zu verschiedenen Risikofaktoren.

Abbildung 18–5B zeigt das Risiko der KHK-Mortalität in Bezug auf den systolischen Blutdruck in dieser Gruppe; das Risiko steigt mit höherem Blutdruck stetig an. Personen mit Blutdruckwerten von 180 mmHg oder mehr hatten ein 5,65-fach höheres Risiko, an einer KHK zu versterben, als diejenigen mit Werten unter 110 mmHg. Abbildung 18–5C zeigt die Prozentzahlen der „Überschuss-KHK-Todesfälle" aufgrund von Bluthochdruck für jedes Blutdruckniveau. (Für Personen mit einem Blutdruck unter 110 mmHg wird hierbei definiert, dass sie keine Überschuss-Sterberate aufweisen). Obgleich weniger als ein Viertel aller Probanden Bluthochdruck hatten, machten sie mehr als zwei Drittel der „Überschuss-KHK-Todesfälle" aus. Diese Beobachtungen legen den Schluss nahe, dass sich unsere Bemühungen um Prävention auf diejenigen Personen mit den höchsten Extremwerten des systolischen Blutdrucks richten sollten, bei denen das höchste relative Risiko besteht.

Dennoch hatten annähernd 80 Prozent der Hypertoniker Blutdruckwerte zwischen 140 und 159 mmHg (Grenzwerthypertonie). Die Grenzwerthypertonie machte etwa 43 Prozent des Überschussrisikos, an einer KHK zu versterben, in der Gesamtpopulation aus. Und fast 64 Prozent des Überschuss-Sterberisikos an KHK unter den Hypertonikern ging auf ihr Konto. Wollen wir also die Gesamtlast der KHK-Toten in Verbindung mit erhöhtem Blutdruck angehen, so reicht es nicht aus, nur präventive Maßnahmen auf die Gruppe mit den höchsten Blutdruckwerten zu richten. Wir müssen auch jene mit weniger ausgeprägter Hypertonie ins Visier nehmen, wenn wir dem Großteil der Überschusstodesfälle vorbeugen wollen, die in Zusammenhang mit Bluthochdruck stehen.

Daher erscheint es vernünftig, einen Hochrisiko- mit einem Bevölkerungsansatz zu verbinden: eine Reihe präventiver Maßnahmen sind dabei für die Personen mit einem besonders hohen Risiko vorgesehen, andere Maßnahmen der primären Hypertonieprävention kommen der gesamten Bevölkerung zugute.

Analysen dieser Art können tiefgreifende Auswirkungen auf Präventionsprogramme haben. Die Formen von Präventionsmaßnahmen, die für Hochrisikogruppen verwendet werden könnten, unterscheiden sich von denen, die auf die Gesamtbevölkerung anwendbar sind. Personen mit hohem Risiko, die sich dieser Tatsache bewusst sind, werden eher teure, unangenehme und auch invasivere Prozeduren in Kauf nehmen. Soll eine Präventionsmaßnahme in der Gesamtbevölkerung durchgeführt werden, muss diese Maßnahme preiswert und wenig invasiv sein; sie darf nur in relativ geringem Maß mit Schmerz und Unannehmlichkeiten verbunden sein, wenn sie für die Allgemeinheit akzeptabel sein soll.

Abbildung 18–6 stellt das Ziel einer bevölkerungsbezogenen Strategie dar: Eine Verschiebung der gesamten Blutdruckverteilungskurve nach links, hin zu niedrigeren Blutdruckwerten, nachdem eine Intervention zur Blutdrucksenkung in der gesamten Bevölkerung durchgeführt wurde. Da bei der Mehrzahl der Bevölkerung die Blutdruckwerte über dem niedrigsten Druckniveau liegen, welches als optimal zu betrachten ist, würde selbst eine geringe Verschiebung der Kurve nach links mit hoher Wahrscheinlichkeit einen

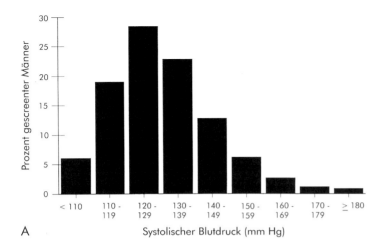
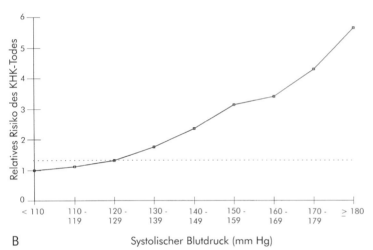
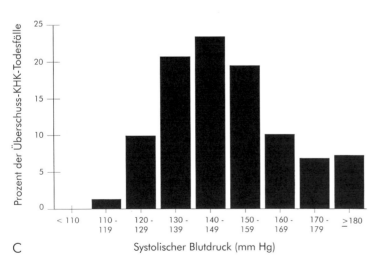

Abbildung 18–5. A, Verteilung systolischer Blutdruckwerte bei Männern, die für das MRFIT-Programm gescreent wurden. **B,** Relatives Risiko der Mortalität durch Koronare Herzkrankheit (KHK) in Bezug auf die Höhe des systolischen Blutdruckes bei Männern, die für das MRFIT-Programm gescreent wurden. **C,** Verteilung der Überschuss-KHK-Todesfälle nach Höhe des systolischen Blutdruckes bei Männern, die für MRFIT gescreent wurden. (Adapted from Stamler J, Dyer AR, Shekelle RB et al.: Relationship of baseline major risk factors to coronary and all-cause mortality, and to longevity: Findings from long-term follow-up of Chicago cohorts. Cardiology 82:191–222, 1993.)

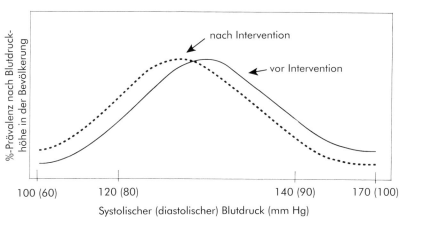

Abbildung 18–6. Darstellung der Auswirkungen einer populationsbezogenen Interventionsstrategie auf die Verteilung der Blutdruckwerte. (National Institutes of Health: Working Group Report on Primary Prevention of Hypertension, NIH publication No. 93–2669. Washington, DC, National Heart, Lung, and Blood Institute, 1993, p 8.)

großen Nutzen für die Gesundheit der Allgemeinheit haben. Tatsächlich würde eine solche Verschiebung mehr Schlaganfällen in der Bevölkerung vorbeugen, als wenn nur „Hoch-Risiko-Personen" erfolgreich behandelt würden. Darüber hinaus wies Rose[2] darauf hin, dass die „Hoch-Risiko-Strategie" nur einen vorläufigen Notbehelf darstellt, der für den Schutz gefährdeter Personen erforderlich ist. Schlussendlich hoffen wir jedoch, die grundlegenden Ursachen der Krankheitsinzidenz zu verstehen – in diesem Fall des Bluthochdrucks – und damit die notwendigen Maßnahmen der (primären) Prävention entwickeln und durchführen zu können. Rose folgerte:

Realistisch gesehen werden viele Erkrankungen auf lange Sicht die Verwendung beider Ansätze erforderlich machen, und glücklicherweise ist ein Wettstreit zwischen ihnen gewöhnlich unnötig. Dennoch sollte es immer die Hauptsorge sein, die Ursachen der Inzidenz von Erkrankungen zu entdecken und zu überwachen.[2]

EPIDEMIOLOGIE, KLINISCHE MEDIZIN UND ERGEBNISFORSCHUNG (OUTCOMES RESEARCH)

Die Epidemiologie kann als Grundlagenwissenschaft klinischer Forschung betrachtet werden. Epidemiologische Daten sind häufig für klinische Entscheidungen unabdingbar. Das Verständnis der Epidemiologie ist von zentraler Bedeutung bei der Planung von aussagekräftigen Studien zum natürlichen Verlauf von Erkrankungen, von Studien über die Güte verschiedener diagnostischer Methoden und Studien zur Wirksamkeit klinischer Interventionen.

Eine Einschätzung der Wirksamkeit bzw. Effektivität verschiedener Therapieformen erfolgt idealerweise mit randomisierten klinisch kontrollierten Studien. Es ist klar, dass aus vielen Gründen randomisierte Studien nicht immer möglich sind. Des Weiteren dauert es nach Studienbeginn häufig lange, bis Ergebnisse vorliegen. Häufig werden schnelle Antworten auf die drängenden Fragen zu Nutzen und Kosten gefordert. Folglich fanden in den letzten Jahren zunehmend nicht-randomisierte Beobachtungsstudien Verwendung, um Fragen zur Effektivität der medizinischen Versorgung zu beantworten. Diese Studien verwenden häufig bereits existierende große Datenbanken von Versicherungen, „Health Maintenance Organizations (HMO)" und von Pharmaunternehmen – wie bereits in Kapitel 16 besprochen. Die Verfügbarkeit solch ausgedehnter Datensätze hat diesen Ansatz für viele Untersucher attraktiv werden lassen. Hierfür wurde der Begriff „Outcomes Research", Ergebnisforschung, geprägt.

Trotz der Beliebtheit dieses Studienansatzes warf die Ergebnisforschung beträchtliche Streitfragen auf. Die Schwierigkeiten bei nicht-randomisierten epidemiologischen Studien, wie bereits im Detail erörtert, sind von besonderer Bedeutung, wenn mit diesem Studientyp die Effektivität von medizinischen Versorgungsleistungen beurteilt werden soll. Ohne Randomisierung ist die Gefahr einer beträchtlichen Auswahlverzerrung (Selektionsbias) besonders groß; welche Personen ein bestimmtes Medikament, eine bestimmte

Leistung erhalten oder nicht – dieses Problem der Verzerrung durch Auswahl bzw. Zuteilung kann im Allgemeinen nicht beseitigt werden, und meist ist es schwierig oder sogar unmöglich dieses einzuschätzen. Weiterhin sind die verwendeten Berichte für Zwecke der Kostenabrechnung und Verwaltung gedacht, nicht aber für die Forschung. Folglich können wichtige Informationen fehlen, die für eine angemessene Analyse nötig sind, ebenso wie für Untersuchungen möglicher Confounder.

Heute sind die Möglichkeiten und Grenzen der Ergebnisforschung noch nicht ausreichend untersucht, so dass Schlussfolgerungen aus diesen Studien genau geprüft werden sollten.

RISIKOEINSCHÄTZUNG

Eine Hauptaufgabe der Epidemiologie in Bezug auf Politik und Öffentlichkeit besteht in der Einschätzung von Risiken. Die Risikoeinschätzung wurde definiert als die Beschreibung möglicher Beeinträchtigungen der Gesundheit, die auftreten können, wenn Menschen umweltbedingten Gefahren oder „Hazards" ausgesetzt sind. Die Risikoeinschätzung wird als ein Teil eines umfassenden Prozesses verstanden, der von der Forschung über die Risikoschätzung in das Risikomanagement einmündet, wie in Abbildung 18–7 skizziert. Samet et al[4] haben die Beziehung der Epidemiologie zur Risikoeinschätzung überarbeitet und das Risikomanagement als ein Gebiet beschrieben, das die Evaluation von Regulierungsaktionen und der Strategieauswahl in die Anwendung einschließt. Die Risikokommunikation wird an das

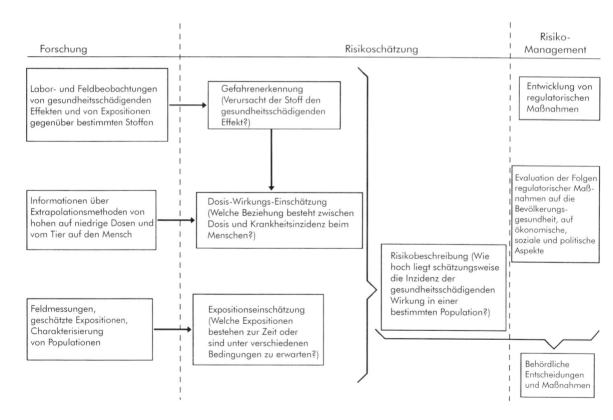

Abbildung 18–7. Beziehungen zwischen den vier Stufen der Risikoeinschätzung und zwischen Risikoeinschätzung und Risiko-Management. (Adapted from: Committee on the Institutional Means for Assessment of Risks to Public Health, Commission on Life Sciences, National Research Council: Risk Assessment in the Federal Government: Managing the Process. Washington, DC, National Academy Press, 1983, p 21.)

Risikomanagement angeschlossen. Die Weitergabe der Ergebnisse von Risikoschätzungen erfolgt an die, die die Ergebnisse kennen müssen, um an der politischen Gestaltung teilnehmen und geeignete Aktionen durchführen zu können.

Das US-amerikanische „National Research Council" (1983) erstellte eine Liste von vier Schritten zum Prozess der Risikoeinschätzung[5]:

1. *Hazard-Identifizierung* (Gefahrenerkennung): Feststellen, ob eine bestimmte Chemikalie mit bestimmten Effekten auf die Gesundheit ursächlich verknüpft ist oder nicht.
2. *Dosis-Wirkungs-Einschätzung*: Feststellen der Beziehung zwischen der Höhe der Exposition und der Wahrscheinlichkeit des Auftretens der in Frage stehenden Auswirkungen auf die Gesundheit.
3. *Expositionsabschätzung*: Feststellen des Ausmaßes der menschlichen Exposition vor und nach Anwendung regulatorischer Maßnahmen.
4. *Risiko-Charakterisierung*: Beschreibung der Natur und häufig auch der Höhe des Risikos für den Menschen, einschließlich der damit verbundenen Unsicherheit.

Natürlich sind bei jedem Schritt epidemiologische Daten unerlässlich, obgleich die Epidemiologie nicht die einzige relevante wissenschaftliche Disziplin im Prozess der Risikoeinschätzung ist. Die Toxikologie spielt hier eine Hauptrolle, und eine wichtige Herausforderung besteht darin, epidemiologische und toxikologische Daten in Einklang zu bringen, wenn Aussagen der entsprechenden Disziplinen nicht übereinstimmen.

Eine Reihe von wichtigen methodischen Problemen betreffen die Anwendung der Epidemiologie bei der Risikoeinschätzung. Da epidemiologische Studien im Allgemeinen den Zusammenhang zwischen Umweltexposition und Erkrankungsrisiko beleuchten, ist eine strenge Bewertung jeder Variablen von entscheidender Bedeutung. Das vielleicht bedeutsamste Problem besteht in der Expositionsabschätzung.

Expositionsabschätzung

Wichtig hierbei ist es, zwischen Expositionen der Makro-Umwelt und der Mikro-Umwelt zu unterscheiden. Expositionen der Makro-Umwelt beziehen sich auf Expositionen wie die der Luftverschmutzung, die Gruppen oder ganze Bevölkerungen betreffen.

Expositionen der Mikro-Umwelt beziehen sich auf Umweltfaktoren, die eine bestimmte Person betreffen, wie die Ernährung etwa, Rauchen und Alkoholkonsum. Vom Standpunkt der Prävention aus gesehen, sind Faktoren der Makro-Umwelt in vielerlei Hinsicht leichter zu steuern und zu verändern, denn dies kann durch Regulierung erreicht werden (etwa durch Verordnungen zu Umweltstandards bei Schadstoffen). Im Gegensatz hierzu können Faktoren der Mikro-Umwelt nur durch Änderungen individueller Gewohnheiten und Lebensstile beeinflusst werden, was häufig eine weitaus größere Herausforderung darstellt.

Daten zu Expositionen stammen im Allgemeinen aus verschieden Arten von Informationsquellen (Tabelle 18–1). Jede dieser Quellen hat ihre Vor- und Nachteile; zu den Nachteilen zählen mangelnde Vollständigkeit und Verzerrungen durch Auskünfte und Berichte. Häufig nutzen Untersucher mehrere Informationsquellen über Expositionen, wobei unterschiedliche Quellen häufig einander widersprechende Informationen liefern und uns damit in Schwierigkeiten bringen.

Tabelle 18–1. Quellen von Expositionsdaten

1. Interviews/Befragungen
    a. Der Betroffenen
    b. Von „Stellvertretern"/Angehörigen
2. Betriebsmedizinische Berichte
3. Krankenakten des Hausarztes
4. Krankenhausakten
5. Krankheitsregister (z. B. Krebsregister)
6. Totenscheine

Ein weiteres Problem bei der Expositionsabschätzung liegt darin, dass Faktoren der Makro-Umwelt im Allgemeinen viele Individuen gleichzeitig betreffen, und somit die individuelle Belastung nur schwer zu messen sein wird. Folglich werden häufig ökologische Ansätze gewählt, bei den eher aggregierte als individuelle Messungen Verwendung finden und die Aggregation hierbei häufig über große Gebiete erfolgt. Die Merkmale der gesamten Bevölkerung werden dabei den einzelnen Menschen, die dort leben zugeschrieben, die Validität der Beschreibung des Einzelnen auf diesem Wege bleibt dabei meist fragwürdig. Des Weiteren ist es schwierig, Expositionsanamnesen einzelner Personen zu erheben, sowohl retrospektiv als auch prospektiv. Zusätzlich kann es eine lange Latenz oder Induktionsphase zwischen Exposition und Erkrankung besonders schwierig machen, eine längst vergangene Exposition zu ermitteln.

Ganz ähnlichen Problemen begegnen wir, wenn wir versuchen, die Berufsexposition eines einzelnen Arbeitnehmers zu charakterisieren und eine Exposition am Arbeitsplatz mit einer gesundheitlichen Beeinträchtigung in Verbindung zu bringen. Erstens wird beispielsweise ein Arbeiter in der Industrie vielen verschiedenen Schadstoffen ausgesetzt sein, so dass es oft schwer ist, ein Risiko, das einer einzelnen spezifischen Exposition zuzuschreiben ist, isoliert darzustellen. Zweitens: Da häufig eine lange Latenzperiode zwischen der Exposition und der nachfolgenden Erkrankung besteht, können sich Studien über die Beziehung Exposition-Erkrankung als schwer durchführbar erweisen. Beispielsweise könnte die Erinnerung lückenhaft sein und Aufzeichnungen über Expositionen könnten verlorengegangen sein. Drittens kann eine Erhöhung von Erkrankungsrisiken bei Anwohnern in der Nähe einer Industrieanlage auftreten, so dass es problematisch ist, festzustellen, inwieweit das Risiko eines Arbeiters darauf zurückzuführen ist, dass er in der Nähe der Fabrik wohnt und inwieweit darauf, dass er in dieser Fabrik arbeitet.

Vielleicht liegt das Grundproblem bei der Messung von Expositionen durch epidemiologische Studien darin, dass alle bisher erörterten Quellen und Messverfahren indirekter Natur sind. In den letzten Jahren beispielsweise entstand ein großes Interesse an möglichen gesundheitlichen Auswirkungen von elektromagnetischen Feldern (EMF). Ausgelöst wurde dieses Interesse durch einen Artikel von Wertheimer und Leeper aus dem Jahr 1979[6], in dem über eine erhöhte Leukämierate bei Kindern berichtet wurde, die in der Nähe von Hochspannungsleitungen wohnen. Dies warf in der Folge viele methodische Fragen auf; die Frage, ob nun solche Felder einen schädlichen Einfluss auf die Gesundheit haben, bleibt bis heute ungeklärt.

Bei der Untersuchung von EMF werden verschiedene Ansätze zur Messung der Exposition verwendet, entsprechend folgender Fragen: Wie sind die Stromkabel in den Wohnhäusern verlegt? Sollen Einzelmessungen oder 24-Stunden-Messungen des Feldes erfolgen? Oder es werden Betroffene gefragt, welche Elektrogeräte sie wie benutzt haben. Die Ergebnisse der verschiedenen Studien zu Erkrankungsrisiken unterscheiden sich je nachdem, welche Art der Expositionsmessung verwendet wurde. Bei tatsächlicher Messung der magnetischen Felder, auch über 24 Stunden, fand sich ein schwächerer Zusammenhang von Leukämieerkrankungen bei Kindern als bei Studien, welche die Lage der Stromkabel einbezogen. Diese Beobachtung lässt es fraglich erscheinen, dass ein möglicher kausaler Zusammenhang zwischen einer Exposition durch magnetische Felder und der Erkrankung besteht.

Selbst die beste indirekte Messung einer Exposition lässt häufig entscheidende Fragen unbeantwortet. Erstens ist eine Exposition gewöhnlich nicht dichotom. Daher sind Daten über die Dosis der Exposition erforderlich, um eine mögliche Dosis-Wirkungsbeziehung erforschen zu können. Zweitens ist es wichtig, zu wissen, ob die Exposition dauerhaft oder periodisch war. Bei der Pathogenese von Krebserkrankungen etwa erlaubt es eine periodische Exposition, mit dem Wechsel zwischen Phasen der Belastung und der Nicht-Belastung, dass die DNS während der Entlastungsphase Reparaturen vornimmt. Bei einer dauerhaften Exposition könnte eine solche Reparatur nicht erfolgen. Schließlich sind Informationen über die Latenz entscheidend: Wie lange dauert die Latenzphase und wie groß ist ihre Spannbreite? Dies ist wichtig, um uns bei der Ermittlung einer Exposition auf einen Zeitraum konzentrieren zu können, in dem sich eine kausale Exposition hätte ereignen können.

Aufgrund dieser Probleme bei der Messung von Expositionen mit indirekten Methoden hat die Verwendung biologischer Marker von Expositionen zunehmendes Interesse gefunden. (Der Einsatz solcher Biomarker wurde als *biochemische Epidemiologie* oder *molekulare Epidemiologie* bezeichnet.) Der Vorteil bei der Verwendung von Biomarkern liegt darin, dass mit ihnen die Probleme der begrenzten Erinnerung oder des fehlenden Bewusstseins für eine Exposition überwunden werden können. Zusätzlich können Biomarker Fehler ausschalten, die durch die Variabilität der individuellen Absorption oder des Stoffwechsels entstehen, indem ein späterer Schritt in der Kausalkette untersucht wird.

Biomarker können Marker für Expositionen sein, sie können als Marker für biologische Veränderungen infolge einer Exposition dienen oder auch als Marker für das Risiko oder die Anfälligkeit (Suszeptibilität) eines Menschen eingesetzt werden. Abbildung 18–8 zeigt exemplarisch in einem Schema die verschiedenen Expositionsarten, die wir messen können.

Wir könnten den Gehalt eines möglichen Schadstoffes in der Umwelt messen, die Expositionshöhe einzelner Personen, die Menge der absorbierten Substanz, oder wir messen die Menge eines Stoffes oder Metaboliten, die das Zielgewebe erreicht. Biomarker bringen uns der Möglichkeit näher, eine Exposition in einem bestimmten Verlaufsstadium zu messen, in welchem eine Exposition mit menschlicher Krankheit in Verbindung steht. So können wir beispielsweise nicht nur den Gehalt eines Stoffes in der Umgebung messen, sondern auch DNS-Anlagerungen, die Prozesse im Körper nach erfolgter Absorption widerspiegeln.

Trotz dieser Vorteile liefern uns Biomarker gewöhnlich dichotome Antworten – eine Person war entweder exponiert oder nicht exponiert. Biomarker geben im Allgemeinen keinen Aufschluss über einige wichtige Fragen, wie beispielsweise:

Wie hoch war die Expositionsdosis insgesamt?
Wie lange dauerte die Exposition?
Wie lange liegt die Exposition zurück?
Erfolgte die Exposition kontinuierlich oder periodisch?

Die Antworten auf diese Fragen sind entscheidend, wenn wir die mögliche biologische Bedeutung einer gegebenen Exposition richtig interpretieren wollen.

Es sollte darauf hingewiesen werden, dass die Verwendung von Biomarkern in der Epidemiologie nicht neu ist. Bereits in der Bibel steht: „Es gibt nichts Neues unter der Sonne."[7] Schon vor der Revolution der Molekularbiologie waren Labortechniken für viele epidemiologische Studien unverzichtbar, dazu gehörten die Isolierung von

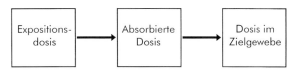

Abbildung 18–8. Welche Expositionen versuchen wir zu messen?

Bakterien und das Anlegen von Kulturen, Phagentypisierungen von Mikroorganismen, Isolierung von Viren, serologische Studien und die Analyse von Cholesterin-Lipoproteinfraktionen. Mit den gewaltigen Fortschritten in der Molekularbiologie wurde eine Vielzahl neuer Biomarker verfügbar, die für Gebiete, wie z. B. die Karzinogenese, wichtig sind. Diese Biomarker identifizieren nicht nur exponierte Menschen, sie ermöglichen auch neue Einblicke in die Pathogenese der untersuchten Erkrankung.

META-ANALYSEN

Verschiedene wissenschaftliche Fragen stellen sich, wenn epidemiologische Daten für die Gestaltung und Formulierung in der Politik herangezogen werden; auch auf diese Fragen müssen wir eingehen:

1. Können epidemiologische Methoden auch eine geringe Risiko-Zunahme aufdecken?
2. Wie können wir Widersprüche zwischen Daten von Tier und Mensch in Einklang bringen?
3. Wie verwenden wir unvollständige oder unklare epidemiologische Daten?
4. Wie können Ergebnisse interpretiert werden, wenn epidemiologische Studien nicht übereinstimmen?

Viele der Risiken, mit denen wir uns beschäftigen, mögen sehr klein sein, doch können sie für das öffentliche Gesundheitswesen potenziell von großer Bedeutung sein, da eine Vielzahl von Menschen exponiert ist, was wiederum die Möglichkeit von Gesundheitsgefahren nach sich zieht. Dennoch kann ein beobachteter geringer Anstieg des relativen Risikos über 1,0 leicht aus einem Bias oder aus anderen Schwächen der Methodik resultieren; solche Ergebnisse müssen demnach mit großer Sorgfalt interpretiert werden, insbesondere wenn die Resultate nicht repliziert wurden und kein stützendes „Beweismaterial" anderweitig vorliegt.

Vor dem Hintergrund, dass die Ergebnisse aus verschiedenen epidemiologischen Studien durchaus unstimmig sein können, mitunter sogar in dramatischem Widerspruch zueinander stehen, wurden Versuche unternommen, um die Sichtung und Wertung der epidemiologischen Literatur zu einem bestimmten Thema zu systematisieren. Dieser Vorgang wird *Meta-Analyse* genannt und ist definiert als „die statistische Analyse einer großen Sammlung von Analyseergebnissen aus einzelnen Studien zum Zwecke der Integration der Befunde."[8] Die Meta-Analyse berücksichtigt bei der Sammlung der Ergebnisse aus mehreren Studien eine angemessene Gewichtung jeder einzelnen Studie im Hinblick, unter anderem, auf die Zahl der in der Stichprobe vorhandenen Personen. Meta-Analysen können die statistische Power erhöhen, insbesondere bei bestimmten Ergebnissen und Untergruppen. Sie können auch helfen, indem sie einen Gesamtüberblick über ein Thema liefern, dessen Studien nicht übereinstimmen.

Dennoch bringen Meta-Analysen eine Reihe von Problemen und Fragen mit sich. 1. Sollten nur veröffentlichte Studien in die Analyse einbezogen werden, oder sollte jede verfügbare Studie verwendet werden? 2. Wie gehen wir mit der Tatsache um, dass sich die begutachteten und zusammengefassten Studien beträchtlich in ihrer Qualität unterscheiden können? 3. Unterscheiden sich die relativen Risiken und die Odds-Ratios aus verschiedenen Studien, so kann die Meta-Analyse wichtige Differenzen zwischen den einzelnen Studien verwischen. Daher ist es wichtig festzuhalten, dass uns eine Meta-Analyse nicht von der Pflicht entbindet, jede einzelne, in der Analyse enthaltene Studie streng zu prüfen, einschließlich der Ergebnisse und methodischen Grenzen jeder Studie. 4. Sind die Ergebnisse einer Meta-Analyse nicht immer von anderen Untersuchern reproduzierbar. Schließlich unterliegt die Meta-Analyse dem Problem des Publikationsbias, welches im folgenden Abschnitt dieses Kapitels diskutiert wird. Abbildung 18–9 zeigt die häufig verwendete Darstellungsform von Ergebnissen einzelner Studien und der Resultate aus der Meta-Analyse innerhalb eines Diagramms.

Die Meta-Analyse wurde am häufigsten für randomisierte Studien verwendet. Sie wird aber auch zunehmend für die Zusammenfassung nichtrandomisierter Beobachtungsstudien herangezogen, einschließlich Fall-Kontroll- und Kohortenstudien. In letzterem Falle müssen die Studien nicht notwendigerweise das gleiche Studiendesign haben. Hier stellt sich somit die Frage, inwieweit sich Studien untereinander ähneln müssen, um sie mit Recht in einer Meta-Analyse zusammenfassen zu können. Zusätzlich ist eine angemessene Kontrolle von Verzerrungen grundlegend (wie Selektionsbias oder Klassifikationsfehler), erweist sich aber häufig bei Meta-Analysen als eine enorme, kaum erfüllbare Anforderung. Aufgrund der hier besprochenen Überlegungen bleibt die Meta-Analyse weiterhin Streitpunkt unter Experten.

Nach all den angeführten Schwierigkeiten noch ein letztes Problem bei Meta-Analysen: Wenn die Schätzung aus den einzelnen relativen Risiken oder den Odds-Ratios aller Studien einmal mit einer Zahl versehen wurde, kann dies zu einem falschen Gefühl der Gewissheit über die Höhe des Risikos verleiten. Menschen neigen häufig dazu,

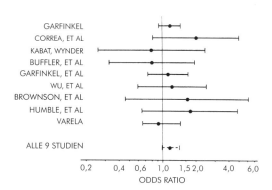

Abbildung 18–9. Meta-Analyse: Odds-Ratios und die 95 %-Konfidenzintervalle für neun US-amerikanische Studien über den hypothetischen Zusammenhang zwischen Tabakrauch-Exposition in der Umwelt (Passivrauchen) und Lungenkrebs. (From Fleiss JL, Gross AJ: Meta-analysis in epidemiology, with special reference to studies of the association between exposure to environmental tobacco smoke and lung cancer: A critique. J Clin Epidemiol 44:127–139, 1991. Reprinted with permission from Elsevier Science.)

der Gültigkeit von Befunden blind zu vertrauen, wenn diesen Befunden eine Zahl angeheftet wird und viele der Schwierigkeiten, die Meta-Analysen mit sich bringen, könnten folglich übersehen werden.

PUBLIKATIONSBIAS

In einem der vorangegangenen Kapitel wurde die Verwendung von Zwillingsstudien besprochen, die der Unterscheidung von umweltbedingten und genetischen Einflüssen auf die Verursachung von Erkrankungen dienen. In dieser Diskussion wurde erwähnt, dass der Grad der Konkordanz und der Diskordanz bei Zwillingen eine wichtige Beobachtung für spätere Schlussfolgerungen zu der Rolle genetischer Faktoren darstellt; dass aber die Schätzwerte zur Konkordanz, von denen in der Literatur berichtet wird, durch das Publikationsbias aufgebläht sein können, eine Biasform, die dadurch entsteht, dass Artikel eher publiziert werden, wenn sie über die Konkordanz seltener Erkrankungen bei Zwillingen berichten.

Publikationsbias ist jedoch nicht nur auf Zwillingsstudien begrenzt. Es kann auf jedem Gebiet auftreten. Hierbei handelt es sich um ein besonders wichtiges Phänomen bei der Veröffentlichung von Artikeln über Umweltrisiken und bei der Publikation von Ergebnissen aus klinischen Studien. Publikationsbias kann entstehen, weil Untersucher die Ergebnisse ihrer Studien nicht zur Veröffentlichung einreichen, wenn die Befunde keine „positive" Assoziation oder ein erhöhtes Risiko untermauern. Zusätzlich könnten Fachzeitschriften nur die Studien zur Veröffentlichung auswählen, von denen sie annehmen, dass sie für die Leser von größtem Interesse sind; Studien, die keine Zusammenhänge liefern, werden möglicherweise in den Augen der Redaktion nicht in diese Kategorie gehören. Folglich wird eine Literaturrecherche, die sich nur auf veröffentlichte Artikel beschränkt, vorzugsweise Studien finden, die über ein erhöhtes Risiko berichten. Natürlich ist solch eine Recherche „hochselektiv" und übersieht viele Studien, die zu Ergebnissen kommen, die als „negativ" bezeichnet werden (d. h. Resultate, die keine Wirkung aufzeigen), bei denen eine Publikation nicht erreicht werden konnte.

Das Publikationsbias hat daher eine deutliche Wirkung auf die Meta-Analyse. Eine Lösung des Problems könnte in der Suche nach nicht veröffentlichten Studien bestehen, die dann in die Meta-Analyse mit eingeschlossen werden. Die Schwierigkeit hierbei ist natürlich, dass die Studien die Prüfung durch die Kritiker der Fachjournale nicht bestanden haben, es somit fraglich erscheint, ob sie für eine Aufnahme in die Meta-Analyse geeignet sind.

Unabhängig davon, ob wir eine herkömmliche Art der Literatursichtung besprechen oder eine strukturierte Meta-Analyse: Das Problem eines möglichen Publikationsbias müssen wir immer im Hinterkopf behalten.

EPIDEMIOLOGIE IM GERICHTSSAAL

Wie bereits früher erwähnt wurde, hat sich der Rechtsstreit in den USA zu einem der Hauptwege der Politikgestaltung entwickelt. In der Arena der Rechtsprechung nimmt die Epidemiologie eine stetig wachsende Bedeutung ein. Insbesondere auf dem Gebiet der Giftdelikte zählt sie zu den Hauptlieferanten wissenschaftlicher Beweise, die für die entsprechenden Fragen von Bedeutung sind. Streitpunkte wie die Wirkungen von Dioxin, von Silikonimplantaten der Brust und von elektromagnetischen Feldern sind nur einige wenige aktuelle Beispiele.

Die Verwendung von Daten aus epidemiologischen Studien hat auch hier ihre Tücken. Die Epidemiologie beantwortet Fragen zu *Gruppen*, das Gericht benötigt aber häufig Angaben zu *einzelnen* Personen. Weiterhin richtete sich das öffentliche Interesse auf die richterliche Interpretation der „Evidenz der Kausalität", oder wie gesichert ist ein ursächlicher Zusammenhang? Während das juristische Kriterium häufig lautet: „mit hoher Wahrscheinlichkeit" – d. h., dass die in Frage stehende Substanz oder Exposition „mit hoher Wahrscheinlichkeit" die Erkrankung einer Person verursacht hat, vertraut die Epidemiologie weitgehend auf die Richtlinien des amerikanischen Gesundheitsministers für kausale Schlußfolgerungen.[9] Es wurde vorgeschlagen, dass ein attributables Risiko über 50 Prozent als Anhaltspunkt für die Aussage „mit hoher Wahrscheinlichkeit" gelten dürfte.[10]

Bis vor kurzem wurden epidemiologische Beweise (Evidenz) vor Gericht nur widerwillig angenommen, doch hat sich die Situation dahingehend geändert, dass epidemiologische Daten häufig als einzige Quellen für relevante Beweise bei Schadstoffdelikten zitiert werden. Über viele Jahre galt der so genannte „Frye-Test" als Richtschnur für die Verwendung wissenschaftlichen Beweismaterials vor Gericht; danach ist eine Studie nur dann zulässig, wenn sie die folgende Forderung erfüllt: „Sie muss ausreichend etabliert sein, um allgemeine Anerkennung in Fachkreisen erlangt zu haben".[11] Begriffe wie „allgemeine Anerkennung" oder „Fachkreise" wurden zwar nie definiert, sie führten aber dazu, dass die von einem Experten im Zeugenstand vorgetragene wissenschaftliche Meinung von seinen Fachkollegen allgemein akzeptiert werden musste.

Im Jahr 1993 fand der Prozess Daubert gegen Merrel Dow Pharmaceuticals statt[12], bei dem der Kläger behauptete, dass Missbildungen von Extremitäten bei Kindern durch die Einnahme des Medikamentes „Bendectin" während der Schwangerschaft der Mutter bedingt seien. Hier formulierte der Bundesgerichtshof eine einschneidende Änderung der Verfahrensregeln hinsichtlich der „Evidenz", also der wissenschaftlich erhobenen Beweislage. Die obersten US-Richter entschieden, dass die „allgemeine Anerkennung" keine notwendige Voraussetzung für die Zulässigkeit wissenschaftlicher Beweisstücke vor Gericht sei. Vielmehr hat der einzelne Richter in den Verhandlungen nun die Aufgabe, sicherzustellen, dass Expertenaussagen im Zeugenstand auf einer verlässlichen Basis fußen und für die „anstehende Fragestellung" sachdienlich sind. Der Richter „soll im Vorfeld prüfen, ob die der Aussage zugrundeliegende Argumentation oder Methodik wissenschaftlich gültig ist und zu Recht auf den in Frage stehenden Sachverhalt oder Tatbestand anwendbar ist."

Zu den von dem Gerichtshof zitierten Überlegungen gehört auch die Frage, ob die zur Debatte stehende Theorie oder Technik überprüft werden kann oder bereits geprüft wurde, und ob die Methodik die Rezension von Fachleuten bestanden hat und publiziert wurde.

Richter, die Verhandlungen vorsitzen, bei denen die Epidemiologie die Hauptquelle von Beweismaterial ist, werden nun, angesichts ihrer neuen Verantwortung, über epidemiologisches Grundwissen verfügen müssen: Studiendesigns, Bias und Confounding, kausale Schlussfolgerungen und andere Themen müssen Richtern geläufig sein, wenn sie ausgewogene Entscheidungen darüber fällen sollen, ob der von einem Experten gewählte Ansatz anerkannten „wissenschaftlichen Methoden" entspricht. Da dieser Bedarf erkannt wurde, veröffentlichte die US-Bundesjustizbehörde ein Handbuch über wissenschaftliche Beweismaterialien für Richter, in dem ein Abschnitt über Epidemiologie enthalten ist.[13] Es dürfte noch zu früh sein, die letztendlichen Auswirkungen der Entscheidung im Fall Daubert zu überblicken – zumal die Epidemiologie vor Gericht beträchtlich häufiger zum Einsatz kommen wird. Dennoch hat diese Entscheidung sicherlich einen neuen Prozess in Gang gesetzt: Viele der an einem Verfahren beteiligten Parteien, bei dem Material aus epidemiologischen Studien verwandt wird, werden nicht umhin kommen, ihre Kenntnisse auf dem Gebiet der Epidemiologie zu erweitern.

POLITISCHE FRAGEN ZUM RISIKO: WELCHE ZIELE SOLLTEN VERFOLGT WERDEN?

Es wird allgemein angenommen, dass Politik in erster Linie durch die Gesetzgebung und den Erlass von Verordnungen gestaltet wird. Wie wir gesehen haben, hat sich in den USA der Rechtsstreit zu einem weiteren wichtigen Instrument der politischen Arbeit entwickelt. Im Idealfall sollte jedes dieser Verfahren gesellschaftliche Werte und Ziele widerspiegeln.

Bevor wir Entscheidungen über Risiken treffen, müssen wir einige der wesentlichen gesellschaftlichen Fragen ansprechen. Zu den Themen, mit denen wir uns auseinandersetzen müssen, gehören folgende Punkte:

1. Welcher prozentuale Anteil der Bevölkerung sollte durch die Politik geschützt werden?
2. Welches Risikoausmaß ist die Gesellschaft bereit, in Kauf zu nehmen?
3. Für welchen Aufwand von Risikoüberwachung ist die Gesellschaft bereit, zu zahlen?
4. Wer sollte über Risiken entscheiden?

Auf den ersten Blick werden wir versucht sein, zu sagen, dass die gesamte Bevölkerung vor jeglichem Risiko geschützt werden sollte, in der Realität ist dies jedoch schwer zu erreichen – vielleicht sogar unmöglich. Unabhängig von den Daten zu Risiken in der Bevölkerung, wird es immer einige wenige Personen geben, die außergewöhnlich sensibel auf geringste Konzentrationen bestimmter Chemikalien reagieren. Soll die zulässige Menge einer Chemikalie auf einem Niveau angesiedelt werden, bei dem alle Arbeiter geschützt werden, müssten womöglich ganze Herstellungsprozesse gestoppt werden. Ähnlich verhält es sich, wenn wir ein Null-Risiko für Arbeiter oder andere Personen, die möglicherweise exponiert sind, fordern; die ökonomische Grundlage ganzer Bevölkerungsgruppen könnte dadurch zerstört werden. Die Politik muss also einen Mittelweg finden zwischen dem, was erreicht werden *kann* und dem, was erreicht werden *sollte*. Die Frage, inwieweit der Beseitigung von Risiken Priorität eingeräumt wird und die Entscheidung darüber, um wie viel Prozent ein Risiko gesenkt werden sollte, liegen nicht im Ermessen der Wissenschaft, sondern hängen vielmehr von den Werten der Gesellschaft ab. Es bleibt zu hoffen, dass solche von der Gesellschaft getragenen Entscheidungen die verfügbaren wissenschaftlichen Erkenntnisse nutzen, die im Zusammenhang mit politischen, wirtschaftlichen, ethischen und anderen Überlegungen zu werten sind.

SCHLUSSFOLGERUNG

Ziel der Epidemiologie ist es, unser Verständnis der Biologie und der Pathogenese von Erkrankungen zu erweitern, um damit die menschliche Gesundheit verbessern, Erkrankungen vorbeugen und Krankheiten behandeln zu können. Fragen zur Methodik müssen verstanden werden, um epidemiologische Ergebnisse richtig interpretieren zu können, die als Grundlage politischer Zielformulierung dienen – im klinischen Bereich wie auf dem Gebiet des öffentlichen Gesundheitswesens. Epidemiologische Daten klug und umsichtig zu verwenden, ist eine wesentliche Voraussetzung für eine angemessene Beurteilung von gesundheitlichen Risiken beim Menschen und einer adäquaten Steuerung dieser Risiken, also Aufgaben der Primär- und Sekundärprävention. Politiker müssen häufig mit unvollständigen oder mehrdeutigen wissenschaftlichen Daten arbeiten. Auch in der klinischen Medizin, in Diagnostik und Therapie, werden oft Entscheidungen anhand unvollständiger und unklarer Daten getroffen. Für das öffentliche Gesundheitswesen und die Bevölkerungsmedizin ist dies eher ein offensichtliches Hindernis gewesen. Für diese Schwierigkeiten gibt es keine Patentlösung. Wie H.L. Mencken schrieb: „ Für jedes Problem des Menschen gibt es immer eine einfache Lösung – sie ist klar, einleuchtend und falsch."[14] Somit bleibt es eine der größten Herausforderungen, unter diesen Bedingungen das beste Verfahren für die Formulierung vernünftiger politischer Konzepte zu entwickeln, sowohl in der klinischen Medizin als auch im öffentlichen Gesundheitswesen.

LITERATUR

1. Hill AB: The environment and disease: Association or causation? Proc R Soc Med 58:295–300, 1965.
2. Rose G: Sick individuals and sick populations. Int J Epidemiol 14:22–38, 1985.
3. Whelton PK: Epidemiology of hypertension. Lancet 344:101–106, 1994.
4. Samet JM, Schnatter R, Gibb H: Epidemiology and risk assessment. Am J Epidemiol 148:929–936, 1998.
5. Committee on the Institutional Means for Assessment of Risks to Public Health: Risk Assessment in the Federal Government: Managing the Process. Washington, DC, National Academy Press, 1983, p 21.
6. Wertheimer N, Leeper E: Electrical wiring configurations and childhood cancer. Am J Epidemiol 109:273–284, 1979.
7. Ecclesiastes 1:9.
8. Glass GV: Primary, secondary and meta-analysis of research. Educ Res 5:3–8, 1976.
9. United States Department of Health, Education and Welfare, Smoking and Health: Report of the Advisory Committee to the Surgeon General. Washington, DC, Public Health Service, 1964.
10. Black B, Lilienfeld DE: Epidemiology proof in toxic tort litigation. Lordham Law Rev 52:732–785, 1984.
11. *Frye v. United States*, 293F. 1013 (D.C. Cir. 1923).
12. *Daubert v. Merrell Dow Pharmaceuticals*, Inc., 113 S. Ct. 2786 (1993).
13. Green M, Freedman M, Gordis L: Reference Guide on Epidemiology. *In* Reference Manual on Scientific Evidence, 2nd ed. Washington, DC, Federal Judicial Center, 2000.
14. Mencken HL: The divine afflatus. The New York Evening Mail, Nov 16, 1917. (Essay reprinted in Mencken HL: Prejudices, series 2. New York, Alfred A. Knopf, 1920.)

Kapitel 19

Ethische und berufliche Fragen in der Epidemiologie

Der Wandel der sozialen und wissenschaftlichen Welt, in der epidemiologische Forschung betrieben wird, führte zu neuen Aufgaben und Herausforderungen für die in der Epidemiologie Tätigen, für die Nutzer von Ergebnissen aus epidemiologischen Studien und für die gesamte Öffentlichkeit. In diesem Kapitel wollen wir uns einigen der ethischen und beruflichen Fragen zuwenden, die sowohl für die epidemiologische Forschung von Belang sind als auch für die Anwendung ihrer Ergebnisse auf die Verbesserung der Gesundheit des Menschen.

Wie in jeder wissenschaftlichen Disziplin, ziehen Fälschungen, Betrug und Falschdarstellungen die Missbilligung und Verurteilung von allen Seiten nach sich: von Seiten der Vertreter anderer Disziplinen und Berufsgruppen ebenso wie seitens der Laienwelt und Öffentlichkeit wird dann zu Recht scharfe Kritik laut. Solche Themen sollen hier nicht besprochen werden.

Die schwierigsten ethischen Dilemmas der Epidemiologie von heute werden eher subtiler Natur sein. Hierzu gehören Grundfragen der Rechtsanschauung, der Philosophie, Einstellungen und Meinungen, über die ein Konsens schwieriger zu erreichen sein dürfte.

Unterscheidet sich die Epidemiologie von anderen Wissenschaften im Hinblick auf ethische Fragen? Obwohl die Epidemiologie viele Probleme mit anderen wissenschaftlichen Disziplinen gemein hat, weist sie doch einige ungewöhnliche, ja einzigartige Merkmale auf. Die Disziplin Epidemiologie erwuchs weitgehend aus der Medizin und der öffentlichen Gesundheitspflege. Schon in ihren frühesten Jahren führten epidemiologische Ergebnisse unmittelbar zu politischen Auswirkungen auf die klinische Versorgung oder auf öffentliche Gesundheitsmaßnahmen.

John Snows Studien zur Cholera in London, die ihn dazu führten, den Schwengel einer Wasserpumpe in der Broad Street zu entfernen – ob nun tatsächlich bevor oder nachdem der Höhepunkt des Ausbruches erreicht war – spiegeln deutlich die politische Bedeutung seiner Arbeit wider.

Das höchste Ziel der Epidemiologie ist die Verbesserung der menschlichen Gesundheit; die Epidemiologie ist die Grundlagenwissenschaft der Krankheitsverhütung. Die Beziehung der Epidemiologie zur Politik ist somit ein integraler Bestandteil der Disziplin. Folglich gehen die ethischen und beruflichen Fragen weit über diejenigen in anderen Disziplinen hinaus, wie Biophysik oder Physiologie, und müssen daher in einem größeren Kontext betrachtet werden. Erstens haben epidemiologische Ergebnisse eine direkte und häufig umgehende Bedeutung für die Gesellschaft. Zweitens werden epidemiologische Studien im Allgemeinen aus öffentlichen Geldern finanziert. Drittens bezieht die epidemiologische Forschung immer auf die eine oder andere Weise Menschen ein, und Teilnehmer an epidemiologischen Studien haben im Allgemeinen keinen persönlichen Vorteil von den Studienergebnissen.

In diesem Kapitel sollen zwei Fragestellungen diskutiert werden: Fragen zur tatsächlichen Durchführung von epidemiologischen Studien und Fragen zu gesellschaftlichen Belangen, die über die eigentliche Forschung in der Epidemiologie hinausgehen.

VERPFLICHTUNGEN GEGENÜBER STUDIENTEILNEHMERN

Welche Verpflichtungen hat der Untersucher gegenüber den Teilnehmern an nicht-randomisierten Beobachtungsstudien, mit denen die meisten

Epidemiologen gewöhnlich arbeiten? Erstens, sollte von jeder Person nach umfassender und wahrheitsgemäßer Aufklärung eine schriftliche Einwilligung eingeholt werden, die so ausführlich wie möglich zu erfolgen hat und das Recht auf persönliche Autonomie wahrt. Doch können Teilnehmer an epidemiologischen Studien tatsächlich vollständig aufgeklärt einwilligen? Gehen wir davon aus, dass eine vollständige Offenlegung der Studienziele vor den Probanden ein Antwortbias oder eine andere Form von Bias nach sich ziehen wird, kann eine „Aufklärung" vor der Einwilligung niemals vollständig sein. Bei Einwilligungserklärungen spielen auch Fragen der Vertraulichkeit und der Privatsphäre eine Rolle. Über viele Jahre haben Epidemiologen ihren Probanden guten Gewissens versichert, dass ihre Daten vertraulich behandelt würden und dass diese Zusage uneingeschränkt gültig sei. Dennoch wurden, mit wenigen Ausnahmen, in den letzten Jahren Forschungsdaten vor Gericht verwendet. Die Zusage der Vertraulichkeit, die auf den Formularen der Einwilligungserklärungen steht, muss nun unter dem Vorbehalt möglicher Verletzungen der Vertraulichkeit gemacht werden, die auf ein gerichtliches Mandat hin erfolgen und somit außerhalb der Kontrolle des Untersuchers liegen. Auf die Privatsphäre und Vertraulichkeit kommen wir später noch einmal zurück.

Eine weitere Frage betrifft die Abwägung zwischen den Persönlichkeitsrechten Einzelner und dem Wohl und den Interessen der Allgemeinheit. Bei einer Studie über Männer mit einem hohen Risiko einer HIV-Infektion wurde den Studienteilnehmern Vertraulichkeit zugesichert. In dem nachfolgenden Interview wurden die Teilnehmer befragt, ob sie in den letzten 2 Jahren Blut gespendet hatten. Mehrere Männer, bei denen eine HIV-Infektion nachgewiesen wurde, berichteten, dass sie in den 2 Jahren vor dem HIV-Test Blut gespendet hatten. Nun stand zu befürchten, dass das Spenderblut bereits transfundiert worden sein könnte. Obwohl die Blutbanken diese Blutkonserven eventuell schon verworfen hatten, gab es keine Möglichkeit, dies zu überprüfen, ohne die Vertraulichkeit und die ursprüngliche Verpflichtung gegenüber den Teilnehmern zu verletzen. Vielleicht hätten die Untersucher dieses Problem bei der Planung des Interviews voraussehen müssen, bevor die schriftliche Einwilligung der Teilnehmer eingeholt wurde. Doch auch bei Voraussicht können Probleme dieser Art entstehen. Wie können wir in diesem Fall die ursprüngliche Verpflichtung gegenüber den Teilnehmern abwägen gegen die Notwendigkeit festzustellen, ob irgend jemand das Blut dieser Spender erhalten hatte, so dass einer weiteren Übertragung von HIV vorgebeugt werden kann?

Eine dritte Verpflichtung gegenüber den Teilnehmern betrifft die Verständigung der Teilnehmer über die Studienergebnisse. Wie wir mit dieser Frage umgehen, hängt davon ab, ob ein Proband gesundheitliche Probleme entwickelt hat, die mit der untersuchten Exposition zu tun haben oder, ob sich lediglich herausstellte, dass die Person unter einem erhöhten Erkrankungsrisiko infolge der Exposition steht. In beiden Fällen entspräche die Verständigung der Teilnehmer über mögliche Risiken dem ethischen Grundsatz der Fürsorge: Der Untersucher ist verpflichtet, den Teilnehmern zu helfen, ihre wichtigen und legitimen Interessen zu verfolgen, wie Krankheitsverhütung oder -kontrolle, dies auch im Interesse ihrer Familien. Diesem Grundsatz zufolge genügt es nicht, lediglich Gutes zu tun, etwa durch Vorbeugung von Erkrankungen, sondern wir müssen auch Nutzen gegen Kosten bzw. Schaden abwägen. Wenn beispielsweise ein Proband einem Faktor ausgesetzt war, der sich im Laufe der Studie als großer Risikofaktor für die Entstehung eines Pankreaskarzinoms entpuppt, sollte dies dem Probanden mitgeteilt werden? Vorausgesetzt, es stünde keine wirksame Behandlung des Pankreaskarzinoms zur Verfügung und es bestünde kein eindeutiger Hinweis darauf, dass die Früherkennung der Erkrankung von Vorteil ist: Würden wir dann nicht bei dem Probanden (unnötige) Ängste schüren, indem wir ihm das Ergebnis mitteilen, ohne dass wir ihm irgend einen Vorteil liefern können?

Man könnte ebenso gut argumentieren, dass Teilnehmer jeder Studie das Recht haben, die Ergebnisse der Studie zu erfahren, auch wenn sie keinen direkten Bezug zu deren Gesundheit haben oder auch wenn sie Sorgen und Ängste auslösen können. Heute bieten tatsächlich viele Epidemiologen ihren Studienteilnehmern die Möglichkeit an, einen Bericht der Studienergebnisse nach Abschluss der Untersuchung anzufordern.

PRIVATSPHÄRE UND VERTRAULICHKEIT

Die Sorge um die Privatsphäre und die Vertraulichkeit steigt in unserer Gesellschaft parallel mit der zunehmenden Aushöhlung der Privatsphäre des einzelnen Bürgers an, die die Computerisierung mit sich bringt. Der Schutz des Privatlebens und die Wahrung der Vertraulichkeit bei medizinischen Untersuchungen, einschließlich epidemiologischer Forschung, ist zu einem wichtigen Thema geworden. Die Ursprünge dieser Anliegen reichen weit in die Geschichte zurück. In dem heute weitläufig benutzten Eid des Hippokrates lesen wir:

„Das, was auch immer ich sehe oder höre... aus dem Leben von Männern und Frauen... das sich nicht ziemt zu erzählen... darüber werde ich unverbrüchlich Schweigen bewahren...".

Als Hippokrates das „was auch immer ich sehe oder höre" mit dem Satz „das sich nicht ziemt zu erzählen" einschränkte, dachte er offenbar an bestimmte Informationen, über die zu sprechen es sich durchaus ziemt. Vermutlich hätte Hippokrates es unter bestimmten Umständen befürwortet, persönliche Informationen unter sorgfältiger Kontrolle zum Wohl der Gesellschaft mitzuteilen. Wenn zum Beispiel in einer amerikanischen Stadt eine Pockenerkrankung beobachtet worden wäre, würde es Hippokrates vermutlich unterstützen, diesen Fall an das Gesundheitsamt zu melden. Die Wahrung der persönlichen Autonomie im Blick auf Privatleben und Vertraulichkeit stellt einen wichtigen Grundsatz dar, der jedoch seine Grenzen hat.

Im Hinblick auf das Privatleben und die Vertraulichkeit bei epidemiologischen Studien, fanden Krankenakten (oder Arztbriefe) zunehmend Interesse. Fragen wir uns zunächst, warum Krankenakten für epidemiologische Studien benötigt werden. Diese Aufzeichnungen sind aus zwei Hauptgründen erforderlich:

1. Um eine Datensammlung, einen Datenpool zu schaffen und/oder um Angaben zu überprüfen, die anderweitig erhoben wurden, ohne Patienten zu kontaktieren.

2. Um einzelne Patienten für anschließende Nachuntersuchungen (mit Interviews etwa oder Bluttests) ausfindig zu machen.

Da das Ziel der Epidemiologie, die menschliche Gesundheit zu verbessern, eindeutig lobenswert ist, könnte man im ersten Augenblick versucht sein, jegliche Bedenken abzutun, die sich auf den Missbrauch von Daten aus Arztbriefen und auf das Eindringen von Epidemiologen in die Privatsphäre richten. Die Worte des Obersten Richters Louis D. Brandeis erscheinen heute genauso zutreffend, wie im Jahre 1928, als sie ursprünglich niedergeschrieben wurden:

Die Erfahrung sollte uns lehren, strengstens darüber zu wachen, dass die Freiheit geschützt werde, wenn eine Regierung wohltätige Zwecke verfolgt. Menschen, die in Freiheit geboren wurden, sind natürlich auf der Hut, um ein Eindringen böswilliger Herrscher in ihre Freiheit abzuwehren. Die größten Gefahren für die Freiheit lauern in heimtückischen Übergriffen durch wohlmeinende Eiferer ohne Kenntnisse.[1]

Der ethische Grundsatz der Autonomie fordert für viele Bereiche, die durch Forschung berührt werden (einschließlich des Privatlebens und der Vertraulichkeit), nachdrücklich die Einwilligung nach erfolgter Aufklärung (informed consent). Daher ist die Besorgnis über den Schutz und die Wahrung der Vertraulichkeit in der Forschung gerechtfertigt. Sie führte zu zwei wichtigen Vorschlägen in der Gesetzgebung; diese mögen zunächst vernünftig erscheinen, würden aber der epidemiologischen Forschung schweren Schaden zufügen und den Fortschritt im Bereich der Öffentlichen Gesundheit hemmen, ebenso wie in der klinischen Praxis. Die beiden Vorschläge lauten:

1. Es ist eine Einwilligung der Patienten erforderlich, bevor Untersucher Einblick in Krankenakten nehmen dürfen.

2. Daten aus medizinischen Berichten sollten anonymisiert werden, so dass den Untersuchern keine Angaben zugänglich sind, mit denen einzelne Personen identifiziert werden können.

Beide Vorschläge entsprechen dem ethischen Prinzip des „nonmaleficence" – der Verpflichtung, Personen, die an einer Forschungsstudie teilnehmen, keinen Schaden zuzufügen. Wenn hingegen die Gesellschaft ein berechtigtes Interesse an den Befunden aus epidemiologischen oder anderen biomedizinischen Studien hat, gilt es, die Interessen des Einzelnen gegen die der Allgemeinheit abzuwägen.

Betrachten wir die Vorschläge getrennt voneinander. Warum würde der erste Vorschlag, dem zufolge nur nach Einwilligung des Patienten Einblick in seine Krankenakte genommen werden dürfte, viele Studien vereiteln?

1. Im ersten Schritt einer Studie sind Akten dahingehend zu prüfen, welche Patienten die Studienkriterien erfüllen (Beispiel: Welche Patienten sind von der in Frage stehenden Krankheit betroffen und somit für eine Fall-Kontroll-Studie geeignet).
2. Viele Studien werden erst viele Jahre, nachdem ein Patient im Krankenhaus war, geplant, so dass es nicht mehr möglich ist, die Einwilligung des Patienten zu erhalten. Wird nun eine Studie geplant, können bereits viele Patienten verstorben oder nicht mehr aufzufinden sein.
3. Manche Patienten weigern sich, im Rahmen epidemiologischer Studien befragt zu werden, doch diese Nicht-Teilnehmer können mit Hilfe der Daten aus ihren Krankenakten beschrieben werden, so dass jede Verzerrung aufgrund ihrer Nicht-Teilnahme beurteilt werden kann. Wären diese Aufzeichnungen nicht verfügbar, weil die Patienten einen Einblick verweigern, könnte möglicherweise ein Selektionsbias eingeführt werden, dessen Größe und Richtung nicht abzusehen wäre.

Nun zum zweiten Vorschlag: Warum sind Informationen aus medizinischen Berichten, aus denen die Identität einzelner Personen hervorgehen, eine wesentliche Voraussetzung für epidemiologische Studien?

1. Die Prüfung medizinischer Aufzeichnungen ist meist der erste Schritt zur Identifizierung von Personen mit einer bestimmten Erkrankung, die eine Nachuntersuchung erhalten werden.
2. Identifizierende Informationen sind eine Grundvoraussetzung für die Verknüpfung von Berichten über einen Patienten aus unterschiedlichen Quellen (wie Krankenhausakten, Arztberichte, Berufsaufzeichnungen und Totenscheine bei Studien über berufsbedingte Krebserkrankungen).

Wie wir in Abbildung 19–1 sehen, ist die Verknüpfung von Berichten entscheidend für die Erstellung unverzerrter und vollständiger Informationen über jede Person, dies nicht nur in Studien zu Berufskrankheiten (wie hier dargestellt), sondern bei vielen Arten epidemiologischer Untersuchungen.

Wir sehen also, dass Krankenakten für epidemiologische Studien wesentlich sind. Viele bedeutende Fortschritte beim Schutz der menschlichen Gesundheit, die durch epidemiologische Forschung erzielt wurden, wären nicht möglich gewesen, wenn der Zugang zu medizinischen Berichten eingeschränkt gewesen wäre.[2] Gleichzeitig müssen wir für den Schutz des Privatlebens des Einzelnen und für die Wahrung der Vertraulichkeit Sorge tragen, ohne jedoch neue restriktive Regelungen einzuführen, die die epidemiologische Forschung ernsthaft hemmen würden. Wirksame Verfahren zum Schutz der Vertraulichkeit bei allen Beteiligten sind in epidemiologischen Studien gegenwärtig in Kraft. Dazu gehören folgende Punkte:

1. Die Einwilligung von Patienten oder Probanden ist in allen Phasen der Studien erforderlich, ausgenommen die Einsicht in medizinische Aufzeichnungen.
2. Alle erhobenen Daten werden gespeichert und unter Verschluss gehalten.
3. Auf den Datenblättern werden nur Studiencodes verwandt. Der Schlüssel zur Verknüpfung dieser Codes mit individuellen Namen wird getrennt unter Verschluss gehalten.
4. Informationen über einzelne Personen werden nach Beendigung der Studie vernichtet, es sei denn, es besteht ein besonderer Grund, diese Informationen zurückzuhalten. Diese Aufbewahrung muss behördlich gebilligt werden (In den USA ist dafür das „Institu-

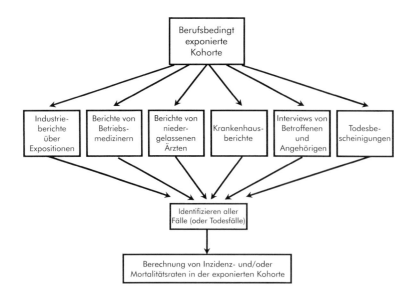

Abbildung 19–1. Verwendung verschiedener Datenquellen (record linkage) bei arbeitsmedizinischen Studien.

tional Review Board [IRB]" oder das „Committee on Human Research" zuständig).
5. Alle Ergebnisse werden ausschließlich in Form aggregierter, also gesammelter Daten veröffentlicht – einzelne Personen werden dabei niemals identifiziert.
6. Wenn für Studienzwecke kein wesentlicher Grund vorliegt, werden keine Angaben zur Identität einzelner Personen auf Computer gespeichert, individuelle Kennzeichnungen werden bei Routineauswertung und tabellarischen Aufstellungen aus Computerdaten nicht verwendet.
7. Über die Bedeutung der Wahrung von Privatsphäre und Vertraulichkeit wird der Mitarbeiterstab in regelmäßigen Abständen belehrt.

Sobald eine Person einwilligt, an einer epidemiologischen Studie teilzunehmen, hat sie einem gewissen Eindringen in ihre Privatsphäre im Interesse des Gemeinwohls freiwillig zugestimmt, in der Hoffnung, mit ihrer Teilnahme an einer Studie Fortschritte in der Gesundheitsförderung und Krankheitsverhütung zu ermöglichen.

Aus diesem Grund haben Untersucher die moralische Verpflichtung, das Privatleben von Studienteilnehmern, unter Wahrung der Vertraulichkeit, bestmöglich zu schützen. Die oben beschriebenen Maßnahmen, die aktuell Verwendung finden, sind bei der Erreichung dieses Ziels sehr erfolgreich gewesen. Die amerikanische „Studienkommission zum Schutz der Privatsphäre" (Privacy Protection Study Commission) erkannte die Bedeutung medizinischer Aufzeichnungen für die epidemiologische Forschung und die Wirksamkeit der gegenwärtig verwendeten Maßnahmen, so dass sie die Empfehlung aussprach, dass eine Einwilligung des Patienten für die Verwendung seiner Krankenakte in der epidemiologischen Forschung nicht erforderlich sei.[3]

ZUGANG ZU DATEN

Nach Abschluss einer Studie stellt sich die Frage: Wem „gehören" die Daten? Wer sollte Zugang zu den Daten haben – entweder zu den „rohen" oder den teilweise „gekochten" Daten – und unter welchen Bedingungen? Wir leben in einer Epoche, in der wir sicher sein können, dass praktisch alle zu einer umstrittenen Frage erhobenen Daten erneut unter die Lupe genommen und reanalysiert werden, von echten und angeblichen Experten, die verschiedene Positionen vertreten. Einige wichtige Fragen im Hinblick auf die Verwertung von Daten lauten wie folgt:

1. An welchem Punkt ist eine Studie tatsächlich abgeschlossen?

2. Sollte die Regelung für die Verwertung der Forschungsergebnisse und -daten davon abhängen, wer eine Studie finanziert hat?
3. Sollte die Regelung sich danach richten, wer die Daten anfordert und welche Motivation hinter der entsprechenden Anforderung steht?
4. Unter welchen Bedingungen sollten Kennzeichnungen in den Datensätzen enthalten sein?
5. Wie können die Interessen des Untersuchers geschützt werden?
6. Wer bezahlt die dafür entstehenden Kosten?

Hier stellt sich die Herausforderung, eine saubere Bilanz zu ziehen zwischen den Interessen des Untersuchers auf der einen Seite und den Interessen der Gesellschaft auf der anderen Seite, denn diese müssen nicht unbedingt übereinstimmen.

RASSE UND ETHNIE IN EPIDEMIOLOGISCHEN STUDIEN

Eine wichtige Frage, die zunehmende Aufmerksamkeit in den letzten Jahren erfahren hat, ist der Gebrauch rassischer und ethnischer Zugehörigkeit in epidemiologischen Studien. Diese Variablen werden benutzt sowohl in der Beschreibung einer Population als auch in der Überprüfung von Hypothesen, in welchen Rasse oft als unabhängige Variable dient.

Als eine beschreibende Größe wird die Rasse oft dazu genommen, Individuen in klinischen Versuchen zu beschreiben oder als Einschluss- und Ausschlusskriterium von Populationen in verschiedenen epidemiologischen Studien festzulegen. Rasse- und Ethnievariablen können für diesen Zweck sehr nützlich sein, und sie könnten wichtig sein für die Beurteilung einer möglichen Verallgemeinerung von Ergebnissen jenseits der untersuchten Population.

Wenn Variablen bezüglich Rasse oder Ethnie in Studien zur Testung von Hypothesen aufgenommen sind, gilt das Augenmerk oft der möglichen Assoziationen von Rasse und bestimmten gesundheitlichen Zuständen. Wie hingegen Bhopal und Donaldson[4] hervorgehoben haben, ist die Rasse vom biologischen Standpunkt aus mangelhaft definiert und ungenügend verstanden und könnte von fragwürdiger Gültigkeit sein. DNS-Forschung zeigt, dass die genetische Vielfalt ein Kontinuum darstellt, das keine eindeutigen Trennungslinien zur Beschreibung ethnischer Gruppen vorweist.[5] Rasse wurde als „ein beliebiges System visueller Klassifizierung" beschrieben, das menschliche Populationen nicht in ausgeprägte Untergruppen unterteilt.[6] Von der amerikanischen Volkszählung 2000 an erlauben neue Richtlinien, dass sich die Befragten mit mehr als einer rassischen Gruppe identifizieren.

Ein alternativer Ansatz ist die Nutzung der Ethnie an Stelle der Rasse. Menschen nach der Ethnie zu klassifizieren, ist ebenfalls nicht einfach. Ethnie ist eine komplexe Variable, die Folgendes beinhaltet: – gemischte Abstammung oder sozialen Hintergrund; – gemischte Kultur und Tradition, die innerhalb der Generationen unterschiedlich gepflegt worden sind, – gemischte Sprache oder religiöse Tradition, die zu einer Art Identität und Gruppe führen.[7] Zu welchen Ergebnissen führten Rassenbeschreibungen in der epidemiologischen Forschung? Viele glauben, dass bei der vorhandenen Mehrdeutigkeit in Bezug auf die Definition der Rasse die Forschung unser Grundverständnis über Ursachen und Pathogenese von menschlichen Krankheiten nicht wesentlich gefördert hat[8], indem sie die Krankheitsdaten auf die Rasse bezogen. Hingegen haben andere argumentiert, dass auch wenn solche Zuordnungen zu keinem zusätzlichen Verständnis der biologischen Mechanismen geführt haben, diese ethnischen Variablen geholfen haben, Untergruppen zu identifizieren – besonders Minderheiten- und Immigrantengruppen – auf die zusätzliche Gesundheitsleistungen gerichtet werden müssen. Zum Beispiel haben rassenspezifische Mortalitätsdaten in den USA gezeigt[9], dass

- bei einem schwarzen Kind gegenüber einem weißen Kind das zweifache Risiko besteht, im ersten Lebensjahr zu sterben.
- die meisten ursachenspezifischen Sterberaten für Schwarze viel höher sind als für Weiße.

In Studien zu gesundheitlichen Bedürfnissen und Prioritäten der Versorgung der Bevölkerungen kann die Rasse einer Population beschrieben werden, ein expliziter Vergleich kann mit anderen Rassen oder ethnischen Gruppen gemacht werden oder ein Vergleich kann angedeutet, aber nicht explizit formuliert werden. Mortalitätsraten werden oft für die Festlegung von Gesundheitszielen auf nationaler und Landesebene genutzt. Die CDC haben formuliert, dass „Sterberaten nach Rasse und spanischer Abstammung für die Überwachung des Gesundheitszustandes dieser Bevölkerungsgruppen für die Berichterstattung an die Politik und für Programme zur Reduzierung von Ungleichheiten wichtig sind."[9]

Eines der Probleme bei der Benutzung der Variable „Rasse" ist, dass selbst wohlwollende Untersucher unbeabsichtigt bestimmte Untergruppen in der Bevölkerung stigmatisieren könnten, mit dem Ergebnis, dass bestimmte „ethnische" Merkmale zu Surrogaten für unerwünschte Lebensstile werden, wie etwa kriminelles Verhalten und Drogenmissbrauch. Bhopal hat hervorgehoben, „durch die Betonung der negativen Gesundheitsaspekte ethnischer Minderheiten könnte die Forschung deren Sozialstatus geschädigt und die Aufmerksamkeit von ihren Gesundheitsprioritäten abgelenkt haben."[8]

Welche Schlüsse können wir ziehen? Keine Variable einschließlich Rasse sollte unkritisch routinemäßig in tägliche epidemiologischen Studien einbezogen werden. Der beste Ansatz bei der Planung einer epidemiologischen Studie, in welcher die Rasse angesprochen wird, ist vielleicht der, eine Anzahl von Fragen zu stellen: Warum wird die Rasse untersucht? Auf welcher Grundlage werden die Studienteilnehmer nach Rasse eingeteilt? Wie valide werden die Zuordnungen zur Rasse sein und wie werden sie unser biologisches Wissens der fraglichen Krankheit erweitern oder zu präventiven Aktivitäten bestimmter benachteiligter Gruppen beitragen? Wenn die Rasse als Merkmal für bestimmte Lebensgewohnheiten wie Ernährungsverhalten steht, könnte die Information zur Ernährung oder zu anderen Lebensgewohnheiten auch direkt – ohne das Merkmal Rasse – gewonnen werden? Gleichzeitig sollten wir auch fragen, ob irgend ein Schaden durch „rassische" Zuordnung entsteht und ob solche Zuordnung unbeabsichtigt als Scheinmerkmal für unerwünschte Lebensgewohnheiten oder Charakterisierungen dient.

In jeder Studie sollten die genutzten rassischen Merkmale einem definierten Ziel dienen, das genau beschrieben werden kann und den gleichen Standard der Validität haben sollte, den wir von allen anderen Variablen erwarten. Der mögliche Nutzen beim Gebrauch solcher Variablen in einer Studie sollte klar jeden möglichen Schaden, der daraus entstehen könnte, übertreffen. Rasse könnte eine geeignete und möglicherweise wertvolle Variable in epidemiologischen Studien sein, vorausgesetzt, die oben genannten Fragen wurden angemessen berücksichtigt und angesprochen.

INTERESSENKONFLIKTE

Sowohl tatsächlich vorliegende als auch als solche wahrgenommene Bias-Formen können durch Interessenkonflikte entstehen. Diese Konflikte können in jeder Phase einer Studie auftreten, angefangen bei der Grundsatzentscheidung darüber, ob eine bestimmte Studie in erster Linie durch die Analyse und Interpretation der Daten und anschließender Verbreitung der Ergebnisse erfolgen soll. Die meisten Epidemiologen in den USA arbeiten heute im akademischen Bereich, in der Industrie oder in der Regierung. Diese drei Felder unterscheiden sich in mehrfacher Hinsicht. Die Finanzierung epidemiologischer Forschung in der Regierung und in der Industrie wird im Allgemeinen intern geregelt; der akademische Epidemiologe muss sich äußere Finanzierungsquellen erschließen. Folglich unterliegt die Forschung von akademischen Epidemiologen gewöhnlich einer strengeren Begutachtung und Rezension, die Teil des Bewerbungsvorganges sind. Was noch wichtiger ist: Der Dienstherr des akademischen Epidemiologen hat kein persönliches Interesse daran, wie die Studienergebnisse ausfallen werden. Dies steht in krassem Kontrast zu anderen Bereichen, wo der Arbeitgeber deutliche Konsequenzen – politische, ökonomische oder juristische – aus der Art der Studienergebnisse zu erwarten hat. Der Arbeitgeber kann offen oder subtil Druck dahingehend ausüben, dass ein Studienvorhaben verworfen wird oder dass die Auswertung und Veröffentlichung der Ergebnisse verzögert wird. Dies wiederum kann zu einem starken Bias in der Literatur führen, bei Themen etwa wie Gefahren am Arbeitsplatz. Darüber hinaus kann es unmöglich sein, diesem Bias auf die Spur zu kommen.

Das mögliche Bias aus nicht durchgeführten Studien, die durchaus Assoziationen spezifischer Expositionen mit entgegengesetztem Ergebnis hätten aufdecken können, wurde nicht erwähnt. In diesem Kontext könnte man an den Dialog aus Sir Arthur Conan Doyle´s Sherlock Holmes Erzählung „Silver Blaze" (Silberflamme) erinnert werden, in welchem Holmes das Verschwinden eines Rennpferdes und den Mord an dem Trainer untersucht. Als Holmes gerade das Dorf verlassen möchte, dreht sich der dortige Inspektor zu ihm um und fragt ihn:

„Gibt es irgend einen Ansatzpunkt auf den Sie mich aufmerksam machen möchten?"
„Auf den merkwürdigen Vorfall mit dem Hund in der Nacht." (antwortet Holmes)
„Der Hund tat doch nichts in dieser Nacht."
„Das war der merkwürdige Vorfall," bemerkte Sherlock Holmes.[10]

In Erinnerung an dieses Gespräch könnte das mögliche Bias aus nicht durchgeführten Studien Silver-Blaze-Bias genannt werden. Es ist schwierig, wenn nicht unmöglich, sich mit dem Problem auseinanderzusetzen, dass bestimmte epidemiologische Studien nicht durchgeführt werden aufgrund rechtlich geschützter Interessen und Bedenken gegen die Ergebnisse der Studien, besonders wenn die Möglichkeit eines Zusammenhanges vermutet wurde. Mangels einer Dokumentation oder anderer Hinweise auf eine ausdrückliche Entscheidung, eine gewisse Studie nicht durchzuführen, ist es schwierig oder unmöglich, solch ein Bias zu bemessen oder sogar zu entdecken.

Obwohl akademische Forschungsstätten nicht gegen ihre eigenen Probleme und Zwänge gefeit sind, werden die Probleme der epidemiologischen Forschung im akademischen Rahmen kaum mit den möglichen Auswirkungen der Studienergebnisse in Verbindung stehen. Dennoch muss die Möglichkeit von Interessenkonflikten bei epidemiologischen Studien in Betracht gezogen werden, unabhängig davon, in welchem Umfeld die Forschung durchgeführt wurde. Diese Konflikte können in der Tat eher von der Finanzierungsquelle als von dem Forschungsrahmen selbst abhängen. Andererseits muss die Möglichkeit erkannt werden, dass seltene institutionelle aber auch individuelle Interessenskonflikte die Veröffentlichung und Verbreitung der Ergebnisse beeinflussen können.

Es ist schwierig, wenn nicht unmöglich, dem Problem zu begegnen, dass bestimmte epidemiologische Studien nicht durchgeführt werden, aufgrund von Einzelinteressen und Befürchtungen über die möglichen Ergebnisse einer Studie. Es sollten dennoch Anstrengungen unternommen werden, dass die Ergebnisse einer Studie, wenn sie denn unternommen wurde, ganz gleich wie diese ausfallen sollten, in einem Journal mit Fachgutachtern (peer review) möglichst schnell veröffentlicht wird. Sponsoren einer Studie sollten in dem Artikel über diese Studie klar erkennbar genannt werden, ebenso wie alle finanziellen Interessen der Untersucher oder ihrer Familien, die durch die Studienergebnisse berührt werden könnten.

INTERPRETATION VON ERGEBNISSEN

Die wichtigsten Fragen darüber, wie epidemiologische Studien durchgeführt werden, treten im Kontext mit der Angemessenheit des Studiendesigns und der richtigen Interpretation und Wiedergabe der Ergebnisse auf. Epidemiologen wurde häufig vorgeworfen, in endloser Folge über neue Risiken zu berichten, von denen viele in späteren Studien nicht bestätigt wurden. Die Öffentlichkeit sieht sich allenthalben von Risiken umstellt, über die irgendwann einmal berichtet wurde. Die Folge davon ist, dass die Öffentlichkeit viele publizierte, aber oft nicht bestätigte Risiken in den Medien findet, was dazu führt, dass sie skeptisch gegenüber neu berichteten Risiken wird, weil sie nicht in der Lage ist, die echten und wichtigen Risiken von unbestätigten oder trivialen zu unterscheiden (Abb. 19-2). Die Menschen werden es leid, die Verantwortung für ihre eigene Gesundheitsfürsorge zu übernehmen.[11] Wiederum tritt die Frage auf den Plan: Wie beurteilen wir die Bedeutung einer einzelnen Studie, die ein erhöhtes Risiko anzeigt? Wie viele Folgestudien zur Bestätigung und Sicherung der Ergebnisse sind zu fordern?

Erschwerend kommt noch hinzu: Früher wurden einzelne vorläufige Ergebnisse aus epidemiologischen Studien oder wissenschaftlichen Disputen im Allgemeinen innerhalb der „Gemeinde der Wissenschaftler" diskutiert und häufig auch gelöst, bevor sie in der Öffentlichkeit verbreitet wurden. Heute aber gelangen sowohl erste unbestätigte Berichte, als auch wissenschaftliche Streit-

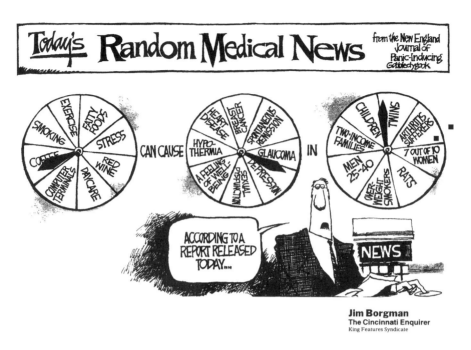

Abbildung 19–2. Ein Blick auf die scheinbar endlose Flut von Berichten über Risiken, mit denen die Öffentlichkeit konfrontiert wird. (Jim Borgmann. The Cincinnati Enquirer. 1997. Reprinted with special permisson of King Features Syndicate.)

fragen häufig über Presse oder Fernsehen an die Öffentlichkeit, bevor die Studien in Fachzeitschriften mit strenger Begutachtung erschienen sind (Abb. 19–3). Das Dilemma hierbei: zwar ist es begrüßenswert, die Öffentlichkeit zu informieren und ihr Bewusstsein für Themen der Wissen-

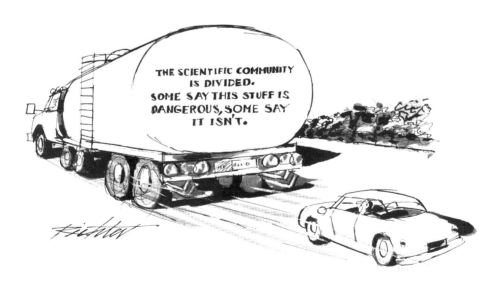

Abbildung 19–3. Der Umgang mit der Unsicherheit in der Wissenschaft. (© The New Yorker Collection. 1988 Mischa Richter cartoon-bank.com. All rights reserved.)

schaft zu schärfen, gleichzeitig aber werden ungerechtfertigt Ängste durch einzelne Studien geschürt, Studien, über die weit und breit berichtet wird, bis sie später möglicherweise widerlegt werden. Das Problem wird aufgepeitscht durch eine einseitige Berichterstattung in Zeitungen, die nicht über die Studien berichten, in denen kein Risiko gefunden wurde.[12]

Tabelle 19-1. Unbeabsichtigte Risiken

Unbeabsichtigte Risiken	Sterberisiko pro Person pro Jahr
Von einem PKW überfahren werden (USA)	1 zu 20.000
Von einem PKW überfahren werden (Großbritannien)	1 zu 16.600
Überschwemmungen (USA)	1 zu 455.000
Erdbeben (Kalifornien)	1 zu 588.000
Tornados (Mittlerer Westen der USA)	1 zu 455.000
Blitzschlag (Großbritannien)	1 zu 10 Millionen
Flugzeugabsturz (USA)	1 zu 10 Millionen
Flugzeugabsturz (Großbritannien)	1 zu 50 Millionen
Strahlung aus einem Atomkraftwerk	
In unmittelbarer Nähe (USA)	1 zu 10 Millionen
In 1 km Entfernung (Großbritannien)	1 zu 10 Millionen
Überflutung eines Deiches (Niederlande)	1 zu 10 Millionen
Biss eines giftigen Tieres (Großbritannien)	1 zu 5 Millionen
Leukämie	1 zu 12.500
Grippe	1 zu 5.000
Meteorit	1 zu 100 Milliarden

From Dinman BD: The reality and acceptance of risk. JAMA 244:1226, 1980. Copyright 1980, American Medical Association.

Ab welchem Punkt wird eine gemeldete triviale Risikoerhöhung, auch wenn sie statistisch signifikant ist, zu einem biologisch relevanten Risiko, das der Öffentlichkeit Sorge bereiten sollte? Hier gelangen wir zu der allgemeinen Frage der öffentlichen Wahrnehmung von Risiken. Solche Wahrnehmungen spiegeln sich in den in Tabelle 19–1 und 19–2 gezeigten Daten wider. Bei vielen der aufgelisteten Risiken erscheint der Grad öffentlicher Besorgnis und der Verhaltensänderung nicht der Größe des Risikos zu entsprechen.

Tabelle 19-2. Freiwillige Risiken

Freiwillige Risiken	Sterberisiko pro Person pro Jahr
Rauchen: 20 Zigaretten pro Tag	1 zu 200
Trinken: 1 Flasche Wein pro Tag	1 zu 13.300
Fußballspielen	1 zu 25.500
Automobilrennen	1 zu 1.000
Pkw fahren (Großbritannien)	1 zu 5.900
Motorrad fahren	1 zu 50
Bergsteigen	1 zu 7.150
Einnahme von Kontrazeptiva	1 zu 5.000
Schnellboot fahren	1 zu 5.900
Kanu fahren	1 zu 100.000
Pferderennen	1 zu 740
Amateurboxen	1 zu 2 Mio.
Berufsboxen	1 zu 14.300
Ski fahren	1 zu 430.000
Schwangerschaft (Großbritannien)	1 zu 4.350
Abtreibung: Legal < 12 Wochen	1 zu 50.000
Abtreibung: Legal > 14 Wochen	1 zu 5.900

From Dinman BD: The reality and acceptance of risk. JAMA 244:1226, 1980. Copyright 1980, American Medical Association.

Liegt ein niedriges absolutes Risiko vor, wobei das relative Risiko für exponierte Personen signifikant erhöht sein mag, wird das tatsächliche Risiko für exponierte Personen immer noch sehr gering sein. Interessanterweise beschäftigt sich die Öffentlichkeit häufig am liebsten mit „brandheißen" Themen (wie etwa Meldungen zu Risiken durch Pestizide auf Äpfeln), bei denen die Beweislage sehr mager und wenig stichhaltig sein mag, während die gesicherten Risikofaktoren wie Rauchen, Alkoholkonsum und Sonnenexposition ignoriert werden; Faktoren, für die nachgewiesen werden konnte, dass sie von jedem Einzelnen durch Änderungen des Lebensstils günstig beeinflusst werden können.

Epidemiologen kommt eine Hauptrolle zu bei der Vermittlung von Gesundheitsrisiken und bei der Interpretation epidemiologischer Daten für Nicht-Epidemiologen. Wenn Epidemiologen diese Aufgaben nicht wahrnehmen, werden sie anderen überlassen, die über eine geringere Ausbildung und Expertise verfügen. Dies ist ein wesentlicher Bestandteil im Prozess der Politikgestaltung. Studien an menschlichen Bevölkerungen stimmen oft nicht überein und Epidemiologen zögern häufig, anhand der existierenden Datenlage Schlussfolgerungen zu ziehen. Im akademischen Bereich können Epidemiologen Studien kritisieren und zur Lösung einer Frage weitergehende Forschung empfehlen. Politiker aber, die an vorderster Front stehen, können sich diesen Luxus, Probleme auf die lange Bank zu schieben, nicht leisten. Sie müssen umgehend Entscheidungen treffen (z. B. regulierend eingreifen oder nicht). Solche Entscheidungen sollten im Idealfall aus epidemiologischen Informationen Kapital schlagen. Dennoch können Politiker keine vernünftige Politik machen, wenn sie lediglich auf die Ergebnisse zukünftiger Studien warten, um dann, anhand der epidemiologischen Befunde, politische Maßnahmen zu drängenden Gesundheitsfragen planen zu können. Epidemiologen müssen deshalb die bestmöglichen Schlüsse aus den gegenwärtig vorliegenden Daten ziehen, auch wenn sie sich vollkommen der Tatsache bewusst sind, dass vielleicht schon morgen eine bessere, ja vielleicht perfekte Studie erscheinen kann, welche die heutigen Schlussfolgerungen widerlegen wird.

Epidemiologen spielen im Prozess der politischen Planung mehrere Rollen: Sie erheben und interpretieren Daten, stellen verschiedene politische Optionen dar, projizieren die Auswirkung jeder dieser Optionen, entwerfen strategische Vorschläge und beurteilen die Effekte der durchgeführten politischen Maßnahmen. Sollte sich der Epidemiologe sowohl als Forscher, als auch als Anwalt für eine bestimmte politische Linie verstehen? Ist die Parteinahme für eine bestimmte Position gleichbedeutend mit einem Verlust an Objektivität und wissenschaftlicher Glaubwürdigkeit? Dies sind heikle, schwierige Fragen, doch viele geklärte Themen, wie die Gefährdung der Gesundheit durch Zigarettenrauchen, machen das Engagement von Epidemiologen dringend erforderlich im Kampf gegen die Gesundheitsgefahren für die Öffentlichkeit. Die Frage hierbei ist jetzt nicht mehr nur, ob es für einen Epidemiologen ethisch vertretbar ist, als Anwalt einer Position zu agieren, sondern ob es ethisch vertretbar ist, dies *nicht* zu tun, angesichts eines klar bewiesenen Risikos. Epidemiologen müssen also Erzieher und Forscher sein. Die erzieherischen Bemühungen des Epidemiologen zielen auf verschiedene Bevölkerungsgruppen ab, einschließlich anderen Wissenschaftlern, Vertretern von Gesundheitsberufen, dem Gesetzgeber, Politikern, Rechtsanwälten, Richtern und der Öffentlichkeit. Jede Gruppe muss anders behandelt werden entsprechend der jeweiligen Erfordernisse und Ziele, die mit der gesundheitlichen Aufklärung erreicht werden sollen.

SCHLUSSFOLGERUNG

Die Themen und Fragen, mit denen sich die Epidemiologie auseinandersetzt, spiegeln in erster Linie die Verpflichtungen des Epidemiologen gegenüber den Bürgern wider und zeigen die Herausforderungen, die aus der Schlüsselstellung erwachsen, welche die Disziplin an der Schnittstelle zwischen Wissenschaft und Politik innehat. Diese Themen sind komplex, häufig subtil und nicht mit einfachen Lösungen zu beantworten. Aufgrund der zentralen Rolle, die die Epidemiologie in der politischen Gestaltung klinischer Medizin und Öffentlicher Gesundheit spielt und ihrer Auswirkung auf die Umweltpolitik, auf Veränderungen individueller Lebensstile und klinischer Praxis – aufgrund dieser Rolle stehen Ergebnisse und Erkenntnisse aus epidemiologischen Studien im Mittelpunkt des öffentlichen Interesses. Mit der Bearbeitung neuer Fragestellungen werden sich in der Zukunft die moralischen und berufsethischen Dilemmas innerhalb der Epidemiologie ebenfalls weiterentwickeln. Daher wird es von entscheidender Bedeutung sein, den kontinuierlichen Dialog zwischen Epidemiologen und den Anwendern von Ergebnissen aus epidemiologischen Studien fortzusetzen, um sicherzustellen, dass neu auftretende Probleme angemessen und wirkungsvoll behandelt werden.

Literatur

1. Brandeis L: Dissenting opinion in *Olmstead v. United States*, 277 U.S. 438 (1928).
2. Gordis L, Gold E: Privacy, confidentiality, and the use of medical records in research. Science 207:153–156, 1980.
3. The Report of The Privacy Protection Study Commission: Personal Privacy in an Information Society. Washington, DC, US Governmental Printing Office, 1977.
4. Bhopal R, Donaldson L: White, European, Western, Caucasian, or what? Inappropriate labeling in research on race, ethnicity and health. Am J Public Health 88:1303–1307, 1998.
5. Marshall E: DNA studies challenge the meaning of race. Science 282:654–655, 1998.
6. Fullilove MT: Abandoning „race" as a variable in public health research – an idea whose time has come. Am J Public Health 88:1297–1298, 1998.
7. Senior PA, Bhopal R: Ethnicity as a variable in epidemiological research. BMJ 309:327–330, 1994.
8. Bhopal R: Is research into ethnicity and health, racist, unsound or important science? BMJ 314:1751–1756, 1997.
9. Rosenberg HM, Maurer KD, Sorlie PD, et al: Quality of death rates by race and Hispanic origin: A summary of current research, 1999. National Center for Health Statistics. Vital Health Stat 2(128):1–13, 1999.
10. Doyle AC: Silver Blaze, in The Complete Sherlock Holmes. New York, Doubleday, 1930.
11. Taubes G: Epidemiology faces its limits. Science 269:164–169, 1995.
12. Koren G, Klein N: Bias against negative studies in newspaper reports of medical research. JAMA 13:1824–1826, 1991.

Antworten zu den Fragen zur Wiederholung

KAPITEL 2

1. b
2. a
3. b
4. d
5. c

KAPITEL 3

1. 5/1.000
2. 30%
3. c
4. c
5. e
6. e
7. b
8. b
9. d
10. d
11. 9,6/1.000
12. e

KAPITEL 4

1. 72%
2. 84%
3. 69,2%
4. d
5. d
6. b
7. 3,3%
8. b
9. 70%
10. 57%
11. 0,40
12. b (Gute bis mittelmäßige)

KAPITEL 5

Die Antworten zu den Fragen 6 bis 8 sind der unten abgebildeten Tabelle zu entnehmen bzw. basieren auf Berechnungen mit Werten aus der Tabelle.

1. c
2. 54,75%
3. c
4. b
5. c
6. 0,982 oder 98,2%
7. 0,0057 oder 0,57%
8. c

KAPITEL 6 UND 7

1. e
2. e
6. b
7. a

Zu den Fragen 6-8 in Kapitel 5:

Überleben von AIDS-Patienten nach Feststellung der Diagnose

(1) Intervall seit Therapiebeginn	(2) Leben zu Beginn des Intervalls	(3) Verstarben während des Intervalls	(4) Fielen während des Intervalls aus	(5) Tatsächliche Zahl Exponierter, die unter dem Risiko standen, während des Intervalls zu versterben: Spalte (2)– $\frac{1}{2}$ [Spalte (4)]	(6) Proportion, der während des Intervalls Verstorbenen: $\frac{\text{Spalte (3)}}{\text{Spalte (5)}}$	(7) Proportion, der während des Intervalls nicht Verstorbenen 1 – Spalte (6)	(8) Kumulative Proportion, der von Studieneintritt bis zum Intervallende Überlebenden
x	l_x	d_x	a_x	l'_x	q_x	p_x	P_x
1–12	248	96	27	234,5	0,4094	0,5906	0,5906
13–24	125	55	13	118,5	0,4641	0,5359	0,3165
25–36	57	55	2	56,0	0,9821	0,0179	0,0057

3. c
4. b
5. e

8. 57
9. c

KAPITEL 8

1. d
2. a
3. c

4. a
5. c

KAPITEL 9

1. c
2. a
3. c
4. b

5. c
6. d
7. e

KAPITEL 10

1. 15,25
2. e
3. d
4. e
5. e

6. e
7. 4,5
8. 6,33
9. 1:7 (0,143)

KAPITEL 11

1. b
2. 27,5/1.000
3. 85%

4. 3,6/1.000
5. 78,3%

KAPITEL 13

1. c
2. a
3. e

4. c
5. b
6. d

KAPITEL 14

1. e
2. c
3. 12
4. 18,7

5. 9
6. 6,2
7. d

KAPITEL 15

1. c
2. b
3. b

4. c
5. c

KAPITEL 16

1. b
2. d
3. b

4. a
5. d

KAPITEL 17

1. a
2. a
3. b
4. c

5. b
6. c
7. c
8. b

Index

Seitenzahlen, die mit t versehen sind, weisen auf Tabellen hin, und kursiv geschriebene Seitenzahlen beziehen sich auf Abbildungen

A

α-Fetoprotein 82, *83*, 83t
α-Niveau 134, 136
additives Modell 256, 258
Adoptionsstudien 276–277, 277t, 279, 282
Aflatoxin 258, 284
Agens 15–16, 19, 21, 33, 157, 186–187, 204, 229, 233, 253, 281
AIDS 5, 31, 120, 149, 264
Alkoholabhängigkeit 235
Alkoholismus 272t 273, 282–283
Alkoholkonsum 161, 234–235, 252, 257, 282, 337, 353
Allele 263, 267, 269–270
Altersverteilung 248–250, 266–267, *268*, 272t
Alzheimer-Erkrankung 236t
Anenzephalie 273
Antagonismus 253
Asbest 230, 256, 258
Aspirin 140–141, *144, 146*, 150
Assoziation 157, 162–163, 183, 189, 200, 206, 212, 219, 216t, 221–222, *224*, 226, 231–232, 242, 246, 250, 252, 264, 265t, 269, 341, 349, 351
Asthma 242–243
Ataxia teleangiectatica (AT) 263

Ätiologie 3, 8, 153–154, 163–164, 169, 186, 258, 261–262, 273, 276, 285–286, 292, 297
Ätiologieforschung 220
Aufklärung 149, 264, 333, 345–346, 354
Ausbruch 4, 21, *29*, 31, 33, 181, 187, 188t
Ausfälle 104–105
Ausreißer 113, 257
Aussteiger 140
Auswertungs-Bias 163

B

β-Karotin 140
Basaliom 267
BCG-Impfstoff 170
BCG-Impfung 123
Bendectin 342
Beobachtungsdaten 10–11, 13, 165
Beobachtungsstudie, klinische *125*, 220
Berichterstattung 350, 353
Berichts-Bias 245–247
Berufsexposition 338
Beschneidungsstatus 177
Bester-Freund-Kontrollperson 171
Bevölkerungsimmunität 21, *26*
Bevölkerungsschichten 149

Beziehung 8, *9*, 81t, 81–82, *82*, 84, 87t, *87*, 92, 154, 156, 161, 163, 166–168, 172–173, 175, 177, 184, 187, 190–191, 203, 212, 215, 216–217t, 220, 223–233, 235, 242, 244–249, 251–253, 258–260, 262, 264, 282–284, 296–297, 301, *304, 314*, 331, 337–338, 344
Bezugspopulation 170–171, 243
Bias 99, 137, 150, 152, 162, 164, 242–247, 259–260, 264, 274, 276, 298, 301, 306, 312–313, *318*, 321, 336, 341, 345, 347
Bias durch Überdiagnostik 317
Biomarker 339–340
Blasenkrebs 168
Blutdruck 73, 88, 145, 145t, 160, 161, 191–192, *196*, 215, 274, 278, *278*, 290, 306, 333
Borrelia burgdorferi 31
Brustkrebs 6, 14, 98, 148, 161–162, 176, 221–222, *224*, 243–244, 246–247, 262–263, *282*, 310, 319–322, *324*, 329

C

Carcinoma in situ 323
Chancenverhältnis 192–193, 203
Chemikalie 165, 220, 337, 343
Chemotherapie 111

Cholera 11–12, 12t, 344
Cholesterin 183, 191, 224
Cholesterinspiegel 148, 161, 181, 183–184, 190–191, *196*, 215, 225
Chromosom 262, 269
Clofibrat 141t, 142
Clofibrate 141–142
Compliers 141–142
Confounding 223, *224*, 247–248
Cross-over 137–138, *139–140*, 164

D

Datenquellen *348*
Demenz 236
Design, Gleichzeitiges
 – kombinierte 302
 – nicht-randomisiertes 298, 300
 – randomisierte 298
Determinanten 3, 20, 331, *331*
Diabetes 79–80, 241, 265t, 296
Diagnosevorverlagerung 99, *309*, 310, 315
Diskordanz 272, 341
Diskordanzrate 272
DMF-Index 9–10
DNS-Analyse *271*, *273*, 339
DNS-Polymorphismen 264, 269
doppelblind 238, 239t
Doppelblind-Studie 119
Dosis 22, 168, 339
Dosis-Wirkungsbeziehung 226, 231, 233, 234t, 239t, 300, 339
Down-Syndrom 83, 262

E

Effektivität 108, 290–292, *292*, 239t, 297, 299, 302, 304–305, 307–308, 318, 323, 326, 335–336
Effizienz 240, 290–291
Einflussfaktoren *292*, 301
Eingangsuntersuchung 202
Empfänglichkeit, genetische 261

Endemie 19
Endometriumkarzinom 148, 152
Enzyme Linked Immunosorbent Assay 325
Eosinophilie-Myalgie-Syndrom (EMS) 180, 232
Epidemie 19, 21, 24, 33, 150
Epidemiekurve 24
Epidemiologie 1, 3–5, 7, 9, 12, 14, 18, 34, 153–155, *158*, 161, 170, 187, 215, 219–220, 231, 283–284, 287–290, 294, 297, 304, 307, 330–332, *331–332*, 335, 337, 339, 342–344, 346, 354
Epidemiologie, genetische 284
Epilepsie 114
Epstein-Barr-Virus 34, 275
Erbgut 270–271
Ergebnis 15, 20, 74–75, 80, 82, 84, 88, 93–94, 99, 113, 121, 139, 143, 152, *155*, 156, 158, 163, 172, 178, 203, 213, 218, 222–223, 231, 238, 241, 244–245, 248, 253, 256, 268, 290, 292–293, 296, 299, 308, 313, 327, 331, 333, 345, 350–351
Ergebnisforschung (outcomes research) 335
Ergebnisstudien 290, 298
Erklärungen, alternative 232, 234t
Erkrankungsdauer 313
Erkrankungsrate 25, 33, 32t, 143, 161, 187, 277
 – sekundäre 25
 – nahrungsmittelspezifische 32t, 33
Erkrankungsrisiko 3–5, 16, 28, 33, 187–188, 203–205, 221, 223, 231–232, 242, 252–253, 268, 275, 277, 280–281, 327, 337, 345
Ersatz-Interviews 245
Ethik 149–150
Ethnie 93, 185, 265t, 295–296, 349
Evaluationsstudie 305

Evidenz 152, 229, 234t, 236–238, 239t, 240, 308, 331–332, 342
Experiment 11, 220
Exposition 3, 6, 8, 15–16, 20, 24–25, 153, *155*, 155–158, 160–161, 163–168, 166t, 170, 175, 177, 179, 181, 183–189, 194–195, 197t, 197–198, 200, 204–211, 211t, 215, 216, 217t, 218–223, *219*, *221*, 228, 230, 232, 234t, *238*, 239t, 241–246, 248–249, 253–258, 260–261, 284, 297, 330–331, *331*, 337–339, 342, 345
 – multiple 20, 259
Expositions-abschätzung 337–338
Expositionsdosis 219, 228, 231, 339

F

Faktor-V-Leiden-Mutation 283
Faktoren 3, 15–16, 18, 22, 28, 34, 81, 87, 122, 136, 142, 152, 157, 160, 164, 168, *171*, 172, *174*, 175, 185, 205, 214, 216t, 219, 228, 232, 253–256, 259–263, 268, 270–271, 275–277, *278*, 279, 281–284, 286, 292, *292*, 297, 299, 301, 304–305, 307, 321, 327, 331, *332*, 337–338, 341, 353
Faktorielles Design 139, *142*, *144*, *146*
Fall-Kontroll-Studie 33, 137, 155, 163, 164, 165–170, *166*, 167–168, 174, *174*, 176, 176–178, *179*, 180–181, 181, 184, 186–187, 189, 192–197, 197t, 204, *214*, 214–215, 216t–217t, 218, 220–221, 236, 239t, 245–247, 285, 318, 323
Fallreihenstudie 120
Fallstudie 120
Familienanamnese 247, 263, 282–283, 312

Familienmitglieder 27, 153, 245, 263
Familienstudien 268–269
Fehlbildung 153
Fehler 1. Art 132, *138*, 152
Fehler 2. Art *132*–133, 135, *138*
Felder, elektromagnetische (EMF) 338
Fieber, rheumatisches 302, *303*
Fieberkrampf 114
Fluorid 9–10
Fluoridgehalt im Trinkwasser 9
Fluoridierung *9–11*, 10
Follow-up 99, 99t–100t, 104, 219
Follow-up-Programm 145
Fragebogenaktion 276
Framingham-Studie 158, 160, 160t, 161, 163, 190–191, 201t, 215
Freiwillige 151, 160t, 312, 353
Früherkennung 72, 99, 117, 307–308, 310–312, 315, 317, *320–321*, 323, 327–328, 331, 345
Früherkennungs- programm 6, 307–308, 326–329
Frühstadium 6–7, 75, 308, 318, 324
Fünf-Jahres-Letalitätsraten *325*
Fünf-Jahres- Mortalitätsrate 142
Fünf-Jahres- Überlebensrate 98, 315

G

Gebärmutterkrebs 185, 200–201
Geburtsgewicht 200, 226–227, *227*, *229*
Gefahrenerkennung 337, *340*
Gendefekt 283
Gene 262–263, 264, 269–270, 284
Genotyp 236t, *271*, 269
Gericht 342, 345
Gesamtrisiko 204–205, 213, 247

Gesundheit, öffentliche 1, 7, 135, 354
Gesundheitsdienste 288, 291–294, 296, 304–305, 308
Gesundheitsförderung 330, 348
Gesundheitsindikatoren 297
Gesundheitspolitik 4, 154, 287, 327
Gesundheitsschäden 259
Gesundheitsschutz 303, *303*
Gesundheitswesen, öffentliches 14, 150, 154, 204, 289, 307, 328
Gesundheitsziele 350
Goldstandard 150, 179, 325
Gonorrhoe 28, *30*
Grenzwert 73, 75, *76*, *77*–78
Grippe 16, 222, 353
Grippeepidemie 222
Gruppen-Matching 175

H

Halsentzündungen 8, 21
Hanta-Virus 31
Hautkrebs 267, *268*
Hazard-Identifizierung 337
Health Maintenance Organizations (HMO) 336
Helicobacter pylori 234, 234t
Hepatitis B *8*, 34, 258, 284
Herzerkrankung 156, 167, 189
Herzinfarkt 73, 147, 153, *195*, 202, 299, 306
Herzkrankheit, Koronare (KHK) 147, 201t, 208t, 224, *225*, *334*
Hintergrundrisiko 205, *205*, 208–209, 212–213, 254–256
HIV-Infektion 325, 345
HLA 264, 265t
HLA-Typen 264
Hoch-Risiko-Gruppe 6–7, 83, 333
Humane Leukozyten-Antigene 264
Hypertension Detection and Follow-up Program HDFP 145
Hypothese 9, 11

I

Immigranten 280–281
Impfschutz 22
Inanspruchnahme 294, 297, 300–301, 322
Indexfall 228
Indikator 291, 297, 329
Induktionsphase 338
Infektionen 5, 10, 16–19, *17*, *20* 21, 31, 34, 178, 234t, 245, 275–276, 281
Infektionserkrankungen 5, *18*, 229, 245
informed consent 149, 346
Inkubationszeit 22–25, *27*–28
Interaktion 15, 242, 253, *253*, 260, 276, 282
Interessenkonflikte 350
Intention to treat 320
Intervention 3, 6, 11, 18, *73*, *126*, 147–148, 239t, 291, 307–308, 311–312, 317, 326–327, 333, 335
Interventionsstudie 147, 333
Inzidenz 155, 206–208
Inzidenz von Brustkrebs 221, 262
Inzidenzrate 25, 34, 117, 156t, 163–164, 185, 187–188, 190t, 190–191, 207, 222, 253, 254, 303, 306, 328–329

J

Jenner, Edward 10, *11*

K

Kaffeekonsum 172–174, 173t, *174*, 183t, 223–224, *225*, 226, 244, 247, 248
Kaplan-Meier-Methode 106, 107t, *108*, *109*
Kappa-Statistik 89–90
Karies 9–10
Karzinogen 14, 23, 219
Karzinom, hepatozelluläre 284
Katarakt 165–166
Kausalfaktor 172, 224, 330, 331

Kinderkrankheiten 5, 23
Klassifikationsfehler 244–245, 318, 341
Klinefelter-Syndrom (XXY-Syndrom) 262
Klinikstudien 114
Kohortenstudie 97, 155–158, 156t, *157*, 159–164, *159*, *161*, 163, 167, 181, 186, 189, 192–196, *193*, 208t, 213–215, 216t–217t, 218, *199*, *214*, 215, *215*, 220, 221, 222–223, 223, 230, 236, 256, 300, *300–301*, *321*, 341
 – retrospektive 159–160, 162–163, 230
Kolonkarzinom 113, 313, 315, 317
Konfidenzintervalle 247
Konkordanz 268, 272, 272t, 273, 276, *278*, 286
Konsistenz 233, 239t
Kontrollgruppe 93, 121–123, 141, 145, 148, 151–152, 165–170, 172, 174–177, 179–181, 215, 241, 243–245, 260, 278, 283, *298*, 299, 319–321, 323
Kontrollpersonen 123, 166–168, 170–180, 192, 192t, 194, 198–200, 202, 216t–217t, 242–248, 260
Körperoberflächen 16, *17*
Korrelation 195, *224*, 273, 275
Korrelationskoeffizient 275, 278–279
Korrelationsstudien 221–223, 296
Kosten
 – direkte 293
 – indirekte 293
Kosten-Nutzen-Rechnung 327
Kosten-Nutzen-Verhältnis 290
Krankenhausdaten 292
Krankenhausstatistik 293
Krankheitsausbruch 16, 20, 22, 31, 187
Krankheitserreger 17, 96
Krankheitslast 3, 208, 302
Krankheitsprogression 311

Krankheitsübertragung 15–16
Krankheitsursachen 72, 153–154, 163, 200, 219, 229
Krankheitsverhütung 153, 330, 344–345, 348
Krankheitsverlauf, natürlicher 308, *309*
Krebs 13–14, 140, 168–170, 172, 174, 176, 179, 185, 228, 258, 284, 318, 328–329
Krebsregister 222, 338
Kreuzproduktverhältnis 194, 196
Kreuztabellen 32t, 33
Kuhpocken 11
Kurativmedizin 14
Kurve
 – bimodal 73, 82, 275
 – unimodale 73

L

Latenz 158, 338–339
Latenzstadium 19
Lead Time 314–315, 317, *309*, 320t, *325*
Lebenserwartung 5, 6
Lebensqualität 4, 96, 143, 290, 293, 308, 315, 317, 331
Lebenszcit-Prävalenz 282
Leberkrebs 258
Leberkrebsrisiko 258
Letalitätsrate 96, 320
Leukämie 109, *110*, 200, 222, 272t, 338
Leukämiesterblichkeit 110
Linkage-Analysen 269
London 11, 12t, 12–13, *14*, *17*, 19, *24*, 34, 121, *237*, 344
Lungenkrebs 6, 13, 91, 154, 158–159, 165, 168, 172, 204–205, 207–208, 210t, 212–213, 221, 229–233, 250–253, *251* 256–257, 261
Lungenkrebsrisiko 205, 207, 230, 235, 250, 256
Lyme-Borreliose 15, 31

M

Maßzahl 192, 213
Magenkrebs 279–280, *281*
Malaria 15
Mammographie 295, *295*, 319, 321, 322
Marker
 – biologischer 339
 – genetischer 263
Maße, ökonomische 293
Masern 18, 21
Matching 175–176 197, 250
Mechanismen, pathogenetische 264
Medicare 294, *294–295*, 299–300, 306
Meldepraxen 297
Meningitis 28
Menopause 162, 236t, 237
Meta-Analyse 340–341
Miasma 12
Migrationsstudien 280, 282
Minderheiten 28, 350
Modell
 – additives 256, 258
 – multiplikatives 256–258, 283
Molekularbiologie 262–263, 268, 283, 339
Morbidität 1, 290, 293, 302, *302*, 315, 327
Morbus Hodgkin 275–276, *281*
Morbus Parkinson (MP) 276
Mortalität 1, 7, 13, 73, 97, 113, 123, 141t, 141–143, 145, 145t, 147–148, 210t, 212–213, 230, 252, 290, 293–296, 299–301, 308, 312, 315, 317, 321–323, 327, 329, 333, *334*
Mortalitätsraten 252, 279, *294*, 295, 306, 319, 321, *324*, 350
MRFIT 147, 333, *334*
Mutationen 263, 266–267, 283–284

N

Nachuntersuchung 108, 117, 145, 145t, *147*, 163, 201t, 202, 327, 347
Netto-Sensitivität 80, 94
Netto-Spezifität 80, 94
Neuralrohr-Defekte 83t
Neuroblastom-Screening 324
Nichtberechtigte 301
Nichtinanspruch-
  nahme 300–301
Nichtraucher 156, 158, 167–168, 190t, 191–192, 197t, 204, 207–210, 210t, 212, 226, 246, 250–252, 261
Non-Compliance 140–141
Number needed to be treated [NNT] 143
Number needed to harm 143

O

Odds (Chancen) 192
Odds-Ratios 195–196, 198, 213, 243, 265t, 340–341
Öffentlichkeit 149, 154, 287, 289, 323, 333, 337, 344, 351–354, *352*
Östrogene 152, *155*, 185, 200, 201, *215*, 236t, 236–238
Outcome 162, 164, 218, 240, 244, 290, 292–293, 299, 308, 310, 328–329, 336
Outcome-Forschung 293–294
Outcome-Maße 216t
Overmatching 177

P

Paarbildung 175, 199
Pandemie 19
Pankreaskrebs 172–175, *174*, 183t, 223–224, 241, 244, 248, *248*, 263–264
Pap-Färbung 311
Papillomavirus 34, 311
Patientenzufriedenheit 293
Peer review 351
Pelvimetrie 298
Personen-Jahre 97
Pertussis (Keuchhusten) *30*
Pest 23
Phänotyp 269, *271*
Pharyngitis *8*, 9, 33
Phase
  – klinische 310–311, 314, *314*
  – präklinische 310–311, 314
Phenylketonurie 261
Plattenepithelkarzinom 267, 283
Plausibilität 231, 234t, 237–238, 239t
Plazebo 140–142, 141t, 148, 238
Pocken 10–11
Pockenimpfung 11
Polio-Vakzine (OPV), orale 22
Poliomyelitis 18, 22, *26*
Politik 154, 187, 287, 330, 337, 340, 343–344, 350, 354
Polymerase-Chain-Reaction (PCR) 276
Polyzystische Nieren *271*
Population 3, 7, 20–21, 33, *76*, 77, 80, 82–84, 92–93, *98*, 113, 114, 142, 158, *159*, 160, 161, 163, 164, 181, 183, 186, 203, 207, *223*, 231, 232, 243, 246, 258, 263, 279, 294, 297, 296, 299–300, 302, 303, 308, 312, 314, *315*, 322, 327, 331, 349–350
Power 133, 135–136, 136t, 340
Prävalenz *82*, 179
Prävalenzstudie 183, 242
Prävention 1, 6–7, 9–10, 13–14, 119, 140, 143, 148, 153, 204, 296–297, 304, 307, 330–333, 335, 337
  – Primär 6, 14, 72, 307, 331, 343
  – Sekundär 6–7, 72, 307, 331, 343
  – Tertiär 14
Präventionspotenzial 204
Präventionsprogramm 3, 210, 333
Präventivmedizin 149, 289
Privatsphäre 346

Proband 345
Prognose 3, 7, 95–96, 112–114, 116, 118, 297–298, 301, 302, 307, 310, 312–314, 322, 324
Prostatakrebs 4, 326
Prozentuale Gesamt-
  übereinstimmung 88
Prozess 3, 7, 149, 221, 290, 308, 337, 342–343, 354
Prüfphasen 148
Psychiatrieregister 277
Public Health 1, *6*, *10*, 14, 80, 208, *227–228*, 240, 289, 301, 306, 328, *340*, 355
Publikation 274, 341
Publikationsbias 274, 341
Punkt, kritischer 310, *310*

Q

Qualität 1, 9, 72, 92, 117–118, 122, 162–163, 239t, 240, 291, 297, 299, 305, 328, 340
Quarantäne 23
Querschnittsstudie 155, 163, 165, 181, *182*, 183–184, 218

R

r siehe Korrelationskoeffizient
Rachenkulturprogramm 291
Randomisierungs-
  verfahren 116
Raten 1, 25, 33, 113, 148, 152, 179, 185, 188, 201t, 202, 207, 235, 252, 272, 282, 293, 294–295, 295, *298*, 303, 323, *325*
Ratio 188, 192–200, 197t, *199*, 202–204, 211, 216t, 231, 243–246, 248–249, 272t, 295, 318
Rauchen 13, 154, 156, 156t, 158, 160–161, 167–168, 171–172, 189, 190t, 191–192, 197, 204–210, 208t, 212–213, 215, 226–227, 229, 233, 234t, *238*, 246–248, 250, 252–253, 256–258, 261, 283, 306, 337, 353

Recall-Bias 177–178, 180, 246
Recall-Bias in
    Fall-Kontroll-Studien 178
Rechtsprechung 210, 342
Rechtsstreit 342–343
Reliabilität 72, 87, 92, 307
Replizierbarkeit der
    Befunde 231, 234t
Repräsentativität 260
Reserpin 243–244
Retinoblastom 266, *266*, 269
Risiken
    – attributable 254–255
    – freiwillige 353
    – relative 195, 222,
        340–341, 243, 255, 257,
        260
    – unbeabsichtigte 353
Risiko 12, 20–21, 25, 28, 33, 73,
    82–83, 96–97, 105t, 105–106,
    114, 116t, 123, 143, 153, 157,
    161–162, 164, 174, 183,
    186–192, 194–196, *195*, 200,
    202–213, 210t, 215, 216t, 220,
    222, 224–226, *225*, 231, 234t,
    235–237, 236t, 239t,
    245–247, *251*, 252, 254–258,
    260–264, 275, 277, 280–284,
    291, 296, *312*, 327–328, *330*,
    332, 333, *334*, 335, 338–339,
    341–343, 345, 349, 351, 353,
    356t
Risiko-Charakterisierung 337
Risiko-Management *340*
Risikodifferenz 188
Risikoeinschätzung 337,
    339–340
Risikofaktor 6, 147, 153–154,
    169, 172, 176–177, 180, 224,
    234t, 247–248, 253, 261,
    345
Risikofaktoren-Epidemiologie
    331–332
Risikofaktorenmodell 331
Risikokommunikation 333, 337
Risikoschätzung 114, 186, 337
Risikoverhältnis 173t, 188
Rocky Mountain spotted fever
    (amerikanisches
    Fleckfieber) 31

Röteln 165–166, 231
Rötelninfektion 163, 187

S

Säuglingssterblichkeit 301
Schadstoffe 337–338
Schätzwert 134, 192, 195–196,
    317–318
Schizophrenie 274, 276–278,
    277t, 286
Schlussfolgerungen,
    kausale 219, 240
Schutz-Impfung *13*
Schwangerschaft 82, 83, 153,
    161–163, 166, 178, 185, 187,
    222, *226*, 226–227, *228*, 241,
    245, 247, 262, 294, 296, 342,
    353
Schwellenwert 231, 239t, 333
Screening 74, *98*, 93, 311–314,
    317, 319, 320, *323*, 324, *325*
Screening-Evaluation 312, 318
Screening-Nutzen *313*,
    321–322, 326
Screening-Programm 75, 82,
    308, 313, 315, 317, 324, 328
Screening-Tests 1, 72, 78, *78*,
    307, 311–312, 314
Segregationsanalysen 268
Sekundär 14
Sekundärfall 25
Selbstselektion, 300
Selbstuntersuchung 6
Selektion, prognostische 313
Selektions-Bias 115, 123, 142,
    150, 152, 243–244, 264, 274,
    298, 301, 312–313, 336, 341,
    347
Selektionsfehler siehe
    Selektionsbias
Sensitivität 74, *82*, 325
Sequenzielle 78
Signifikanz, statistische (α) 136
Sklerose, multiple (MS) 265t,
    280–281
Skorbut 119
Snow, John 11–12, 12t, *14*, 344
Speiseröhrenkrebs *251*,
    252–253

Spezifität 74, *82*, 87, 325
Spina bifida 82–83, *83*, 86t, 273
Spontanremission *312*, 312
Stadienwanderung 112–113
Status, sozio-ökonomischer 175,
    275, 302, 321
Sterberaten 210t, *237–238*, *251*,
    281–282, 349–350
Sterberisiko 106, 353
Sterbetafel 99, 104t–105t, 109
Stichprobe 130–134, 136, 144,
    150, 171, 181, 340
Stichprobenumfang 130,
    133–134, 160, 164, 294
Störgröße 247
Strahlung 4, 16, 180, 220, 228,
    257–258, 353
Stratifizierung 250–251, 298,
    304
Streptokokken 8, 13, 17, 21, 33,
    94, 302, 304
Studie
    – klinische 136
    – klinisch-
        pharmakologische 148
    – prospektive 155, 159,
        216t
    – randomisierte 7, 120, *120*,
        132, 136, *297*
Studiendesign 1, 119, 122, 138,
    139, 155, 157, 158–159,
    162–163, 166–167, 169, 172,
    181, 184, 185–186, 201, 213,
    223, 242, 285, 287, 292, 302,
    304, 318–319, 341, 342, 351
Studienpopulationen 157, 197,
    218
Surveillance 1, 19, 114, 259
Suszeptibilität 15, 261, 284,
    331, *332*, 339
Synergismus 253, 256, 258, 284

T

Tamoxifen 148
Test 72–74, 77–84, 83t, 87,
    92–94, 117, 135–136,
    135t–136t, 148, 152, 238, 268,
    311–312, 323, 325–327, 345
    – einseitiger 135

– zweiseitiger 135–136, 135t, 152
Testpersonen 74, 78, 120
Teststärke 133–135, *138*
Therapieunterschiede 132
Tierexperiment 134, 219, 229
Todesbescheinigungen 117, 328
Todesursache 4, 5, 211
Trägerstatus 19
Triade, epidemiologische 15, *15*
Trisomie 262
Tryptophan 180–181, 184
Tuberkulose 28, *30*, 73, 169
Tumor-Suppressor-Gene 263

U

Übereinstimmung 88–92, *89–91*, 233, 234t, 241, 239t
Überleben 1, 4, 99–100, 100t, 107t, 108–112, 109, *110*, *112*, 113, *116*, *116t*, *169*, *183*, *317*, *318–320*, 356t
Überlebensanalyse 100t–102t
Überlebenskurve *103*, 104
Überlebenswahrscheinlichkeit 100, 103–104
Überlebenszeit 3, 96, 98, 107, 109, 111, 113, 116, 245, 314–315, 317–318
Überschuss-KHK-Todesfälle *334*
Überschussrisiko 186–188, 200, 211, 213, 333
Übertragung 1, 15–16, 21–22, 72, 153, 263, 269, 345
Überwachungsbias 246
Ulkus duodeni 234t, 235
Ultraschall, transrektaler (TRU) 326
Ulzera, peptische 174, 234
Umwelt 1, 3, 15, 122, 168, 261, 276–277, 284, 337–339
Umweltfaktoren 16, 154, 259, 261–262, 268, 270–271, 276, 279–280, 282–284, 286, 337

V

Validität 72, 74, 92, 109, 144, *147*, 215, 239t, 243, 259, 293, 307–308, 338, 350
Variabilität 87–88, 96, 222, 339
Variablen 350
– dichotome 74, 75t, *78*, 80
Variolation 10
Vektor 15–16, 31
Venenthrombose 283
Verallgemeinerung 144, 243, 305, 349
Verdauungstrakt 16–17
Versorgungsforschung 292, *292*
Vertraulichkeit 346
Verursachung 227, *231*, 259, 341
Verwandte 28, 263, 268, 275, 277t, 277–278, 286
Verzerrung 99, 123, 142, 162, 169, 178, 242–243, 259, 260, 264, 289, 327, 336, 347, 338, 341
Vibrio cholerae 13
Vierfeldertafel 77, *78*, 80, 132–133, *146*, 183, 194, 197–199, 249, 325
Vollständigkeit 299, 338
Vorbeugung 7, 154, 207, 330, 333, 345
Vorher-Nachher-Design 299–300

W

Wahrnehmung von Risiken *332*, 353
Wahrscheinlichkeit 6, 21, 80–81, 88–89, 96, 100t–104t, 101–103, 117, *126*, 131–133, 135, 152, 174, 180, 192–193, 236, 260–262, 282–284, 286, 296, 314, 317, 335, 337
Wasser, verseuchtes 12, 16
Wechselbeziehungen 161, 262, *332*
Wert, negativer prädiktiver 81
Wert, prädiktiver 80–82, 81t, *82*, *87*, 87t

Western-Blot-Test 325
Windpocken 23
Wirkmechanismen 238
Wirksamkeit 1, 95, 108, 111–113, 117–119, 132, 134, 141, 143, 148, 150–152, 287, 290–291, *323*, 326, 329, 335, 348
Wirkung, verursachende 234t
Wirt 15
Wirtsorganismus *18*, 19

X

Xeroderma pigmentosaum 267, *268*

Z

Zahl, beobachtete 22
Zahl, zu erwartende 19
Zeitspanne der Diagnosevorverlagerung 99, 310, *309*, 315
Zeitverschiebung 317, *318–319*
Zelle *18*, 233
Zervixkarzinom 34, 311–312, 323
Zervixkarzinom-Screening 323–324
Zielgrößen 148, 291–293
Zielkrankheit 331
Zigaretten 6, 156t, 167–168, 208t 226, 228, 233, 250–251, 283, 353
Zigarettenrauchen 13, 165, 172, 213, 221, 224–225, 231–234, 248, 251, 256, 258, 261, 283, 354
Zufall 89, *91*, 131
Zugangsberechtigte 301
Zusammenhang 8, 10, 17, 22–23, 28, 33, 92, 96, 99, 150, 152, 154–158, *155–156*, 161–163, 165–173, 175, 178, 180–181, 183–184, 186–187, 189–191, 194–196, 198–199, 200, 202, 203, 204, 211, 218–225, *219*, *221*, *225*, 226, 229–236, 230, 232–233, 234t,

236t, 237–238, 239t, 240, 242–243, 245–250, *248* 252–254, 256–259, 261–262, 264, 267, 269, 275, 280, 282–283, 292, 296–297, 299–301, 305, 313–314, 320, 333, 337–338, 342–343

Zwei-Treffer"-Modell *266*

Zwillinge 180, 270–273, 272t, 275–277, 286

– eineiige 271–273, 275–276, 286, 341
– zweieiige 270, 271, 273, 275–276

Zystische Fibrose *273*

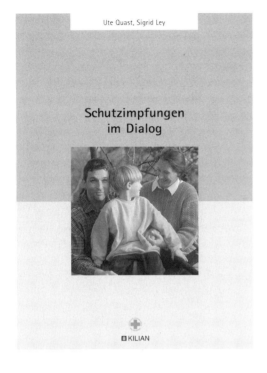

Ute Quast, Sigrid Ley
Schutzimpfungen im Dialog
(3. Auflage 1999)
ISBN 3-932091-41-8
249 Seiten, Broschur
52 Abb.
DM 32,00/sFr 29,50/öS 234,00

Inhalt

Welche Impfungen sind vor dem Urlaub wichtig? Was tun, wenn der Impfpass fehlt? Können Schwangere geimpft werden? Ist gegen Kinderkrankheiten überhaupt eine Impfung nötig? Welche Nebenwirkungen haben Impfungen?

Diese und unzählige weitere, zum Teil sehr spezielle Anfragen zum Thema Schutzimpfungen haben uns in den vergangenen Jahren erreicht – nicht nur von besorgten Laien, sondern auch von Ärztinnen und Ärzten.

Die häufigsten und interessantesten Fragen wurden in diesem Buch zusammengestellt und beantwortet. Es bietet nicht nur einen Überblick über das Basiswissen zum Thema Impfungen und geht auf die vielen Fragen ein, die von Patienten gestellt werden, sondern gibt darüber hinaus auch viele praktische Tipps für die Impfpraxis, von der richtigen Lagerung der Impfstoffe über Indikationen, Nebenwirkungen und Kontraindikationen der Impfungen bis hin zu Impfschemata.

Obwohl sich das vorliegende Buch in erster Linie an Ärztinnen und Ärzte wendet, findet auch der interessierte Laie viel Wissenswertes, das ihm das Thema Impfungen verständlicher macht.